NOUVEAU TRAITÉ DE MÉDECINE

Publié sous la direction de MM. les Professeurs

G.-H. ROGER   **F. WIDAL**   **P.-J. TEISSIER**

Secrétaire de la Rédaction : Marcel GARNIER.

Par MM.

ABRAMI, Professeur agrégé à la Faculté de Médecine de Paris, Médecin des Hôpitaux de Paris.

AGASSE-LAFONT, ancien Chef de clinique médicale à la Faculté de Paris.

ALAJOUANINE, Chef de clinique des mal. nerveuses à la Fac. de Paris.

APERT, Médecin de l'Hôpital des Enfants-Malades.

ARAOZ-ALFARO, Professeur à la Faculté de Médecine de Buenos-Aires.

AUBERTIN (CH.), Médecin de l'Hôpital Saint-Louis.

AVIRAGNET, Médecin de l'Hôpital des Enfants-Malades.

AZEVEDO-SODRE, Professeur de Clinique médicale à la Faculté de Médecine de Rio-de-Janeiro.

BABONNEIX (L.), Médecin de l'Hôpital de la Charité.

BALTHAZARD, Professeur à la Faculté de Médecine de Paris, Membre de l'Académie de Médecine.

BARBIER (H.), Médecin de l'Hôpital Hérold.

BAUDOUIN (ALPH.), Prof. agr. à la Fac. de Méd. de Paris, Méd. des Hôpitaux.

BENISTY (ATHANASSIO, Mᵐᵉ), ancien Interne des Hôp. de Paris.

BENOIT (E.-P), Professeur à l'Université de Montréal (Canada).

BENSAUDE (R.), Médecin de l'Hôpital Saint-Antoine.

BESANÇON (H.), Interne des Hôpitaux de Paris.

BEZANÇON (FERNAND), Professeur à la Faculté de Paris, Médecin de l'Hôpital Boucicaut, Membre de l'Académie de Médecine.

BINET, chef de Laboratoire à la Faculté de Médecine de Paris.

BLAIZOT (L.), de l'Institut Pasteur de Tunis.

BORY, ancien Chef de Clinique médicale à la Faculté de Paris.

BOURGEOIS (H.), Oto-rhino-laryngologiste des Hôpitaux de Paris.

BOURGUIGNON, chef de Laborat. d'Electro-Radiothérapie de la Salpêtrière.

BRUMPT (E.), Professeur à la Faculté de Médecine de Paris, Membre de l'Académie de Médecine.

BRUN (DE), Professeur à la Faculté de Médecine de Beyrouth.

CALMETTE (A.), Sous-Directeur de l'Institut Pasteur, Membre correspondant de l'Acad. des Sciences, Membre de l'Acad. de Médecine.

CAMUS (JEAN), Prof. agrégé à la Fac. de Paris, Médecin des Hôpitaux.

CATHALA, Chef de Clinique à la Faculté de Paris.

CAUSSADE (LOUIS), Prof. agrégé à la Faculté de Médecine de Nancy.

CHABROL, anc. Chef de Clinique méd. à la Fac. de Paris, Méd. des Hôpitaux.

CHATELIN, Chef de Clinique des maladies nerveuses à la Fac. de Paris.

CHIRAY (M.), Prof. agr. à la Fac. de Méd. de Paris, Méd. des Hôpitaux.

CHRISTIANSEN (VIGGO), Professeur, Médecin de l'Hôpital royal du Danemark, Membre correspondant de l'Académie de Médecine.

Pr. 253.

CLAUDE (H.), Prof. de Clinique des Maladies mentales à la Fac. de Paris, Médecin des Hôpitaux.

CLERC (A.), Professeur agrégé à la Faculté de Médecine de Paris, Médecin de l'Hôpital Lariboisière.

COMTE (A.), Médecin de l'Hôpital Saint-Antoine.

CONSEIL, Directeur du Bureau municipal d'Hygiène de Tunis.

CORNIL (LUCIEN), Prof. agr. à la Faculté de Médecine de Nancy.

COURCOUX (A.), Médecin de l'Hôpital Andral.

COURMONT (PAUL), Professeur à la Faculté de Médecine de Lyon.

CRENDIROPOULO, du Laboratoire quarantenaire d'Alexandrie (Egypte).

CROUZON (O.), Médecin des Hôpitaux de Paris.

DARRÉ, Médecin des Hôpitaux de Paris.

DEJERINE (Mme), ancien Interne des Hôpitaux de Paris.

DEMANCHE (R.), ancien Interne des Hôpitaux de Paris.

DÉVÉ, Professeur à l'Ecole de Médecine de Rouen.

DOPTER, Médecin principal de 1re classe, Professeur au Val-de-Grâce, Membre de l'Académie de Médecine.

DUFOURT (A.), chef de Clinique médicale de la Faculté de Lyon.

DUPRÉ (E.), Professeur à la Faculté de Paris, Médecin des Hôpitaux.

DUVOIR, Prof. agrégé à la Fac. de Méd. de Paris, Méd. des Hôpitaux.

ESMEIN, Médecin des Hôpitaux de Paris.

FERRÉ, Professeur à la Faculté de Médecine de Bordeaux.

FOIX, Médecin de l'Hospice de Bicêtre.

FROMENT, Professeur agrégé à la Faculté de Médecine de Lyon.

GARCIN, Médecin-major de 1re classe.

GARNIER (M.), Professeur agrégé à la Faculté de Médecine de Paris, Médecin de l'Hôpital Lariboisière.

GAUCKLER, ancien Interne des Hôpitaux de Paris.

GAULTIER (RENÉ), ancien Chef de Clinique médicale à la Fac. de Paris.

GODLEWSKI, ancien interne lauréat des Hôpitaux de Paris.

GOUGEROT (H.), Professeur agrégé à la Faculté de Médecine de Paris, Médecin des Hôpitaux.

GOYET, Chef de clinique médicale à la Faculté de Médecine de Lyon.

GUIART, Professeur à la Faculté de Médecine de Lyon.

GUILLAIN (G.), Professeur à la Faculté de Paris, Médecin de la Charité, Membre de l'Académie de Médecine.

GUILLEMINOT, Professeur agrégé à la Faculté de Médecine de Paris.

HALBRON (P.), Médecin des Hôpitaux de Paris.

HARVIER, Professeur agrégé à la Faculté de Médecine de Paris, Médecin de l'Hospice de Bicêtre.

HASKOVEC (Lad.), Prof. de Neuropathologie à la Fac. de Méd. de Prague.

HAUTANT (A.) Oto-Rhino-Laryngologiste des Hôpitaux.

HEUYER (Georges), chef de clinique à la Faculté de Paris.

HUDELO, Médecin de l'Hôpital Saint-Louis.

HUTINEL, Professeur honoraire de Clinique infantile à la Fac. de Paris, Médecin des Hôpitaux, Membre de l'Académie de Médecine.

JANOWSKI (W.). Professeur agrégé à la Faculté de Médecine de Varsovie, Médecin de l'Hôpital de l'Enfant-Jésus (Varsovie).

DE JONG (I.), Médecin des Hôpitaux de Paris.

JOSUÉ (O.), Médecin de l'Hôpital de la Pitié.

JOYEUX (CH.), Professeur agrégé à la Faculté de Médecine de Paris.

KLIPPEL, Médecin de l'Hôpital Tenon.

Laederich, Médecin des Hôpitaux de Paris.

Langeron (M.), Chef des travaux de Parasitologie à la Faculté de Paris.

Langlois (J.-P.), Professeur agrégé à la Faculté de Médecine de Paris, Membre de l'Académie de Médecine.

Lapersonne (de), Professeur de Clinique Ophtalmologique à la Faculté de Médecine de Paris, Membre de l'Académie de Médecine.

Le Gendre (P.), Membre de l'Académie de Médecine, Médecin hon. des Hôpitaux de Paris.

Legry, Professeur agr. à la Faculté de Paris, Médecin de la Charité, Membre de l'Académie de Médecine.

Lemierre, Professeur agrégé à la Faculté de Paris, Médecin de l'Hôpital Andral.

Le Noir, Médecin de l'Hôpital Saint-Antoine.

Lépine (J.), Professeur à la Faculté de Médecine de Lyon.

Léri (André), Prof. agrégé à la Fac. de Paris. Méd. des Hôpitaux.

Lesné, Médecin de l'Hôpital Trousseau.

Letulle (M.), Professeur à la Faculté de Paris, Médecin honoraire des Hôpitaux, Membre de l'Académie de Médecine.

Lévy-Valensi, ancien Chef de Clinique à la Fac. de Méd. de Paris, Médecin des Hôpitaux.

Lhermitte, ancien Chef de Laboratoire à la Faculté de Paris.

Lian (Camille), Médecin des Hôpitaux de Paris.

Logre (J.-B.), Médecin-chef adjoint de l'Infirmerie spéciale de la Préfecture de Police.

Londe (Paul), ancien Interne des Hôpitaux de Paris.

Lutembacher, ancien Chef de Clinique médicale à la Faculté de Paris.

Macaigne, Professeur agrégé à la Faculté de Paris, Médecin de l'Hôpital Tenon.

Marchand, Médecin en chef de la Maison nationale de santé.

Marie (Pierre), Professeur de Clinique des Maladies nerveuses à la Fac. de Paris, Méd. de la Salpêtrière, Membre de l'Acad. de Méd.

Marie (P.-Louis), ancien Interne des Hôpitaux de Paris.

Marinesco, Professeur à la Faculté de Médecine de Bucarest.

May (Etienne), Médecin des Hôpitaux de Paris

Meige (H.), secrétaire général de la Société de Neurologie.

Ménard, ancien Interne, médaille d'or des Hôpitaux de Paris.

Menetrier, Professeur à la Faculté de Paris, Médecin de l'Hôtel-Dieu, Membre de l'Académie de Médecine.

Mignot (Roger), Médecin en chef de l'Asile de Charenton.

Monier-Vinard, Médecin des Hôpitaux de Paris.

Nicolas, Professeur à la Faculté de Médecine de Lyon.

Nicolle (Charles), Directeur de l'Institut Pasteur de Tunis.

Nobécourt, Professeur de Clinique infantile à la Faculté de Paris, Médecin des Hôpitaux.

Pagniez, Médecin de l'Hôpital Saint-Antoine.

Paisseau, Médecin des Hôpitaux de Paris.

Parisot (Jacques), Prof. agrégé à la Faculté de Méd. de Nancy.

Parmentier, Médecin de l'Hôtel-Dieu.

Pascal (Mlle), Médecin en Chef des Asiles publics d'aliénés.

Pasteur Vallery-Radot, Médecin des Hôpitaux de Paris.

Perrin, Professeur à l'École de Médecine de Marseille.

Perroncito (Aldo), Prof. de Pathologie gén. à l'Université de Cagliari.

Perroncito (E.), Professeur à l'Université de Turin (Italie).

Petren, Prof. de Clinique médicale à l'Université de Lund (Suède).

Pierret, Chef de clinique adjoint à la Faculté de Paris.

Pinard (Marcel), Médecin des Hôpitaux de Paris.

Prieur, ancien Interne des Hôpitaux de Paris.

Ramond (L), Médecin des Hôpitaux de Paris.

Ravaut (P.), Médecin de l'Hôpital Saint-Louis.

Renault (Jules), Médecin de l'Hôpital Saint-Louis.

Rénon (L.), Professeur à la Faculté de Médecine de Paris, Médecin de l'Hôpital Necker, Membre de l'Académie de Médecine.

Ribadeau-Dumas (L.), Médecin de la Maternité.

Rieux, Professeur agrégé au Val-de-Grâce, médecin-major de 1re classe.

Rivet, Médecin des Hôpitaux de Paris.

Roger (G.-H.), Doyen de la Faculté de Paris, Membre de l'Académie de Médecine, Médecin de l'Hôtel-Dieu.

Roussy, Professeur à la Faculté de Médecine de Paris.

Ruffer, Président du Conseil sanitaire, maritime et quarantenaire d'Égypte, à Alexandrie.

Sacquépée, Médecin principal de 1re classe, Prof. au Val-de-Grâce.

Sézary, Médecin des Hôpitaux de Paris.

Sicard (J.-A.), Professeur agrégé de la Faculté de Paris, Médecin de l'Hôpital Necker.

Souques, Médecin de la Salpêtrière, membre de l'Acad. de Médecine.

Spillmann (L.), Professeur à la Faculté de Médecine de Nancy.

Stévenin, Chef de Clinique à la Faculté de Médecine de Paris.

Strong (Richard, P.), Professeur de Médecine Tropicale à la Faculté de Médecine de l'Université de Harward (E. U.).

Tanon, Professeur agrégé à la Faculté de Paris.

Teissier (J.), Professeur de clinique médicale à la Faculté de Lyon, Associé national de l'Académie de Médecine.

Teissier (Pierre-J.), Professeur de Clinique des Maladies contagieuses à la Faculté de Médecine de Paris, Membre de l'Académie de Médecine.

Thibaut, ancien Interne des Hôpitaux de Paris.

Thiers (J.), Chef de Clinique adjoint à la Faculté de Paris.

Thomas (André), Médecin de l'Hôpital Saint-Joseph, à Paris.

Tinel, ancien chef de Clinique à la Faculté de Paris, Médecin des Hôpitaux.

Trémolières (F.), Médecin de l'Hôpital Beaujon.

Triboulet (H.), Médecin des Hôpitaux de Paris.

Veillon, Médecin de l'Hôpital Pasteur, à Paris.

Velter (Ed.), Prof. agrégé à la Faculté de Paris. Opht. des Hôpitaux.

Villaret (Maurice), Professeur agrégé à la Faculté de Paris, Médecin des Hôpitaux.

Vincent, Médecin inspecteur général de l'armée, Membre de l'Institut et de l'Académie de Médecine.

Weill (A.), ancien Interne des Hôpitaux de Paris.

Weil (P.-Emile), Médecin de l'Hôpital Tenon.

Weil (M.-P.), Médecin des Hôpitaux de Paris.

Weill-Hallé (B.), Médecin de l'Hôpital de la Charité.

Widal (Fernand), Professeur de Clinique médicale à la Faculté de Paris, Membre de l'Institut et de l'Académie de Médecine.

Wolf (Maurice), Chef de Clinique à la Faculté de Paris.

Plan du
Nouveau Traité de Médecine

FASCICULE I. — **Maladies infectieuses**. — L'Infection, par
G.-H. ROGER. — Les Septicémies, par E. SACQUÉPÉE. — Streptococcies,
par G.-H. ROGER. — Érysipèle, par G.-H. ROGER. — Pneumococcie et
Pneumonie, par P. MENETRIER et H. STÉVENIN. — Staphylococcie,
Infections à Tétragènes, Entérococcie, Infections à Cocco-bacille de
Pfeiffer, à Diplobacille de Friedländer, Psittacose, Infections à Pro-
teus, par M. MACAIGNE. — Infections putrides, par A. VEILLON. —
Méningococcie, par CH. DOPTER. — Gonococcie, par M. HUDELO.
2ᵉ Édition. 1 vol. gr. in-8° de 482 pages avec 55 figures dans
le texte et 3 planches en couleurs. . . . . (sous presse)

FASCICULE II. — **Maladies infectieuses** (suite). — Fièvre scarla-
tine, par P.-J. TEISSIER. et DUVOIR. — Rougeole, Rubéole, Variole,
Varicelle, par P.-J. TEISSIER. — Vaccin, par P.-J. TEISSIER et TANON.
— Fièvre herpétique, Zona, par P. RAVAUT. — Fièvre aphteuse, par
MÉNARD. — Suette miliaire, par J. RENAULT. — Charbon, par G.-H. RO-
GER. — Typhus exanthématique, par CH. NICOLLE et E. CONSEIL. —
Coqueluche, par LONDE. — Oreillons, par P.-J. TEISSIER et ESMEIN. —
Diphtérie, par AVIRAGNET, WEILL-HALLÉ et P.-L. MARIE. — Tétanos, par
J. CAMUS et J.-J. GOURNAY. — Rhumatisme articulaire aigu, par
BARBIER. — Fièvre de pappataci, Dengue, par DE BRUN.
2ᵉ Édition. 1 vol. gr. in-8° de 766 pages avec 89 figures dans
le texte et 8 planches en couleurs . . . . (en préparation)

FASCICULE III. — **Maladies infectieuses** (suite). — Fièvres
typhoïdes, et paratyphoïdes, Colibacillose, par F. WIDAL, LEMIERRE
et ABRAMI. — Dysenteries, par DOPTER. — Choléra, par RUFFER
et CRENDIROPOULO. — Botulisme et Fièvre de Malte, par SACQUÉPÉE.
— Fièvre des tranchées, par STRONG. — Grippe, par MENETRIER
et STÉVENIN. — Peste, par SACQUÉPÉE et GARCIN. — Fièvre jaune,
par AZEVEDO SODRE.
2ᵉ Édition. 1 vol. de 608 pages avec 62 fig., 4 pl. en couleurs. **45 fr.**

FASCICULE IV. — **Maladies infectieuses et parasitaires.** —
Maladie de Heine-Medin, par DOPTER. — Encéphalite léthargique, par
MAY. — La Rage, par FERRÉ. — La Tuberculose, par G.-H. ROGER. —
Septicémie tuberculeuse, par P. COURMONT. — Les Pseudo-Tubercu-
loses, par G.-H. ROGER. — Morve, par P. COURMONT et A. DUFOURT.
— Lèpre, par L. PERRIN. — Verruga, par GUIART. — Actinomycose,
Aspergillose, par LAEDERICH. — Mycétomes, Les Oosporoses, Les
Sporotrichoses, Les Blastomycoses, par LANGERON. — Spirochétoses
en général, par BRUMPT. — Syphilis, par NICOLAS.
2ᵉ Édition 1 vol. gr. in-8° de 820 pages avec 134 figures dans
le texte et 5 planches en couleurs. . . . . **55 fr.**

FASCICULE V. — TOME I. — **Maladies infectieuses et parasitaires** (fin). — Chancre simple, Granulome des organes génitaux, par

Demanche. — Chancre et Bubon poradéniques, par Louis Bory. — Goundou. — Pian, par Joyeux. — Fièvres récurrentes, par Ch. Nicolle et Conseil. — Sodoku, par Thibaut. — Le Paludisme. — La Fièvre bilieuse hémoglobinurique, par Vincent et Rieux. — Kala-Azar. — Bouton d'Orient, par Ch. Nicolle. — Trichinose, par Joyeux. — Filariose. — Strongylose. — Distomatose. — Coccidiose. — Sarcosporidiose, par Guiart. — Echinococcose. — Cysticercose, par Dévé. — Les Trypanosomoses humaines. — Les Bilharzioses, par Brumpt. — Erythème polymorphe et érythème noueux, par M. Garnier et J. Cathala.
2ᵉ Édition. 1 vol. de 452 pages avec 196 fig. et 3 planches en coul. **40 fr.**

Tome II. — **Le Cancer**, par G. Roussy et M. Wolff.
2ᵉ Édition. 1 volume avec figures et planches en couleurs. (sous presse)

FASCICULE VI. — **Intoxications.** — Intoxications en général, par G.-H. Roger. — Saturnisme, Intoxications par le cuivre, l'étain, le zinc, par Marcel Pinard. — Phosphorisme, Arsenicisme, Hydrargyrisme, Intoxications par l'oxyde de carbone, le gaz d'éclairage, l'hydrogène sulfuré, le sulfure de carbone, les hydrocarbures, par Balthazard. — Intoxication par l'acide picrique, par Garnier. — Intoxication par les gaz de guerre, par Clerc et L. Ramond. — Alcoolisme, par Triboulet et Mignot. — Caféisme, théisme, intoxication par le Kawa, par Rénon. — Intoxications par l'opium et ses dérivés, la cocaïne, le chanvre indien, l'éther, par Dupré et J.-B. Logre. — Tabagisme par Rénon. — Intoxications diverses, par Thibaut. — Intox. alimentaires, par Sacquépée. — Intox. par les champignons, par Langeron.
2ᵉ Édition. 1 vol. de 520 pages avec 27 fig. et 4 planches
en couleurs. . . . . **50 fr.**

FASCICULE VII. — **Avitaminoses.** — **Maladies par agents physiques.** — **Troubles de la nutrition.** — Vitamines et Avitaminoses, par G.-H. Roger. — Scorbut, par E.-P. Benoit. — Scorbut infantile, par Araoz Alfaro. — Pellagre, par A. Perroncito. — Béribéri, par Sacquépée. — L'intoxication par les venins et la sérothérapie antivenimeuse, par A. Calmette. — Troubles et maladies déterminés par l'Anaphylaxie, par Pagniez. — Maladie sérique, par Paul Courmont. — Maladies par agents physiques, par Langlois et L. Binet. — Troubles et maladies de la nutrition, par Le Gendre.
2ᵉ Édition. 1 vol. de 586 pages avec 38 figures. . . . . . . **40 fr.**

FASCICULE VIII. — **Pathologie des glandes endocrines.** — **Troubles du développement.** — Troubles du développement général, par Pagniez. — Pathologie de l'hypophyse, par Sézary. — Acromégalie, par Souques. — Pathologie de la glande pinéale, par Sézary. — Pathologie de la glande thyroïde, par Apert. — Myxœdème et goitre exophtalmique, par Souques. — Pathologie des parathyroïdes, par Harvier. — Pathologie du thymus, par Bory. — Pathologie des capsules surrénales, par Josué. — Insuffisance testiculaire et ovarienne, par Apert. — Syndromes pluriglandulaires, par Claude et Baudouin.
2ᵉ Édition. 1 vol. de 456 pages avec 102 fig. et 1 planche en couleurs.
(sous presse)

FASCICULE IX. — Pathologie des Organes hématopoïétiques, du Système lymphatique et du Sang, par AUBERTIN, CLERC, PAGNIEZ et P.-E. WEILL.

FASCICULE X. — Pathologie de l'Appareil circulatoire (Cœur, Vaisseaux). — Pathologie du cœur, par P.-J. TEISSIER, ESMEIN, LIAN, LUTENBACHER, PIERRET. — Pathologie du système artériel, par LEGRY et A. COURCOUX. — Aortites, anévrisme de l'aorte, par J. TEISSIER et GOYET. — Pathologie du système veineux, par LEGRY et A. COURCOUX.

FASCICULE XI. — Pathologie de l'Appareil respiratoire (Nez, Larynx, Trachée, Bronches, Poumons). — Sémiologie de l'appareil respiratoire, par F. BEZANÇON et I. de JONG. — Pathologie du nez et du larynx, par BOURGEOIS. — Pathologie de la trachée et des bronches, asthme, par F. BEZANÇON et I. de JONG. — Bronchopneumonie, par HUTINEL et PAISSEAU. — Pneumonoconioses, Syphilis pulmonaire ; et autres affections du poumon, par HARVIER. — Kystes hydatiques du poumon et de la plèvre, Cancer pleuropulmonaire, par RIBADEAU-DUMAS. *1 vol. gr. in-8° de 656 pages avec 87 figures dans le texte et 5 planches en couleurs.* . . . . **45 fr.**

FASCICULE XII. — Pathologie de l'Appareil respiratoire (suite). — Tuberculose et pseudo-tuberculoses pulmonaires, par M. LETULLE et HALBRON. — Pathologie de la plèvre, par HARVIER et M. PINARD. — Pathologie du médiastin et adénopathies trachéo-bronchiques, par RIBADEAU-DUMAS. *2e Édition. 1 vol. gr. in-8° de 596 pages avec 56 figures et 10 planches en couleurs.* . . . . *(en préparation)*

FASCICULE XIII. — Pathologie de l'Appareil digestif (Bouche, Pharynx, Œsophage, Estomac). — Path. de la bouche et du pharynx, par BABONNEIX et DARRÉ. — Path. de l'œsophage, par R. BENSAUDE et RIVET. — Path. de l'estomac, par LE NOIR et AGASSE-LAFONT. *1 vol. de 810 pages avec 119 figures et 4 planches en couleurs.* **50 fr.**

FASCICULE XIV. — Pathologie de l'Appareil digestif (Intestin). — Path. de l'intestin, par TRÉMOLIÈRES et LOUIS CAUSSADE. — Les affections gastro-intestinales des Nourrissons, par NOBÉCOURT. — Vers intestinaux, par JOYEUX. — Ankylostomiase, par E. PERRONCITO. — Séméiologie des fèces, par GAULTIER. — Pathologie du rectum et du colon terminal, par R. BENSAUDE. *1 vol. gr. in-8° de 580 pages avec 168 fig. et 7 planches en coul.* **45 fr.**

FASCICULE XV. — Pathologie des Glandes salivaires, Pancréas et Péritoine. — Pathologie des glandes salivaires et du pancréas, par PARMENTIER et CHABROL. — Affections chroniques du péritoine, par MACAIGNE. — Affections aiguës du péritoine, par LONDE. — Kystes hydatiques du péritoine, par DÉVÉ. *1 vol. de 564 pages avec 135 figures et 2 planches en couleurs.* **40 fr.**

FASCICULE XVI. — Pathologie du Foie. — Affections du foie, par M. GARNIER et M. VILLARET. — Abcès du foie, par DOPTER. — Syphilis hépatique, par LEGRY. — Kystes hydatiques du foie, par DÉVÉ. — Ictères, par F. WIDAL, LEMIERRE et ABRAMI.

FASCICULE XVII. — **Path. des Reins.** — Affec. des reins, par F. WIDAL, LEMIERRE, PASTEUR VALLERY-RADOT et ANDRÉ WEILL. — Hémoglobinurie, par WIDAL et ABRAMI.

FASCICULE XVIII. — **Path. du Système nerveux (Sémiologie g^le).** — Coma et apoplexie, par JANOWSKI. — Céphalée, par LÉVY-VALENSI. — Vertiges, par PETREN. — Troubles du sommeil; Troubles psychiques, par LOGRE et Mlle PASCAL. — Aphasies, par PIERRE MARIE et FOIX. — Troubles de l'élocution par MEIGE. — Troubles de la Motilité, par KLIPPEL, MONIER-VINARD et M.-P. WEILL; LÉVY-VALENSI. — Troubles de la Tonicité, par Mme ATHANASSIO-BENISTY; HASKOWEC. — Troubles des réactions électriques, par GUILLEMINOT; BOURGUIGNON. — Troubles de la réflectivité, par FOIX et THIERS; THOMAS. — Troubles de la sensibilité, par Mme DEJERINE et GAUCKLER. — Troubles sensoriels, par DE LAPERSONNE; HAUTANT. — Liquide céphalo-rachidien, par SICARD.

FASCICULE XIX. — **Pathologie du Système nerveux (Cerveau et Cervelet).** — Hémiplégie, Épilepsie jacksonienne, par KLIPPEL, MONIER-VINARD et M.-P. WEILL. — Hémianesthésie, par ROUSSY et L. CORNIL. — Hémianopie, par ED. VELTER et A. WEILL. — Topographie cranio-encéphalique, par LÉVY-VALENSI. — Syndromes corticaux, par LÉVY-VALENSI. — Syndromes sous-corticaux, par KLIPPEL et LHERMITTE. — Traumatismes, par MARCHAND. — Infections, Troubles circulatoires, par COMTE; KLIPPEL. — Tumeurs cérébrales, Parasites, par ROUSSY et L. CORNIL. — Syphilis cérébrale, par GOUGEROT. — Paralysie générale, par LÉPINE. — Agénésies. Encéphalopathies infantiles, par LÉVY-VALENSI. — Pathologie du cervelet, par A. THOMAS. — Syndromes labyrinthiques, par HAUTANT.

FASCICULE XX. — **Path. du Système nerveux (Bulbe, Nerfs craniens, Méninges, Moelle).** — Path. des tubercules quadrijumeaux, des pédoncules, de la protubérance, du bulbe, par GUILLAIN et ALAJOUANINE. — Path. des nerfs craniens, par FROMENT. — Path. des méninges, par SICARD. — Pathologie de la moelle, par LÉRI, CROUZON, FOIX et THIERS, CHATELIN.

FASCICULE XXI. — **Path. du Système nerveux (Nerfs, Sympathique, Névroses).** — Névralgies, Syndromes radiculaires, Blessures des nerfs, Névrites, Poly-Névrites, Névrite interstitielle hypertrophique, Zona, par TINEL. — Les syndromes sympathiques, par CHIRAY. — Troubles vaso-moteurs, par PARISOT. — Troubles trophiques, par SÉZARY et HEUYER; MARINESCO. — Troubles viscéraux d'origine nerveuse, par SÉZARY et HEUYER. — Troubles thermiques d'origine nerveuse, par LÉVY-VALENSI. — Migraine, par V. CHRISTIANSEN. — Névroses, Dyskinésies, par KLIPPEL, MONIER-VINARD, M.-P. WEILL. — Maladies familiales du système nerveux, par CROUZON.

FASCICULE XXII (et dernier). — **Pathologie des Muscles, Os et Articulations.** — Affections des muscles, par THIERS. — Maladies des os, par LÉRI — Dystrophies osseuses congénitales, par O. CROUZON Rachitisme, par L. SPILLMANN. — Ostéomalacie, par L. SPILLMANN et J. BENECH. — Achondroplasie, par SOUQUES. — Pseudo-rhumatismes infectieux et toxiques, par E. LESNÉ et J. LANGLE. — Rhumatisme chronique, par MARINESCO.

1 vol. gr. in-8° de 560 pages avec 269 figures dans le texte et 2 planches en couleurs . . . . **45 fr.**

NOUVEAU TRAITÉ
DE MÉDECINE

Fascicule VIII

DEUXIÈME ÉDITION REVUE

G.H. ROGER — Fernand WIDAL — P.J. TEISSIER
Secrétaire de la Rédaction : M. Garnier

NOUVEAU TRAITÉ
DE MÉDECINE

FASCICULE VIII

Pathologie des Glandes endocrines
Troubles du développement

Troubles du développement général (Ph. Pagniez). — Pathologie de l'hypophyse : I. Notions fondamentales ; Syndrome adiposo-génital ; Diabètes hypophysaires ; Tumeurs (A. Sézary). — II. Acromégalie (A. Souques et Ch. Foix). — Pathologie de la glande pinéale (A. Sézary). — Pathologie de la glande thyroïde (E. Apert) — Pathologie de la glande thyroïde (suite). Myxœdème (A. Souques et Ch. Foix). — Pathologie de la glande thyroïde (suite). Goitre exophtalmique (A. Souques). — Pathologie des glandes parathyroïdes (P. Harvier). — Pathologie du thymus (L. Bory). — Pathologie des glandes surrénales (O. Josué et H. Godlewski). — Troubles des glandes génitales (Testicules et Ovaires) (E. Apert). — Syndromes pluriglandulaires (H. Claude et A. Baudouin).

DEUXIÈME ÉDITION REVUE

MASSON ET CIE, ÉDITEURS
LIBRAIRES DE L'ACADÉMIE DE MÉDECINE
120, BOULEVARD SAINT-GERMAIN, PARIS (VIe)
1925

TROUBLES
DU DÉVELOPPEMENT GÉNÉRAL

Par Ph. PAGNIEZ

Médecin de l'hôpital Saint-Antoine.

Le développement normal est régi dans la plus large mesure, peut-être de façon exclusive, par le jeu de plusieurs glandes endocrines. Mais résumer en quelques propositions sommaires le rôle exact de chacune de ces glandes dans la morphogenèse normale est encore impossible, malgré l'importance des acquisitions faites dans ce domaine. A plus forte raison serait-il prématuré de chercher à dresser une classification d'ensemble, dans laquelle, au regard de chaque anomalie du développement, figurerait une déficience glandulaire.

Aussi est-ce du seul point de vue objectif qu'on a juxtaposé dans ce chapitre d'ensemble des types cliniques un peu disparates. Il a paru logique d'étudier d'abord les anomalies de taille : gigantisme et nanisme, puis celles qui résultent de la non-apparition ou de la disparition des caractères sexuels secondaires : infantilisme, eunuchisme, sénilisme, infantilisme tardif, enfin celles qui correspondent à l'inversion de ces mêmes caractères : féminisme, virilisme.

I. — GIGANTISME

Un géant, au sens usuel du mot, est une personne d'une taille démesurée. Cette définition qu'on trouve dans tous les dictionnaires suffit aux nécessités du langage courant, mais demande à être complétée quand on envisage le gigantisme en tant qu'anomalie de la croissance. C'est à H. Meige que revient le mérite d'avoir considéré le gigantisme comme étant presque toujours un syndrome pathologique.

« La simple observation, dit Meige, autorise à séparer les individus de grande taille en deux groupes :

1° Ceux qui sont simplement des hommes attirant l'attention par leur taille très supérieure à la moyenne et qui par ailleurs sont complètement normaux : c'est la minorité;

2° Ceux qui outre leur haute stature présentent un certain nombre d'ano-

"

malies tératologiques ou pathologiques : ce sont de beaucoup les plus nombreux. »

A la première catégorie de sujets correspondent des *individus* anormalement grands, des *familles* dans lesquelles la taille très élevée est habituelle et des *races* dont les individus atteignent une haute stature. A ce point de vue on peut citer les Patagons, qui bien que n'atteignant pas les dimensions extraordinaires dont les avaient dotés les premiers voyageurs, mesurent cependant en moyenne 1 m. 78, les Écossais de Galloway qui ont 1 m. 79, etc.

On voit qu'il s'agit là d'ailleurs de géants très relatifs. Les tailles vraiment énormes ne se voient pas dans le gigantisme ethnique mais sont atteintes par des individus isolés auxquels correspond à proprement parler le qualificatif de géants et qui s'observent dans toutes les races.

Il est d'ailleurs impossible de préciser par des données numériques étroites et rigoureuses où commence cette exagération de la taille, qui, insuffisante à elle seule à définir le gigantisme, en constitue néanmoins la particularité la plus essentielle. On peut avec une taille qui ne dépasse guère 1 m. 80, à condition de présenter quelqu'une des anomalies que nous allons indiquer, être déjà qualifié de géant. D'une façon générale et pour notre race les géants ont au moins 2 m. Il est inutile d'insister sur la relativité de cette notion numérique qui se retrouve à l'opposé pour les nains.

Pris dans son acception d'état morbide le gigantisme peut être défini : un trouble de la croissance de l'individu caractérisé d'une part par une élévation inusitée de la taille, comparativement à la taille des individus de même race et de même âge, et d'autre part par une série d'anomalies morphologiques et fonctionnelles.

C'est par les travaux de P. Marie, de Brissaud et Meige, de Woods Hutchinson, de Launois et Roy ([1]) qu'ont été précisées les particularités morbides du gigantisme et les relations de cet état avec l'acromégalie et l'infantilisme.

Certains de ces points ont prêté à de longues discussions. Nous commencerons par l'exposé des faits; nous verrons ensuite quelle interprétation on en peut actuellement adopter.

Description clinique. — Le géant se différencie d'abord par sa taille. Celle-ci, on l'a vu, atteint et dépasse communément 2 mètres. En laissant de côté les faits douteux en raison de défectuosités d'observation, on peut citer comme dimensions extrêmes observées un Écossais, soldat dans le régiment de Frédéric II, et qui mesurait 2 m. 62 (Quételet). La hauteur des géants qu'on a observés depuis, ne dépasse guère 2 m. 47, et chez beaucoup de géants elle est sensiblement moindre. L'un des géants longuement étudiés par Launois et Roy avait 2 m. 04; une géante mensurée par Woods Hutchinson avait 2 m. 02; un géant vu par Virchow atteignait 2 m. 27; le géant d'Achard et Loeper 2 m. 12, etc.

Le développement exagéré de la taille commence habituellement à se manifester à l'adolescence, principalement à la puberté. La croissance peut

1. La question du gigantisme a été traitée avec ampleur par Launois et Roy dans un ouvrage auquel on a fort peu ajouté depuis : *Études biologiques sur les géants*, 1904.

se faire par poussées comme chez certains adolescents, parfois avec douleurs, fièvre, etc. Une particularité tout à fait intéressante est que l'accroissement de la taille peut se poursuivre longtemps après l'époque où habituellement elle est achevée. C'est ainsi que le géant C... de Launois et Roy mesurait 1 m. 86 à 21 ans, 1 m. 94 à 24 ans, 1 m. 99 à 26 ans et 2 m. 03 à 28 ans.

Meige a relevé que chez les géants acromégaliques il y avait souvent un accroissement marqué de la taille vers 17 ou 18 ans.

La persistance de l'accroissement de la taille à un âge anormal implique la non soudure des épiphyses qu'a démontrée par ailleurs la radiographie dans plusieurs cas de gigantisme. La persistance des cartilages de conjugaison a été vue à 28 ans, 30 ans (Launois et Roy) et les cartilages persistant le plus longtemps sont ceux qui normalement s'ossifient le plus tard.

L'augmentation de la taille peut être due à un accroissement proportionnel des divers segments du corps; elle peut aussi, et il faut souligner le fait, dépendre surtout d'un accroissement prédominant des membres, ainsi qu'il a été bien établi pour certains géants, le géant C... de Launois et Roy en particulier. Les mensurations précises de Papillault ont montré que, en pareil cas, l'accroissement était plus marqué pour les membres inférieurs que pour les membres supérieurs. Il s'agit là d'une particularité très spéciale rencontrée chez les eunuques et les eunuchoïdes et sur la signification de laquelle nous reviendrons.

Quelquefois l'accroissement de longueur des os s'accompagne de déformation et en particulier de genu valgum qui n'est pas rare chez les géants infantiles.

La force musculaire des géants est très variable. On cite des géants herculéens, tel l'empereur romain Maximin, célèbre par sa taille colossale et qui accomplissait nombre de prouesses comme de fracasser la mâchoire d'un cheval d'un coup de poing. Mais dans la règle, ou à peu près, les géants sont plutôt faibles et asthéniques.

Au point de vue génital il existe deux variétés de géants. Les uns ont des organes génitaux normaux comme développement et comme fonctionnement, au moins pour un temps, tel le géant d'Achard et Loeper; les autres et ce sont les plus nombreux ont des organes génitaux peu ou pas développés et sont impuissants. On constate dans ces conditions la présence dans les bourses de testicules d'enfant, la verge est rudimentaire, il n'y a pas de poils ou à peine au pubis. Chez la femme on a signalé l'aménorrhée, l'état infantile de l'utérus et l'atrophie des ovaires (Woods Hutchinson).

En pareil cas les caractères sexuels secondaires sont plus ou moins déficients : chez l'homme la barbe manque, la voix peut être altérée; chez la femme les seins ne sont pas développés et le bassin peut conserver les caractères de l'enfance.

Les géants peuvent présenter une série de troubles contingents en rapport avec la présence éventuelle d'une tumeur hypophysaire; parmi ceux-ci il faut signaler la céphalée, les troubles visuels, la polyurie et surtout la glycosurie qui est très fréquente. Elle a été signalée en particulier dans les observations de Caselli, de Janeso, d'Achard et Loeper, Launois et Roy. Dans tous ces cas la pituitaire était hypertrophiée.

Ph. Pagniez.

L'examen radiographique du crâne permet de reconnaître chez les géants tout un ensemble de caractères qui leur sont communs avec les acromégales. Ces signes sont la dilatation de la selle turcique, le ressaut post-lambdoïdien, l'inégale épaisseur des os du crâne et l'agrandissement des sinus frontaux.

L'intelligence des géants est habituellement médiocre. De tout temps leur bêtise, leur faiblesse d'esprit ont été opposées à la vivacité, à la supériorité des petits au corps souple et à l'esprit subtil et cette croyance s'est concrétisée dans l'histoire de David et Goliath. Les observations précises récentes sont concordantes pour attribuer à la majorité des géants une assez pauvre mentalité qui relève du puérilisme par le caractère juvénile des conceptions, l'instabilité de l'humeur, le peu d'aptitude aux occupations régulières et réfléchies. La plupart des géants sont surtout bons à s'exhiber en public.

La durée de vie des géants est dans la règle assez brève. La plupart meurent entre 20 et 50 ans. Dana, sur 16 observations n'a pu en trouver qu'une où le géant vécut 50 ans. Souvent la mort est due à une maladie intercurrente, surtout à la tuberculose pulmonaire. Quelquefois (gigantisme aigu), l'évolution se fait avec une grande rapidité et en quelques années la maladie aboutit à la mort.

Au total le géant est un être qui est tout en apparences et qui, tant au point de vue physique qu'au point de vue mental, au point de vue sexuel qu'au point de vue social, n'est qu'une non valeur qui se dissimule sous des dehors impressionnants.

On a vu par la description ci-dessus avec quelle fréquence l'imperfection génitale et la conservation de certains des caractères morphologiques de l'enfance se rencontrent chez les géants. Nous avons signalé d'autre part l'existence de quelques symptômes qui font partie du syndrome clinique de l'acromégalie. Suivant la prédominance de tel ou tel de ces caractères on peut voir se réaliser deux types cliniques de gigantisme : un gigantisme infantile et un gigantisme acromégalique.

Peut-être existe-t-il des géants qui, ayant atteint à l'âge adulte une taille démesurée, ne présentent par ailleurs aucune anomalie et restent de purs géants jusqu'à leur mort. En l'absence d'observations probantes la réalité de ce type clinique reste douteuse, car l'observation montre la possibilité d'une transformation tardive sur laquelle nous reviendrons un peu plus loin.

Gigantisme infantile. — Capitan a signalé la coexistence de l'infantilisme et du gigantisme. Meige à plusieurs reprises en a montré la réalité; Brissaud et Meige en ont apporté de nouveaux exemples, et Launois et Roy ont, par de nombreux arguments cliniques, radiographiques et anatomiques, établi la réalité de ce complexus clinique.

On en connaît déjà tous les traits. Il s'agit de géants qui continuent à grandir arrivés à l'âge adulte, dont par conséquent les cartilages de conjugaison persistent. Ils ont ce type spécial du géant juché haut sur pattes qui n'est vraiment gigantesque que debout et dont le train postérieur disproportionné pour la taille a le même allongement excessif que l'on observe chez les eunuques et les eunuchoïdes. Les organes génitaux sont rudimentaires, leur capacité fonctionnelle nulle. Enfin les caractères sexuels secondaires manquent ou sont très imparfaits : le système pileux du pubis, des aisselles, du menton est pauvre et mal venu, la peau glabre reste fine, le tissu adipeux masque le développement médiocre du système musculaire. Quelquefois l'adipose est considérable.

Le qualificatif d'infantile est-il absolument celui qui convient à ces géants? La désignation d'ennuchoïde qui leur a été attribuée dans une observation de Widal et Digne et dans une autre de Clerc ne leur serait-elle pas mieux appropriée? C'est là question de mots, le type reste d'une réalité absolument indiscutable, et très intéressant puisqu'il permet de voir la fusion de deux syndromes dystrophiques au premier abord tout à fait dissemblables et qui semblent n'être réunis que par un étrange caprice de la nature.

Gigantisme acromégalique. — Bon nombre de géants, ceux du moins qui ont cessé de grandir, présentent un facies très spécial, et qui a suscité des comparaisons variées plus ou moins justes. Quand on en analyse les particularités on y retrouve les traits essentiels du facies acromégalique tel qu'il a été décrit dans l'étude magistrale de P. Marie.

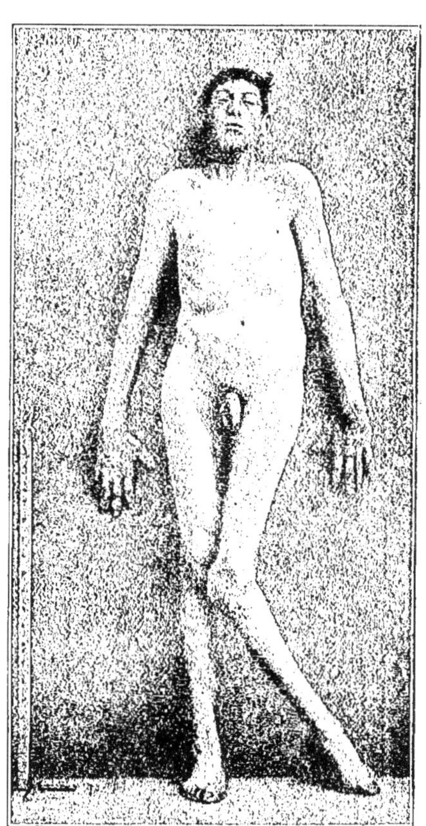

Fig. 1. — *Le géant C...* (2 m. 04) (LAUNOIS et ROY). Gigantisme infantile.

Alors que le crâne est de dimensions à peu près normales la face est énormément agrandie surtout dans le sens vertical. On y retrouve les trois grands signes caractéristiques de l'acromégalie : hypertrophie localisée et prognathisme du maxillaire inférieur, saillie exagérée des pommettes, augmentation des os propres du nez et des sinus frontaux. La langue est sou-

PH. PAGNIEZ.

vent énorme, les lèvres grosses, le nez volumineux. La peau est épaisse et foncée, les paupières lourdes, le regard terne et la mimique insignifiante.

Aux pieds et aux mains se retrouvent les déformations propres à la maladie de Marie ; en effet, ces sujets n'ont pas seulement les extrémités énormes du géant ; ils ont des extrémités dont le développement est disproportionné par rapport à leur taille. Le type « en long » semble toutefois plus fréquent ici que le type « en large ».

Enfin la colonne vertébrale s'infléchit souvent et la cypho-scoliose avec la déformation globuleuse de la poitrine vient compléter le tableau clinique chez certains géants acromégaliques comme le géant de Montastruc de Brissaud et Meige, le géant chinois de Matignon, etc. Chez un géant observé par Woods Hutchinson le tassement de la colonne vertébrale fit descendre la taille de 2 m. 23 à 1 m. 98.

Chez ces géants acromégales la croissance est terminée les cartilages de conjugaison ont disparu.

Relations du gigantisme avec l'acromégalie. — Nous avons vu qu'il y a des géants sans signes d'acromégalie et des géants acromégales. D'autre part la dilatation de la selle turcique et l'hypertrophie de l'hypophyse qui la conditionne ont été observées dans la grande majorité des cas chez les géants. Quelles sont donc les relations du gigantisme et de l'acromégalie ? La question a été l'objet de discussions dont il est nécessaire de connaître d'abord le résumé.

En créant le type de l'acromégalie, P. Marie avait établi que le gigantisme et l'acromégalie sont deux états absolument différents ; le fait que tous les acromégales sont loin d'être des géants le montrait bien nettement.

Cependant une série d'auteurs : Cunningham, Taruffi, Tamburini retrouvaient bientôt sur des squelettes de géants conservés dans les musées les déformations caractéristiques du gigantisme et notamment la dilatation de la selle turcique, et, en 1892, Massalongo, sans toutefois apporter de faits personnels, disait : l'acromégalie n'est pas autre chose qu'un gigantisme tardif anormal.

Puis, avec les observations de Brissaud et Meige, Woods Hutchinson, Achard et Loeper, etc., se précisait ce fait que certains géants vivants sont en même temps acromégales, tandis que les autopsies de Buday et Janeso, Caselli, etc., établissaient l'existence d'une tumeur pituitaire chez les géants. Alors se sont affirmées sur cette question deux opinions tout à fait opposées.

Brissaud et Meige considèrent le gigantisme et l'acromégalie comme une seule et même maladie. Ou du moins ajoutent-ils, s'il s'agit de deux maladies nosographiquement différentes, la même cause semble provoquer l'une et l'autre et en diriger l'évolution.

Les deux maladies ne diffèrent qu'en raison de l'époque à laquelle survient et pendant laquelle se prolonge l'exubérance de l'ossature. Si cette exubérance s'accomplit pendant l'adolescence et la jeunesse il en résulte le gigantisme et non l'acromégalie. Si elle appartient à l'âge adulte, c'est-à-dire à une époque de la vie où la stature est depuis longtemps un fait acquis le résultat est l'acromégalie.

Si enfin après s'être manifestée dans la jeunesse elle empiète sur la phase de l'existence qui ne comporte plus de développement ostéogénique le résultat est la combinaison de l'acromégalie et du gigantisme. Brissaud et Meige concluent : « l'acromégalie est le gigantisme de l'adulte, le gigantisme est l'acromégalie de l'adolescence ».

A cette théorie uniciste P. Marie a opposé à plusieurs reprises une

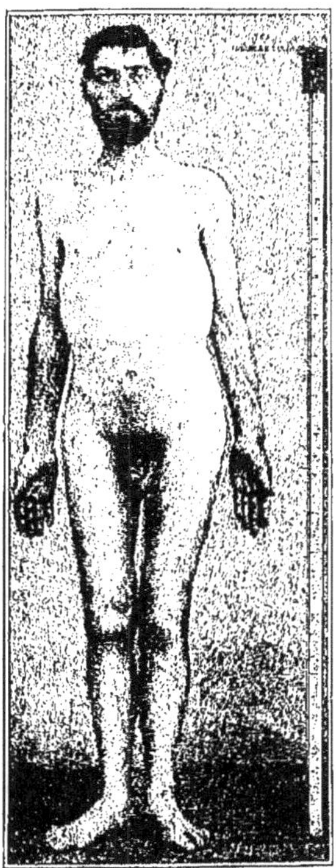

Fig. 2. — *Le géant K..* (2 m. 84).
(ACHARD et LOEPER).

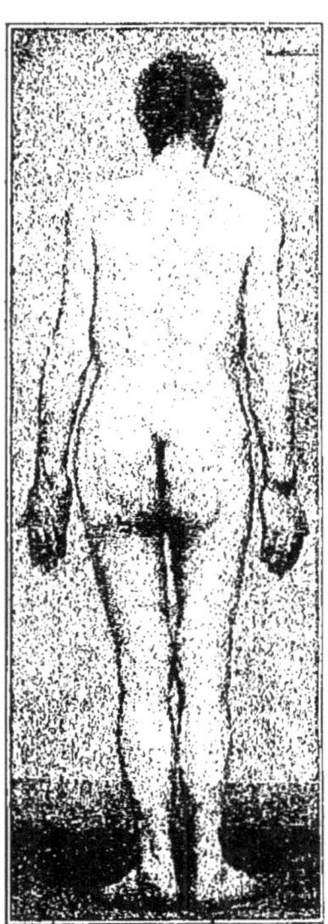

Fig. 3.
Le géant K...

théorie dualiste. Tout en reconnaissant parfaitement la fréquence de la coexistence du gigantisme et de l'acromégalie il ne lui semble pas que cette fréquence soit assez grande pour justifier la manière de voir de Brissaud et Meige. Une statistique de Sternberg, par exemple, établit que sur 34 cas de gigantisme authentique 14 sont des cas d'acromégalie. C'est donc une proportion de 22 pour 100. C'est un chiffre considérable, mais qui ne permet pas du tout de conclure, dit P. Marie, que acromégalie et gigantisme sont des états pathologiques identiques. Pour lui l'acromégalie est purement et simplement un des facteurs du gigantisme, qui en reconnaît d'autres.

PH. PAGNIEZ.

La théorie uniciste est adoptée par Woods Hutchinson ; elle a été enrichie de plusieurs faits intéressants par les travaux de Launois et Roy pour qui aussi l'acromégalie et le gigantisme sont des syndromes pituitaires et qui ont adopté cette formule : « le gigantisme est l'acromégalie des sujets aux cartilages épiphysaires non ossifiés, quel que soit leur âge ».

La correction que comporte cette formule est apparue nécessaire en raison de ce fait que certains géants infantiles aux cartilages persistants peuvent, après l'ossification tardive de leurs épiphyses devenir peu à peu acromégales. Cette « acromégalisation » tardive de certains géants, tel celui de Launois et Roy, celui de Buday et Jancso paraît bien constituer le fait de passage qui réunit ces divers états et en montre le rapport intime dans le déterminisme causal.

Faut-il aller plus loin et admettre que si tous les géants ne sont pas des acromégales, tous ceux du moins qui ne le sont pas déjà sont aptes à le devenir ? C'est la conclusion logique à laquelle ont été conduits par leurs études Launois et Roy.

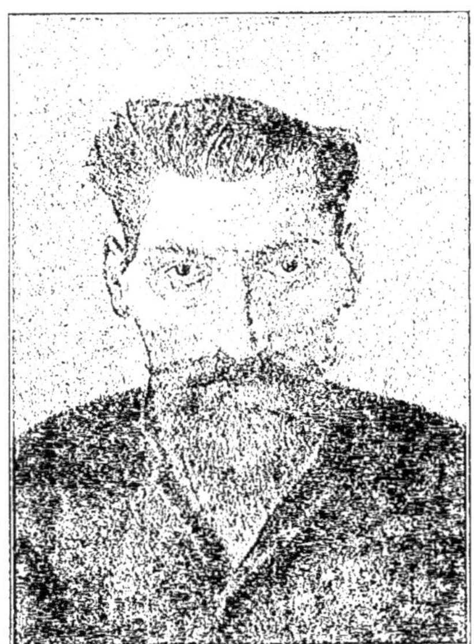

Fig. 4. — *Le géant K. . un mois avant sa mort*
(Launois et Roy).
Proéminence des os malaires.

Toute question de pathogénie laissée à part il faut retenir de l'ensemble de cette description et des discussions dont on vient de lire le résumé qu'il existe des types cliniques assez différents du gigantisme. Il y a des géants sans (ou presque sans) acromégalie et sans infantilisme. Exemple le géant d'Achard et Loeper.

Il y a de nombreux géants qui sont en même temps des acromégales.

Il y a des géants tarés d'infantilisme, ou mieux d'eunuchoïdisme.

Enfin un même géant peut au cours de sa vie présenter des syndromes cliniques variables, être à un moment un infantile qui grandit trop, puis un géant infantile, puis un géant acromégale. De même un géant non infantile peut ne devenir acromégale qu'après une phase plus ou moins longue de gigantisme pur. Pour certains, être géant, c'est vivre en un perpétuel devenir.

Anatomie pathologique. — On a constaté à l'autopsie des géants une série de particularités ayant trait au système osseux et à l'état de quelques glandes.

Les os des géants sont augmentés dans leurs diamètres, mais surtout dans le sens longitudinal. Ils présentent une persistance remarquablement tardive des cartilages de conjugaison. Alors que les derniers de ceux-ci disparaissent normalement vers 22 à 25 ans, d'où un arrêt définitif de la croissance, chez les géants on peut les trouver persistant beaucoup plus tard. Nous avons déjà mentionné cette anomalie, révélée par l'examen radiographique.

De même celui-ci nous a fait connaître les modifications du crâne. La plus importante est l'augmentation constante et disproportionnée des dimensions de la selle turcique qui, sur certains crânes de géants, atteint 2 centimètres dans son diamètre antéro-postérieur et jusqu'à 4 centimètres dans son diamètre transversal. L'épaisseur des différents os, les indices céphaliques sont toujours modifiés, de façon assez variable, semble-t-il, suivant les cas.

Il y a peu de choses à dire du gigantisme viscéral signalé dans plusieurs observations. Cette splanchnomégalie est analogue à celle qu'on a vue dans un certain nombre de cas d'acromégalie.

En réalité tout l'intérêt des constatations anatomo-pathologiques se concentre sur les modifications de certaines glandes vasculaires sanguines, et au premier plan de celles-ci de l'hypophyse.

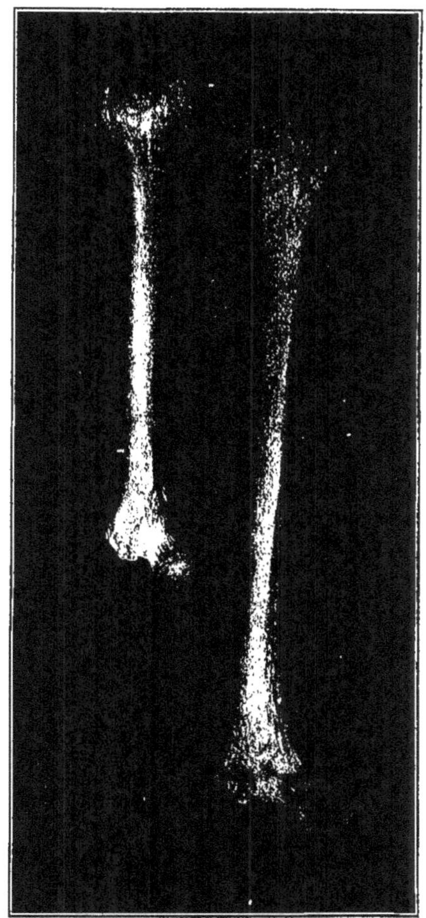

Fig. 5. — *Fémur du géant C . comparé avec un fémur d'adulte normal* (Launois et Roy). L'épiphyse inférieure vient de se souder.

L'hypophyse est dans la règle très augmentée de volume chez les géants. L'altération de l'hypophyse qui est presque constante dans l'acromégalie ne fait jamais défaut, disent Launois et Roy, dans le gigantisme acromégalique. Chez l'homme normal l'hypophyse pèse 0,50 centigr. en moyenne

Ph. Pagniez.

et son poids oscille entre 0,50 et 0,60. Chez les acromégales elle pèse rarement moins de 5 grammes et on l'a vue atteindre 51 grammes. Une statistique de dix autopsies de gigantisme établie par Launois et Roy montre dans tous les cas l'existence de l'hypertrophie de la glande pituitaire. Cependant peut-être y a-t-il dans le gigantisme comme dans l'acromégalie quelques faits exceptionnels où manque la tumeur de l'hypophyse. C'est ainsi que dans une observation de gigantisme acromégalique avec infantilisme, publiée par Sotti et Sarteschi, la pituitaire était absolument normale. Il n'existait pas non plus dans ce cas d'hypertrophie du système hypophysaire accessoire, auquel on a dans ces dernières années attaché de l'importance comme organe vicariant de la pituitaire.,

Quant à la nature de la tumeur pituitaire elle paraît, comme dans l'acromégalie d'ailleurs, pouvoir être très variable et on trouve signalés l'hypertrophie simple, le sarcome, l'angio-sarcome, l'épithélioma, etc.

Les altérations des autres glandes endocrines sont très inconstantes. Quand il s'agit de gigantisme avec infantilisme l'atrophie testiculaire est de règle. On a de même signalé chez la femme l'atrophie ovarienne avec état infantile des trompes et de l'utérus (Woods Hutchinson). Le corps thyroïde a été vu très hypertrophié dans quelques cas.

Pathogénie. — Une grande obscurité règne encore sur tout ce qui concerne la pathogénie du gigantisme. On vient de voir que la lésion macroscopique la plus constante est représentée par la tumeur de l'hypophyse. Celle-ci peut par son existence même être la cause de certains phénomènes contingents comme la glycosurie qu'on considère maintenant comme la conséquence d'excitations ou d'irritations de voisinage par action probablement mécanique. Mais les modifications anatomiques de l'hypophyse, avec les perturbations dans le fonctionnement de la glande qu'elles impliquent, commandent-elles à l'accroissement exubérant et prolongé des os, c'est ce qu'il est encore impossible de dire. On ne peut que rappeler à ce sujet qu'il existe des corrélations fonctionnelles évidentes entre plusieurs systèmes glandulaires jouant un rôle dans le développement. L'animal châtré présente une croissance exagérée des os des membres, en particulier des os des membres postérieurs, et son hypophyse est plus volumineuse que celle d'un animal entier. Entre l'appareil génital, l'appareil hypophysaire et le processus d'accroissement des os il y a donc probablement certaines relations. Dans quelle mesure, dans quel sens ces relations sont-elles troublées chez le futur géant, c'est ce que nous sommes absolument incapables à l'heure actuelle d'indiquer et même de supposer avec quelque vraisemblance. Toute hypothèse à ce sujet ne saurait encore être que purement et entièrement gratuite. Il est simplement légitime de penser que les données du problème sont actuellement circonscrites, mais il nous paraîtrait prématuré de dire que le gigantisme est un syndrome hypophysaire, puisqu'il serait à la rigueur encore loisible de soutenir que la tumeur hypophysaire n'est, comme l'hypertrophie des os, qu'une conséquence d'une perturbation fonctionnelle autre qui nous échappe.

On sait d'ailleurs que toute la physiologie de l'hypophyse a dans ces

dernières années été l'objet d'un remaniement complet à la suite des
remarquables travaux expérimentaux de Jean Camus et Roussy. Confirmés
par ceux de Bailey et Bremer. Ces auteurs ont montré en particulier que
le diabète insipide expérimental et le syndrome adiposo-génital étaient dus
non pas à des lésions de l'hypophyse, mais à des lésions des noyaux de
l'infundibulum et du tuber cinereum.

En ce qui concerne certains troubles du développement du squelette, par

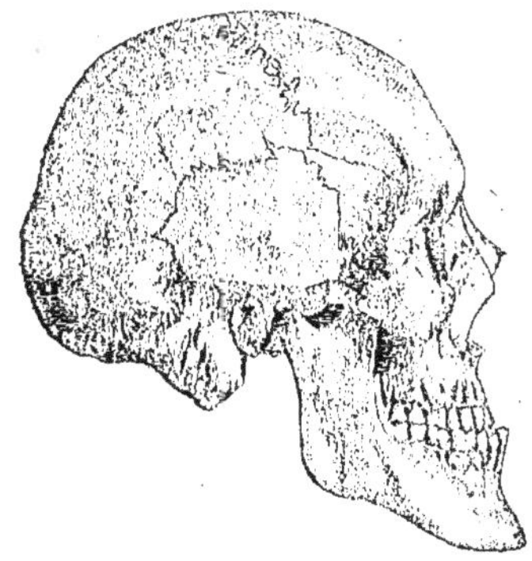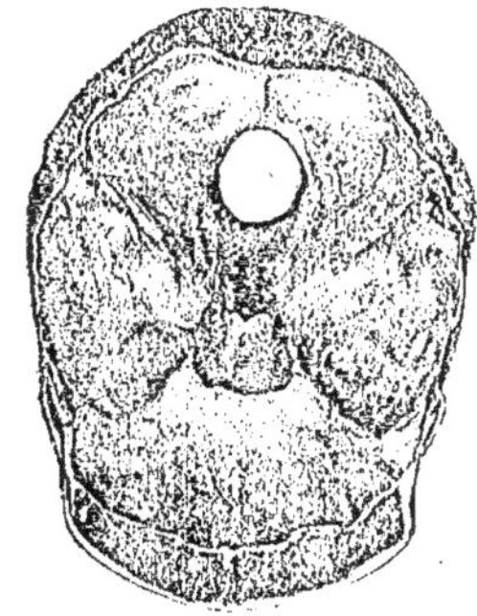

Fig. 6.

Profil du crâne du géant irlandais Magrath
(Cunningham).

Base du crâne du géant irlandais Magrath
(Cunningham).

excès ou par défaut, on peut se demander s'ils ne pourraient pas être,
comme le syndrome adiposo-génital, rattachés à une lésion du tissu nerveux
du voisinage de l'hypophyse, mais actuellement les recherches expérimentales ne permettent encore aucune conclusion précise à ce sujet.

Prématurations.

Au regard des arrêts de développement et du développement incomplet
avec leur riche documentation peuvent prendre place actuellement les faits
opposés de développement prématuré. Ce chapitre n'est guère encore qu'un
chapitre d'attente. Cependant on peut y ranger, de façon en quelque sorte
provisoire, quelques observations indiquant la réalité de ces syndromes.

Nous ne ferons que mentionner ici le gigantisme fœtal signalé dans
un certain nombre d'observations et qui ne correspond pas au type des
faits qui doivent prendre place ici. Il ne s'agit pas dans le gigantisme
fœtal en effet d'une prématuration, mais d'une morphologie exubérante,
ayant toutefois gardé les caractères de l'âge auquel elle correspond.

Le *gigantisme précoce*, tel qu'il a été décrit dans une très intéressante
observation d'Hudovernig et Popovits, a vraiment le caractère d'une antici-
pation corporelle et sexuelle tout à fait autonome.

Le jeune garçon étudié par ces auteurs en 1905, était âgé de 5 ans et
demi, mesurait 1 m. 40 et pesait 40 kg. Très petit à la naissance il avait

PH. PAGNIEZ.

demi, mesurait 1 m. 40 et pesait 40 kg. Très petit à la naissance il avait commencé à présenter un développement tout à fait anormal à l'âge de deux ans, quelques mois après une maladie étiquetée méningite. L'aspect du sujet était celui d'en enfant de 15 ans bien proportionné. Le système pileux était très développé et particulièrement abondant au pubis qui était recouvert de poils comme celui d'un adulte. Les organes génitaux très développés étaient proportionnés aux dimensions du corps. Très vigoureux, cet enfant à la musculature puissante se plaisait aux jeux et aux exercices d'un adolescent. Au point de vue mental non seulement il n'y avait aucune prématuration mais il existait une arriération manifeste avec tendances instinctives fâcheuses se traduisant par la méchanceté, le caractère agressif, la fréquence des colères, etc.

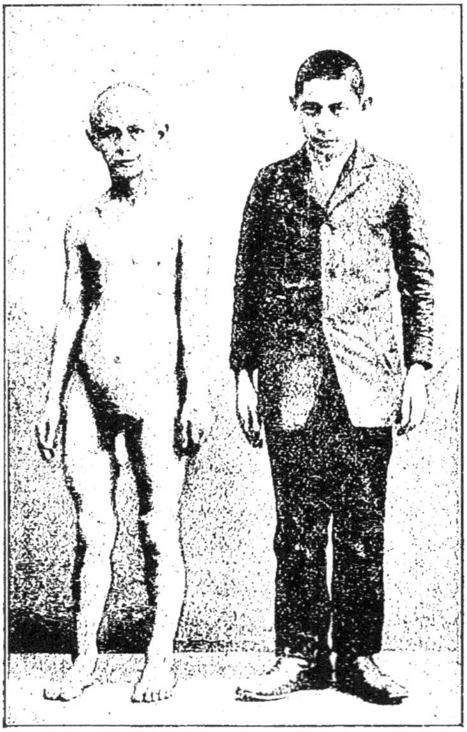

L'ossification était remarquablement avancée et pour certains os correspondait à celle d'un sujet d'environ 15 ans. Cependant la seconde dentition n'était pas commencée.

Le développement exagéré continua pendant au moins plusieurs années, car en 1906, dans une note additionnelle Hudovernig mentionnait que l'enfant avait grandi en 20 mois de 10 cent. 7, et que sa taille à 7 ans atteignait 1 m. 47. La moustache et la barbe commençaient à se dessiner.

Fig. 7. — *Gigantisme précoce* (C. Hudovernig et P. Popovits). Charles H..., âgé de 6 ans, taille 1 m. 40 (à gauche) comparé à un garçon de 15 ans normalement développé. (*Nouvelle Iconographie de la Salpêtrière,* t. XVI).

Des observations aussi complètes sont tout à fait exceptionnelles. De même le début du gigantisme ne paraît jamais avoir été aussi précoce. Cependant un sujet de Larnberg commençait à se développer à 4 ans. Un sujet de Brissaud et Meige offrait à 8 ans les premiers signes d'une croissance excessive. Un sujet observé par Sacchi atteignait 1 m. 45 à 9 ans. Chez ce dernier sujet existait une tumeur des testicules.

Knopfelmacher a relaté le cas d'un enfant de 2 ans qui avait la taille d'un garçon de 5 et les organes génitaux d'un adolescent de 14.

Le développement exubérant et précoce peut s'accompagner comme dans l'observation d'Hudovernig et Popovits d'une apparition également anormale par son caractère prématuré des caractères sexuels secondaires. Or, il peut y avoir dissociation entre ces divers phénomènes et on connaît actuellement un certain nombre de faits dans lesquels apparaît, avec ou sans gigantisme corporel, chez l'enfant, une évolution génitale analogue à celle de la puberté. Il s'agit en particulier d'enfants atteints de tumeur de la glande pinéale, ou épiphyse, chez lesquels à côté d'autres signes notamment, de signes de compression intracranienne, on a vu les organes génitaux grossir très rapidement, le pubis se revêtir de poils, quelquefois les signes fonctionnels de la maturation sexuelle apparaître. Parmi les observations de *macrogénitosomie* précoce il faut citer celles de Frankl-Hochwart, d'Heubner, d'Ogle, de Raymond et Claude, d'Apert et Porak, de A. Colin et Henuyer, etc.

On a vu signalée dans l'observation d'Hudovernig et Popovits l'arriération intellectuelle. Il y a des faits dans lesquels au contraire la maturation intellectuelle est tout à fait anormale. Ainsi dans une des observations ci-dessus, celle de Frankl-Hochward ayant trait à un enfant de 5 ans 1/2, il est mentionné que ce jeune sujet qui en paraissait 7 parlait couramment de l'immortalité de l'âme, de l'au delà, etc.

La *prématuration intellectuelle* envisagée à l'état de phénomène isolé peut être beaucoup plus étrange et l'histoire des enfants prodiges est riche de faits surprenants, dont beaucoup malheureusement manquent de contrôle nécessaire.

Le spécimen le plus prodigieux que dans cet ordre d'idées l'histoire ait enregistré est celui du fameux Heinecken. Né à Lübeck en 1721 il mourut à 5 ans, n'ayant vécu que du lait de sa nourrice. « Dès sa naissance son intelligence se révéla stupéfiante. Au bout de peu de jours il comprenait tout ce qu'il entendait dire. Il sut parler presque immédiatement ; à un an il connaissait tous les faits signalés dans le Pentateuque ; à 2 ans il avait appris et retenu la plupart des événements de l'histoire ancienne et moderne. Il savait merveilleusement la géographie. Sa langue maternelle était l'allemand, mais il s'exprimait couramment en français et en latin. A 4 ans on le présenta au roi de Danemark : entre deux tétées il lui adressa un compliment » (Brissaud).

Voilà donc un ensemble de faits, très disparates d'ailleurs, mais qui s'opposent aux arriérations, aux infantilismes, aux nanismes et qui montrent la réalité de syndromes absolument opposés, traduisant une sorte de dérèglement de l'organisme qui brûle les étapes dans son évolution vers la maturité. Même en laissant de côté la question des enfants prodiges, moins encore que pour les syndromes de retard et d'imperfection sommes-nous capables d'attribuer une pathogénie satisfaisante et surtout complète à semblables faits.

Nous savons seulement que dans certains cas on a constaté l'hypertrophie

Ph. Pagniez.

de l'hypophyse (Hudovernig et Popovits), que dans plusieurs faits de maturation sexuelle prématurée on a constaté l'existence d'une tumeur de la glande pinéale, que dans quelques autres il existait une tumeur testiculaire ; cortico-surrénale ou ovarienne. Et c'est tout. C'est trop peu encore pour admettre la théorie de Marburg pour qui la glande pinéale exerce normalement une action frénatrice, empêchant la maturité naturelle de l'organisme. La disparition de son tissu détruit par une tumeur aurait pour conséquence de permettre l'apparition prématurée de la puberté. La théorie est ingénieuse mais ne cadre encore qu'avec quelques-uns des faits de tumeur de la glande pinéale.

En tout cas ce chapitre de prématurations nous amène encore à parler de glandes endocrines, de synergies glandulaires et à reconnaître le rôle prépondérant qui semble joué par les lésions de l'épiphyse dans un certain nombre de ces faits, qu'il s'agisse d'une action irritative locale sur le tissu nerveux voisin ou d'une action glandulaire à distance.

C'est presque certainement dans cette voie que la pathogénie trouvera les précisions qui lui font encore considérablement défaut. Peut-être la thérapeutique lui apportera-t-elle quelques constatations intéressantes. Hudovernig a, en effet, signalé avoir obtenu le ralentissement de la croissance exubérante par l'emploi d'ovarine, alors que la médication thyroïdienne était sans effet.

II. — NANISME

Pris dans son acception la plus générale le nanisme est l'état d'un sujet dont la taille est de beaucoup inférieure à celle de la moyenne des individus de même âge et de même race (¹).

Il est à peu près impossible de fixer par un chiffre la limite au-dessous de laquelle on doit immédiatement être qualifié de nain. On peut dire cependant qu'aujourd'hui et pour notre race le nanisme commence chez l'homme aux environs de 1 m. 30. Au-dessus de cette limite on peut être un infantile, un chétif, un malingre, on n'est pas à proprement parler un nain. Au-dessous on peut ne différer que par la taille de la moyenne des individus, mais on mérite vraiment le qualificatif de nain.

La définition que nous venons de donner écarte de notre étude les races de très petite taille, tels les pygmées dont Stanley a certifié l'existence dans l'Afrique centrale. Cette particularité ethnique n'est nullement le nanisme tel qu'on doit l'entendre nosologiquement et qui a pour condition de s'individualiser par rapport au type moyen.

Pris dans sa véritable acception le nanisme a un passé documentaire et iconographique important.

1. L'ouvrage le plus complet sur le nanisme est celui de Rischbieth et Barrington. 1 vol. in-4°, de 573 p. et 35 planches. *Treasury of Human Inheritance.* Parts VII et VIII. Section XV-A.-Dwarfism-Londres, 1912.

A de nombreuses époques la mode a donné aux nains une place dans l'entourage des rois ou des princes. Il en a été ainsi en particulier à Rome au temps des empereurs, et à la Renaissance dans la plupart des cours. La vogue des nains s'est même perpétuée dans certaines cours jusqu'au XVIIIe siècle.

La faveur dont les nains ont été l'objet a eu cette heureuse conséquence de les imposer à l'attention des artistes, d'où une iconographie considérable les concernant et la possibilité d'étudier facilement de façon rétrospective les caractères des plus célèbres d'entre eux. Les intéressantes études faites sur ce sujet par H. Meige, P. Richer, Launois, etc., ont mis en évidence la persistance des types cliniques à travers les âges, avec leurs caractères différentiels admirablement saisis et rendus par les artistes.

Le doyen de tous les nains de musée appartient à la sculpture Égyptienne et se trouve aujourd'hui au musée de Boulaq; c'est la reproduction des traits du nain Knoumhotpou, reproduction très fidèle comme toutes celles des hypogées dont la ressemblance parfaite nous est garantie par l'usage qui voulait que ces figurines fussent aussi fidèlement que possible l'image du défunt.

Ce type de nain rachitique et achondroplase a été divinisé par les Égyptiens et on connaît dans le Panthéon Égyptien deux divinités naines : Bes qui présidait aux armes et à la toilette, Phtah, vénéré à Memphis, et qui personnifiait le feu, la chaleur et la vie. Des nombreuses images de ce dernier beaucoup ont les caractères de l'achondroplasie ainsi que l'a, le premier, bien établi Parrot.

L'art grec dans son culte de la beauté a ignoré à peu près complètement les difformes et les nains. Ceux-ci par contre ont souvent servi de modèles dans les terres cuites de Tanagra et autres. De la sculpture romaine nous sont parvenus nombre de petits bronzes de nains, tels ceux qui figurent dans la collection Thiers. Presque tous ces sujets sont des achondroplases ou des rachitiques. Pour quelques-uns seulement on peut soupçonner dans le modèle quelques particularités du myxœdème.

Au moyen âge les nains furent en vogue dans toute l'Europe, et dans une des œuvres d'art les plus anciennes, la célèbre tapisserie de Bayeux, du XIe siècle, on voit déjà figurer un nain. A partir de la Renaissance les reproductions de nains abondent dans les œuvres représentant les festins, les cortèges royaux, les triomphes. Souvent ils figurent dans les portraits à côté de leur maître, comme des animaux aussi familiers que les chiens.

Dans la peinture italienne on trouve de nombreux nains dans les œuvres de Ghirlandajo, de Bonifacio, de Mantegna, de Francesco Cossa, puis plus tard dans celles de Véronèse (les noces de Cana entre autres). A une époque plus rapprochée Tiepolo leur a consacré des études spéciales.

L'école flamande et l'école allemande nous ont laissé également beaucoup de portraits de nains. Parmi les plus remarquables de ces œuvres il faut citer celles d'Holbein (portrait du nain d'Henri VIII), de Van Dyck (portrait de deux nains de la Cour d'Angleterre), d'Antonie Moro (admirable portrait de Brusquet, bouffon et nain de Charles-Quint au Louvre), de Jean Steen (tableau célèbre du musée de La Haye).

Au point de vue de l'iconographie des nains l'œuvre de Velasquez est tout

P_H. P_{AGNIEZ}.

particulièrement importante. Cet admirable réaliste s'est complu dans leur étude et n'a pas laissé moins de sept tableaux consacrés aux nains de la Cour d'Espagne et dont la plupart sont au Prado à Madrid.

Quand on parcourt, en particulier dans le bel ouvrage de M. Richer, cette galerie des nains, on voit que la grande majorité des œuvres, dont nous venons d'énumérer rapidement les principales, constituent avant tout des portraits de nains achondroplases ou rachitiques, ou de formes mixtes.

Ceci se conçoit facilement. Ces variétés du nanisme sont les plus répandues. D'autre part les nains myxœdémateux sont le plus souvent des arriérés ou des idiots manquant vraiment d'aptitude pour le rôle de bouffon que les nains de cour étaient souvent appelés à remplir.

Par ailleurs les nains atéléiotiques, bien proportionnés sont très rares. On en trouve cependant des types très nets, tels Antonio l'Ingles et Nicolasino Pertusano dans l'œuvre de Velasquez. Le portrait de ce dernier nain se trouve dans l'admirable et célèbre tableau des Meninas. Son voisinage avec une naine achondroplase hideuse fait ressortir la jóliesse de ce nain, l'harmonie de ses proportions et la gracilité de ses extrémités et de ses gestes.

*
* *

Ce coup d'œil rétrospectif sur le nanisme historique nous a déjà permis de prendre connaissance des principaux types de nains. Ceux-ci ne sont pas d'ailleurs les seuls, mais ils sont de beaucoup les plus fréquents et aujourd'hui encore chez les nains, le gros des troupes se compose de myxœdémateux, d'achondroplases et de rachitiques. Ceci était bien net en 1909 où un barnum avait réuni une troupe de 150 nains qu'il exhibait au jardin d'Acclimatation. Malgré que ces nains ne pussent être examinés en détail, leur aspect seul était pour la plupart d'entre eux suffisant pour permettre une classification. M. Launois, M. Sainton ont à leur sujet donné une étude des principaux types qu'on y rencontrait et mis en évidence la prédominance de ceux que nous venons de rappeler.

Le nanisme étant une résultante, englobe nécessairement des faits très disparates. On peut naître nain avec une perturbation spéciale de la capacité de croissance des tissus et des organes, on peut le devenir au cours du développement par des modalités très variées.

A côté du nanisme vrai, essentiel, existent une série de variétés dont les représentants sont très rares pour quelques-unes, relativement nombreux pour d'autres. Les principales variétés sont le nanisme à type sénile ou progeria de Gilford, les nanismes d'origine osseuse (nanisme rachitique, nanisme pottique) le nanisme achondroplasique, le nanisme myxœdémateux, le nanisme d'origine vasculaire ou cardiaque, le nanisme d'origine toxique.

Nous décrirons d'abord le nanisme vrai, l'atéléiosis de Gilford et nous en rapprocherons les autres variétés, certaines d'entre elles étant d'ailleurs décrites en détail dans d'autres parties de ce traité et ne devant dès lors figurer ici que comme types de comparaison.

Nanisme vrai (*Atéléiosis* d'Hastings Gilford). — Indépendamment des myxœdémateux et des achondroplases, il existe certains nains qui ont aussi un ensemble de caractères communs permettant de les grouper en une famille. Ce sont d'ailleurs les plus nains des nains et c'est parmi eux qu'on a trouvé les diminutifs d'homme les plus réduits. Ces représentants du nanisme vrai, beaucoup plus rares que leurs congénères rachitiques, myxœdémateux ou achondroplasiques, n'ont été l'objet d'études précises que depuis la seconde partie du XIXe siècle.

C'est en 1868 que Schaffhausen (de Bonn) pratiqua méthodiquement pour

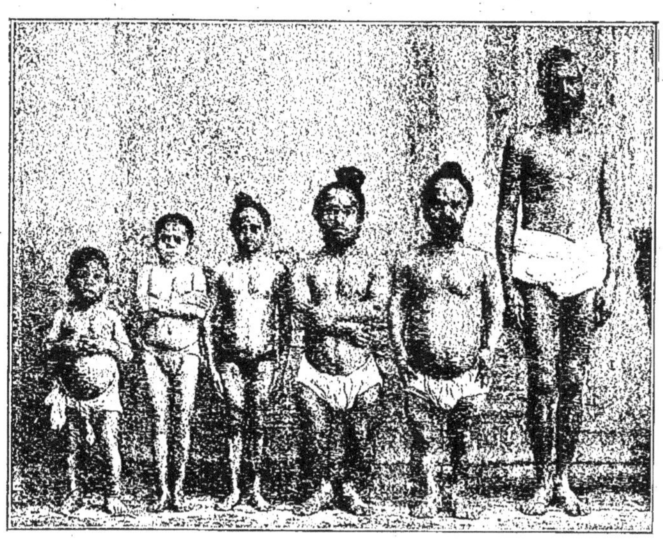

Fig. 8. — *a*, Nain crétin; *b* et *c*, Nains atéléiotiques; *d* et *e*, Nains achondroplases; *f*, Individu normal.
Figure empruntée à l'ouvrage de RISCHBIETH et BARRINGTON
(*The Indian Medical Gazette*, 1910).

la première fois l'autopsie d'un nain de ce type. Il s'agissait d'un nain de 94 centimètres, mort à l'âge de 61 ans à Coblentz. En 1891, Paltauf décrivit un cas analogue concernant un nain de 49 ans. En 1894, Schmidt, en 1896, Manouvrier, en 1899, Joachimstal apportent de nouvelles observations. Hastings Gilford en 1902 a groupé toutes les observations éparses concernant ce type de nanisme et en a donné une description d'ensemble sous le nom d'atéléiosis (τελείωσις, achèvement; α privatif). C'est le nanisme vrai des auteurs français.

Le nain atéléiotique est un individu qui est vraiment un diminutif d'homme, un homme vu par le gros bout de la lorgnette pour emprunter l'expression de Meige. De taille très réduite, il mesure 1 mètre de haut, quelquefois plus, souvent moins; c'est dans cette catégorie qu'on a observé

PH. PAGNIEZ

2

des individus de 0 m. 90, de 0 m. 60. Souvent d'ailleurs les sujets exhibés de ce type sont encore rapetissés dans les boniments de leurs barnums qui exagèrent la réduction de leurs dimensions.

Cependant on cite comme exactes la taille de Bébé nain du roi de Pologne dont le modèle en cire avec ses vêtements est au musée Orfila et qui mesurait 0 m. 78, celle du général Tom Pouce, né en 1832, qui mesurait 0 m. 56, etc....

Ces petits bouts d'homme ont dans le facies et l'apparence générale quelque chose de l'enfance, mais qui se différencie cependant de l'enfance. Leur face est courte et large ; la tête est proportionnellement un peu forte avec les saillies proéminentes. La racine du nez est souvent déprimée, large et comme ensellée, tandis que le nez est peu développé. La mâchoire inférieure et le menton sont petits comme chez les enfants. La face est glabre ou à peu près et quand il existe quelques poils ceux-ci sont rares et tant par leur peu de développement que par leur caractère chétif ils ne changent pas l'apparence générale du facies et lui laissent son caractère un peu poupin. Le cou est court, rond et arrondi comme celui du jeune enfant.

Les membres, bien proportionnés, sont par rapport au reste du corps un peu plus courts que ceux de l'adulte normal, d'où un relèvement du point médian du corps qui est situé au-dessus du bord supérieur de la symphyse pubienne. Les différents segments des membres ont des rapports de dimension normaux, c'est-à-dire que le segment proximal (humérus, fémur) est plus long que le segment distal (radius, tibia).

Le larynx, petit et peu développé, donne une voix haute, parfois criarde, mais qui se différencie de celle de l'enfant par un timbre différent et assez spécial. On perçoit facilement sur les côtés du larynx le corps thyroïde.

La peau est normale ; elle peut bien présenter les marques de l'âge dans ses rides et les modifications de sa coloration, mais elle n'est pas épaissie, sèche ou raidie comme chez les myxœdémateux, les tissus qu'elle recouvre ne sont pas augmentés d'épaisseur. Cheveux et ongles peuvent être tout à fait normaux.

La musculature, proportionnée à la taille, est ordinairement assez grêle et rappelle par le peu de relief de ses saillies et la limitation de son développement celle de l'enfant. Il en résulte une capacité musculaire faible, mais franchement plus accusée que chez l'enfant de taille correspondante. Il faut distinguer d'ailleurs entre la force physique qui, comme nous venons de l'indiquer, est médiocre et la capacité de résistance qui est considérablement plus grande que celle de l'enfant. Ceci est bien mis en évidence chez certains nains atéléiotiques par les performances régulières qu'ils accomplissent en qualité d'acrobates, de danseurs, etc., performances qui sont toutes différentes de celles dont est susceptible un enfant de taille correspondante. Chez ces sujets d'exception la musculature peut alors acquérir par entraînement un développement remarquable.

La dentition chez beaucoup de nains de type atéléiotique est normale ; on manque de précisions sur son époque d'apparition, mais toutes les observations sont concordantes pour montrer la rareté de la carie. Même à l'âge de 60 ans et plus, ces nains conservent toutes leurs dents. Gilford pense que l'explication de ce fait doit se trouver dans le caractère tardif de l'époque d'apparition des dents.

Dans beaucoup de cas de nanisme vrai, le tableau se complète par l'existence de caractères à proprement parler infantiles et nombre de sujets mâles sont cryptorchides. Ce n'est pas d'ailleurs une règle absolue et on trouve signalés plusieurs cas authentiques de nains ayant eu une descendance, les enfants étant le plus habituellement de taille normale.

L'intelligence peut être absolument normale et correspondre à celle d'un adulte correctement développé. Les troubles du caractère qui ont été souvent signalés et qui se traduisent par la méfiance, les tendances sournoises peuvent être la conséquence des conditions anormales de vie sociale qui résultent pour l'individu de sa tare organique elle-même. On conçoit facilement quelles réactions peuvent provoquer la curiosité méprisante, l'hilarité sans indulgence dont ces êtres disgraciés sont si communément l'objet.

L'arrêt de développement dans le nanisme vrai peut se manifester à des moments différents et à ce point de vue on a pu grouper les nains atéléiotiques en plusieurs catégories : les uns, frappés de nanisme dès la vie intra-utérine, naissent anormalement petits, croissent très lentement et après avoir été des nouveau-nés nains, des enfants nains demeurent des adultes nains. Les autres naissent normaux, et leur croissance s'arrête à un moment donné, vers 2 ou 3 ans le plus souvent; à partir de ce moment ils restent fixés à leur taille ou ne subissent plus qu'un accroissement très lent. Enfin, pour certains nains, l'arrêt de la croissance a lieu plus tard, mais toujours avant la puberté.

L'arrêt de la croissance peut être définitif et complet ou n'être qu'apparent, la croissance persistant, mais si ralentie qu'elle ne peut être révélée que par des mensurations précises.

C'est ainsi qu'un sujet observé par Hastings Gilford et dont l'apparence générale était celle d'un enfant de 6 ans mesurait à 23 ans 3 pieds 6 pouces et à 28 ans, 3 pieds 7 pouces.

Dans plusieurs cas on a vu la croissance qui paraissait complètement arrêtée reprendre et continuer jusqu'à une époque avancée de l'existence. D'une façon générale, ces sujets paraissent capables de croissance jusqu'à 30 ans et plus. La radiographie dans ces cas démontre bien entendu l'absence d'ossification des cartilages de conjugaison.

La durée de l'existence des nains atéléiotiques est assez variable. Sans doute nombre d'entre eux meurent relativement jeunes et ne dépassent pas 20 ou 30 ans, mais ceci est une règle qui n'a rien d'absolu et on trouve citées des observations de nains ayant vécu 60 ans, 62 ans et même dans un cas 98 ans, dans un autre 100 ans.

Dans la majorité des cas ainsi que le montrent les nombreux documents recueillis et figurés dans les arbres généalogiques publiés par Rischbieth et Barrington, le nanisme vrai apparaît chez un sujet à l'état sporadique dans une famille, mais il existe quelques observations d'hérédité similaire. Ces observations montrent que le nain atéléiotique peut être père d'un nain atéléiotique comme dans le cas de E. Lévy. Dans cette dernière observation, le grand-père était probablement lui-même atéléiotique. Dans une autre obser-

Ph. Pagniez.

vation, une femme achondroplase unie à un nain atéléiotique donne le jour
à un nain atéléiotique. Il n'y a pas là de règle, car les nains peuvent avoir
des enfants normaux. On conçoit d'ailleurs que les observations à ce
sujet soient loin d'être fréquentes, beaucoup de nains étant en même
temps infantiles et, cryptorchides ou non, par là même incapables de toute
postérité.

Chez les naines de ce type les dangers de l'accouchement ne sont pas à
beaucoup près les mêmes que chez les achondroplases où la déformation
du bassin avec ses conséquences obstétricales est la règle. Ici, membres,
tronc, bassin, tout est réduit et à la même échelle, aussi l'accouchement, si
l'enfant n'a pas un gros volume, peut-il être absolument normal. Dans quelques cas cependant l'opération césarienne, ou l'embryotomie, a été nécessitée
par la disproportion entre le volume de l'enfant et les dimensions du bassin
maternel.

Sous le nom de **microsomie essentielle hérédo-familiale**, M. E. Lévi (de
Florence) a décrit un type de nanisme qui paraît ne constituer qu'une
variété du nanisme vrai, mais une variété fort intéressante, car elle montre
que le nanisme peut être pur de toute association d'infantilisme. Les sujets
qui ont servi à sa description s'individualisent par ce fait qu'ils sont de très
petite taille (1 m. 06 dans un cas; 1 m. 11 dans un autre); que chez eux le
développement est définitivement arrêté ainsi qu'en fait foi la disparition
des cartilages de conjugaison, et qu'enfin ils n'ont à aucun degré de stigmates d'infantilisme. Ce dernier caractère est tout à fait important et mérite
qu'on y insiste. Tant par l'aspect des organes génitaux que par leur capacité fonctionnelle, par le développement du système pileux et ses qualités,
que par l'aspect du facies et l'harmonie des formes, ces nains microsomiques
sont des adultes authentiques. Il n'existe d'autre part chez eux aucune disproportion somatique qui permette de les rapprocher des achondroplases et
cela est si vrai qu'en examinant la photographie de ces sujets il est difficile
de se rendre compte du défaut de taille qu'ils présentent. Les nains étudiés
par M. Lévi ont, comme les atéléiotiques d'une façon générale, la déformation de la base du nez.

Nanisme osseux. — La description qu'on vient de lire du nanisme vrai
montre immédiatement que le caractère principal de cette anomalie de
développement est la conservation d'une proportionnalité à peu près parfaite
des différents segments du corps. L'individu est réduit, mais tout entier :
c'est une réduction à l'échelle. Ce caractère ne se retrouve pas dans le
nanisme osseux qui comprend trois variétés : le nanisme rachitique, le
nanisme pottique et, forme plus nettement différenciée, le nanisme achondroplasique.

Du *nanisme achondroplasique* nous ne donnerons ici qu'une description
succincte, l'achondroplasie devant faire l'objet d'une étude d'ensemble dans
un autre chapitre de ce Traité. Ce nanisme se particularise avant tout par
l'existence d'une disproportion entre les dimensions du tronc et celles des
membres. Les membres sont arrêtés dans leur développement, restés courts

et il résulte de cette dysostose congénitale que l'individu bas sur pattes a une stature réduite. Le tableau se complète par la présence d'un certain nombre de caractères secondaires et l'achondroplase achevé correspond à la description suivante. C'est un nain, mais généralement d'une taille encore presque honorable, la plupart de ces sujets ayant environ 1 m. 20 à 1 m. 50, les dimensions extrêmes allant de 0,97 à 1.58. Ce nain a une tête volumineuse, ronde, avec des bosses frontales et pariétales saillantes, une face large avec un nez court et épaté. Son tronc est souvent à l'avenant, vigoureux et trapu et fait contraste par ses dimensions normales avec le peu de développement des membres. Ceux-ci sont d'une brièveté étonnante et telle que, le bras pendant le long du corps, la main atteint à peine le trochanter.

Les membres inférieurs énormément raccourcis font que le milieu du corps est à l'ombilic comme chez le nouveau-né, au lieu d'être à la symphyse pubienne comme il est normal chez l'adulte. La micromélie est rhizomélique, ainsi que l'a fait remarquer P. Marie, les segments proximaux, bras, cuisse, étant plus courts que les segments distaux, avant-bras, jambes; mains et pieds sont relativement plus larges que longs et la main en raison de l'égalité des doigts et de leur tendance à s'écarter a une forme spéciale dite main en trident.

Ajoutons enfin que l'achondroplase a une intelligence normale, une musculature généralement vigoureuse et qu'il est muni d'organes génitaux normalement développés et fonctionnant normalement. Cette dernière particularité, heureuse chez l'homme, est fâcheuse chez la femme, car le bassin étant chez l'achondroplase habituellement rétréci il en résulte des accidents graves de dystocie, qui nécessitent les césariennes, les embryotomies, etc.

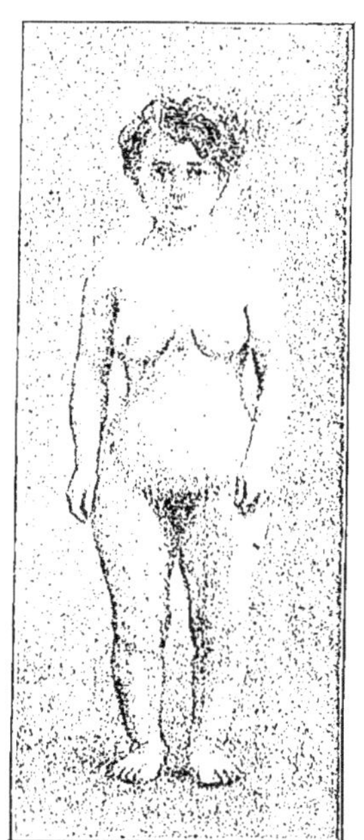

Fig. 9.
Nanisme achondroplasique.
(Collection du Dr Souques.)

L'achondroplasie est une malformation congénitale existant à la naissance, résultant d'un défaut dans l'ossification cartilagineuse des os longs. Elle est l'expression d'une variation progressive par prédominance de plus en plus marquée de l'ossification périostale sur l'ossification enchondrale. Finalement il y a interposition entre l'épiphyse et la diaphyse d'une bande de tissu périostique entravant le fonctionnement du cartilage de conjugaison.

Nanisme pottique. — Lorsque le mal de Pott atteint de nombreuses vertèbres il peut en résulter une déformation cypho-scoliotique considérable qui diminue de façon importante la hauteur totale de l'individu, mais il ne s'agit pas là d'un nanisme à proprement parler. Le nanisme pottique a

Ph. Pagniez.

bien pour cause originelle la lésion tuberculeuse vertébrale, mais il est la résultante de déformations et de troubles multiples du développement dont celle-ci a été le point de départ. Chez certains pottiques, le rachis tout entier subit un ralentissement considérable dans son développement. En même temps l'individu dans sa totalité subit l'influence fâcheuse et complexe qui résulte de la présence d'un foyer de tuberculose osseuse en activité et d'un fonctionnement très imparfait des appareils respiratoire et cardiaque. La conséquence peut s'indiquer d'un mot : le développement est entravé et arrivé à l'âge adulte le sujet présente les attributs d'un nanisme assez spécial.

C'est avant tout un gibbeux à la colonne incurvée et tassée, au thorax globuleux et déformé. Mais c'est aussi un chétif dont les membres grêles, le facies misérable, la peau blafarde et sans tonicité, trahissent la pauvreté de constitution. Si les cheveux sont souvent abondants, le système pileux est par ailleurs de qualité médiocre et la barbe clairsemée et de mauvaise venue va avec cet ensemble déficient. La voix reste souvent grêle et le développement génital peut demeurer incomplet.

Nanisme rachitique. — Celui-ci est surtout la conséquence d'un rachitisme fœtal, quelquefois du rachitisme de la première enfance. Les sujets atteints de cette variété de nanisme sont des individus faibles, d'aspect maladif présentant de façon plus ou moins accusée les déformations habituelles du thorax, du crâne, des membres; c'est-à-dire le reliquat du chapelet costal, le sternum en carène, la scoliose, le crâne natiforme, le front olympien, les courbures prononcées des diaphyses, etc... Les courbures des os sont quelquefois tellement marquées qu'elles ont pour conséquence par elles-mêmes la diminution marquée de la taille, mais le plus souvent le nanisme est ici la conséquence du défaut général de développement qu'a causé par lui-même le rachitisme.

On peut rapprocher du nanisme osseux quelques autres variétés de nanisme qui ont été décrites, mais qui constituent des formes exceptionnelles.

Le **nanisme mitral** décrit par Gilbert et Rathery s'observe chez les sujets atteints de maladie mitrale et se caractérise par la petitesse de la taille et la gracilité du corps. Tantôt le facies est malingre, la peau ridée, tantôt au contraire le visage assez frais semble doué d'une juvénilité persistante. On note quelquefois des déformations, du sternum en particulier. Les membres sont grêles avec les extrémités fines. Le système pileux est habituellement peu fourni, mais les troubles génitaux sont inconstants ; c'est ainsi que chez un homme de 54 ans ne mesurant que 1 m. 42, les organes génitaux étaient d'apparence absolument normale.

Le **nanisme rénal** se voit chez les enfants atteints de néphrite interstitielle. La néphrite entrave le développement et retentit sur le développement des os.

On peut ajouter comme autres formes exceptionnelles l'*infantilisme hydatique* décrit par Dévé, l'*infantilisme cœliaque* décrit en Angleterre (Miller-Barber), les *nanismes toxiques et infectieux* dans lesquels un arrêt de développement plus ou moins marqué est la conséquence d'intoxications des parents par l'alcool, le plomb, ou d'hérédo-infections surtout par syphilis et aussi par tuberculose.

Nanisme myxœdémateux. — Poussé à l'extrême, l'infantilisme myxœdémateux aboutit au nanisme. (V. p. 27, la description de l'infantilisme myxœdémateux.) Celui-ci présente plusieurs variétés dont l'aboutissant ultime est l'idiotie myxœdémateuse avec nanisme. Un des spécimens les plus connus de cette variété était le Pacha de Bicêtre qui à 20 ans mesurait 0,90 cent. Une fille de 19 ans observée par Poulard mesurait également 0,90 cent. Chez ces sujets le nanisme est le fait d'une réduction de tout le corps, difforme et rabougri. Les membres sont courts et incurvés, le rachis dévié. La tête contraste par son volume qui se rapproche de celui de l'adulte. Le facies traduit par son hébétude l'arriération intellectuelle combinée dans son expression avec les modifications tégumentaires et tissulaires de l'insuffisance thyroïdienne. Le front est étroit et bas, les paupières bouffies, le nez camus, les joues pendantes, la bouche large, entr'ouverte, lippue, laisse écouler la salive et montre une langue épaisse, le menton est petit, les oreilles gonflées. La peau est cireuse, infiltrée, sèche et rugueuse, les mains et les pieds sont cyanosés, épais et pachydermiques. Les cheveux sont gros et rudes, les poils manquent au visage, aux aisselles, au pubis. Les organes génitaux sont infantiles et les sujets restent impubères.

Dans les régions où le goitre est endémique un certain nombre de crétins présentent des altérations de même ordre et un nanisme analogue.

A un degré moins avancé le nanisme myxœdémateux se traduit par la réduction considérable de la taille, la bouffissure des téguments, et son caractère glabre, l'aspect arrondi du facies, la déformation cylindrique des membres, le développement nul ou rudimentaire des caractères sexuels secondaires, l'atrophie des glandes génitales.

Nanisme myxœdémateux.
(d'après Brissaud et Souques)

Dans toutes ses variétés le nanisme myxœdémateux a pour caractère commun l'hypogénésie ou l'absence du corps thyroïde, sauf chez les nains goitreux ; chez ceux-ci d'ailleurs l'hypertrophie du corps thyroïde, ainsi qu'il est bien établi aujourd'hui, ne traduit qu'une surabondance du tissu conjonctif, les éléments nobles de la glande faisant également défaut et l'insuffisance thyroïdienne étant en réalité complète.

Nanisme type sénile. Progéria. — Sous le nom de *progeria* Gilford a décrit une forme spéciale de nanisme pour laquelle MM. Variot et Pironeau ont proposé le nom de nanisme-type sénile. Bien que les observations de cette variété de nanisme ne soient encore qu'en très petit nombre, elles sont si nettement superposables qu'elles correspondent évidemment à un type parfaitement individualisé.

Le cas observé par MM. Variot et Pironeau peut être pris comme exemple (fig. 11). Il concerne une enfant qui à l'âge de 15 ans mesure 1 m. 02 et pèse 14 k. 650. L'aspect est celui d'une fillette de 5 ans, mais d'une fillette dont la physionomie frappe aussitôt par son étrangeté. C'est le masque et le tégument d'une sorte d'être paradoxal ayant de nombreux attributs du vieillard et quelques-uns de ceux du fœtus. Le crâne n'est pas plus développé que celui d'un enfant de 18 mois et la face aux traits vieillots, aux dimensions réduites a une peau ridée, flétrie et comme parcheminée ; les

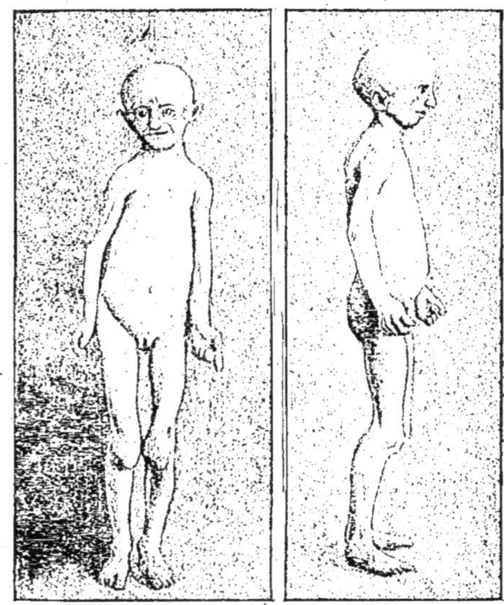

Fig. 11.

yeux sont exorbités, il n'y a pas trace de cils ou de sourcils. Les cheveux manquent à peu près complètement et il n'existe sur le cuir chevelu que quelques poils isolés et d'aspect misérable.

Le thorax court et étroit fait contraste avec l'abdomen volumineux et distendu. Aucun développement du système pileux, pas même de duvet ; aucun développement des seins.

Les membres sont bien proportionnés, la peau y est flasque et ridée dépourvue de tout panicule sous-cutané ; elle laisse voir des muscles au relief bien accusé. Les doigts ont des nodosités articulaires comme dans l'arthrite sèche des vieillards.

Il n'existe pas de troubles moteurs ou sensitifs ; la force musculaire est normale et, ce qui fait le plus étrange contraste avec cet habitus corporel si particulier, l'intelligence est normale; l'enfant qui est allée à l'école jusqu'à l'âge de 11 ans lit et écrit très bien et répond correctement aux questions posées.

L'examen radiographique a révélé un amincissement très accusé des diaphyses et une disparition de la plupart des cartilages de conjugaison. Bien constituée jusqu'au moment du sevrage l'enfant observée par MM. Variot et Pironeau a cessé de se développer normalement à partir de ce moment.

Cet ensemble de modifications si spéciales se retrouve dans les observations de Gilford. Cet auteur a pu faire l'autopsie d'un de ses cas. L'examen nécropsique a révélé l'intégrité du cerveau, de l'épiphyse, de l'hypophyse, de la thyroïde, un état scléreux des surrénales et la persistance avec hypertrophie du thymus. La particularité la plus curieuse était l'existence de lésions athéromateuses très marquées de l'aorte, des coronaires, de la valvule mitro-aortique. Il est intéressant de souligner l'existence de ces lésions séniles coïncidant avec l'aspect vieillot de ces sujets.

On ne peut encore hasarder au sujet de la pathogénie de la progeria que des hypothèses. Apert a dans d'intéressantes études opposé cet état à l'hirsutisme qui paraît en rapport avec certaines lésions des surrénales à type d'hyperépinéphrie et portant plus particulièrement sur la substance glandulaire corticale des surrénales. Dans la seule autopsie encore publiée de progeria les surrénales qui macroscopiquement étaient saines présentaient histologiquement un développement du tissu scléreux comme chez le vieillard. La question est encore complètement à l'étude.

III. — PERSISTANCE DE LA MORPHOLOGIE INFANTILE
CHEZ L'ADULTE — INFANTILISME

Le mot infantilisme est dû à Lasègue. La première étude nosologique qui lui a été consacrée est signée de Lorain dans une lettre-préface à la thèse de son élève Faveau de la Cour sur *le féminisme et l'infantilisme chez les tuberculeux.*

Lorain y esquisse la description de certains phtisiques « êtres singuliers, féminisés ou indéfiniment juvéniles, » susceptibles de se présenter sous plusieurs types qu'on peut, dit-il, ramener à trois principaux.

Dans l'un, à proprement parler infantile, les caractéristiques sont données par la débilité, la gracilité et la petitesse du corps; il s'agit d'une sorte d'arrêt de développement, qui porte plutôt sur la masse de l'individu que sur un appareil spécial.

Dans un autre type la note dominante est une juvénilité persistante, telle qu'un homme de 50 ans paraîtra n'en avoir que 18.

Enfin dans une variété féminine il y a arrêt de développement plus ou moins marqué de l'appareil génital; les hanches sont développées dans le sens des diamètres horizontaux ; la peau est glabre sur le thorax et au visage;

PH. PAGNIEZ.

les cheveux sont longs, fins et soyeux ; l'œil et les paupières ont une forme particulière, les cils sont longs ; les mamelles sont développées.

Ces perturbations du développement ne s'observent que chez quelques tuberculeux et elles paraissent relever, dit Faveau de la Cour, plutôt d'une prédisposition chez certains malades qui sont en puissance de la diathèse par hérédité, que de la phtisie elle-même.

Sans limiter de façon absolue aux tuberculeux les anomalies qu'il décrit, Lorain cependant paraît considérer leur relation avec la tuberculose comme essentielle et il se demande même dans quelle mesure la constatation de semblables états pourra servir au diagnostic de la phtisie.

Nous avons insisté à dessein sur cette étude de Lorain pour montrer que cet excellent observateur avait eu dès ce moment la vision de tout un ensemble de troubles du développement, beaucoup plus qu'il n'avait isolé un type clinique, celui de l'infantilisme indépendant de conditions étiologiques banales.

Malgré les publications isolées de Brouardel, de Joffroy, de Bourneville et Sollier, de Souques, Baréty, Ch. Féré, Marfan et Guinon, Capitan, Richer, Gérard etc., l'infantilisme, comme le remarque très justement H. Meige, n'avait pas conquis son droit de cité jusqu'aux travaux de Brissaud en 1894. C'est à ce dernier et à ses élèves Meige, Allard, que l'on doit une nosographie précise de l'infantilisme.

Brissaud établit qu'il existe un infantilisme en rapport avec l'insuffisance de fonctionnement du corps thyroïde : l'*infantilisme myxœdémateux*, que l'on devait plus tard qualifier d'une façon plus heureuse de *dysthyroïdien*.

Cet infantilisme est non seulement admis mais considéré comme le seul par Hertoghe en raison de ses travaux sur le rôle du corps du thyroïde dans la croissance : pour lui pas d'infantilisme sans insuffisance thyroïdienne. L'infantilisme paraît à ce moment se confondre avec le myxœdème, il n'est qu'un myxœdème fruste pour Combe. Thibierge, qui dès 1891 soulignait l'existence de myxœdémateux frustes d'un type tout spécial, adopte cette manière de voir.

Brissaud, achevant son œuvre de nosographe, établit alors au regard de l'infantilisme myxœdémateux un autre type, l'infantilisme qu'avait entrevu Lorain et auquel il propose d'attribuer la désignation *infantilisme type Lorain* et qui correspond à cette forme caractérisée, nous l'avons vu, par la débilité, la gracilité, la petitesse du corps.

A dater de ce moment, malgré la systématisation d'Hertoghe qui considère le type Lorain comme également d'origine dysthyroïdienne, les deux formes demeurent et les publications nombreuses qui leur sont consacrées en fixent la fréquence et en précisent les caractères.

Plus tard, en 1907, Brissaud revient sur la question, discute la valeur des termes, et individualise de plus en plus l'infantilisme dysthyroïdien qui est selon lui l'infantilisme vrai. Ses élèves Meige et Bauer, accentuent la séparation, et ce dernier propose un nouveau terme, celui de *chétivisme*, pour englober tous les faits qui rentrent dans le type Lorain.

La question un moment très nette se complique par l'apparition de l'*infantilisme tardif*. Avec les publications de Gandy qui propose le nom d'*infantilisme réversif*, surgit en effet un nouveau type constitué par l'apparition d'un syndrome d'infantilisme chez un adulte normal. Accepté par Brissaud, par Meige, l'infantilisme tardif de l'adulte constitue donc une troisième forme dont on peut d'ailleurs discuter la légitimité en tant qu'infantilisme à proprement parler.

Entre temps on a reconnu la possibilité de l'association de l'infantilisme à d'autres syndromes, le gigantisme, l'acromégalie, et on a peu à peu précisé le rôle patent ou latent de certaines glandes dans la pathogénie de l'infantilisme. Groupant les données réunies sur le rôle de l'hypophyse dans la production de certains cas d'infantilisme, Souques et Chauvet ont enfin isolé un type défini par sa pathogénie : *l'infantilisme hypophysaire.*

On voit tout le chemin parcouru en quelque trente ans et comment l'infantilisme aujourd'hui constitue un groupe nosologique très important.

Nous aurons à étudier successivement l'infantilisme dysthyroïdien, l'infantilisme type Lorain, ou chétivisme, l'infantilisme hypophysaire. Quant à l'infantilisme tardif de l'adulte, pour de multiples raisons il nous semble beaucoup mieux à sa place dans le chapitre suivant à côté de l'eunuchisme et du sénilisme.

Quel que soit le type envisagé, l'infantilisme peut être défini avec Meige *une anomalie de développement caractérisée par la persistance chez un sujet, ayant atteint ou dépassé l'âge de la puberté, de caractères morphologiques appartenant à l'enfance.* Cette définition a l'avantage d'être purement clinique et de ne préjuger en rien de la pathogénie de l'infantilisme.

L'infantile est donc un adulte resté enfant, mais il y a comme le disait Brissaud, bien des manières de rester enfant. L'infantile est resté enfant souvent par la taille qui est petite, surtout par l'habitus général du corps qui conserve la plupart des caractères de l'enfant et de façon fréquente par le psychisme qui est en retard sur le psychisme d'un sujet du même âge. Très souvent aussi existe une absence d'évolution génitale qui pour Souques est capitale et l'a amené à définir l'infantilisme « un état morbide constitué par l'hypoplasie, l'atrophie des organes génitaux et par l'absence des caractères sexuels secondaires chez un individu ayant dépassé l'âge de la puberté ».

Infantilisme dysthyroïdien ou myxœdémateux. Infantilisme vrai. — L'infantile myxœdémateux a un aspect tout spécial. Sa face est arrondie, les contours en sont adoucis et dans l'ensemble elle est un peu joufflue, avec les lèvres saillantes et charnues. Le nez est un peu développé, sans caractère. Le menton et les joues sont glabres et la peau fine est de couleur claire. Les sourcils et les cils sont peu fournis, les cheveux sont fins, leurs altérations et leurs troubles de croissance sont fréquents.

Les formes extérieures ne sont même pas celles d'un adolescent. Alors que la tête est restée forte et par conséquent disproportionnée pour la taille, le torse est allongé, cylindrique, le ventre est gros et légèrement proéminent. Les membres potelés ont leurs reliefs osseux et musculaires empâtés par une couche adipeuse d'une assez grande épaisseur; ils sont effilés de la racine aux extrémités.

Ph. Pagniez.

Au pubis comme aux aisselles les poils manquent et sous ce pubis glabre les organes génitaux, bien conformés, apparaissent rudimentaires et n'ayant subi encore aucune évolution. En rapport avec cette impubescence la voix est grêle et claire, le larynx peu saillant. Le corps thyroïde est imperceptible.

La dentition est souvent troublée et quand l'arrêt se produit assez tôt on peut voir, comme l'ont signalé Marfan et Guinon et Hertoghe, le retard ou l'absence de la seconde dentition.

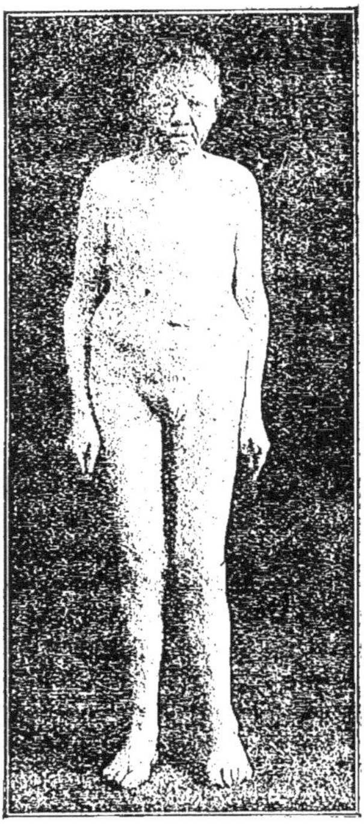

Un fait essentiel, mis en évidence par Hertoghe, et retrouvé depuis de façon presque constante, est la non-soudure des épiphyses. Cette persistance des cartilages de conjugaison implique la possibilité d'un accroissement ultérieur de la taille.

Celle-ci est très variable et sa petitesse n'est pas une caractéristique nécessaire de l'infantilisme dysthyroïdien. Comme le disait de façon pittoresque Brissaud « il y a de grands enfants » et de fait on ne pourra refuser le qualificatif d'infantile à un sujet qui, de taille normale ou quasi normale aux environs de la vingtième année, présente cependant les principaux traits du tableau que nous venons d'esquisser. Toutefois la petitesse est vraiment un des caractères de l'infantilisme complet et sans elle il n'y a pas d'infantilisme idéal (Brissaud).

Chez la femme l'infantilisme myxœdémateux se traduit par un habitus spécial, analogue à celui qu'on constate chez l'homme. Le sujet est resté une grande fillette n'ayant pas subi les modifications de la puberté : pas de seins, pas de hanches, l'échancrure de la taille se dessine à peine, le cou demeure virginal et les aisselles et le pubis restent glabres.

Fig. 12. — *Infantilisme dysthyroïdien, arrivé à la sénilité.*

50 ans. — Taille : 1 m. 55.

L'infantile complet présente habituellement un état mental corrélatif de son habitus somatique : tendances excessives ou impulsions irraisonnées, facilité du rire ou des larmes, de la colère ou de la joie, légèreté, naïveté, pusillanimité, autant de caractères que leur addition permet de résumer d'un mot en disant que ces sujets présentent du puérilisme mental.

Cette absence de maturation que constitue l'infantilisme dysthyroïdien est cependant compatible avec une santé par ailleurs normale et avec une existence d'une longévité appréciable. Ce n'est pas un état morbide à proprement parler, c'est une manière d'être.

D'ailleurs cet état présente des degrés et à côté du type complet dont on vient de lire la description prennent place des formes atténuées et des formes aggravées.

Dans les **formes atténuées** l'infantilisme peut être moins accusé, il peut être surtout partiel, mono-symptomatique, c'est-à-dire que le sujet est infantile par sa taille, ou par le caractère glabre de ses téguments, ou par le retard ou l'arrêt d'évolution de ses organes génitaux, ou encore, et le fait est fréquent, par le puérilisme de sa mentalité.

On conçoit d'ailleurs que suivant l'époque à laquelle s'est manifestée la dysthyroïdie elle puisse avoir eu comme conséquences des troubles plus ou moins grands dans le développement et que l'infantilisme d'un sujet dont la croissance avait été normale jusqu'à 15 ans, diffère totalement de celui d'un autre individu chez lequel l'évolution a été suspendue à 10 ans.

Apert qui a judicieusement insisté sur ces faits a proposé d'attribuer le qualificatif de *juvénilisme* à l'infantilisme qui apparaît tardivement.

Les **formes les plus sévères** d'infantilisme dysthyroïdien constituent la transition par laquelle on arrive au nanisme myxœdémateux tel qu'il a été décrit par Bourneville, dont on a vu la description plus haut et qui relève d'une agénésie ou d'une lésion très précoce du corps thyroïde.

Enfin il faut ajouter que l'infantilisme, et ceci n'est guère vrai que de l'infantilisme moyen, peut n'être que passager et, soit par l'effet d'une thérapeutique appropriée, soit spontanément, disparaître, ou au moins s'atténuer considérablement.

Hertoghe a signalé la possibilité de l'adjonction de symptômes accessoires tels le prurigo, l'ichthyose, le psoriasis, l'adénoïdie, l'incontinence d'urine, des troubles de la marche, des palpitations, etc., etc., toutes manifestations qui seraient dues à l'hypothyroïdie. Nous n'insisterons pas sur tous ces signes secondaires qui sont étudiés à propos du myxœdème.

Enfin on a constaté chez des infantiles la coexistence de l'hystérie, de l'épilepsie (Féré, Meige), de vésanies diverses, de la maladie de Friedreich, du bec-de-lièvre, etc., bref de toute une série de stigmates de dégénérescence.

Infantilisme du type Lorain. Chétivisme. Infantilisme trophique. On a vu au début de ce chapitre combien l'esquisse primitive de Lorain était sommaire. C'est à Brissaud qu'appartient en réalité la description de cette deuxième variété d'infantilisme, description un peu schématique à laquelle on a dû apporter quelques retouches.

Il ne s'agit plus ici d'un enfant attardé ayant conservé tous les caractères somatiques de cet âge, mais d'un adulte réduit dans ses dimensions, un peu rabougri, chétif en un mot. On peut d'ailleurs reconnaître en lui, suivant telle dominante, un adolescent aux formes délicates, un adulte maladif et grêle, ou une manière de vieillard précoce, ou de ces sujets auxquels l'épithète de vieillot s'adapte comme d'elle-même.

L'infantile du type Lorain est de petite taille, avec un squelette mince. Le plus souvent ses épiphyses sont soudées, mais ce n'est pas une règle absolue, ainsi qu'on l'avait cru un moment. E. Lévi entre autres a bien

Ph. Pagniez.

montré d'après ses propres observations, celles d'Hertoghe, de Joachimsthal, de Richon et Jeandelize, etc., qu'il n'y a pas là de caractère différentiel constant d'avec l'infantilisme dysthyroïdien et que la persistance des cartilages de conjugaison peut se voir chez les infantiles du type Lorain le plus pur.

Les saillies osseuses sont bien marquées et il en est de même des saillies musculaires, encore que les muscles soient faiblement développés, mais ils ont perdu l'enveloppe adipeuse qui dans l'enfance en efface les contours. La morphologie générale est celle d'un homme : les épaules sont larges par rapport au bassin qui est étroit, le tronc est presque proportionné, la tête n'a pas les dimensions exagérées de l'enfance, le ventre ne proémine pas.

Le faciès n'est ni arrondi, ni joufflu, mais fin et allongé. Toutefois la barbe y manque. Les aisselles et le pubis sont glabres également. Les organes génitaux sont tantôt normalement conformés, peu volumineux, mais proportionnés au reste de l'organisme, tantôt tout à fait rudimentaires, les testicules souvent ectopiés n'ayant que des dimensions minimes.

En somme il s'agit d'un diminutif d'homme dont toutes les parties du corps ont bien acquis la morphologie de l'adulte mais sans obéir aux lois générales de la croissance. L'individu est réduit, mais réduit à l'échelle.

Chez la femme les proportions sont, comme chez l'homme, d'une adulte, mais tout est réduit. Souvent en plus de la réduction de taille on voit la réduction des caractères sexuels secondaires : défaut de développement des seins, absence de pilosité, troubles de la menstruation.

Dans les deux sexes l'intelligence est le plus ordinairement normale.

La description qu'on vient de lire est celle du type achevé de l'infantilisme Lorain. On ne le rencontre pas toujours, ni même très souvent, à l'état de pureté. On a vu plus haut que la non-soudure des épiphyses, caractère essentiel de l'infantilisme thyroïdien, pouvait s'observer dans l'infantilisme Lorain. Il est d'autres caractères tout aussi importants qui peuvent être modifiés. En particulier le développement des organes génitaux qui dans la règle doit être normal chez l'infantile type Lorain peut être incomplet, rudimentaire et les caractères sexuels primitifs très atténués. Il en résulte qu'il existe des variétés et même des formes de transition qu'on retrouvera plus loin.

Étiologie. — Les formes ou plutôt les variétés étiologiques du chétivisme sont nombreuses et toutes les conditions capables d'entraver les moments du développement normal sont susceptibles d'aboutir à la production d'un état qui réalisera de façon plus ou moins parfaite le type de l'infantilisme trophique.

Certaines *maladies chroniques* sont dans cet ordre d'idées au premier plan. On a vu le rôle important que Lorain avait reconnu à ce point de vue à la *tuberculose*. Celle-ci, comme l'avait bien indiqué Lorain, agit soit directement, soit de façon indirecte par l'intermédiaire d'une hérédité chargée pour créer un état d'hypotrophie quelquefois très considérable. C'est ainsi qu'une malade observée par Ferranini mesurait à 19 ans, 1 m. 11, n'était pas menstruée et pesait 19 kilos.

La syphilis, directement (Ed. Fournier) ou par l'intermédiaire de lésions graves comme l'hydrocéphalie, la porencéphalie, l'épilepsie, peut aussi être un facteur de chétivisme. Une malade de Weygandt âgée de 25 ans, ayant de l'exagération des réflexes, une réaction de Wassermann positive mesurait 1,34 avec un aspect infantile et une arriération intellectuelle marquée.

La *lèpre*, la *pellagre*, quelques maladies infectieuses sont susceptibles de

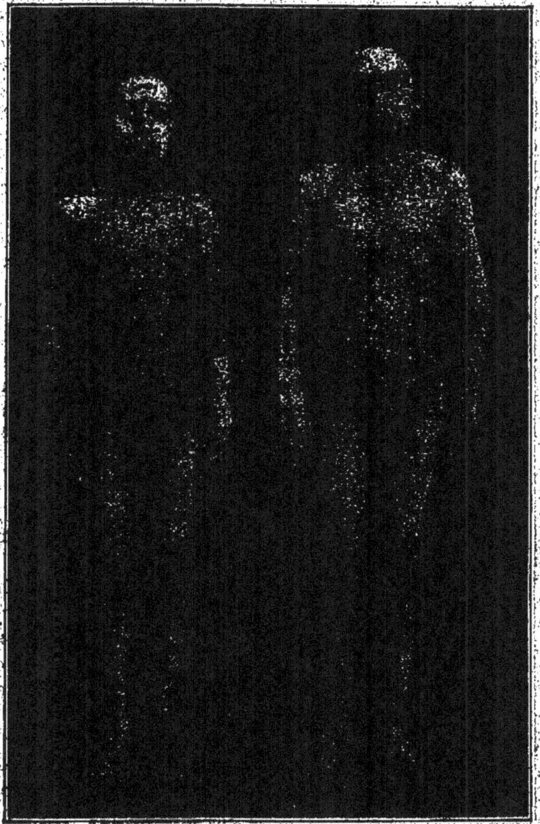

Adrienne S...
(15 ans 5 mois).

Marguerite S...
(20 ans 6 mois).

Fig. 15. — *Infantilisme du type Lorain* (Errore Lévi).
(*Nouvelle Iconographie de la Salpêtrière*, t. XXI).

produire les mêmes résultats. Il en est ainsi encore du *paludisme* dont le rôle hypotrophique, signalé par Brissaud, Lancereaux, a été bien mis en évidence par de Brun (de Beyrouth) et plusieurs fois signalé par les auteurs italiens.

Ph. Paeniezu

Les intoxications chroniques, par la morphine, le plomb, le tabac, le mercure, le sulfure de carbone, au premier plan desquelles il faut placer l'*alcoolisme*, sont aussi des facteurs d'infantilisme. Domme dans 27 cas d'infantilisme a pu 19 fois établir l'usage précoce et régulier de l'alcool.

Les *troubles* graves *de la nutrition* dans le premier âge, dépendant de l'insuffisance alimentaire, du défaut d'air et de lumière, en un mot de la misère physiologique, ont sur l'ensemble du développement une influence nocive évidente. Peritz, observant à l'asile des orphelins de Berlin, a constaté que la plupart des enfants de cet établissement étaient en retard de trois ans environ par rapport à des enfants normaux. Beaucoup de sujets de 15 à 16 ans avaient l'habitus extérieur d'enfants de 12 ans. Ces conditions défectueuses quand leur action est suffisamment longue, surtout quand elle se combine aux tares héréditaires, aux maladies et aux intoxications, sont on le conçoit sans peine suffisantes pour aboutir à la production d'un chétivisme définitif.

Certains *troubles intestinaux* graves, certaines *affections du pancréas* (Byrom-Bramwell), la *cirrhose biliaire* (Lereboullet) ont été signalés à l'origine de quelques cas d'infantilisme.

Les malformations cardiaques, en particulier les lésions pulmonaires et mitrales sont susceptibles d'entraîner la production d'un syndrome de Lorain, par l'intermédiaire des troubles circulatoires et du défaut de nutrition qui en résultent. Gilbert et Rathery ont attiré l'attention sur ces faits et groupé sous le nom de *nanisme mitral*, un certain nombre d'observations qui sont de beaux exemples d'infantilisme.

Infantilisme hypophysaire. — Souques a isolé sous ce nom une variété d'infantilisme ayant quelques caractères spéciaux et à laquelle S. Chauvet a consacré une importante étude d'ensemble [1].

Il s'agit de sujets qui présentent les principaux attributs de l'infantilisme type Lorain. De petite taille avec un système pileux non développé, une peau fine et blonde, un habitus général grêle, ces sujets ont une absence complète de maturation des organes génitaux et une absence de soudure des cartilages de conjugaison. Il n'existe habituellement chez eux ni adipose, ni myxœdème.

Ce qui spécialise ce type et établit ses relations d'origine avec une lésion hypophysaire, ce sont certains troubles traduisant l'existence d'une tumeur de la région pituitaire : céphalées, vomissements, hémianopsie temporale aboutissant par les progrès de la lésion à la cécité, mais sans névrite optique. La radiographie a décelé l'élargissement de la selle turcique chez le malade de Souques, dans un cas de E. Levi, dans un autre de Leman et van Wart.

Enfin dans quelques cas de tumeur de l'hypophyse, on avait noté pendant la vie, l'arrêt de développement, l'atrophie des organes génitaux, etc.

Formes de transition. — On vient de lire la description des formes tout

---

1. S. Chauvet. L'infantilisme hypophysaire. 1 vol. de 331 p., 1914.

à fait individualisées d'infantilisme. Les deux grands types de Lorain et de Brissaud ont une réalité indiscutable, mais leur rencontre à l'état de pureté et de réalisation schématique n'est pas très commune. La nature, comme le disait Brissaud, n'est pas coutumière de ces synthèses et il existe des formes moins réussies, si l'on peut dire, et qui ne sont pas rares.

Tout d'abord, et nous l'avons déjà indiqué à propos des infantilismes

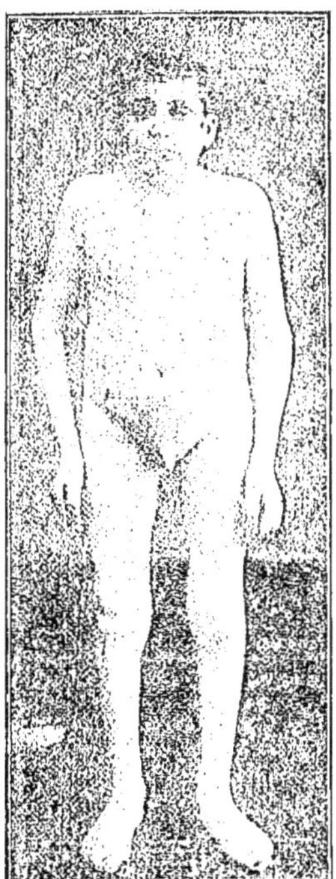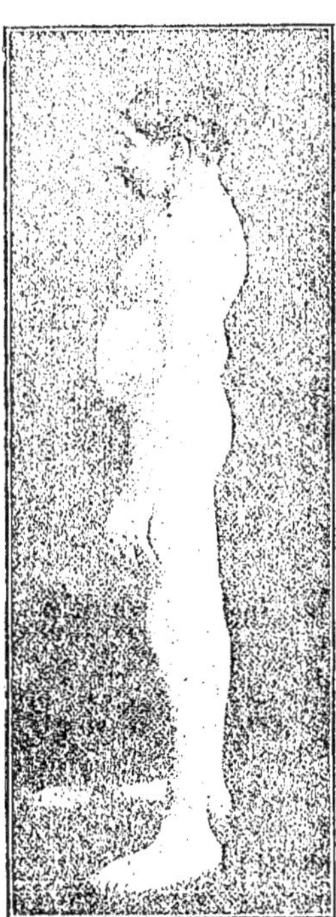

Fig. 14. — *Infantilisme hypophysaire* (A. Souques et Stephen Chauvet).
(Nouvelle Iconographie de la Salpêtrière, t. XXVI.)

partiels, on peut constater chez certains sujets un syndrome d'infantilisme qui est incomplet par tel ou tel de ses caractères. Il y a des individus chez qui prédomine largement l'infantilisme tégumentaire; chez d'autres ce sera l'infantilisme génital, l'infantilisme de la voix, du langage, de l'intelligence, etc....

Il y a plus, il existe des formes de transition entre les deux grandes variétés d'infantilisme. Rien ne peut mieux en donner l'idée que l'observation d'une jeune fille que nous avons étudiée avec E. Dupré en 1902 dans le service de Dejerine à la Salpêtrière. Agée de 15 ans et demi, et mesurant 1,29, cette malade avait l'aspect d'une fillette de 8 à 9 ans, bien

Ph. Pagniez.

3

proportionnée, au facies un peu lunaire avec une expression d'étonnement et de légère stupeur. Immobile, indifférente, cette fillette complètement impubère, à la voix infantile, non menstruée, avait la mentalité d'un enfant

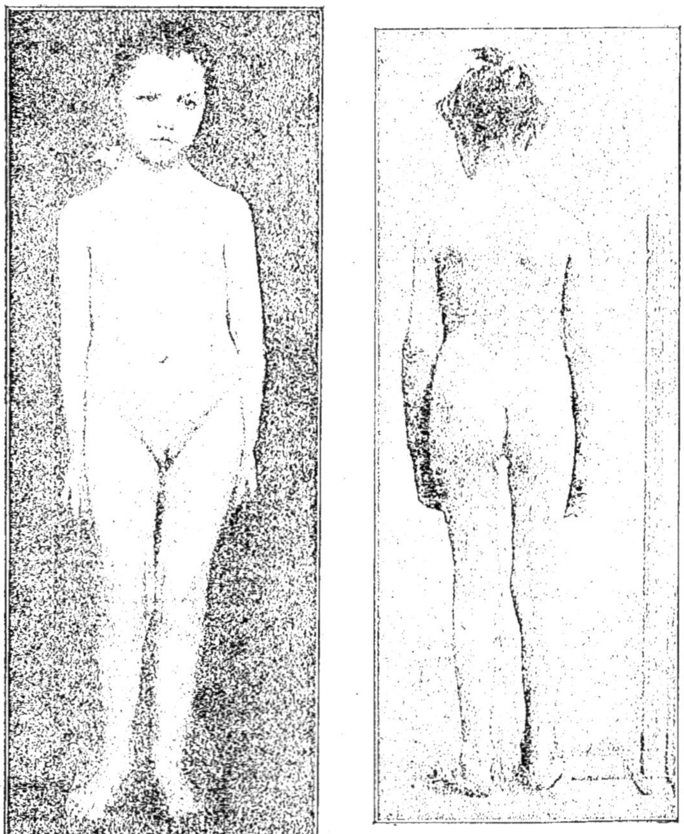

Fig. 15. — *Infantilisme dégénératif (type Lorain) compliqué de dysthyroïdie pubérale (type Brisseau)* (ERNEST DUPRÉ et P. PAGNIEZ).
(Nouvelle Iconographie de la Salpêtrière, t. XV.)

de 7 ans. Or, en interrogeant sa mère, on apprenait que cet ensemble somatique et psychique s'était constitué en plusieurs étapes. Née avant terme, l'enfant, du fait d'un hérédo-alcoolisme paternel, avait subi dans son développement un retard portant sur la dentition, la marche, le langage, l'intelligence. Puis une série d'infections infantiles, dont la dernière avait été une fièvre typhoïde à l'âge de 5 ans, avaient apporté à l'évolution une entrave décisive et c'est déjà tarée d'un infantilisme héréditaire et acquis d'origine toxique et infectieuse que l'enfant avait abordé la puberté. A ce moment, à 14 ans, était apparue une ébauche de règles et à l'occasion de cette puberté rudimentaire s'était développé un syndrome myxœdémateux se traduisant par un état perpétuel de somnolence, d'apathie et l'infiltration légère du tissu cellulaire sous-cutané.

Sous l'influence du traitement thyroïdien ces phénomènes d'apparition récente s'effacèrent vite, et, débarrassée de ce syndrome de dysthyroïdie pubérale, l'enfant resta ce qu'elle était avant : une infantile dégénérative du type Lorain.

On saisit admirablement dans cette observation la constitution d'un syndrome Brissaud-Lorain dont il n'est pas toujours facile de sérier les étapes, mais dont l'analyse clinique permet quelquefois de dissocier les composants et que les observations de Brissaud, de Thibierge, de Van-Brevo, d'Hertoghe, d'Ausset, etc... ont nettement établi.

Hertoghe et Ausset, Breton sont même arrivés à une conception uniciste d'après laquelle tout infantilisme, de quelque type qu'il soit, relèverait de l'insuffisance thyroïdienne exclusive. Cette conception, acceptée par Apert, semble évidemment très exagérée; fût-elle d'ailleurs admise, il n'en resterait pas moins qu'au point de vue clinique, et c'est le seul qui nous occupe, la division en types bien tranchés avec leurs formes de transition resterait absolument légitime, la seule observation des faits dégagés de toute interprétation pathogénique montrant l'exactitude entière de la description qu'on vient de lire.

Pathogénie. — Le mode de production des infantilismes a été l'objet de nombreux travaux, de discussions qui ne sont pas closes et dans lesquelles les opinions soutenues sont étayées de faits un peu disparates d'ordre clinique, d'ordre expérimental, d'ordre anatomo-pathologique et d'ordre thérapeutique. De ces faits beaucoup ne constituent encore que des données provisoires; aussi dans cette question, qui date d'hier, a-t-on déjà vu des arguments qui paraissaient péremptoires perdre leur valeur ou tout au moins changer de signification. On a considéré à un moment par exemple la non-soudure des épiphyses comme un signe absolument spécial à l'infantilisme dysthyroïdien. Quelques années plus tard une observation plus attentive montrait qu'il n'en était rien et que la persistance des cartilages de conjugaison pouvait se voir dans le chétivisme le plus authentique. On a cru aussi pendant un temps trouver dans le mode de réaction de l'organisme vis-à-vis de l'opothérapie thyroïdienne un critérium absolu pour dépister l'insuffisance de la thyroïde. On admet maintenant qu'on ne saurait limiter la question à une vue aussi étroite; les préparations thyroïdiennes ont une action sur les échanges et le trophisme chez tout individu, comme l'ont bien établi en particulier les recherches de E. Lévi et de Rothschild; aussi de ce qu'on constatera un effet utile de la médication thyroïdienne dans un cas d'infantilisme n'en sera-t-on pas autorisé à conclure à la nature exclusivement thyroïdienne du syndrome.

Ph. Pagniez.

Par ailleurs les observations complètes avec étude anatomo-pathologique
rigoureuse sont encore tout à fait l'exception. Et il faut ajouter que sur
bien des points les données de l'histologie ne peuvent encore être acceptées
qu'à titre provisoire, les méthodes manquant de précision pour nous donner
des renseignements vraiment utiles sur la valeur anatomique et surtout
fonctionnelle de plusieurs glandes endocrines. Aussi croyons-nous qu'actuellement on doit s'en tenir aux données les plus générales établies par un
ensemble concordant de faits.

Ces réserves nécessaires établies, voici, en ce qui concerne l'infantilisme
vrai, comment la question se présente aujourd'hui.

Pour Brissaud, Hertoghe, Meige, l'infantilisme est la conséquence d'une
insuffisance thyroïdienne, d'une dysthyroïdie qui, patente ou latente, ne
manque jamais. La fonction trophique, régulatrice de la glande thyroïde
étant supprimée, ou considérablement diminuée, à une époque plus ou
moins précoce du développement, il en résulte un arrêt, ou un ralentissement plus ou moins marqué, dans le processus général d'accroissement et
de perfectionnement des tissus et des organes. De plus l'évolution pubérale
normale ne se produit pas ou avorte et il en résulte la constitution d'un
état spécial, celui dont on vient de lire la description au chapitre de l'infantilisme vrai.

Et tout un ensemble de constatations montre le bien-fondé de cette interprétation. Ces constatations sont d'ordre clinique (absence ou petitesse
très accusée du corps thyroïde), d'ordre thérapeutique (reprise de la croissance, amélioration des symptômes, sous l'influence de la médication thyroïdienne), d'ordre expérimental (réalisation d'un état de croissance retardée,
d'infantilisme, chez les animaux qui ont été ethyroïdés jeunes), d'ordre
anatomique enfin. Dans ce dernier ordre de faits, on a pu constater que le
corps thyroïde des infantiles était scléreux, atrophique et que la partie
noble de la glande était manifestement insuffisante, anatomiquement ou
histologiquement. Mais il faut remarquer cependant que toutes les constatations ne sont pas à ce point de vue d'une netteté absolument satisfaisante.
Et Apert par exemple fait observer que si à l'autopsie de trois infantiles il a
constaté dans un cas une dégénérescence adénomateuse du corps thyroïde,
dans un autre un état kystique, il n'a pu dans le troisième, qui était cliniquement le plus net, relever qu'une lobulation peu marquée et la rareté de
la substance colloïde.

Ce que nous avons dit plus haut de l'imperfection de nos moyens actuels
d'étude pour apprécier l'état fonctionnel des organes glandulaires permet
de ne pas attacher à de tels faits une signification trop absolue et le rôle
du corps thyroïde dans la pathogénie de l'infantilisme reste vraiment établi
et indiscutable. Mais ce rôle est-il le seul et toujours le premier, en date
est-il même le plus important, c'est ce qui à l'heure actuelle demeure sujet
à contestation.

Déjà lors des premières études sur la question, Meige attirait l'attention
sur le rôle probable des glandes génitales dans la constitution du syndrome
infantile. La question a été reprise plus tard par Souques qui a longuement
insisté sur l'importance de l'insuffisance testiculaire et ovarienne dans la

pathogénie de l'infantilisme. Souques fait remarquer que dans tout cas d'infantilisme vrai, complet, il existe toujours un défaut de développement du testicule, les signes d'une imperfection sexuelle évidente et qu'on ne saurait voir d'infantilisme avec intégrité de l'appareil génital.

Pour lui l'infantilisme dépend de l'insuffisance quantitative ou qualitative de la sécrétion interne des glandes génitales. Tantôt ces glandes sont frappées primitivement, tantôt l'infantilisme a un point de départ thyroïdien ou hypophysaire, mais dans toute hypothèse, pour qu'il puisse y avoir infantilisme, il faut que la glande génitale soit touchée. Souques admet d'ailleurs que si cette atteinte est nécessaire elle n'est pas toujours suffisante, comme en témoigne le cas de Widal et Lutier.

Dans certains syndromes d'infantilisme, la lésion de l'hypophyse paraissait il y a peu de temps encore pour les raisons que nous avons indiquées (signes de compression du chiasma, modifications radiologiques de la selle turcique) une réalité indiscutable et on considérait même que dans ces cas l'infantilisme relevait de la lésion du lobe antérieur. Cet infantilisme hypophysaire soulevait aussi la question du retentissement du fonctionnement des glandes les unes sur les autres. Mais les remarquables travaux de Jean Camus et Roussy ont renouvelé toute la question. Rappelons, en effet, que ces auteurs ont démontré expérimentalement que bon nombre des symptômes attribués à la lésion hypophysaire (polyurie, adiposité, régression génitale) étaient des signes d'emprunt et que les troubles en question relevaient de lésions du tissu nerveux dans la région de l'infundibulum et du tuber.

Quelques faits cliniques apparaissent déjà qui confirment cette manière de voir : Lereboullet, Cathala et Mouzon ont, par exemple, constaté tout récemment à l'autopsie d'un cas d'infantilisme hypophysaire l'intégrité de l'hypophyse et l'existence d'une tumeur du 3e ventricule. Dans une observation analogue de Vigouroux et Delmas il s'agissait aussi d'une tumeur du 3e ventricule avec pituitaire histologiquement normale mais enchatonnée dans la tumeur

La question dans l'ensemble est donc en pleine évolution et très probablement, à côté des phénomènes d'ordre endocrinien, y aura-t-il lieu de reconnaître dans la pathogénie de l'infantilisme l'existence de lésions du système nerveux qui même constituent peut-être l'essentiel au point de vue anatomo et physio-pathologique.

*

Comme conclusion à ce débat encore ouvert, on peut dire que si la pathogénie de l'infantilisme vrai n'est pas dégagée de toute obscurité, au moins les données essentielles du problème sont nettement posées à l'heure actuelle. La dystrophie qu'il représente est gouvernée dans son déterminisme par l'insuffisance fonctionnelle et anatomique de plusieurs systèmes glandulaires, au premier plan desquels il faut placer le corps thyroïde, la glande génitale et peut-être l'hypophyse. On sait que ces grands appareils sont liés par des corrélations fonctionnelles évidentes et qu'ils sont comme tout organe glandulaire gouvernés par le système nerveux. Il est donc pos-

Ph. Pagniez.

sible que le point de départ initial ne soit pas toujours nécessairement au niveau de la thyroïde ou au niveau du testicule, mais qu'il puisse suivant les cas, peut-être aussi suivant l'époque du début, apparaître dans l'une ou l'autre glande ou être situé dans les centres nerveux et tout spécialement au voisinage du 3e ventricule.

Quant au rôle des autres glandes endocrines, il est beaucoup plus probablement d'ordre secondaire. C'est ainsi que certains auteurs ont insisté sur la part des surrénales, du thymus dans la constitution de l'infantilisme. Mais il s'agit là de variétés cliniques beaucoup plus rares ou d'associations syndromiques complexes et qui n'apportent ou n'enlèvent rien à la schématisation dont nous venons d'indiquer les grandes lignes et que tout concorde à imposer comme la plus conforme à la réalité des faits.

Chétivisme. — Le chétivisme est un syndrome encore assez mal limité et dans lequel rentrent des faits très disparates, aussi ne peut-on lui appliquer sans réserves les conclusions auxquelles conduit l'étude des faits en matière d'infantilisme vrai.

Sans doute ici encore se retrouve l'hypoplasie génitale, et, par ailleurs, le fonctionnement thyroïdien dans nombre de cas a paru défectueux. Mais les facteurs étiologiques multiples qui sont susceptibles d'entrer en ligne dans la constitution du chétivisme suffisent par eux-mêmes à produire en dehors de toute influence thyroïdienne une nutrition défectueuse des divers tissus.

Tuberculose, syphilis, intoxications variées, avec au premier plan l'alcoolisme, peuvent par action directe sur les divers parenchymes et les divers organes entraver le processus du développement dans ses manifestations générales et spéciales. Il en est de même des maladies de l'appareil circulatoire qui par le processus de l'anangioplasie (Brissaud) peuvent être la cause d'un syndrome d'infantilisme de type Lorain.

Il faut enfin rappeler qu'il existe des cas mixtes dans lesquels il est facile de concevoir la combinaison et la sommation de troubles dystrophiques, les uns d'origine directement anangioplasique ou toxique, les autres d'origine glandulaire, primitive ou secondaire.

Traitement. — L'infantilisme vrai peut être influencé de la façon la plus heureuse par la médication thyroïdienne; un grand nombre de documents photographiques, dont les premiers dus à Hertoghe, ont montré la transformation que la médication thyroïdienne pouvait produire chez des infantiles. Ces sujets suivis de 3 mois en 3 mois se modifient peu à peu sous l'influence des doses quotidiennes, prolongées et très faibles de corps thyroïde.

Nous n'insisterons pas ici sur cette question de thérapeutique au sujet de laquelle on se reportera au chapitre du myxœdème. Rappelons seulement qu'à moins de contre-indication, le traitement thyroïdien devra être essayé dans tout infantilisme; les sujets atteints de chétivisme peuvent également en retirer un bénéfice (Hertoghe, Ausset, etc.). Quant aux autres médications opothérapiques, il ne semble pas qu'elles aient donné grand résultat et l'attention est, peut-être à tort, peu tournée de ce côté actuellement.

IV. — NON-APPARITION OU DISPARITION DES CARACTÈRES SEXUELS SECONDAIRES — EUNUCHISME — SÉNILISME INFANTILISME TARDIF

Eunuchisme.

On donne le nom d'eunuchisme à l'ensemble des modifications qui résultent chez l'homme de la castration, et plus particulièrement de la castration faite avant la puberté.

La pratique de la castration remonte aux premiers temps historiques et a toujours été en usage dans les pays d'Orient. Faite parfois dans un but religieux, elle a été surtout et est encore réalisée comme une pratique utilitaire destinée à fournir aux harems des gardes de tout repos.

Ce n'est pas ici le lieu d'étudier la question des eunuques envisagée au point de vue moral, social, etc... et qui a été l'objet de nombreuses publications. De la partie historique de la question, nous retiendrons seulement quelques détails ayant trait à l'eunuchisme envisagé en tant qu'état pathologique.

A Rome, où les eunuques étaient nombreux, on en distinguait plusieurs variétés. Les *castrati* auxquels la totalité des organes génitaux externes avait été enlevée, les *spadones* auxquels n'avaient été enlevés que les testicules, les *thilbiae* qui avaient été l'objet d'une pratique analogue au bistournage des vétérinaires et les *thlasiae* qui avaient subi la résection du cordon et des vaisseaux spermatiques. Il est tout à fait banal de rappeler qu'au dire des satiriques, les castrati étaient beaucoup moins appréciés des dames romaines que les autres variétés.

De tout temps les profondes modifications qu'entraîne la castration précoce ont été connues et Ambroise Paré, pour ne citer qu'un auteur ancien, disait : « les eunuques et chastrez dégénèrent en nature féminine ; en signe de quoi ils n'ont pas de barbe, leur voix change, le courage leur fait défaut, ils deviennent timides et honteux; bref, sont inhabiles à plusieurs bonnes actions humaines et leur vie n'est que misérable ». Les constatations modernes ont ajouté un certain nombre de précisions dues aux observateurs qui ont étudié les eunuques en Turquie, en Égypte, en Chine et aussi chez les Skoptzys où on sait que la castration a été pratiquée jusqu'à nos jours dans un but mystique.

Chez les sujets **qui ont subi la castration dans l'enfance**, tels les eunuques orientaux de notre époque, la croissance subit un trouble qui se traduit chez l'adulte par un ensemble de modifications qu'on peut ainsi résumer : l'eunuque est un individu de grande taille, aux proportions disharmoniques ; il est gras, imberbe et il a une voix spéciale, la voix du castrat. Reprenons ces détails.

Chez les castrats existe une augmentation notable de la stature ; celle-ci est supérieure à celle des individus du même groupe ethnique. Le corps est

Ph. PAGNIEZ.

un peu trop grand par rapport à la tête, et le rapport normal qui veut que le corps ait une longueur équivalente à sept fois la hauteur de la tête n'est plus respecté.

Cette augmentation de taille bien établie par les constatations d'Ecker (1864), de Pélikan, Lortet, Beéker, Pirsche, Pittard, etc., est surtout le fait de l'allongement du membre inférieur qui est plus marqué que pour les autres parties du squelette. Cette longueur exagérée des membres est la conséquence d'un retard dans la soudure des épiphyses, le cartilage de conjugaison pouvant persister chez l'eunuque adulte, ainsi que l'a vu Pirsche, et en particulier sur le squelette d'un eunuque de 25 ans, ainsi que l'ont constaté Tandler et Gross par la radiographie des Skoptzys. Notons en passant que cette particularité de l'allongement exagéré du membre inférieur se retrouve chez les animaux châtrés, spécialement chez les bœufs et les chapons.

La tête est petite et le diamètre antéro-postérieur du crâne, au lieu de présenter une augmentation proportionnelle à la stature, a un développement inversement proportionnel (Pittard). La castration restreint le développement du crâne et de l'encéphale. On a dans plusieurs cas constaté par la radioscopie l'agrandissement de la selle turcique (Tandler et Gross, Rössler).

Le facies de l'eunuque offre un mélange d'infantilisme, de féminisme et de sénilisme qui résulte de la coloration du tégument, pâle et jaunâtre, de son caractère absolument glabre et de son empâtement. Le tissu adipeux est en effet abondant, il alourdit les joues et encercle la partie inférieure du visage d'un double menton.

Sur le corps la peau est pâle, jaunâtre et un peu rugueuse; les aisselles et le pubis sont glabres, ou ne portent que quelques poils mal venus. Le développement du tissu adipeux est souvent exagéré, particulièrement au niveau de l'abdomen et des seins. Toutefois le développement de ceux-ci est loin d'être la règle et, quand il existe, il n'est pas dû à l'hypertrophie de la glande. Le pénis quand il a été respecté est minuscule. Chez les eunuques auxquels on a enlevé le pénis, la nécessité du sondage, les troubles de la miction entretiennnent un état d'irritation permanent de la région. La prostate est considérablement atrophiée (Grüber (1847), Godard, Tandler et Gross). Non seulement les fonctions génitales sont supprimées, mais l'appétit sexuel manque dans la règle de façon absolue.

Les particularités de la voix sont en rapport avec le défaut de développement des muscles et des cartilages du larynx. Il est à peine besoin de rappeler que certains castrats arrivent par l'éducation et d'entraînement à acquérir des qualités vocales très remarquables. Les castrats soprani de la chapelle Sixtine ont pendant des siècles été célèbres à ce point de vue.

Le caractère et la mentalité des eunuques pré-pubéraux n'offrent rien de bien spécial. Si beaucoup de ces sujets sont apathiques et veules ce n'est pas là une règle absolue et l'histoire a enregistré les noms d'eunuques, célèbres par le caractère élevé de leur intelligence, leur activité, leur force de volonté, en particulier à Byzance.

La castration tardive post-pubérale reste sans action sur le squelette et le développement général ; elle n'influe, et d'une façon inconstante, que sur les caractères sexuels secondaires. On peut voir tomber la barbe et les poils, et se développer de façon exagérée le tissu adipeux. La voix peut également se modifier, devenir plus aiguë et prendre des caractères qui rappellent ceux de la voix des approches de la puberté. L'instinct sexuel peut persister sans modification. Il résulte souvent de la castration l'apparition de préoccupations hypocondriaques et des désordres mentaux, particulièrement à forme mélancolique avec idées de persécution, ne sont pas rares.

On possède d'ailleurs beaucoup moins de faits d'observation sur l'eunuchisme tardif que sur l'eunuchisme pré-pubéral. Cependant il paraît évident que si certaines castrations chirurgicales n'entraînent à leur suite aucun désordre, l'ablation des testicules est susceptible de provoquer l'ensemble des modifications dont on vient de lire la description. On a vu par exemple un homme marié, père de famille, brutalement châtré par un éclat d'obus qui lui enlevait pénis et testicules, perdre la barbe et les poils en même temps que sa voix changeait et que ses mamelles s'hypertrophiaient (observation de Martin). Lereboullet a signalé chez un homme de 22 ans après une orchite ourlienne l'impuissance totale coïncidant avec l'hypertrophie des mamelles. Lacassagne, Gaillet (de Reims) ont publié des cas analogues.

On a même observé des faits plus curieux encore. Apert et Decletz ont publié par exemple l'observation d'un homme qui a présenté une gynécomastie unilatérale à la suite d'un traumatisme des bourses.

Effets de la castration chez la femme. — On manque presque complètement de documentation sur les effets de la castration pré-pubérale chez la femme. Celle-ci serait pratiquée chez certaines populations de l'Asie et aurait pour conséquence l'absence d'apparition de la menstruation, l'atrophie partielle des seins, le défaut de développement du bassin, l'étroitesse des hanches, l'aplatissement des fesses, des modifications de la voix et du système pileux (Robert).

Quant à la castration post-pubérale la pratique chirurgicale moderne nous a fourni au contraire à ce sujet une documentation d'une richesse qui ne laisse rien à désirer. De l'ensemble des publications consacrées à cette question résulte d'abord ce fait que la castration peut n'entraîner aucun trouble autre que la suppression de la menstruation et l'atrophie de l'utérus qui, quand il a été laissé en place, subit dans la règle une involution rapide (Terrier, Kehrer, Veit), etc.... Mais dans nombre de cas la castration est l'origine de troubles multiples et variés, d'ordre nerveux, vaso-moteur et sécrétoire, souvent aussi de quelques troubles psychiques.

L'influence de la castration sur les caractères sexuels secondaires paraît inexistante dans l'immense majorité des cas. Le système pileux ne se modifie pas, la voix ne change pas et l'habitus général du corps demeure sans modification. L'atrophie des mamelles manque le plus généralement d'après Delbet. On a noté fréquemment après l'ovariotomie l'apparition d'une adiposité considérable.

Ph. Pagniez.

Tout ceci n'est pas de l'eunuchisme à proprement parler et on peut donc conclure qu'il existe une grosse différence entre les deux sexes à ce point de vue, la castration féminine paraissant retentir plus sur l'ensemble des phénomènes de la nutrition, sur le métabolisme que sur les caractères sexuels à proprement parler.

Sénilisme.

Sous ce nom on peut ranger un ensemble de faits isolés dès 1891 dans une publication de Souques et J. B. Charcot sous le nom de *géromorphisme cutané* et spécialement décrits et étudiés par Rummo et Ferrannini en 1897, sous le nom de **gérodermie génito-dystrophique**. Ciauri en a donné une excellente étude d'ensemble à laquelle nous emprunterons la description suivante.

Il s'agit d'une maladie, ou plus exactement d'un état, remontant à l'enfance et paraissant en relation intime avec un arrêt ou un défaut de développement des organes génitaux.

Les sujets présentant ce syndrome ont une telle analogie d'aspect qu'il existe un véritable air de famille entre toutes les photographies publiées jusqu'à ce jour. Presque tous les cas concernent des hommes. On se trouve en présence d'un sujet au facies tout spécial, qui est à peu près le même à 20 ans qu'à 50 ans ou plus. Dépourvue de barbe ou n'ayant que des poils follets la figure évoque immédiatement l'épithète de vieille, ou mieux de vieillotte. En effet le tégument y est tantôt brunâtre, tantôt blanc, le plus souvent couleur de vieille cire, mais surtout il est flasque et ridé comme chez le vieillard. Il semble que la peau ait été naguère distendue par une forte infiltration sous-cutanée qui aurait laissé l'élasticité fortement diminuée. La face est habituellement prognate et la lèvre inférieure un peu pendante, les oreilles en anse.

Le caractère sénile du tégument se retrouve au niveau du tronc et des membres, où la peau est blanche, se plissant facilement et paraissant trop large pour recouvrir les plans profonds. Aux aisselles, au pubis les poils sont rares ou absents. Les cheveux sont assez durs et rudes et blanchissent de bonne heure, mais, caractère curieux, malgré leur vitalité qui paraît médiocre, ils ne tombent pas avec l'âge et la calvitie est inconnue dans la géodermie génito-distrophique.

La voix est toujours modifiée, tantôt aiguë, rappelant celle des castrats, tantôt monotone et nasale, quelquefois bitonale. Ce n'est ni la voix infantile, ni la voix féminine, c'est en réalité la voix eunuchoïde. Le larynx est petit.

D'une façon générale ces gérodermiques sont de haute taille et ont une tendance au gigantisme; les membres ont souvent une longueur exagérée, particulièrement les membres inférieurs où le *genu valgum* n'est pas rare; le crâne est un peu petit et dolicocéphale. Il existe souvent un peu de cyphose cervico-dorsale. Les masses musculaires sont grêles, sauf au niveau des muscles suraux et les mains et pieds font contraste par leur développement marqué avec l'aspect gracile des membres. Enfin le bassin est un peu large et rappelle la disposition féminine. Les seins sont quelquefois développés et il est fréquent de constater la tendance de l'abdomen à la procidence.

L'intelligence est normale, généralement assez pauvre, mais sans particularités autres que celles qui peuvent relever de la conscience de l'infériorité sexuelle.

Les organes génitaux sont tout à fait rudimentaires. Le pénis est petit, et dans la règle incapable d'érection; le gland est pâle et flasque, le prépuce long et fin est parfois atteint de phimosis. La peau du scrotum est glabre, peu ou pas pigmentée. Les testicules n'ont quelquefois subi qu'une migration incomplète; ils ont un volume très réduit, ne dépassant pas celui d'une fève et leur consistance est celle d'un nodule fibro-élastique qui est dépourvu de toute sensibilité. La prostate est infantile.

L'impuissance est complète et dans la règle il n'existe aucun désir sexuel, mais bon nombre de ces individus cherchent à donner le change sur leurs aptitudes tant par leur genre de vie et leurs allures que par leurs affirmations et leurs récits.

Le sénilisme est infiniment plus fréquent chez l'homme; cependant il en existe quelques rares observations chez la femme. Une des plus typiques est celle qui a été publiée par Souques et J. B. Charcot. Elle a trait à une femme de 21 ans qui sur les photographies présente l'aspect indiscutable d'une vieille femme d'une soixantaine d'années. Les caractères de la peau et l'habitus extérieur général étaient ceux dont on vient de lire la description avec cette différence toutefois que le système pileux n'était pas intéressé. La transformation s'était produite vers la dixième année à la suite d'une maladie indéterminée ayant donné lieu à des éruptions tenaces.

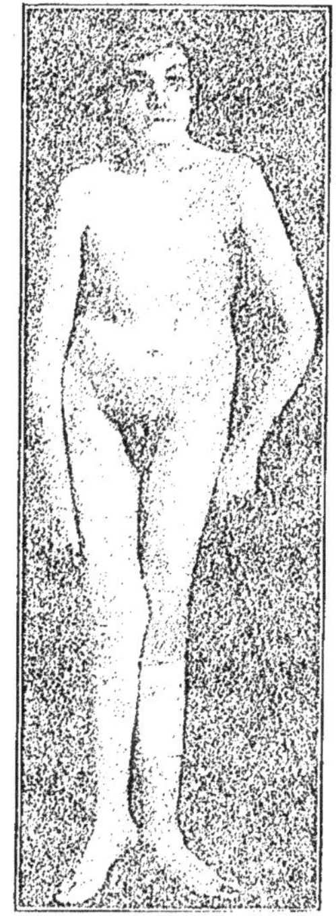

Fig. 16. — *Sénilisme.*
50 ans, 1 m. 75.

Figure empruntée à l'ouvrage de CIAURI : *Il senilismo e i dismorfismi sessuali.*

Au point de vue étiologique on manque presque complètement de précisions. Il semble que l'affection ait habituellement une origine endo-utérine et qu'il s'agisse d'une maladie ou d'une dystrophie de la période fœtale. On conçoit d'ailleurs que ce syndrome puisse aussi avoir son origine dans telle affection de la période pré-pubère.

Infantilisme tardif. — Infantilisme réversif.

La désignation de ce syndrome soulève une question de terminologie qui est plus qu'une question de mot, car c'est en même temps une question de

Ph. PAGNIEZ.

classification. Mais toute discussion de ce genre sera mieux à sa place quand on aura pris connaissance des faits. Ceux-ci sont des plus nets.

Les premiers qui ont été mis en évidence sont dus à Gandy qui en 1906 présenta à la Société Médicale deux cas tout à fait particuliers sous la rubrique : « *myxœdème acquis de l'adulte avec régression sexuelle à l'état prépubère. Infantilisme réversif de l'adulte.* » Sur l'incitation de Brissaud et Bauer, le même auteur, à propos de l'examen anatomo-pathologique d'un de ces sujets, modifia la désignation de ce syndrome nouveau qui devint l'infantilisme tardif de l'adulte. De nouvelles observations furent bientôt publiées; des observations anciennes, isolées et passées inaperçues, furent retrouvées et dans une étude d'ensemble, en 1911, Gandy pouvait grouper une vingtaine d'observations dont les principales sont dues à L. Lereboullet, Achard et Demanche, Claude et Gougerot, Gougerot et Gy, Gallavardin et Rebattu, Cordier et Francillon, Josserand, etc....

Depuis ont paru des observations qui sous des titres divers ont trait à des cas analogues relatés par Fiessinger et Sourdel, Cordier et Rebattu, Léopold Lévi, Souques, Falta, etc... Lereboullet, Hutinel et Mouzon ont plus récemment repris l'étude de la question.

Dans presque tous les cas il s'agit d'hommes. Ces sujets à un moment donné perdent les attributs de la virilité qu'ils avaient possédés jusque-là, deviennent rapidement une manière d'infantile dont l'aspect fait le plus étrange contraste avec l'individu qu'ils étaient auparavant et dont souvent la photographie a conservé fidèlement les traits.

C'est le plus souvent entre 24 et 38 ans que se produit cette transformation. Les quelques faits signalés avant cet âge sont un peu spéciaux et ceux où c'est seulement vers 50 ans que la régression se manifeste sont tout à fait rares.

Quelquefois, fait intéressant à retenir, un traumatisme (Achard et Demanche, Gallavardin et Rebattu), une infection, une inflammation testiculaire (Coffin et Lereboullet, Dalché) peuvent être situés à l'origine des troubles, mais le plus souvent c'est sans cause et très insidieusement qu'apparaissent les signes essentiels.

Au premier plan de ceux-ci il faut placer la chute du revêtement pileux de certaines régions. Barbe, toison pubienne, poils axillaires se raréfient et en quelques mois disparaissent. En même temps, quelquefois même avant, les fonctions sexuelles s'abolissent : l'éjaculation d'abord, puis l'érection s'affaiblissent, en quelques mois disparaissent et les désirs sexuels s'éteignent. Simultanément, quelquefois à l'insu du sujet, les organes sexuels subissent une régression qui frappe les testicules, le scrotum et la verge. En même temps souvent se manifestent de la faiblesse, de la pâleur, quelques céphalées, un peu de bouffissure du visage.

Un symptôme inconstant, mais très intéressant, est la polyurie avec polydipsie parallèle qui de 3 à 5 litres peut atteindre jusqu'à 8 et 10 litres. Ce syndrome de diabète insipide peut ne durer que quelques mois ou persister.

La sommation de ces profondes modifications de l'habitus extérieur aboutit à la réalisation d'un type très particulier. C'est un homme par la taille, les proportions, les gestes, mais un homme au visage dépilé dont le faciès offre un curieux mélange de caractères infantiles et vieillots. En effet, le menton, les joues sont glabres; non seulement les poils, mais même le duvet ont disparu et il en résulte cet aspect très spécial du tégument qui

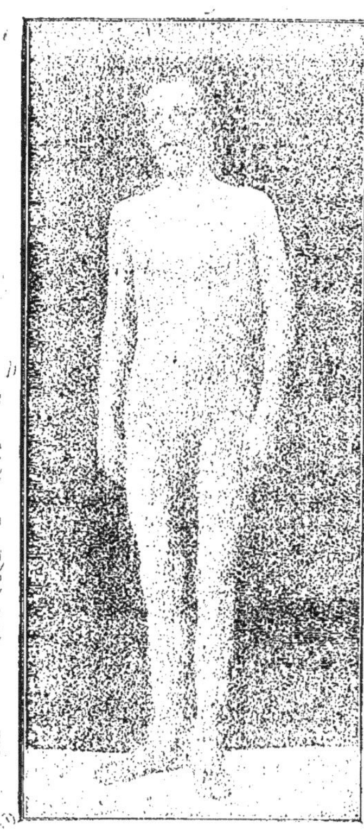

Fig. 17.

P..., 33 ans. Infantilisme réversif.
(Observation de GANDY.)

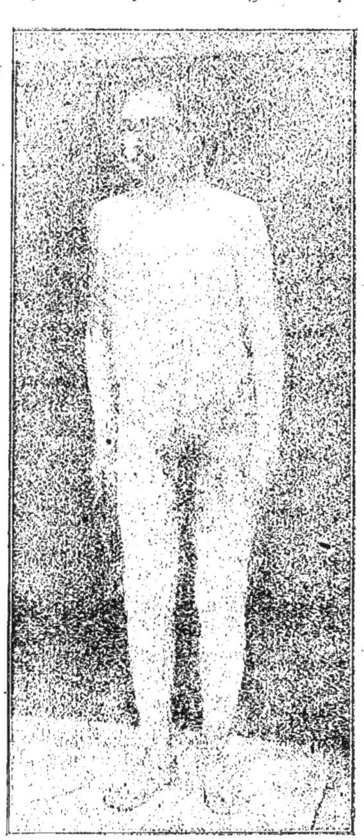

Fig. 18. — B..., 40 ans. Infantilisme reversif.
(Observation de GANDY.)

semble terne et sans vie. Seuls quelques poils courts et raides à la partie externe de la lèvre supérieure témoignent de l'existence antérieure d'une moustache disparue. La peau de la joue, blanchâtre et légèrement cireuse, est parfois infiltrée et un peu bouffie, rappelant l'aspect du myxœdème par l'empâtement des paupières, des joues, du menton. Dans d'autres cas elle est finement plissée et ce lacis de rides qui prédominent aux territoires d'élection, au voisinage des commissures, imprime au masque une apparence

Pn. PAGNIEZ

vieillotte toute spéciale. Cette particularité, comme l'ont fait remarquer Cordier et Rebattu, domine surtout chez les individus déjà âgés au moment de la constitution du syndrome.

Quand on fait déshabiller le malade on constate que tous les poils du tronc ont disparu, que les aisselles sont glabres, que la peau est partout fine et blanche. Les mamelons sont petits, leur saillie est très réduite. Quelquefois il existe une légère adipose, surtout abdominale, qui dans certains cas prédomine au niveau des seins et ajoute à l'ensemble du tableau un stigmate de féminisme.

Les organes génitaux sont vraiment infantiles. Dépourvus de poils ils sont par leur volume et leurs caractères ceux d'un jeune garçon. La verge est petite, sans consistance, le scrotum glabre et dépigmenté. Les testicules petits, mous, souvent insensibles. La prostate très réduite, ou à peine perceptible. Les réflexes sont affaiblis ou abolis. On a vu que les fonctions sexuelles sont supprimées; tout désir peut même avoir disparu et l'impuissance être totale et cela chez un individu qui affirme avoir été tout à fait normal à ce point de vue, qui quelquefois même est père d'enfants dont la ressemblance peut attester la filiation authentique.

Par ailleurs on peut constater de l'affaiblissement musculaire, un certain degré d'apathie, de la paresse d'élocution, quelques modifications de la voix. Le corps thyroïde est toujours petit, souvent difficile à percevoir.

Des observations encore peu nombreuses montrent qu'un état analogue peut exister **chez la femme** (Goullioud et Poncin, Brissaud et Bauer, Karakoscheff). Il se traduit par la cessation prématurée des règles, la chute des poils, l'atrophie des seins et des organes génitaux (utérus, trompes, ovaires).

Une fois constitué le syndrome dont on vient de lire la description ne varie guère; l'individu est fixé dans ce nouvel état et peut conserver une santé parfaite. On cite des cas dans lesquels la régression génitale avec ses conséquences remontait à 12 ans, 15 ans et même 43 ans (Achard et Demanche).

Formes. — Cordier et Rebattu, d'après un ensemble de considérations étiologiques et cliniques, ont décrit deux formes d'infantilisme tardif de l'adulte et cette division est acceptée par Gandy au moins au point de vue purement clinique.

Dans une première forme se groupent les faits dans lesquels certains signes, tels qu'apathie, lassitude, frilosité, infiltration des téguments, apportent une note de myxœdème, d'insuffisance thyroïdienne. A cette forme conviendrait le qualificatif d'**infantilisme tardif myxœdémateux d'origine thyroïdienne**. L'autre forme réunit les faits dans lesquels n'existe aucun symptôme de ce type et qui pour la plupart pourraient être rattachés à une lésion testiculaire. On a alors affaire à l'**infantilisme tardif non myxœdémateux, d'origine testiculaire**.

Sans vouloir trop multiplier les subdivisions, il faut enfin indiquer que le syndrome de l'infantilisme tardif peut être incomplet, les modifications génitales pouvant être moins accusées que les modifications tégumentaires ou inversement. Il en résulte la constitution de certains types frustes dont l'analyse clinique peut être délicate. Enfin il faut ajouter que cet état peut se combiner à d'autres particularités, telles qu'adipose, pigmentation, gigantisme, déformations acromégaliques, etc....

****

Nous avons intentionnellement donné des différents types cliniques dont on vient de lire la description un exposé dépourvu de toute considération pathogénique. En les envisageant encore du seul point de vue séméiologique, nous voudrions maintenant en discuter la signification et les rapports.

L'infantilisme tardif, le sénilisme, l'eunuchisme ont à n'en pas douter les plus étroites analogies qui ressortent immédiatement à la lecture de leur description, qui apparaissent encore plus nettement en jetant un coup d'œil sur les photographies qui illustrent le texte ci-dessus.

De ces trois formes l'une, l'eunuchisme, a une origine nettement établie, expérimentale en quelque sorte. Elle diffère des autres par certaines particularités de sa symptomatologie, et la plus essentielle de ces particularités est l'allongement de la taille par développement disproportionné des membres inférieurs. Ce caractère très spécial ne se retrouve qu'assez exceptionnellement en dehors de la castration. Cependant l'observation de Richon et Jeandelize concernant un véritable castrat naturel avec allongement des jambes en est un exemple, et nous avons vu que l'allongement des membres inférieurs était signalé aussi dans le sénilisme. Indépendamment de ce caractère spécial, eunuchisme, infantilisme tardif, sénilisme ont comme caractères communs les modifications du tégument et du système pileux, l'adiposité tendant à se localiser en certains points d'élection, la forme et

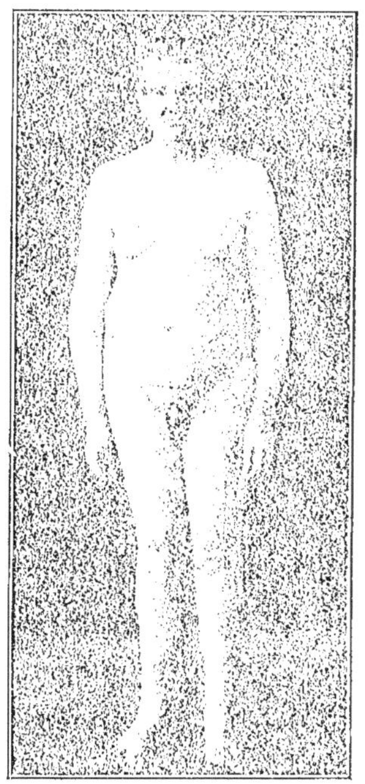

Fig. 19. — *Eunuchoïdisme consécutif à une atrophie génitale survenue dans l'enfance et de cause inconnue* (Bicêtre, 1921).

l'expression du visage, les particularités de la voix. Enfin, si dans l'eunuchisme les organes génitaux sont absents, dans l'infantilisme tardif et le sénilisme leur apparence seule persiste et, fonctionnellement, la valeur des uns et des autres est la même, c'est-à-dire nulle.

Et cette analogie s'impose si évidemment qu'on trouve çà et là des observations publiées sous un titre qu'on pourrait facilement changer sans modifier une ligne au texte et sans que celui-ci jurât avec son titre.

Ph. Pagniez.

On conçoit alors que l'ensemble de ces faits soit réuni par certains auteurs sous une désignation commune et qu'à l'étranger, en Allemagne en particulier, on rapproche l'*agénitalisme* des eunuques de l'*hypogénitalisme* des séniles et des infantiles et qu'on attribue à ceux-ci un même qualificatif, celui d'eunuchoïdes (Griffith et Duckworth, Wiesel, Falta).

Cette manière de voir nous paraît très légitime à la condition de laisser résolument en dehors de ce groupe les faits d'infantilisme vrai et de chétivisme, et de n'appeler eunuchoïdes que les individus qui ressemblent vraiment aux eunuques. On vient de voir combien cette ressemblance est grande. Ressemblance n'est pas identité, et on ne saurait parler d'eunuchisme spontané, d'eunuchisme tardif, mais il est légitime de parler d'eunuchoïdisme.

Ce vocable a d'ailleurs commencé à s'introduire même en France, où nous le trouvons dans l'observation de MM. Widal et Digne (*gigantisme eunuchoïde et féminisme*), et dans une autre plus récente de M. Clerc (*un cas de gigantisme eunuchoïde*).

A s'en tenir à ce qu'on voit, il existe donc des individus qui sont des eunuques parce que châtrés, des individus qui ressemblent étrangement aux eunuques et qui sont des eunuchoïdes. Chez eux, la castration spontanée, ou son équivalent, s'est produite soit avant, soit après la puberté, il en résulte deux types d'eunuchoïdisme : l'eunuchoïdisme précoce et l'eunuchoïdisme tardif.

A ces types essentiels pourra venir s'adjoindre tel ou tel groupe de symptômes ou de malformations et nous aurons des eunuchoïdes géants, acromégales, adipeux, séniles, etc. Mais à travers ces modifications, les deux types essentiels persistent.

A l'eunuchoïdisme précoce correspond la gérodermie génito-dystrophique ou sénilisme. A l'eunuchoïdisme tardif correspond l'infantilisme tardif ou réversif.

Il est possible que dans un nombre de cas importants, le point de départ ne soit pas génital ou thyroïdien, mais hypophysaire ou péri-hypophysaire. MM. Lereboullet et Mouzon ont réuni un ensemble de faits et d'arguments en faveur de cet **infantilisme tardif de l'adulte d'origine hypophysaire** [1]. Ils ont montré l'existence, dans certains cas d'infantilisme tardif, de signes d'augmentation de volume de la selle turcique, la présence chez ces malades de polyurie, l'existence enfin de faits de transition avec le syndrome adiposo-génital.

Cet infantilisme d'origine hypophysaire pourrait être la conséquence de lésions directes de l'hypophyse ou surtout de lésions du voisinage, en particulier de lésions ostéo-périostées de la base du crâne. Il y a là tout un côté extrêmement intéressant de la question qui, comme nous avons déjà eu l'occasion de le dire à propos de l'infantilisme simple, reste à l'étude tant au point de vue expérimental qu'au point de vue anatomo-pathologique.

1. LEREBOULLET et MOUZON. L'infantilisme tardif de l'adulte d'origine hypophysaire. *Paris Médical*, octobre 1920.

Anatomie pathologique.

Les documents anatomo-pathologiques touchant l'infantilisme tardif et le sénilisme, sont encore peu nombreux et insuffisamment précis.

Des cas d'infantilisme tardif avec vérification nécropsique ont été publiés par Gandy, Brissaud et Bauer. Claude et Gougerot ont étudié des cas d'insuffisance pluriglandulaire dont la symptomatologie se rapprochait par beaucoup de points de l'infantilisme tardif.

De l'ensemble de ces faits résulte que les lésions sont avant tout testiculaires, thyroïdiennes et quelquefois, comme on l'a vu, hypophysaires. Les lésions testiculaires, faciles à prévoir de par la clinique, se traduisent par l'atrophie, le testicule arrivant à peser 8 à 10 grammes au lieu de 20, poids normal.

L'état histologique ne semble pas univoque. Dans certains cas (Gandy, Siredey et Lemaire), il s'agissait d'atrophie simple sans aucune trace de lésion d'ordre inflammatoire ou dégénératif avec tubes séminipares conservés, mais à l'état quiescent. Dans d'autres cas, on a vu l'atrophie avec lésion dégénérative, de la sclérose généralisée avec étouffement des tubes et disparition des cellules interstitielles.

Les lésions de la thyroïde paraissent constantes. Dans le cas de Gandy le poids de la glande était de 7 grammes, il atteignait 15 grammes dans le cas de Brissaud et Bauer. Cette atrophie de la glande correspond à de grosses lésions inflammatoires interstitielles et scléreuses, avec atrophie parallèle des éléments glandulaires. Quant aux autres glandes endocrines, leurs altérations paraissent secondaires ou banales.

Pour l'anatomie pathologique du **sénilisme**, Ciauri ne peut faire état que de deux autopsies, l'une est celle du malade étudié par Richon et Jeandelize comme castrat naturel, l'autre lui est personnelle.

Dans l'observation de Richon et Jeandelize, l'un des testicules ectopié pesait 3,5 gr., l'autre en situation normale pesait 5 grammes. Histologiquement étudiés par Champy, ces testicules étaient semblables, constitués en grande partie par du tissu conjonctif dans les mailles duquel on trouvait quelques rares tubes séminifères ayant la structure des testicules ectopiques impubères, telle qu'elle a été précisée par Félizet et Branca. On ne trouva nulle part d'éléments semblables aux cellules interstitielles. La thyroïde avait son poids normal et ne présentait aucune modification dans sa constitution. Il en était de même des capsules surrénales.

Ciauri a fait dans un cas de sénilisme des constatations un peu différentes. L'un des testicules pesait 3 grammes, l'autre 8. Le premier était exclusivement fibreux. Le second était constitué de tissu conjonctif encerclant des tubes séminifères à l'état quiescent, mais la glande interstitielle n'était pas disparue, et bien qu'en nombre réduit, on en retrouvait les éléments dans toute une région importante du testicule. L'examen anatomopathologique de la thyroïde, de l'hypophyse, des surrénales, qui paraît avoir été sommaire, n'a rien révélé d'intéressant.

Les renseignements touchant l'état des organes chez les eunuques man-

PH. PAGNIEZ.

quent tout à fait de précision, et le point le plus nettement établi par l'anatomie pathologique est celui de l'allongement de certains os, particularité que la clinique nous a déjà très nettement indiquée. Sans revenir en détail sur les notions fournies par l'expérimentation, rappelons simplement qu'on a constaté chez les animaux châtrés semblable allongement des os des membres postérieurs, en particulier chez les chapons.

Pathogénie.

L'interprétation des troubles constatés chez les infantiles tardifs et les gérodermiques doit évidemment s'inspirer de ce qu'on constate chez les eunuques. Chez ceux-ci l'ensemble des phénomènes dystrophiques observés est de toute évidence en rapport avec l'absence des organes génitaux. Or, d'après les constatations expérimentales modernes qui ont été rappelées plus haut, c'est en tant qu'organe glandulaire endocrine que la glande génitale influence la morphogénèse ; c'est donc en réalité l'absence de la glande interstitielle qui est la cause chez l'eunuque de la non apparition des caractères sexuels secondaires, de l'allongement du squelette, de la tendance à l'adiposité, des modifications de la voix, etc.

Cette absence de sécrétion testiculaire endocrinienne a-t-elle pour conséquences immédiates tous ces changements, ou a-t-elle pour premier résultat une perturbation dans le fonctionnement de telle ou telle autre glande gouvernant également les étapes du développement, la chose est possible et même tout à fait vraisemblable. On a signalé, nous l'avons vu, des corrélations fonctionnelles entre la thyroïde et le testicule, on a montré que chez les animaux castrés, l'hypophyse pouvait avoir le double de son poids normal. Autant de raisons pour admettre comme très vraisemblable que l'**eunuchisme** résulte d'une perturbation dans les synergies glandulaires due à l'absence de la sécrétion interne du testicule. En tout cas, l'eunuchisme est une dystrophie d'origine génitale. En est-il de même du sénilisme et de l'infantilisme tardif?

Pour le **sénilisme** ou gérodermie génito-dystrophique, Ciauri admet qu'il est l'équivalent presque complet de l'eunuchisme et qu'il relève de la lésion testiculaire. Il serait un syndrome de dysorchidie, de dysgénitalisme consécutif à des lésions inflammatoires fœtales ou extra-utérines et en tout cas prépubérales des glandes génitales. Au niveau du testicule serait la lésion glandulaire primitive avec son insuffisance fonctionnelle à laquelle pourrait venir s'adjoindre une participation thyroïdienne, ou hypophysaire, ou surrénalienne.

En résumé, le gérodermique est un castrat spontané qui a toutes les caractéristiques essentielles de l'eunuchisme, et qui s'individualise par un certain nombre de particularités relevant de l'époque d'apparition de sa dystrophie et de l'adjonction éventuelle d'autres insuffisances glandulaires.

Pour l'**infantilisme tardif**, on a beaucoup discuté. Gandy pense qu'il dépend d'une dysthyroïdie et d'une dysorchidie associées comme facteurs essentiels avec éventuellement une participation hypophysaire. Tous les auteurs qui ont écrit sur la question mettent aussi en cause les appareils thyroïdien, testiculaire, hypophysaire. C'est adopter sinon la terminologie au moins la conception des syndromes pluriglandulaires, défendue avec tant de talent par Claude et Gougerot. Toutefois la tendance générale est maintenant d'admettre un point de départ uniglandulaire, ou de placer au moins au premier plan un seul appareil glandulaire et dans l'espèce l'appareil génital, ou l'hypophyse.

Sous ce rapport les opinions de Gallavardin et Rebattu, Cordier et Rebattu, Léopold Lévi, Cade, Souques, sont tout à fait concordantes. L'infantilisme tardif pour tous ces auteurs est en rapport étroit avec une dystrophie orchidienne. Cordier et Rebattu pensent que le syndrome peut présenter deux variétés, l'une d'origine thyroïdienne par atteinte primitive de la thyroïde avec dysorchidie secondaire, l'autre d'origine testiculaire par atteinte primitive du testicule avec ou non dysthyroïdie secondaire.

En tout cas il en serait de l'infantilisme tardif comme de l'infantilisme précoce; il n'existerait qu'autant que la glande génitale serait partie prenante suivant l'expression très juste de Souques. Il reste un doute sur le moment où la glande génitale devient partie prenante. Il y a des observations où le point de départ génital n'est pas contestable et pour ce qui est des autres il faudrait que nos connaissances sur les modifications et même e fonctionnement de la glande diastématique testiculaire fussent plus précises pour que nous puissions être fixés sur le caractère précoce ou tardif de sa participation.

V. — INVERSION DES CARACTÈRES SEXUELS SECONDAIRES
FÉMINISME — VIRILISME

L'inversion des caractères sexuels secondaires est une des particularités les plus curieuses que nous présente l'étude des troubles du développement. C'est d'abord celle qui offre le caractère en apparence le plus paradoxal; c'est aussi celle sur laquelle nous avons le moins de renseignements, car à ce point de vue notre ignorance est on peut dire presque totale.

« Dans chaque femelle, a écrit Geoffroy Saint-Hilaire, tous les caractères secondaires mâles et dans chaque mâle tous les caractères secondaires femelles existent à l'état latent, prêts à se manifester dans certaines conditions. » Mais ce sont ces conditions mêmes dont nous n'entrevoyons guère le mode, quand nous étudions chez l'homme le féminisme et le virilisme; ce qui nous apparaît le plus net c'est qu'il s'agit là le plus souvent de syndromes d'adjonction, si l'on peut dire, syndromes qui viennent modifier et compléter un état dystrophique par ailleurs autonome. En effet l'ensemble des modifications qui confèrent à un individu les apparences d'une sexualité autre que celle à laquelle il a droit se superposent dans la règle à un état d'imperfection sexuelle. Les individus atteints de féminisme sont presque toujours des infantiles et un bon nombre de sujets atteints de virilisme sont des asexués.

PH. PAGNIEZ.

Envisagé au point de vue purement morphologique le mélange des caractères sexuels a eu cette singulière fortune d'être considéré dans sa réalisation idéale comme une sorte de mode de perfection dont les Grecs et les Romains se sont complu à réaliser le type. Le fils d'Hermès et d'Aphrodite n'a pas seulement ému l'imagination des poètes, il a suscité l'effort de nombreux sculpteurs. H. Meige a étudié avec son pénétrant talent d'analyse la signification anthropologique de ces antiques.

Quelques-uns par la vérité des caractères et des attitudes imposent l'idée d'une reproduction plus ou moins stylisée de modèles authentiques; il en est ainsi en particulier pour certaines figurines de terre cuite. Mais la majorité des grandes statues d'hermaphrodites, tels ceux du Louvre, de Florence, de Berlin sont des créations purement idéales et imaginatives dans lesquelles l'artiste a le plus généralement fondu la morphologie de l'adolescent avec les particularités essentielles du corps féminin, créant ainsi un être hybride auquel convient spécialement le qualificatif d'androgyne.

Indépendamment des hermaphrodites à la poitrine féminine, plus ou moins callipyges et aux organes génitaux d'éphèbes il faut mentionner aussi dans la sculpture antique un autre type, celui des Antinoüs aux formes masculines un peu molles, à la carrure cependant vigoureuse et dont les organes génitaux sont nettement infantiles. C'est là un autre type, probablement aussi inspiré de modèles authentiques, et dont il est intéressant de rapprocher l'aspect de celui de certains sujets eunuchoïdes dont on trouvera plus loin la description.

Féminisme.

On peut schématiquement envisager deux grands types de féminisme : l'un qui par la fugacité de son existence, le peu de gravité de son apparition rentre presque dans la physiologie : c'est le **féminisme de la puberté**. L'autre qui implique une toute autre signification et constitue un état durable : c'est le **féminisme de l'adulte**.

Chez certains adolescents, surtout dans les grandes villes, au moment de la transformation pubérale, quelques particularités d'évolution peuvent donner à l'individu un aspect d'ensemble qui impose la ressemblance avec la femme, et sur lequel a insisté Brouardel. La voix est encore un peu infantile, le tégument est resté délicat et fin, les organes génitaux demeurent petits, le pubis et les aisselles se garnissent de poils peu abondants, le squelette tarde à prendre la forme masculine et le bassin reste large. Vienne un peu d'embonpoint et les seins se dessinent, les hanches s'élargissent, les fesses proéminent. Un être hybride, véritable androgyne, résulte de cet ensemble de modifications qui paraissent traduire une hésitation de l'organisme qui ne se résout pas franchement à achever dans un sens déterminé la transformation entreprise.

Pendant quelques mois cet adolescent va conserver ce type ambigu avec lequel cadrent encore une timidité rougissante et une répugnance pour les occupations viriles. C'est le *puer membris mulieribus* de Lucrèce. Puis la puberté s'affirme et s'affirme dans le sens masculin, les signes de féminisme s'effacent et l'éphèbe un peu indécis et équivoque fait place au jeune homme.

Quelquefois le développement des seins est plus marqué, il peut même s'accompagner d'une turgescence glandulaire qui fait passer au premier plan cette malformation éphémère et lui mérite un nom et une place dans la nosologie : c'est la **gynécomastie des adolescents.**

De tout ce syndrome de déviation pubérale il ne restera rien et il marque seulement un moment dans l'évolution, moment où l'indécision sexuelle de la vie embryonnaire se retrouve à la veille de la transformation dernière de l'être qui va acquérir les attributs définitifs et les tendances de sa sexualité.

Le féminisme de l'adulte remonte habituellement à l'adolescence.

Il représente un syndrome morphologique résultant de la combinaison des formes extérieures de la femme avec celles de l'éphèbe (Meige). En effet quand on étudie les observations les plus typiques de féminisme il apparaît évident que cet état est la résultante d'une sommation des caractères de l'adolescent et de la femme bien plus que de ceux de l'homme et de la femme. Et le fait n'a rien de surprenant, la morphologie de l'enfant étant plus voisine de celle de la femme que de celle de l'homme.

C'est le corps d'un mâle, à son entrée dans l'adolescence, sur lequel se greffent les caractères secondaires du sexe féminin. Du mâle ils ont la stature, la coupe générale du squelette, les principaux caractères de la musculature, les organes génitaux. Dans la règle ceux-ci ne sont pas développés et conservent les apparences et le volume de l'adolescence.

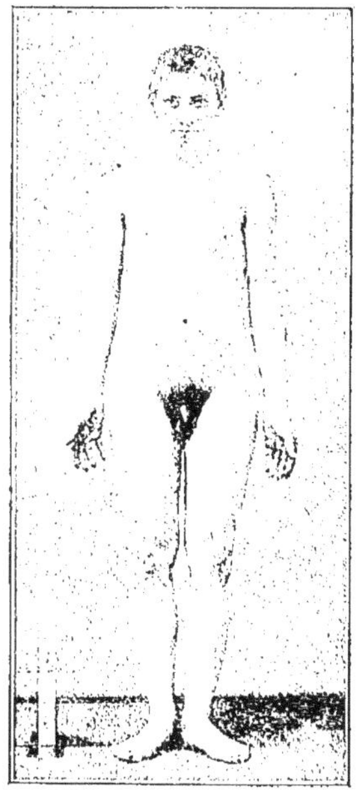

Fig. 20. — *Conformation féminine du corps chez un homme de 27 ans. Organes génitaux complets mais atrophiés* (PAUL RICHER. *Nouvelle Iconographie de la Salpêtrière*).

Mais par ailleurs ils ont un certain nombre des particularités morphologiques qui individualisent le type féminin. Les diamètres bi-iliaque et bi-trochantérien l'emportent sur le diamètre bi-acromial. Cependant la largeur des épaules reste assez grande pour être qualifiée de masculine. Le bassin est plus évasé que chez l'homme, le ventre plus saillant, les genoux se rapprochent dans la station verticale. La tête est petite, de même le larynx qui émet une voix faible et le corps thyroïde qui se sent difficilement ou pas du tout.

Ce qui est surtout féminin chez ces sujets c'est tout ce qui a trait au

PH. PAGNIEZ.

tégument, au système pileux, au panniculc adipeux. La peau est souvent assez fine et blanche, la barbe manque, les poils sont rares sur le corps et se groupent au pubis suivant cette disposition triangulaire particulière à la femme. Le tissu adipeux est abondant aux flancs et à la partie supérieure externe de la cuisse donnant à la ligne de la hanche cette courbe molle et large qui est essentiellement féminine.

Les fesses sont souvent volumineuses et la cuisse arrondie et fuselée ; le pubis renflé est limité par une ligne courbe à concavité inférieure. Enfin, non seulement l'adipose renfle les seins, mais ceux-ci n'ont pas la forme qu'ils affectent chez l'homme gras où un pli inférieur les souligne en quelque sorte ; ils ont la proéminence et l'aspect du sein de la jeune femme.

A côté de ce féminisme total il faut signaler l'existence **du féminisme partiel** se traduisant soit par la gynécomastie, soit par la disposition générale et les caractères du système pileux, soit enfin par une morphologie féminine limitée à certaines parties du corps. A ce point de vue en particulier, il n'est pas exceptionnel de voir une dystrophie féminine du bassin et des jambes coexistant avec une constitution régulière de toute la partie supérieure du corps. Dans ces cas, le développement des organes génitaux peut être normal comme chez un malade d'une trentaine d'années que j'ai eu l'occasion d'observer il y a quelques années à Tenon, et qui, muni de tous les attributs de son sexe, avait un bassin, des fesses, des cuisses d'un type absolument féminin.

La gynécomastie acquise est un mode de féminisme partiel spécialement intéressant. Quelques observations en effet ouvrent de curieux aperçus sur sa pathogénie possible, et dès lors sur celle du féminisme.

On peut voir l'hypertrophie mammaire se développer après certaines lésions inflammatoires des deux testicules (Lereboullet père) ou en concomitance avec l'atrophie de ces organe (Violine).

On a même signalé la gynécomastie apparaissant à la suite d'un traumatisme des bourses suivi d'atrophie testiculaire (Condomine).

Fait plus curieux encore : il existe des observations de gynécomastie unilatérale consécutive à un traumatisme des bourses et même le plus souvent à un traumatisme ayant frappé le testicule correspondant. Apert et Decléty en ont publié une observation et ont retrouvé dans la littérature médicale quelques cas analogues.

L'interprétation de ces faits reste très délicate. La gynécomastie est ici certainement d'origine testiculaire, mais l'action sur la glande mammaire est-elle d'ordre glandulaire, hormonique ou nerveuse, il est encore impossible de le dire. Il semble en tout cas que les lésions incomplètes du testicule ont à ce point de vue une action plus effective que les destructions totales.

Le féminisme complet s'accompagne habituellement d'infantilisme somatique. Psychiquement nombre de ces sujets ont aussi une mentalité puérile ; parfois leurs réactions, leurs tendances sont franchement féminines et il existe un véritable féminisme mental qui peut se superposer ou non à l'habitus corporel dont on vient de lire la description.

En raison de cet ensemble de caractères, rien de surprenant à ce que beaucoup de ces individus aient des habitudes sexuelles anormales, soit que leurs tendances les y poussent et qu'à l'inversion corporelle corresponde une inversion mentale vraie, soit que personnellement indifférents, ils constituent un objet d'attirance pour les pervertis de tout ordre.

Il faut enfin ajouter que le féminisme que nous avons vu s'accompagner habituellement d'un arrêt de développement des organes génitaux peut coexister avec des malformations plus ou moins profondes des mêmes organes et entrer ainsi dans la constitution des anomalies somatiques qu'on observe chez les **hermaphrodites**.

On a signalé la coexistence du féminisme avec l'obésité, le gigantisme, l'épilepsie, l'hystérie, etc.

Virilisme.

L'inversion des caractères sexuels secondaires féminins peut donner lieu à des types cliniques bien différents.

Chez un certain nombre de femmes, un virilisme discret est la signature désagréable d'une ménopause complètement achevée. Les traits durcissent, les formes changent, la lèvre supérieure et le menton se recouvrent de poils rudes plus ou moins fournis.

Ce virilisme léger de la ménopause est un peu l'équivalent du féminisme transitoire de la puberté, à cette différence toutefois qu'il persiste, mais il ne constitue que l'exagération de phénomènes par ailleurs normaux.

Tout autre est le virilisme qui chez l'adulte ou dans l'enfance peut transformer une femme, en combinant à ses caractéristiques morphologiques certains des attributs sexuels secondaires du mâle.

Un premier groupe est constitué par les *femmes à barbe*. Chez elles, la pilosité disgracieuse et exubérante du visage peut être le seul attribut masculin.

En effet, la femme atteinte de virilisme pilaire peut être somatiquement et génitalement normale et être parfaitement réglée, comme l'ont montré Thowne, Laurence, Duhring, etc. On signale même des observations de femmes à barbe qui ont connu les joies de la maternité et qui ont pu, selon la pittoresque expression

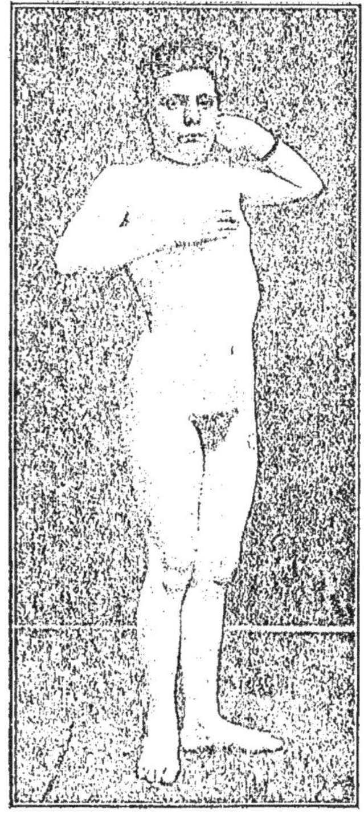

Fig. 21. — *Androgynoïde sourd-muet.*
(LAIGNEL-LAVASTINE et GOURIOU).

de Brissaud cumuler les vertus de la nourrice et du sapeur. Mais bien sou

PH. PAGNIEZ.

vent, la femme à barbe a d'autres attributs de virilisme : elle a une voix forte, elle est une dystrophique et la plupart des femmes à barbe de foire sont en même temps des femmes colosses ou des femmes obèses.

Fait intéressant, mis en lumière dans ces dernières années, il existe chez bon nombre de femmes à barbe une intolérance marquée pour le sucre et on peut provoquer chez elles l'apparition de glycosurie. Les constatations à ce sujet d'Achard et Thiers, de Laignel-Lavastine, de P.-E. Weil et Plichet ont permis de prononcer le mot de *diabète des femmes à barbe*.

Dans des cas exceptionnels la pilosité du visage peut chez la femme être transitoire. C'est ainsi que Slocum a publié la curieuse observation d'une femme dont le visage se couvrait de barbe à chaque grossesse pour recouvrer un aspect normal quelque temps après l'accouchement.

Le *virilisme complet* est une anomalie tout à fait exceptionnelle, connue depuis longtemps sous certains de ses aspects, mais dont les études de ces dernières années ont permis de préciser la situation nosologique en même temps qu'elles indiquaient quelques possibilités de son mécanisme pathogénique.

Une observation publiée par Mauclaire est absolument typique du virilisme acquis de l'adulte. Une femme de 38 ans a vu six ans auparavant ses règles se supprimer. Bientôt son faciès s'altère : le visage qui s'allonge se recouvre de poils qui se développent également sur le cou et le thorax. Le teint devient mat ; les seins s'atrophient. Le corps perd peu à peu ses formes arrondies et devient apparemment musclé. En même temps que se réalisaient ces modifications s'était développée une tumeur abdominale. L'opération permit de reconnaître l'existence d'une néoplasie épithéliale surrénale d'origine corticale qui fut enlevée. Quelques mois après l'opération et sous l'influence d'un traitement ovarien, les règles réapparaissaient.

Cette observation permet de saisir sur le vif la constitution du type connu depuis longtemps de la *virago* qui résulte de l'adjonction des attributs sexuels secondaires du mâle à un individu du sexe féminin et chez qui le psychisme et le caractère peuvent également présenter des tendances nettement masculines. Mais ce syndrome masculin peut coexister avec d'autres modifications somatiques, en particulier avec des malformations plus ou moins accusées des organes génitaux.

Le virilisme peut ne constituer alors qu'un des éléments d'un état plus complexe. Apert, qui a eu le grand mérite de dégager les données essentielles de cette question a décrit sous le nom d'*hirsutisme* un syndrome caractérisé par l'hypertrichose, l'adipose, l'aménorrhée et le virilisme. Ce syndrome peut se présenter avec des caractères différents suivant qu'il est apparu à une époque plus ou moins précoce du développement. Chez l'adulte, il peut réaliser le type dont on vient de lire la description. Chez l'enfant avant la puberté, il se traduira par l'apparition d'un *pseudo-hermaphrodisme*, avec aspect masculin, adipose, hypertrophie du clitoris.

On a vu dans l'observation de Mauclaire le rôle joué par la surrénale dans la constitution de cet état d'hirsutisme et de virilisme.

Une observation de Gordon Holmes est superposable à celle de Mauclaire ;

elle a trait à une jeune fille de 24 ans qui, normale jusqu'à 20 ans, présenta à ce moment un syndrome de virilisme et redevint normale à 24 ans après enlèvement d'un hypernéphrome.

Un certain nombre d'observations antérieures à celles-ci ont établi la fréquence des lésions de la surrénale dans ces cas (Bulloch et Séqueira, Apert, Guinon et Bijou, Launois, Pinard et Gallais, etc.).

Cependant, tous les états de virilisme ne relèvent peut-être pas d'une lésion surrénale et il semble que certaines altérations de l'ovaire seul sont aussi susceptibles d'entraîner des modifications de même ordre.

On a vu d'autre part que les tumeurs de l'épiphyse sont également capables de donner lieu au développement d'un virilisme (*virilisme épiphysaire* de Sicard et Hagueneau).

C'est d'ailleurs suivant toute vraisemblance par un mécanisme indirect et l'intermédiaire d'une action glandulaire ou nerveuse sur l'ovaire que les lésions des surrénales, ou tout au moins certaines lésions cortico-surrénales, exercent cette influence qui se traduit par les modifications des caractères sexuels secondaires.

L'étude du virilisme met donc en présence d'un nouveau groupe de faits qui souligne l'importance des relations intimes reliant entre elles les glandes endocrines.

Les caractères sexuels secondaires sont sous la dépendance immédiate de la glande génitale. Chez la femme, les transformations des caractères de la féminité, comme chez l'homme les transformations des caractères de la virilité relèvent avant tout de modifications de la glande génitale, et plus exactement de la glande endocrine génitale. Celle-ci est gouvernée dans son fonctionnement par le système nerveux et par l'activité normale d'autres parenchymes glandulaires. On conçoit donc que le virilisme puisse avoir *a priori* des causes multiples. L'une d'elles est constituée par l'existence de tumeurs cortico-surrénales; c'est actuellement la mieux établie, mais le mode d'action de ces tumeurs reste sujet à discussion.

L'ovaire et la portion corticale de la surrénale ont une origine embryologique commune. Une tumeur cortico-surrénale exerce peut-être sur l'ovaire correspondant une action excitante ou frénatrice. Elle peut aussi par elle-même avoir une action directe sur l'organisme, désordonnée mais de même nature que celle de l'ovaire. Toute interprétation exacte du mécanisme pathogénique de ces faits reste donc difficile, mais leur intérêt est indiscutable et de leur connaissance est résulté un important appoint à l'ensemble des notions d'endocrinologie.

Ph. PAGNIEZ.

PATHOLOGIE DE L'HYPOPHYSE

I

NOTIONS FONDAMENTALES
SYNDROME ADIPOSO-GÉNITAL
DIABÈTES HYPOPHYSAIRES — TUMEURS

Par M. A. SÉZARY
Médecin des Hôpitaux de Paris.

Les affections de l'hypophyse s'accompagnent de certains syndromes bien définis, se traduisant les uns par des anomalies du développement, les autres par des troubles de la nutrition et des fonctions génitale et rénale.

Les premiers sont :

1° Le gigantisme ;

2° L'acromégalie ;

3° L'infantilisme hypophysaire.

Ils sont étudiés dans les chapitres I et III de ce volume, auxquels on voudra bien se reporter.

Les autres comprennent :

1° Le syndrome adiposo-génital ;

2° Les diabètes hypophysaires (glycosurie, polyurie).

De plus, les tumeurs de cet organe provoquent un syndrome spécial, associé ou non aux précédents, qui se caractérise par des symptômes nerveux dus non seulement à l'hypertension intracranienne, mais surtout à la compression des voies optiques et des formations encéphaliques voisines.

Les altérations de l'hypophyse semblent enfin intervenir dans la pathogénie d'états morbides encore mal classés, dont l'étude demande de nouvelles recherches.

Il nous semble indispensable de faire précéder notre étude pathologique par une esquisse de la physio-pathologie générale de la glande.

NOTIONS FONDAMENTALES
DE PATHOLOGIE GÉNÉRALE HYPOPHYSAIRE [1]

Anatomie et physiologie médicales. — L'hypophyse, ou glande pitui-

1. Consulter les *Monographies* de THAON (1907), DELILLE (1909), CUSHING (1912), BLAIR-BELL (1919), les *Traités d'Endocrinologie* de BIEDL, SWALE VINCENT, FALTA, PENDE, MARANON, SCHAFER, etc., les Comptes rendus de la IIIe Réunion neurologique de Paris (*Revue Neurologique,* juin 1922) et du IIe congrès de l'Association des Pédiatres (Paris, 1922), l'article de CAMUS et ROUSSY (*Journ. de Physiol.,* 1923, n° 4).

A. SÉZARY.

taire, est un organe grisâtre, gros comme une petite noisette, logé dans la selle turcique et relié à la base de l'encéphale par la tige pituitaire (ou *tuber cinereum*).

Elle comprend deux lobes, l'un antérieur, l'autre postérieur (fig. 1). Le premier, épithélial ou glandulaire, tire son origine d'un diverticule de la cavité buccale. Il est le plus volumineux des deux et présente une concavité postérieure dans laquelle s'enchâsse le lobe postérieur. Celui-ci dérive au contraire du cerveau et demeure uni par la tige pituitaire au plancher du ventricule moyen ou troisième ventricule. Il est constitué par du tissu

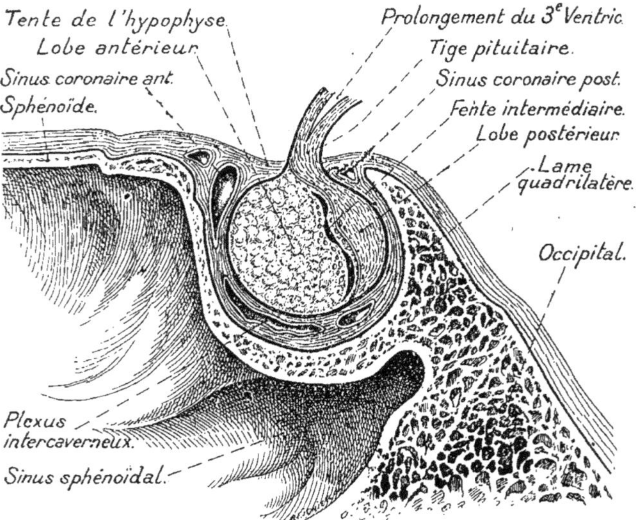

Fig. 1. — *Hypophyse et selle turcique.*
Coupe antéro-postérieure (demi-schématique).

névroglique (cellules et fibres) et par des fibrilles nerveuses, de telle sorte que le terme de glande pituitaire, par lequel on désigne souvent l'organe tout entier, est en réalité impropre.

Le lobe antérieur est formé de cellules du type glandulaire, disposées en travées dans les mailles d'une charpente conjonctive. Les cordons épithéliaux, séparés par un riche réseau capillaire, sont enchevêtrés en divers sens et n'observent aucune systématisation.

Leurs cellules appartiennent à des types différents, dont les proportions varient selon les cas. Un premier type est remarquable par les nombreuses granulations que renferme leur protoplasma et par leur grande affinité pour les colorants : ce sont les *cellules chromophiles*, dont les unes ne sont teintées que par les colorants basiques (*cellules cyanophiles*), les autres par les colorants acides (*cellules éosinophiles*). D'autres cellules, dont le protoplasma est homogène et moins colorable, sont dites *chromophobes* : ce sont vraisemblablement des éléments en période de repos fonctionnel. Parfois, ces dernières sont fusionnées en placards syncitiaux, comme au stade embryonnaire. Les granulations protoplasmiques représentent des produits d'élaboration glandulaire; elles ne résument pas toute l'activité de l'organe, qui sécrète encore des graisses, logées dans de petites vacuoles du protoplasma, des gouttelettes colloïdes et des formations sidérophiles.

Entre les lobes antérieur et postérieur existe une zone, dite *intermédiaire* ou *hilaire*, remarquablement différenciée (fig. 2). On y distingue d'abord une fente épithéliale, plus ou moins étendue selon les cas (parfois très réduite), tapissée par une couche de cellules cubiques; sa lumière est tantôt vide, tantôt comblée par une substance amorphe légèrement basophile. A côté d'elle se trouvent des vésicules rappelant celles du corps thyroïde, limitées par un épithélium cubique peu colorable et contenant deux substances d'aspect colloïde, l'une basophile, finement granuleuse, l'autre acidophile, non granuleuse. Fente intermédiaire et vésicules ont la même origine embryologique que le lobe antérieur.

Il est à remarquer que si l'on divise l'organe en deux moitiés selon la fente intermédiaire, la partie postérieure ne comprend pas que le lobe nerveux, elle contient encore la plus grande partie des vésicules. Aussi son extrait possède-t-il une action physiologique spéciale, que la constitution du lobe nerveux seul n'explique pas.

Ainsi donc, l'hypophyse est formée de deux parties distinctes, l'une glandulaire, l'autre nerveuse. Tandis que la dernière conserve le même aspect dans les divers états physio-pathologiques, la première, au contraire, subit des réactions cytologiques qui entraînent, pour peu qu'elles soient marquées, des modifications appréciables de son volume et de son poids. Pendant la grossesse, ses cellules s'hypertrophient et prennent en grande majorité

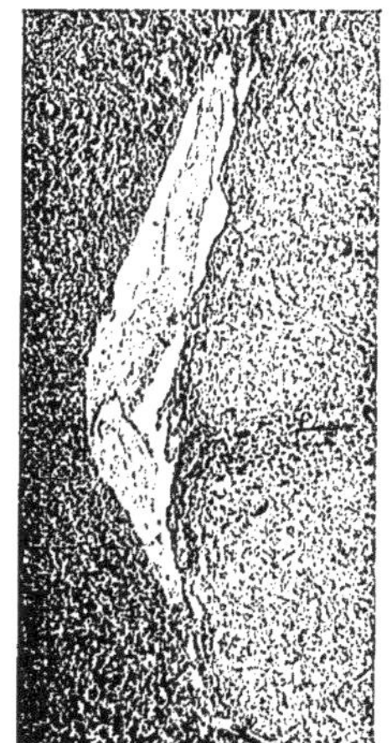

Fig. 2. — *La zone intermédiaire de l'hypophyse* (microphoto de Nobéro).
Fente intermédiaire flanquée de vésicules. A gauche, travées glandulaires du lobe antérieur. A droite, lobe nerveux, où l'on voit pénétrer quelques travées de cellules glandulaires.

le type chromophile, les vésicules du hile se distendent (Comte, Launois, Thaon, etc.). Un processus analogue s'observe dans les infections aiguës peu virulentes : il rappelle celui qu'on trouve dans les autres glandes endocrines et en particulier dans la cortico-surrénale. A cette hyperplasie peut d'ailleurs, dans certaines conditions, succéder une phase d'atrophie.

La **Physiologie** de l'hypophyse est encore pleine d'obscurités.

Beaucoup d'auteurs soutiennent que l'ablation totale de l'organe est incompatible avec la survie (Paulesco, Ascoli et Legnani, Biedl, Cushing, etc.). Cependant Horsley, Handelsmann, Aschner, Camus et Roussy, après de nombreuses expérimentations, prétendent qu'elle n'entraîne pas fatalement la mort : celle-ci survient le plus souvent du fait

A. Sézary

d'une méningite, d'une hémorragie, d'une lésion du troisième ventricule.

L'ablation partielle chez les animaux jeunes détermine des troubles qu'il est intéressant de comparer à ceux qu'on observe en clinique. Ce sont :

1° Des troubles de développement, qu'on a attribués à l'insuffisance du lobe antérieur et qui consistent dans le retard de la croissance (par ralentissement de l'ossification) et du développement des organes sexuels, qui gardent longtemps leur état infantile ;

2° De l'obésité. Celle-ci, d'après Cushing, s'accompagne d'une tolérance exagérée pour les hydrates de carbone (le seuil de la glycosurie alimentaire s'élevant considérablement), due à l' « insuffisance de la sécrétion du lobe postérieur », c'est-à-dire, sans doute, de la zone intermédiaire. Mais ce fait a été contesté par Camus et Roussy, qui, après de nombreuses interventions, n'ont jamais constaté de modification dans la tolérance pour les hydrates de carbone ;

3° Une glycosurie généralement transitoire, une polyurie qui peut être durable, sur le mécanisme desquelles nous reviendrons plus loin.

On a contesté que ces troubles fussent sous la dépendance directe des lésions de l'hypophyse : leur interprétation prête en effet à discussion.

Pour certains auteurs, comme Cushing, les produits sécrétés seraient déversés dans le liquide céphalo-rachidien par la lumière de la tige pituitaire. La section ou la ligature de cette tige équivaudrait à une hypophysectomie (Paulesco, Livon, Biedl), de même qu'en clinique sa compression provoquerait les mêmes effets que la destruction de l'organe tout entier.

Pour d'autres auteurs dont l'opinion est basée sur une expérimentation méthodique, la plupart de ces troubles relèveraient d'une lésion nerveuse de voisinage, atteignant la base du 3ᵉ ventricule, où se trouveraient échelonnés des centres régulateurs analogues à ceux que Claude Bernard a découverts sur le plancher du 4ᵉ ventricule (Aschner, Camus et Roussy, Bailey et Bremmer). Cette dernière conception, qui réduit singulièrement l'importance endocrinienne de l'hypophyse, s'accorde le mieux avec les faits anatomo-cliniques, ainsi que nous l'exposerons plus loin.

L'action des principes actifs de l'hypophyse est également mal connue.

Les substances cristallisables extraites de la partie postérieure (comprenant la zone intermédiaire) provoquent l'excitation des muscles lisses et l'hypertension artérielle ; leur action se distingue toutefois de celle de l'adrénaline, parce qu'elles agissent directement sur les fibres lisses et non sur les terminaisons sympathiques. Douées d'un pouvoir vaso-constricteur, elles déterminent cependant, si on les injecte dans les veines, de la vaso-dilatation des capillaires du rein et de la polyurie. Injectées sous la peau, elles réduisent au contraire le volume des urines (voir l'article *Polyurie hypophysaire*, page 68).

Ces mêmes extraits, en injection sous-cutanée ou intra-veineuse, font disparaître le glycogène du foie et favorisent ainsi la production de la glycosurie alimentaire, en mobilisant les réserves hépatiques : c'est ce phénomène qu'Henri Claude a utilisé pour étudier le métabolisme des sujets atteints de troubles endocriniens (épreuve de l'hypophyse).

La plupart des physiologistes admettent l'existence d'au moins deux hormones dans le lobe postérieur (malgré sa constitution histologique) et d'une seule dans la zone intermédiaire; Gley fait cependant des réserves à ce sujet. Führner y a isolé huit substances différentes par leur composition et par leurs effets. Quant aux extraits du lobe antérieur, qui histologiquement constitue une glande endocrine typique, on ne leur reconnaît aucune propriété physiologique définie, ce qui ne laisse pas de paraître paradoxal.

Les relations du fonctionnement de l'hypophyse avec celui des autres glandes à sécrétion interne sont indéniables. Les altérations, expérimentales ou pathologiques, de la thyroïde, des organes génitaux, des surrénales, entraînent son hyperplasie. Réciproquement, son ablation partielle ou ses lésions provoquent l'atrophie des organes génitaux, l'hyperplasie thyroïdienne, l'hyperspongiocytose surrénale, la régression précoce du thymus. De ces faits, on a voulu conclure que les syndromes dits hypophysaires relevaient de troubles pluriglandulaires; il s'agit, en réalité, d'interrelations, soit spéciales (organes génitaux), soit banales, peut-être aussi de suppléances relatives, qui, en tout cas, n'interviennent que secondairement dans la pathogénie des affections que nous décrirons plus loin.

Anatomie pathologique et étiologie générales. — L'hypophyse, dans ses portions antérieure et moyenne, nous apparaît donc comme un organe doué d'une grande sensibilité vis-à-vis des agents pathogènes et même des modifications humorales de l'organisme : elle partage cette propriété avec la plupart des glandes endocrines, et en particulier la cortico-surrénale.

Dans certains états, dont les uns sont simplement physiologiques (telle la grossesse), d'autres pathologiques (néphrite chronique, par exemple), on constate son hyperplasie, caractérisée par l'augmentation du volume et du poids de l'organe, sa congestion, l'augmentation du nombre des cellules chromophiles et leur surcharge en granulations, l'accroissement de la substance colloïde entre les travées cellulaires, dans les vésicules et dans les capillaires sanguins. Ces réactions pourraient se traduire par quelques symptômes frustes : à la puberté, pendant la grossesse, à la ménopause, on a signalé des signes d'acromégalie transitoire (Brissaud), de gigantisme passager (Launois et Roy). Si elles se prolongent, elles peuvent faire place à l'hypoplasie, puis à la sclérose. Enfin, l'hyperplasie partielle ou nodulaire aboutit à la formation des adénomes, que nous étudierons à propos des tumeurs.

A ces modifications cytologiques s'ajoutent, au cours des infections virulentes ou prolongées, des altérations inflammatoires : congestion diffuse, foyers d'apoplexie, infiltration diffuse ou nodulaire de cellules rondes, picnose nucléaire ou caryolyse, etc. De telles lésions ont été constatées dans la variole (Thaon), la fièvre typhoïde (Delille), la septicémie puerpérale (Thaon, Simmonds), la rage (Pirone), la tuberculose aiguë (Garnier et Thaon), etc.

Dans la tuberculose chronique, on a observé soit une hypoplasie avec ou sans sclérose, soit des lésions non folliculaires (Garnier et Thaon), soit des lésions folliculaires pouvant constituer de gros tubercules (Beck, Wagner, Lancereaux, Boyce et Beadles, Hueter, Lucien et Parisot, Haushalter et Lucien, Cerise).

A. Sézary.

Le tréponème peut aussi atteindre l'hypophyse. Dans la syphilis héréditaire, l'organe peut être envahi au cours de la septicémie spirillaire, ou lésé d'une façon prépondérante (Sabrazès et Dupérié, Langmead). D'autre part, les observations de Patry, Sainton, Thaon, Wood, Delpy, Bergé et Schulmann, Carnot et Dumont, etc., montrent que la syphilis acquise peut créer l'un des syndromes que nous décrivons plus loin.

Si le système circulatoire est la voie d'accès habituelle des agents animés ou inanimés qui lèsent l'hypophyse, il faut savoir que la glande peut encore être affectée par une suppuration des sinus sphénoïdaux (Léri), une méningite (Livon et Peyron). L'hypertension intra-cranienne et surtout l'hydrocéphalie qui accompagnent les tumeurs de l'encéphale causent une dilatation considérable du 3e ventricule ; celle-ci exerce sur la glande une compression dont l'action équivaut à celle d'une lésion primitive (Marinesco, Goldstein, Cushing, H. Claude). Dans quelques cas enfin, des blessures du crâne, celles surtout qui sont dues à des projectiles, ont atteint l'hypophyse.

Mais la lésion hypophysaire de beaucoup la plus fréquente consiste dans les tumeurs, que nous étudierons dans un chapitre spécial.

Syndromes hypophysaires et opothérapie. — Aux troubles hypophysaires il est rationnel d'opposer l'opothérapie, au moins dans les cas où l'on suppose une insuffisance de la glande. Mais il faut avouer que nous manquons de bases vraiment scientifiques pour l'appliquer.

Les limites de la pathologie hypophysaire sont encore discutées. Nombre de syndromes hypophysaires paraissent bien appartenir plutôt à la pathologie du *tuber cinereum* et reconnaître une origine nerveuse. Comment dans ces conditions, parler d'insuffisance, d'hyperfonctionnement ou de viciation de la sécrétion ?

Cependant, à la suite des travaux de Fischer, de Erdheim et surtout de Cushing, on a attribué l'acromégalie à l'hyperfonctionnement du lobe antérieur, l'infantilisme à l'hypofonctionnement de ce même lobe, le syndrome adiposo-génital à une lésion du lobe postérieur ou de la tige pituitaire.

Si l'on admet cette classification, l'opothérapie serait contre-indiquée dans l'acromégalie, où réellement elle n'a jamais donné de résultat intéressant. Elle serait au contraire le traitement de choix de l'infantilisme, où cependant son action est discutable. Elle compterait enfin quelques succès dans le syndrome adiposo-génital, lorsque par exception il n'est pas dû à une tumeur. Il n'y a, en réalité, qu'un seul symptôme que l'opothérapie améliore d'une façon remarquable : c'est la polyurie; et cependant, fait troublant, celle-ci paraît bien être d'origine nerveuse... On voit donc combien les fondements mêmes de la pathologie hypophysaire sont fragiles.

Cette opothérapie est en tout cas sans danger. Un adulte normal reçoit impunément une dose de 10 à 40 centigrammes d'extrait sec, total ou postérieur, correspondant à une demi-glande de bœuf : des accidents toxiques ne sont pas à craindre, comme avec les produits thyroïdiens ou surrénaux. Le meilleur mode d'administration semble les injections sous-cutanées d'organe total. On les utilise d'ailleurs dans certaines circonstances (hypotension artérielle, état toxi-infectieux, atonie utérine au cours de l'accouchement, hémoptysies, etc.), où les troubles pituitaires n'interviennent pas et que nous n'avons pas à envisager ici.

Si cependant, selon le vieil adage, l'on pouvait juger de la nature des affections par l'action de l'opothérapie, on rattacherait à l'insuffisance hypophysaire certains cas de *myasthénie* bulbo-spinale (syndrome de Erb-Goldflam), où les extraits hypophysaires ont donné des résultats remarquables (Delille et Vincent, Sézary, Parhon et Urechu). Mais il est vraisemblable que l'opothérapie agit, dans ces circonstances, à titre pharmaco-dynamique ou colloïdo clasique : la meilleure preuve en est que les extraits surrénaux et orchitiques peuvent avoir une action analogue (Sézary).

La notion qui en réalité doit dominer la thérapeutique des affections hypophysaires, comme celle de tous les organes, n'est pas celle de leur pathogénie, mais bien plutôt celle de leur étiologie. Le traitement antisyphilitique dans les lésions dues au tréponème, l'intervention chirurgicale dans les cas de kystes bombant vers les sinus sphénoïdaux, la radiothérapie dans les cas de tumeurs, sont des moyens qui peuvent être efficaces. Malheureusement, trop souvent l'étiologie est inconnue, ou l'affection demeure au-dessus de nos ressources thérapeutiques.

SYNDROME ADIPOSO-GÉNITAL(¹)
(SYNDROME DE BABINSKI-FROHLICH)

Babinski, en 1900, et Fröhlich, en 1901, nous ont fait connaître les éléments de ce syndrome, déjà entrevu par Pechkranz, et ses relations avec les tumeurs hypophysaires. Son étude a été poursuivie par Bartels, Launois et Cléret, Cushing, Mouriquand, etc.

Étiologie. — Ce syndrome s'observe soit chez des enfants, soit chez des adultes jeunes. Plus rarement, il survient chez la femme au moment de la ménopause. Il atteint les deux sexes avec la même fréquence.

Ses causes sont multiples. Mais la plus importante se trouve certainement dans les tumeurs de l'hypophyse, dont les symptômes propres coexistent avec l'obésité et les troubles génitaux. Dans un certain nombre d'observations, le néoplasme est demeuré latent et a constitué une surprise d'autopsie.

Dans le cas de Madelung, il survint chez une fillette de 6 ans, quelques mois après une blessure de la tête par balle de carabine Flobert. Le cas de Franck concerne un homme de 59 ans qui s'était tiré deux balles de revolver dans le crâne et chez lequel la radiographie montrait un projectile à la partie postérieure de la selle turcique.

La compression de l'hypophyse par l'hydrocéphalie ou par une tumeur du 3ᵉ ventricule a été aussi quelquefois incriminée.

On a encore attribué un rôle étiologique aux lésions inflammatoires de

1. Consulter Launois et Cléret. *Gazette des Hôpitaux*, 1910, p. 83 ; Mouriquand, *Rapport. 1er Congrès des pédiatres de langue française*, Paris, octobre 1913 ; Goudal. *Thèse Paris*, 1919.

A. SÉZARY.

l'organe consécutives à la pneumonie ou à la fièvre typhoïde (Massalongo et Piazza), à la syphilis (dont nous avons signalé plus haut le rôle étiologique), à des foyers hémorragiques (Maranon). La syphilis en particulier doit être recherchée avec soin, mais les anomalies spécifiques du sang et même du liquide céphalo-rachidien ne suffisent pas pour établir son intervention : c'est ainsi que chez un malade de Lereboullet et Mouzon, dont le liquide cérébro-spinal présentait de la lymphocytose, de l'hyperalbuminose et une réaction de Bordet-Wassermann, l'autopsie a démontré l'existence d'une tumeur épithéliale du 3e ventricule. La leucocytose céphalo-rachidienne n'est pas rare au cours des tumeurs de la région chiasmatique (Christiansen).

Anatomie pathologique. — Nous serons bref sur ce point, car en dehors de l'infiltration graisseuse diffuse des téguments et des viscères, 'autopsie révèle d'une part une tumeur de l'hypophyse, qui fera plus loin l'objet d'une étude spéciale, d'autre part des altérations testiculaires ou ovariennes, qui seront décrites dans une autre partie de cet ouvrage. Rappelons que, d'après Cushing, les modifications testiculaires consistent en une atrophie des cellules interstitielles, tantôt isolée, se traduisant par l'absence de développement ou la régression des caractères sexuels secondaires, tantôt associée à l'atrophie des tubes séminipares, d'où, en plus, impuissance génitale.

Symptômes. — Il se caractérise par deux symptômes principaux : l'obésité et les troubles génitaux, auxquels s'associent souvent les signes de tumeur hypophysaire que nous étudierons dans un chapitre ultérieur.

Le début est progressif. Il s'accompagne souvent de céphalée, qui s'exacerbe par crises paroxystiques.

Les malades frappent au premier abord par leur *obésité.* Celle-ci est en effet toujours très forte, et peut devenir monstrueuse. Elle est totale, mais atteint certaines régions avec prédilection. La graisse infiltre surtout la région lombaire, la partie supérieure des cuisses, la région pubienne, l'abdomen, la poitrine, les régions sous-mentonnière et sus-claviculaire. La nuque est relativement respectée. La face, épanouie, lunaire, repose sur le coussinet adipeux de la région cervicale (fig. 3). Une fillette de 5 ans, observée par Madelung, pesait 42 kgs; une malade de Launois et Cléret, qui, à 20 ans, en santé normale, accusait 59 kgs, en pesait 117 à 29 ans. Chez la femme, les seins volumineux retombent sur l'abdomen et l'abdomen lui-même, formant une sorte de tablier, s'étale au-devant des cuisses. L'infiltration graisseuse ne se limite pas d'ailleurs aux téguments, elle envahit aussi les viscères et surtout le péritoine.

La peau est lisse et froide. Elle présente souvent des vergetures blanches ou violacées, dont le développement est soit lié à la distension rapide du tissu élastique du derme, soit indépendant de celle-ci et de nature dystrophique (Sicard et Reilly).

La pression des téguments ne provoque pas de godet. Elle n'est pas particulièrement sensible, à l'encontre de ce que l'on constate dans la maladie de Dercum ou adipose douloureuse. Cependant, comme dans cette dernière, mais rarement, la graisse peut se répartir en nodules plus ou moins volumineux, respectant les extrémités : les autopsies faites par Dialti, Burr, Dercum et Carthy, Guillain et Alquier ont d'ailleurs montré des lésions hypophysaires dans certains cas d'adipose douloureuse.

Cette obésité s'accompagne, d'après Cushing, d'une tolérance pour les hydrates de carbone plus élevée qu'à l'état normal. L'épreuve de la glycosurie alimentaire n'est jamais positive, quelle que soit la quantité de sucre que l'on fasse ingérer. Un malade de Cushing absorbait jusqu'à 450 grammes de lévulose, sans avoir de glycosurie ; et le taux de sa glycémie était inférieur à la normale ! Tout se passe comme si les hydrates de carbone se transformaient en graisse (Cushing). Rappelons que J. Camus et Roussy n'ont pas constaté ce trouble de la nutrition chez les chiens auxquels ils avaient enlevé la totalité ou une partie de l'hypophyse.

Le second symptôme caractéristique du syndrome adiposo-génital consiste dans les *troubles génitaux*. Ceux-ci varient naturellement avec l'âge.

Si l'affection débute avant la puberté, les caractères sexuels secondaires n'apparaissent pas ou, du moins, sont anormaux. Chez le garçon, la voix demeure grêle, les poils génitaux ne poussent pas ou affectent une distribution féminine, la barbe fait défaut, la verge et les testicules demeurent petits (fig. 3 et 11), le sens sexuel ne s'éveille pas, les signes d'*infantilisme* sont évidents (Chauvel, Lereboullet et Monzon, etc.). Chez la jeune fille, la morphologie infantile persiste, la menstruation fait défaut ou s'établit d'une façon anormale.

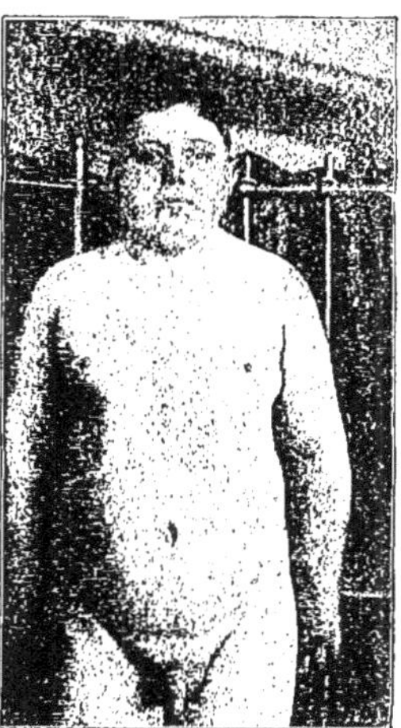

Fig. 3. — *Syndrome adiposogénital chez un enfant atteint de tumeur de l'hypophyse.*
(Christiansen)

Lorsque l'affection survient chez un adulte, ce qui est rare, les tendances réversives de la morphologie ne sont généralement pas très marquées : les organes génitaux s'atrophient, les poils se raréfient, mais la taille, l'ossature, le psychisme ne sont pas modifiés. Chez l'homme, l'anaphrodisie et l'impuissance sont de règle. Chez la femme, les menstruations deviennent irrégulières, puis cessent : les fonctions de reproduction ne sont pas fatalement atteintes, même si les caractères sexuels secondaires ne se sont pas développés normalement. Exceptionnellement, on a signalé des signes d'hirsutisme (pilosité et voix du type masculin), qui peuvent rétrocéder après une intervention chirurgicale (Hochenegg, Schloffer). Chez une malade observée par Sicard et Reilly, une dépilation céphalique contrastait avec une hypertrichose corporelle. Les ongles sont atrophiés, dépourvus de leur croissant basal.

On note assez souvent à une période tardive de la mélanodermie diffuse (Cushing) : celle-ci associée à l'*asthénie* et à l'*hypotension artérielle* que présentent souvent les malades, peut en imposer pour un syndrome surré-

A. SÉZARY.

nal concomitant, dont l'existence ne nous paraît nullement démontrée, car, comme nous l'avons signalé, de multiples troubles endocriniens peuvent déterminer ces symptômes.

La *température centrale* est généralement inférieure à la normale (Cushing). Le métabolisme basal est généralement peu modifié (Plaut, M. Labbé, Stévenin et van Bogaert).

Le syndrome adiposo-génital s'accompagne souvent, mais non toujours, des signes d'une tumeur hypophysaire (céphalée, troubles visuels, etc.) ou de polyurie. Il est nécessaire de rechercher systématiquement l'hémianopsie, dont la constatation, avant que le malade ne s'en rende compte, permet un diagnostic précoce. La radiographie de la selle turcique devra également être utilisée dans le même but (voir page 83).

Le syndrome de Babinski-Fröhlich peut coexister avec l'acromégalie (Steinhaus, Pierre Marie, etc.) dont il complique surtout la période terminale (Cushing), avec le gigantisme (Parhon) ou inversement avec le nanisme (Bertolotti, Lereboullet), avec le diabète insipide (Rosenbloom). Neurath, Cushing l'ont observé chez des enfants dont la croissance était exagérée et la puberté prématurée : ces derniers symptômes, rappelons-le, font partie du syndrome épiphysaire, ou macrogénitcsomie précoce.

Certains cas d'obésité simple ont été attribués à une lésion hypophysaire, considérés comme des formes frustes (Laignel-Lavastine, Boudon).

Path ogénie. — Fischer, Cushing défendent l'origine endocrinienne de ce syndrome qu'ils attribuent à l'insuffisance du lobe postérieur de l'hypophyse : une lésion primitive de l'organe, sa compression par une tumeur voisine ou par le 3ᵉ ventricule distendu, la compression de la tige pituitaire qui empêcherait le passage du produit de sécrétion dans le liquide céphalo-rachidien, seraient ses causes habituelles. Cette insuffisance du lobe postérieur s'opposerait à l'hyperfonctionnement du lobe antérieur qui détermine l'acromégalie ; elle peut d'ailleurs survenir à la phase ultime de cette dernière affection, lorsque le lobe antérieur devient insuffisant à son tour et, de plus, comprime fortement le lobe postérieur. Cette théorie s'appuie sur des données expérimentales, qui montrent que l'ablation partielle de l'hypophyse est suivie, chez le chien, d'un syndrome adiposo-génital typique. Cushing invoque en sa faveur l'action de l'extrait de lobe postérieur, qui élève la pression artérielle et la température et réduit la tolérance exagérée aux hydrates de carbone.

Pour Erdheim, pour J. Camus et Roussy, le syndrome adiposo-génital n'est pas d'origine glandulaire. Il serait dû à une lésion du plancher du 5ᵉ ventricule, particulièrement des noyaux gris du *tuber cinereum*. Camus et Roussy pensent que le syndrome expérimental relève, non pas d'une lésion hypophysaire, mais de la destruction concomitante de la base du cerveau ; il ne serait pas donc besoin d'invoquer la compression de la tige pituitaire pour expliquer les cas où l'affection est due à une tumeur du 3ᵉ ventricule. Dans une observation de Lereboullet, Mouzon et Cathala, une tumeur du 3ᵉ ventricule a provoqué la symptomatologie typique, sans que l'hypophyse, comprimée cependant depuis 13 ans, présentât des altérations marquées. De même l'hydrocéphalie peut se compliquer d'obésité (Babon-neix et Denoyelle). P. Bailey et Bremmer ont d'ailleurs réalisé chez deux chiens le syndrome adiposo-génital par une simple piqûre de *tuber cinereum*; chez ces animaux l'intégrité de l'hypophyse a été vérifiée au microscope. Waldorp (de Buenos-Ayres) est arrivé à des conclusions analogues.

D'autres auteurs sont éclectiques. H. Claude et Lhermitte distinguent deux syndromes, l'un glandulaire, constituant à l'état de pureté le syn-drome adiposo-génital, l'autre infundibulaire, caractérisé, en outre, par des troubles circulatoires, de la narcolepsie, de la polyurie et de la polydipsie (voir *Tumeurs de l'hypophyse*).

À l'heure actuelle, le problème n'est pas résolu. De nouvelles observations anatomo-cliniques, de nouvelles expériences sont nécessaires.

Diagnostic. — Le syndrome adiposo-génital se reconnaît à l'association d'une obésité rapidement intense et d'infantilisme ou de troubles génitaux. Les signes d'une tumeur hypophysaire seront cependant recherchés, car il n'appartient pas exclusivement à la pathologie de l'hypophyse et constitue un syndrome endocrinien commun (Sézary), qui peut relever, chez l'homme et la femme, de l'insuffisance génitale ou thyroïdienne (Labbé, Stévenin, van Bogaert), en dehors de toute atteinte hypophysaire ou nerveuse (voir le chapitre *Infantilisme*).

Traitement. — Lorsque le syndrome est causé par une tumeur de l'hypo-physe, son évolution est généralement progressive et fatale, et nos res-sources thérapeutiques, que nous exposerons plus loin, ne réussissent que rarement à la retarder, encore moins à amener la guérison.

Cependant, l'hypophysectomie (en particulier dans un cas d'Eiselsberg), la radiothérapie (Béclère) ont quelquefois amendé les troubles génitaux. L'opothérapie, prônée par Cushing, a donné quelques résultats heureux (Roblee, Lisser, L. Lévi et Barthélémy, Eason), qui sont malheureusement demeurés isolés. Mouriquand, Lereboullet et J. Hutinel ont obtenu des améliorations par l'opothérapie hypophysaire (injections sous-cutanées d'extrait du lobe postérieur, 5 par semaine) associée à l'opothérapie thyroï-dienne (ingestion quotidienne de 5 centigrammes de poudre). En réalité, on ne connaît aucun cas de guérison confirmée.

Si le sujet est syphilitique, on instituera le traitement spécifique.

POLYURIE HYPOPHYSAIRE(')

Nosologie. — En 1895, Oliver et Schafer, plus tard Magnus et Schafer, Herring constatent que, chez divers animaux, l'injection intraveineuse d'extrait hypophysaire provoque une polyurie intense, qui ne dure généra-lement que quelques heures. Cette polyurie coïncide avec la vaso-dilatation rénale, mais persiste plus longtemps qu'elle. D'autre part, elle ne disparaît

1. Consulter : CAMUS et ROUSSY. *Presse médicale*, 8 juillet 1914; LEREBOULLET. *Anales de la Faculta de Medicina de Montevideo*, décembre 1917; SCHULMANN et DESOUTTER. *Revue de Médecine*, 1920, n°s 9 et 10; MARANON. *Diabète insipide* (Madrid, 1920); LORTAT-JACOB et TURPIN. *Annales de Médecine*, décembre 1922.

A. SÉZARY.

pas sous l'action d'une injection d'atropine. Elle ne semble donc pas d'origine vasculaire ou nerveuse. On l'attribue à l'action directe sur les cellules rénales d'une hormone qui est sécrétée par le lobe postérieur de l'hypophyse (Herring, Cushing). Ces faits ont été rapprochés des observations cliniques de diabète insipide, dans lesquelles une polyurie permanente accompagne divers syndromes hypophysaires. Les données expérimentales et pathologiques semblaient donc concorder pour prouver qu'une telle polyurie était liée à l'*hyperfonctionnement* du lobe postérieur.

Mais en 1913, Farini montre que la polyurie du diabète insipide est notablement, quoique temporairement, atténuée par une injection d'extrait hypophysaire. De cette constatation, vérifiée par divers auteurs (Van den Velden, Römer, Lereboullet et Faure-Beaulieu, etc.), on aurait pu, avec une logique incontestable, tirer une conclusion toute opposée à la précédente et soutenir, comme Marañon, que le trouble rénal est dû à l'*hypo-fonctionnement*, et non à l'hyperfonctionnement, du lobe postérieur! Garnier et Schulmann ont établi en 1914 que, chez le lapin, l'injection *sous-cutanée* d'extrait de lobe postérieur diminue régulièrement le volume des urines.

Il y avait là une première contradiction dans les données du problème, qui devait encore se compliquer. Sans doute, Lewis et Matthews, puis Cushing ont apporté un argument en faveur de l'origine glandulaire de la polyurie, en montrant que toute intervention sur l'hypophyse, se bornât-elle à une simple manipulation, amenait une diurèse considérable. Mais, à la suite d'une série d'expériences méthodiques, Camus et Roussy ont soutenu que le trouble de la sécrétion urinaire ne relève pas en réalité de la lésion ou de l'ablation de l'hypophyse, mais de l'atteinte superficielle de la base du cerveau et, plus particulièrement, des noyaux gris de l'espace opto-pédonculaire. Comparable à celle qu'en provoque en irritant le plancher du 4ᵉ ventricule, cette polyurie serait d'origine nerveuse et relèverait de l'atteinte d'un centre régulateur de l'élimination de l'eau situé à la base du 3ᵉ ventricule. L'hypophysectomie faite sans léser la base du cerveau ne provoque pas de polyurie : une piqûre de la base du cerveau, faite quelques jours plus tard, fait apparaître une polyurie abondante. Cette polyurie apparaît même après énervation rénale (Camus et Gournay). Elle n'est donc pas due à une action nerveuse transmise directement au rein par voie nerveuse. Camus, Gournay et Fiterie, ayant constaté chez leurs animaux un trouble du métabolisme des nucléoprotéides caractérisé par l'augmentation des bases puriques et la diminution de l'acide urique, se sont demandé si elle ne relève pas de l'action diurétique des bases puriques.

D'après l'étude anatomo-pathologique des pièces expérimentales, cette polyurie est due à la lésion toute superficielle et symétrique des noyaux propres du *tuber cinereum*, et particulièrement de la partie la plus interne de l'un et l'autre noyau. Sa durée n'aurait aucun rapport avec la profondeur de la zone détruite (Camus, Roussy et Le Grand).

Chez un malade atteint de diabète insipide, Lhermitte a constaté l'intégrité de l'hypophyse et l'existence d'une méningite syphilitique de la base, avec lésions histologiques importantes des noyaux du tuber. Ce fait doit être retenu en faveur de la théorie nerveuse, de même que la coexistence plusieurs fois notée du diabète insipide avec l'encéphalite épidémique.

Camus et Roussy pensent que l'extrait hypophysaire agit, non pas à la façon d'une hormone spécifique, mais en vertu d'un pouvoir banal, d'ordre pharmacodynamique, comme la théobromine par exemple. D'après Lhermitte, il réduirait aussi la polyurie du mal de Bright. Souques, Alajouanine et Lermoyez se rangent à cette opinion.

La théorie de l'origine nerveuse de la polyurie dite hypophysaire semble donc établie sur des arguments solides. Cependant Spiegel, Marañon, Biedl, Frankl, Waldorp, etc. demeurent partisans de la théorie glandulaire. Quoi qu'il en soit, le diabète insipide s'observe avec une certaine fréquence au cours des affections de l'hypophyse. Aussi en rappellerons-nous ici les caractères principaux.

Étude clinique. — La polyurie hypophysaire s'observe généralement chez des sujets jeunes, 85 fois sur 100 avant la vingtième année (Marañon), un peu plus souvent chez l'homme que chez la femme.

On l'a vue survenir à la suite d'un traumatisme du crâne, ou bien chez des syphilitiques ou des tuberculeux, beaucoup plus fréquemment chez des sujets qui présentent des signes frustes ou avérés d'une tumeur hypophysaire. Elle est parfois apparue brusquement, à la suite d'une émotion violente. Elle peut s'installer au cours d'une grossesse ou après un accouchement (Norak). Quelquefois, sa cause ne peut être précisée. Elle est donc tantôt isolée, tantôt associée à un syndrome hypophysaire typique (syndrome adiposo-génital, tumeur, acromégalie, infantilisme).

Le début est tantôt brusque, comme par exemple à la suite d'un traumatisme ou d'une émotion, tantôt progressif : dans ce dernier cas, la polyurie atteint son acmé au bout d'une ou de deux semaines.

Un fait domine la symptomatologie : c'est l'existence permanente d'une *polyurie pure.* L'urine émise ne diffère en effet de la normale que par sa dilution excessive : l'élimination des déchets urinaires par 24 heures est semblable à celle d'un sujet sain. La densité se rapproche de l'unité (1001 dans les très grosses polyuries, 1004 à 1006 dans les polyuries moyennes). Il n'y a ni azoturie, ni phosphaturie, ni glycosurie, ni albuminurie. L'épreuve du bleu de méthylène, la constante uréo-sécrétoire ne révèlent aucun trouble de l'émonctoire rénal.

Seule, la quantité des urines est anormale. Dans les cas moyens, elle oscille entre 5 et 8 litres par 24 heures. Parfois, elle ne dépasse pas 2 à 4 litres. Par contre, elle peut atteindre 15, 20, 25 litres et même davantage.

Cette polyurie est constante et durable. Elle ne subit que des variations peu importantes. Elle est généralement plus marquée la nuit (Bergé et Schulmann), non parce que le décubitus augmente le débit rénal, mais aussi parce que l'élimination des liquides serait plus tardive et plus prolongée qu'à l'état normal (Falck et Neuschler). En règle générale, elle n'est pas modifiée par la teneur du régime alimentaire en hydrates de carbone ou en albumines ; cependant, d'après Pribram, elle augmenterait avec une alimentation pauvre en albuminoïdes et riche en hydrates de carbone. Elle disparaît seulement pendant les affections fébriles intercurrentes, mais elle

A. Sézary.

reparaît après leur guérison. Comme beaucoup d'autres troubles de métabolisme, elle peut aussi disparaître pendant la grossesse (Rathery).

Cette énorme déperdition d'eau provoque une *polydipsie*, dont l'intensité dépend de l'importance de la polyurie. La soif est impérieuse. Les malades éprouvent un malaise extrême s'ils ne peuvent la satisfaire. S'ils y résistent quelques heures — et on ne saurait leur demander davantage, — le volume des urines diminue en conséquence ; mais, très rapidement, ils ont des frissons, de la fièvre, de la tachycardie, des nausées ; leur peau devient sèche, leur fonction sudorale est suspendue et l'on est obligé d'urgence d'hydrater de nouveau leur organisme. Ils éliminent de 86 à 90 pour 100 de la quantité des boissons ingérées (au lieu de 60 à 70 pour 100 chez un sujet normal).

Cette polyurie n'est point grave par elle-même. Car les malades, s'ils boivent à leur soif, ne maigrissent pas et conservent, pendant de longues années, leur santé normale. Leur affection est surtout une incommodité, due à la polyurie et surtout à la polydipsie. Cependant leur peau est généralement sèche et elle est fréquemment atteinte d'eczéma ou de furonculose. Il est curieux de noter que ces polyuriques chroniques deviennent exceptionnellement des glycosuriques. Mais le pronostic dépend avant tout de la lésion hypophysaire causale : si l'on constate des signes de tumeur, il est particulièrement grave.

La polyurie hypophysaire est isolée ; elle ne s'accompagne d'aucun trouble rénal, d'aucune modification de la nutrition. C'est là un de ses caractères essentiels, qui la différencie des polyuries de la néphrite chronique, de l'amylose rénale, du diabète sucré, des diabètes azoturique, phosphaturique, chlorurique. Quant aux polyuries dites hystériques, leur existence est contestable : si elles ne sont pas secondaires à la potomanie ou créées par des sujets pathomimes, elles doivent sans doute être rangées dans le groupe que nous étudions. Pour Marañon, l'épreuve de l'injection d'extrait de lobe postérieur suffit à démontrer l'origine hypophysaire de ce symptôme. Elle serait positive dans 95 pour 100 des cas de diabète insipide. Les auteurs américains croient aussi que cette action est absolument spécifique et l'utilisent même pour établir la valeur des extraits de l'organe.

Cette injection d'extrait hypophysaire constitue en tout cas une précieuse arme thérapeutique, dont l'action s'observe d'une façon sinon constante, du moins fréquente. On l'utilisera après s'être assuré qu'une syphilis antérieure ou des signes de tumeur n'imposent pas des indications spéciales. On choisira un extrait total de lobe postérieur convenablement préparé (il en est malheureusement dont l'action est nulle) : on rejettera les extraits de lobe antérieur (Motzfeldt, Garnier et Schulmann), de même que les lipoïdes hypophysaires (Lereboullet et Faure-Beaulieu, Bergé et Pagniez). On en injectera, dans le tissu cellulaire sous-cutané, une dose équivalant à un demi-lobe. L'effet se produit déjà vingt minutes après : le volume et la concentration des urines redeviennent normaux ; la polydipsie cesse. Il est malheureusement passager et ne dure pas plus de 24 heures. Mais on peut sans danger, et sans épuiser son action, continuer ce traitement pendant des mois et même des années. Il serait cependant utile de le suspendre de temps à autre ou de le remplacer par l'ingestion, infiniment moins active, de poudre d'organe ou mieux d'organe frais : mais il faut administrer de 5 à 7 glandes de bœuf pour obtenir une action comparable à celle de l'injection d'un demi-lobe.

La ponction lombaire réduit parfois aussi la polyurie d'une façon temporaire (Herrick, Graham, Wiliams et Rochester, Motzfeld, Marañon, Lhermitte). Mais, comme on ne saurait la répéter impunément, elle ne constitue pas un procédé thérapeutique d'un emploi pratique. Dans certains cas, l'ingestion d'antipyrine, une injection de lait stérilisé ont eu la même action. Chez certains syphilitiques, le traitement spécifique peut avoir une action curative (Mantraux).

GLYCOSURIE HYPOPHYSAIRE [1]

Nosologie. — La clinique montre que, d'une façon fréquente, les tumeurs de l'hypophyse, qu'elles se traduisent par des symptômes locaux (Loeb), par de l'acromégalie (P. Marie) ou par du gigantisme (Launois et Roy), s'accompagnent d'une glycosurie que ne peuvent expliquer des altérations du pancréas, du foie ou d'autres glandes endocrines.

La pathogénie de cette glycosurie a été diversement interprétée. Certains auteurs admettent une théorie endocrinienne. On sait en effet que l'injection intra-veineuse d'extrait de lobe postérieur peut déterminer de la glycosurie chez le lapin (Borchardt). Mais cette glycosurie ne se produit que sous certaines conditions, et en particulier après absorption de glycose. Dépend-elle réellement d'un trouble hypophysaire? Voilà un point fortement contesté. Claude et Baudoin l'attribuent à une incapacité du foie, sous l'action de cette injection, à fixer le sucre à l'état de glycogène; Achard et Desbouis incriminent une insuffisance glycolytique des tissus. Cushing, au contraire, ayant constaté que l'ablation du lobe postérieur est suivie, après une glycosurie transitoire, d'une tolérance exagérée aux hydrates de carbone, croit que la sécrétion de lobe postérieur joue un rôle direct dans le métabolisme des hydrates de carbone. Mais les expériences de Cushing n'ont pu être reproduites ni par Ascoli et Legnani, ni par Blair Bell. Le mécanisme de ce phénomène demeure donc plein d'obscurité.

D'autres auteurs soutiennent, avec une grande vraisemblance, que la glycosurie dite hypophysaire a une origine nerveuse. Aschner, après de nombreuses expériences confirmant celle de Caselli, admet, selon l'hypothèse émise antérieurement par Loeb, par Launois et Roy, qu'elle est due à l'irritation ou à la lésion d'un centre situé à la base du troisième ventricule, au point d'implantation de la tige pituitaire. Ce centre régulateur serait analogue à celui que Claude Bernard a découvert sur le plancher du quatrième ventricule. Camus et Roussy se sont également faits les défenseurs de cette théorie. Pour eux, les différentes interventions sur l'hypophyse ne modifient pas d'une façon appréciable la tolérance aux hydrates de carbone et les conditions d'apparition de la glycosurie alimentaire; les

---

1. Consulter SAINTON et ROL. *Gazette des hôpitaux*, 1913, p. 1553; CAMUS et ROUSSY, *Paris médical*, avril 1914.

A. SÉZARY.

injections d'extrait concentré de lobe postérieur n'ont pas davantage
d'action sensible chez les animaux opérés : ils contestent donc les expériences et la thèse de Cushing. J. Camus, Gournay et Le Grand ont constaté
que si l'on détruit expérimentalement le noyau paraventriculaire, voisin du
noyau dont la lésion provoque la polyurie, il survient une glycosurie beaucoup plus durable que celle qu'on produit par la piqûre du noyau du
4e ventricule. Il semble démontré que la glycosurie dite hypophysaire est
un trouble nerveux et non endocrinien. Waldorp s'est rallié à cette théorie.

Étude clinique. — C'est au cours de l'acromégalie que la glycosurie est
la plus fréquente. Pierre Marie, Borchardt l'ont observée dans un tiers
ou la moitié des cas : Lépine, Josserand et Bériel l'ont signalée dans les
formes frustes. A ces constatations, il faut cependant opposer celles de
Cushing, qui a souvent noté une tolérance exagérée pour les hydrates de
carbone, et celles de Babonneix, qui a insisté sur la grande rareté de la
glycosurie dans l'acromégalie fruste de l'enfant. La glycosurie apparaît
tantôt au début de l'affection, tantôt à sa période d'état. Elle peut ensuite
devenir intermittente (Strumpell, Salvey), ou présenter de grandes variations dans son intensité (ce qui, d'après von Norden, la différencierait de la
glycosurie pancréatique). Dans d'autres cas cependant, elle persiste jusqu'à
la mort du malade, tout en diminuant notablement pendant les derniers jours.

Elle est beaucoup plus rare dans les tumeurs hypophysaires qui ne s'accompagnent pas d'acromégalie : Franckl-Hochwart ne la signale que dans
2 pour 100 de ces cas. Exceptionnellement, elle constitue soit l'unique
symptôme d'une tumeur latente dont l'autopsie seule révèle l'existence,
soit la première manifestation d'un néoplasme dont les autres signes appa-
raîtront ultérieurement (Debove, Sainton et Rol). Elle s'associe exceptionnellement au syndrome adiposo-génital. On l'a signalée dans des observations de tuberculose (Lucien et Parisot, Vecchi et Bolognesi) et de gomme
syphilitique (Cushing) de l'hypophyse. Signalons que la glycosurie de la
grossesse a été attribuée par Erdheim et Stümme à un trouble hypophysaire.

La glycosurie hypophysaire est souvent remarquable par la grande quantité de sucre que contiennent les urines et qui peut atteindre 400, 500 et
même 1500 grammes par 24 heures. Elle s'accompagne d'une polyurie abondante, de polyphagie et de polydipsie. Le tableau clinique est donc celui
d'un véritable diabète sucré. Les grandes variations de la glycosurie (von
Noorden), l'absence de troubles secondaires du métabolisme et en particulier de l'élimination de l'azote, du phosphore et du calcium (Cammidge)
seraient des caractères révélateurs de son origine hypophysaire : encore
Marinesco a-t-il infirmé l'opinion de Cammidge. En général, ce diabète est
bien toléré; il n'aboutirait que rarement à l'acidose et au coma.

Son traitement consiste d'une part dans un régime rationnel basé sur la
tolérance du malade pour les hydrates de carbone, d'autre part et surtout
dans le traitement de sa cause, malheureusement souvent impuissant,
puisqu'il s'agit d'une tumeur hypophysaire. La ponction lombaire peut provoquer, pendant quelques semaines, la diminution notable de cette glycosurie et de la polyurie (Lhermitte). .

TUMEURS DE L'HYPOPHYSE

La plupart des syndromes hypophysaires sont causés par des tumeurs. Ils s'accompagnent donc souvent des symptômes qui sont propres à ces dernières et que nous devons décrire maintenant. Mais le fait n'est pas constaté et ceux-ci peuvent faire défaut. Ce n'est donc pas seulement par pur souci didactique que l'on décrit à part l'acromégalie, le syndrome adiposo-génital, les diabètes hypophysaires, etc.

Dans d'autres cas, les signes de la tumeur dominent le tableau clinique : mais un examen attentif révèle souvent quelques-uns des troubles frustes de la croissance ou de la nutrition que nous avons signalés précédemment.

Donc, quel que soit le groupe de symptômes qui attire l'attention, il ne faut pas négliger l'étude de ceux qui sont moins apparents et dont la recherche systématique sera fréquemment positive.

Les tumeurs de l'hypophyse comprennent toutes les augmentations de volume de l'organe, qu'elles soient dues à un adénome, à un kyste, à un cancer primitif ou secondaire, à un tuberculome, à un syphilome, à un tératome, etc.

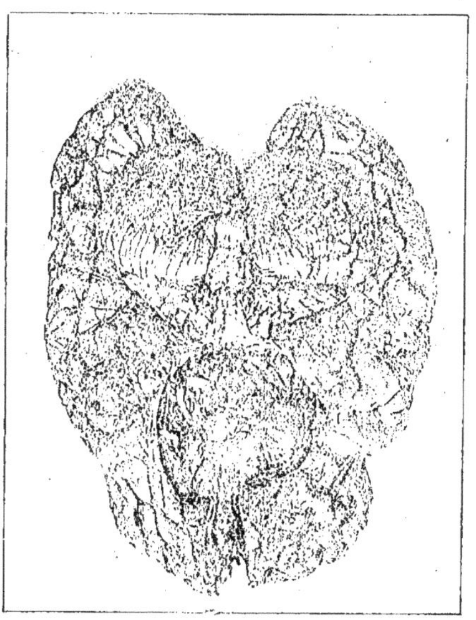

Fig. 4. — *Tumeur de l'hypophyse* (Christiansen).

Leur fréquence est évaluée par Cushing au cinquième des tumeurs endo-craniennes. Avant de décrire leurs signes cliniques, nous ferons leur étude anatomo-pathologique, en insistant sur les données nécessaires à la compréhension de la symptomatologie.

Anatomie pathologique. — En dehors des tuberculomes et des syphilomes signalés précédemment, en dehors des kystes hydatiques qui sont exceptionnels, ces tumeurs comprennent des néoformations épithéliales (adénomateuses ou cancéreuses), des sarcomes, des kystes de nature variable, des tératomes, des gliomes et d'autres types plus rares.

La fréquence relative de ces diverses néoplasies est difficile à préciser, car les diagnostics histologiques n'ont pas toujours été établis avec la précision désirable : il n'est pas douteux, en effet, que beaucoup de

A. Sézary.

tumeurs qualifiées jadis de sarcomes seraient rangées aujourd'hui parmi les adénomes ou les carcinomes. On peut cependant affirmer que les plus fréquentes sont d'origine épithéliale. Puis viennent les néoplasies conjonctives. Plus rares sont les tératomes, gliomes, chondromes, cholés-

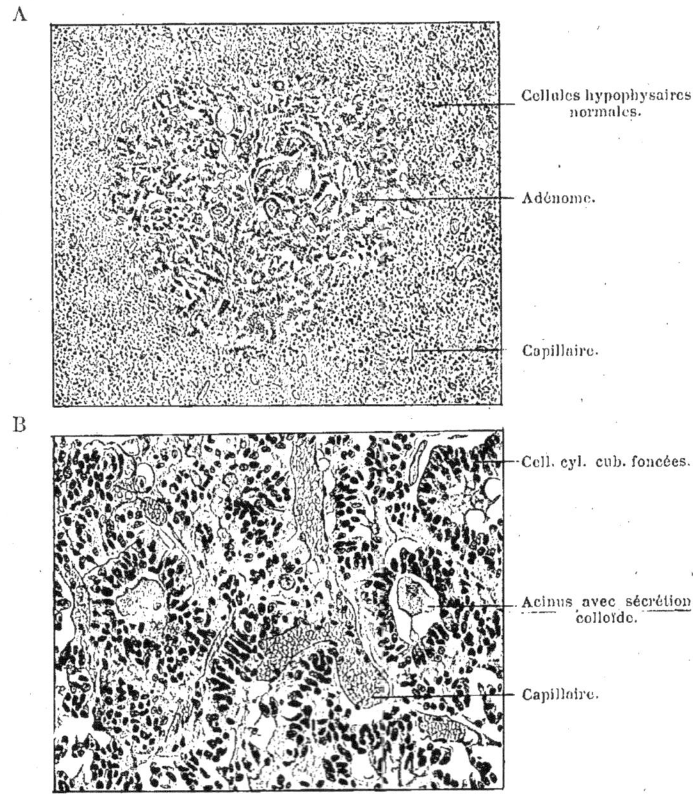

Fig. 5. — *Adénome à cellules foncées de l'hypophyse* (ROUSSY).
A, rapports de la tumeur avec la glande. Gr. 45/1. — B, Détails de l'ordination acineuse. Gr. 220/1.

téatomes, etc. Les tumeurs voisines, donnant une symptomatologie analogue à celle des tumeurs de l'organe lui-même, ne sont pas exceptionnelles (ostéo-sarcomes, endothéliomes méningés, gliomes, tumeurs du troisième ventricule) : d'après Franckl-Hochwart, on en compterait environ 3 pour 20 tumeurs pituitaires.

Tumeurs épithéliales (adénome, épithéliome). — Dans l'hypophyse, comme dans les surrénales, on peut trouver, à côté de l'hyperplasie diffuse d'ordre physiologique (grossesse) ou pathologique (néphrite chronique), une hyper-plasie partielle, localisée à une région circonscrite du lobe antérieur, due à la prolifération de cellules appartenant à un seul type, chromophiles ou chromophobes selon le cas : ce sont là des altérations qui forment la transition entre l'état normal et l'état pathologique et expliquent le mode de formation des adénomes proprement dits (Roussy et Clunet).

L'*adénome hypophysaire* est une tumeur glandulaire bénigne. On le rencontre dans le lobe antérieur, où il forme un nodule jaunâtre ou gris, de dimensions variables, généralement solitaire. Au microscope, il apparaît formé de cellules appartenant à un type unique (soit éosinophiles, soit basophiles, soit chromophobes) et disposées soit en une nappe uniforme dans laquelle on distingue peu de tissu conjonctif, soit en cordons séparés par de larges travées fibreuses (adénome alvéolaire, fig. 5). Dans tous les cas, l'orientation des cellules est indépendante de celle des éléments parenchymateux environnants, dont elles sont souvent séparées par une capsule conjonctive. On peut trouver dans les adénomes des cavités kystiques; parmi ces dernières, les unes, qui contiennent un liquide couleur chocolat, paraissent creusées dans le tissu épithélial lui-même, les autres, dont le contenu est colloïde, sont tapissées par un épithélium aplati, analogue à celui des vésicules de la zone intermédiaire.

La bénignité de ces tumeurs est prouvée par leur stricte délimitation et l'absence de prolongements bourgeonnants à tendance envahissante et destructive, par l'absence de caryocinèses. Dans certaines d'entre elles apparaît cependant une métatypie cellulaire, qui indique leur transformation en tumeurs malignes.

L'*épithéliome* forme des tumeurs plus volumineuses et bourgeonnantes, dont les dimensions varient depuis celles d'un pois jusqu'à celles d'une noix ou d'une mandarine. Ces tumeurs, qui peuvent peser jusqu'à 50 gr., envoient des prolongements hors de la selle turcique qu'elles érodent, vers les sinus sphénoïdaux, les vaisseaux carotidiens, le sinus caverneux, le chiasma optique, le troisième ventricule et les ventricules latéraux, les lobes frontaux et temporaux. Leurs limites sont irrégulières, imprécises; leur consistance, le plus souvent molle, quelquefois ferme; leur couleur, rosée; leur masse, souvent kystique.

Au microscope, on voit une nappe de petites cellules dont le protoplasma est chromophobe, le noyau fortement coloré, déformé ou en voie de division active (fig. 6, C). Ces cellules envahissent la plus grande partie de l'organe, pénètrent dans les vaisseaux, infiltrent la capsule fibreuse, puis les formations nerveuses voisines. Par leur aspect, elles rappellent les éléments des sarcomes globo-cellulaires, mais la structure des vaisseaux, l'agencement trabéculaire des cellules que l'on peut retrouver en certains points, indiquent la nature épithéliale du néoplasme. Les kystes sont creusés dans l'épaisseur de la tumeur, qui peut encore présenter des foyers hémorragiques, nécrotiques et même purulents.

Tumeurs congénitales. — Ce sont certains kystes, les épithéliomas pavimenteux et les tératomes. Ils résultent d'un vice de développement et naissent dans les débris du canal pharyngien d'où procède l'hypophyse ou

A. SÉZARY.

du canal épendymaire de la tige pituitaire ; quelquefois ils se développent aux dépens de la zone intermédiaire et même du lobe antérieur.

Les *kystes congénitaux*, qu'on distingue des kystes adénomateux ou épithéliomateux, ont un contenu mucoïde et sont tapissés par une seule couche de

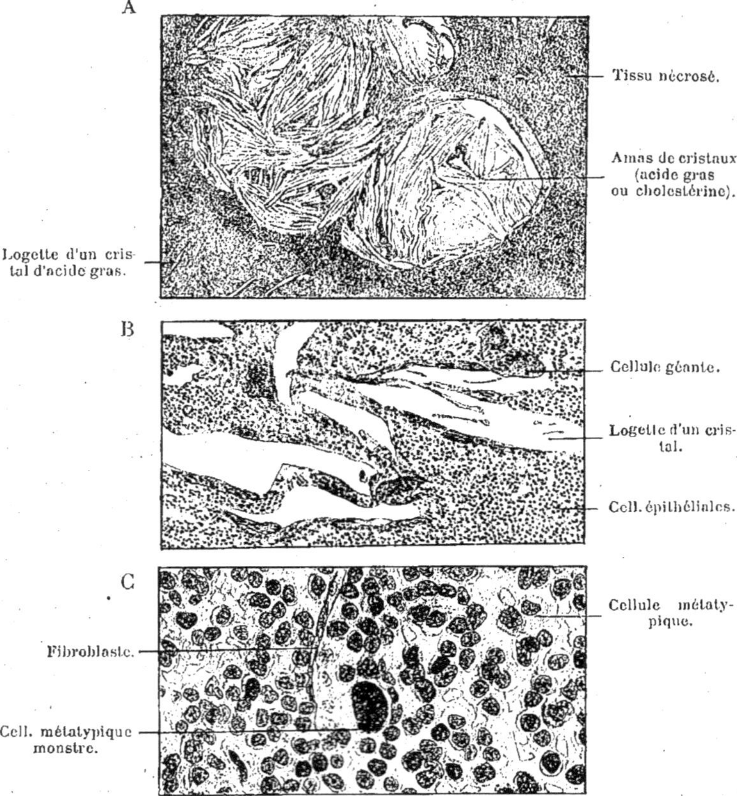

Fig. 6. — *Épithélioma de l'hypophyse* (Roussy).

A, zone nécrotique et aspect choléstéatomateux de la tumeur. Gr. 20/1. — B, détail de la fig. A, cellules géantes et cristaux d'acides gras. Gr. 100/1. — C, aspect des cellules épithéliales de la tumeur. Gr. 500/1.

cellules cylindriques ciliées, analogues à celles de l'épendyme embryonnaire.

Les *épithéliomes pavimenteux* dérivent du canal pharyngien et rappellent par leur structure les épithéliomes cutanés à globes épidermiques : ils peuvent aussi subir la dégénérescence kystique.

Les *tératomes* contiennent à la fois du tissu épithélial et conjonctif, du cartilage et même du tissu osseux.

Autres tumeurs. — Si l'on excepte les prétendus sarcomes à cellules rondes ou polymorphes, qui ne sont le plus souvent que des épithéliomas glandulaires, les autres tumeurs sont rares : citons seulement le sarcome fuso-cellulaire, puis le fibrome, le lipome, le gliome, le chondrome, etc.

Selle turcique. — Dans tous les cas où la tumeur a acquis un certain développement, elle déforme et use la selle turcique, dont les déformations accentuées peuvent être constatées chez le vivant, grâce à la radiographie.

Tout d'abord les apophyses clinoïdes postérieures sont érodées et disparaissent. La tumeur détruit ensuite la lame quadrilatère, qui peut même se fracturer. Le pommeau de la selle est usé à son tour et s'efface. Son fond se creuse de dépressions irrégulières et de petits orifices, qui livrent passage à des prolongements de la tumeur et mettent en communication la fosse pituitaire avec les sinus sphénoïdaux (dilatés s'il y a acromégalie).

On s'est étonné de voir du tissu osseux se laisser éroder par la pression d'une masse molle comme celle du néoplasme. Ce fait s'explique sans doute par la riche vascularisation de la tumeur, qui, véritable organe pulsatile, use lentement, par ses mouvements continuels d'expansion suivis de retrait, les parois osseuses qui l'environnent.

Lésions de l'encéphale. — Les formations nerveuses situées au-dessus du néoplasme sont comprimées et quelquefois envahies.

La compression atteint d'abord, et d'une façon presque constante, le chiasma optique, avec ses deux branches antérieures constituées par les nerfs optiques et ses branches postérieures représentées par des bandelettes optiques. Selon les cas, ces tractus sont, ou comprimés, ou détruits, ou envahis par les cellules cancéreuses.

Quelquefois, la tumeur pousse des prolongements au-dessus ou à côté de la selle turcique et atteint le cerveau. C'est ainsi qu'on l'a vue pénétrer dans la scissure inter-hémisphérique antérieure, gagner le genou du corps calleux (Schloffer), un lobe frontal (Hochenegg, Eiselsberg), un ventricule latéral (Launois), se mouler sur le pédoncule cérébral après avoir enveloppé l'artère communicante postérieure (Caselli, Berday et Jansco), contourner le sinus caverneux et la carotide interne et faire saillie au-dessus du ganglion de Gasser (Lecène), s'étendre dans la fosse cérébrale moyenne (Eiselsberg), atteindre le ventricule latéral (Kocher), remonter vers les tubercules mamillaires et le 3e ventricule (Mac Arthur), etc. Ces dispositions anatomiques rendent particulièrement difficile, sinon impossible, l'acte opératoire.

Symptômes. — Les tumeurs de l'hypophyse atteignent aussi fréquemment l'homme que la femme : on les observe le plus souvent entre 15 et 40 ans; elles sont donc avant tout une affection de l'adolescence et de l'âge adulte.

Lorsque l'attention du clinicien n'est pas attirée sur l'hypophyse par un des syndromes décrits dans d'autres chapitres (syndrome adiposo-génital, acromégalie, gigantisme, infantilisme, ou plus simplement polyurie, glycosurie), ce sont les symptômes de tumeur encéphalique qui marquent le début de l'affection.

A. Sézary.

Parmi ces symptômes, les uns sont diffus et traduisent l'hypertension intra-cranienne; les autres sont liés directement à la localisation hypophysaire de la tumeur.

I. Les **symptômes d'hypertension intra-cranienne** sont ceux qu'on observe dans toute tumeur cérébrale. Ils prennent ici quelques caractères particuliers tenant à la localisation du néoplasme.

La *céphalée* présente des modalités variables. Quelquefois, mais rarement, elle est peu marquée. Le plus souvent, elle s'accentue progressivement, devient gravative, continue, avec des paroxysmes d'une violence extrême. A son début, elle est bitemporale et serait due, d'après Cushing, à la distension de l'enveloppe de l'hypophyse, dont le débridement la fait disparaître. Elle se localise quelquefois dans la région orbitaire profonde et s'accompagne alors de photophobie et de douleur à la pression des globes. Elle peut aussi être intermittente et rappeler la migraine. D'après Frankl-Hochwart, elle n'existe que chez les deux tiers des malades non acromégaliques et elle peut faire défaut chez des sujets à l'autopsie desquels on a trouvé une tumeur volumineuse comprimant le cerveau.

Des *vomissements* du « type cérébral », sans nausées, sans efforts, accompagnent la céphalée et surtout ses paroxysmes. Cushing les dit moins fréquents dans les tumeurs de l'hypophyse que dans les autres tumeurs de l'encéphale. Frankl-Hochwart les a notés dans la moitié des cas.

On observe encore une *torpeur* continuelle, associée à des *vertiges* dans un quart des cas. Une mention spéciale doit être faite de la *somnolence*, qui souvent se présente comme une véritable *narcolepsie*. Les malades de Mensinga, de Stannens, de Soca, de Sandri, de Williams et Dunlop dormirent pendant 6 semaines, 5 mois, 7 mois, 5 années. Généralement, en les interpellant et en les secouant, on les tirait de cet état pendant quelques instants; ils pouvaient alors converser, satisfaisaient aux besoins de la vie végétative, puis ils se rendormaient. La malade de Purves Stewart eut pendant 10 ans plusieurs attaques de sommeil, durant de quelques jours à quelques semaines, séparées par des intervalles normaux. Ces curieuses observations ne suffisent pas à prouver, comme le prétend Salmon, l'existence d'un « centre du sommeil » dans l'hypophyse.

Ces crises de narcolepsie s'accompagnent parfois de rigidité musculaire et précèdent souvent des *troubles psychiques* de nature variable : confusion mentale, manie dépressive, délires, etc. (Schuster, Dupré, Laignel-Lavastine, Sainton et Péron, etc.). Il existe une forme mentale des tumeurs hypophysaires (Cestan et Halberstadt).

La *stase papillaire*, si fréquente dans les tumeurs du cerveau, est ici exceptionnelle. Les néoplasmes pariétaux de la base ne la provoquent en effet qu'après avoir acquis un certain développement et comprimé l'encéphale où le 3e ventricule. Les troubles oculaires qui apparaissent dès le début des tumeurs de l'hypophyse sont dus, comme nous le verrons, à la compression directe des voies optiques.

Le *pouls* n'est pas toujours ralenti, comme cela est de règle dans les autres tumeurs de l'encéphale. Dans plusieurs observations on a noté au contraire son accélération.

La *température* présente des modifications intéressantes. Tantôt elle est très abaissée et se maintient entre 34 et 36 degrés (Bartels) ou entre 55 et 56 degrés pour descendre ensuite à 33 (Erdheim). Tantôt au contraire, elle dépasse la normale; d'après Frankl-Hochwart, elle atteint 38 degrés dans un cinquième des cas. Il peut y avoir une véritable hyperthermie, à 42 et même 43 degrés (Landau). Il y a donc un déséquilibre indéniable de la régulation thermique qu'on peut attribuer à l'irritation des centres nerveux juxta-hypophysaires. La fièvre peut égarer le diagnostic, faire croire à un abcès du cerveau ou à une méningite qui n'existent pas.

Les symptômes que nous venons d'étudier sont plus ou moins marqués selon les cas. Certains prédominent et impriment au tableau clinique des modalités particulières, d'autant plus qu'ils peuvent s'associer aux syndromes hypophysaires proprement dits. Ils manquent parfois totalement, au moins d'une façon temporaire, de telle sorte que l'affection ne se traduit alors que par des troubles dus à la compression nerveuse, que nous allons maintenant décrire.

II. Parmi ces **troubles par compression**, les plus importants sont ceux **de la vision**; ils sont presque constants et méritent d'être étudiés avec soin.

Leurs modalités sont multiples, car les tumeurs peuvent atteindre soit les nerfs optiques, soit le chiasma, soit les bandelettes optiques [1].

Le trajet des fibres visuelles (fig. 7) explique aisément les symptômes qui résultent de leurs lésions. Si les nerfs optiques sont seuls atteints, il survient de la cécité par névrite optique. Si une bandelette optique est intéressée, il se produit une hémianopsie bilatérale homonyme, caractérisée par l'abolition du champ temporal d'un œil, du champ nasal de l'autre. Si enfin, comme cela est le plus fréquent, la partie médiane du chiasma est comprimée, l'hémianopsie porte en totalité ou en partie, sur les deux champs visuels temporaux : elle est bilatérale et hétéronyme.

Le pourcentage relatif de ces trois sortes de troubles visuels peut être établi de la façon suivante, en tenant compte des chiffres statistiques de Uthof, Cushing, de Lapersonne et Cantonnet, Carlotti : 60 hémianopsies bitemporales, 34 atrophies optiques, 6 hémianopsies homonymes pour 100 cas de tumeurs accompagnées de symptômes visuels.

On sait qu'une des manifestations les plus fréquentes et les plus caractéristiques de l'hypertension intra-cranienne consiste dans l'œdème et la stase papillaires, qui aboutissent à l'atrophie avec cécité complète. On serait tenté d'attribuer à cette lésion une partie des troubles visuels causés par les tumeurs de l'hypophyse. Or, il n'en est rien : la stase papillaire y est en effet rare. Avant que les conditions favorables à son développement aient été réalisées, la compression et la destruction des nerfs optiques ont déterminé une amaurose, sans que l'examen ophtalmoscopique révèle des troubles circulatoires du fond de l'œil. De telle sorte que l'amaurose ou la cécité survenant sans œdème papillaire chez un sujet présentant des signes de tumeur cérébrale constituent une forte présomption en faveur de la localisation hypophysaire de cette tumeur.

1. Velter. IIIᵉ *Réunion Neurologique*, Paris, 1922 (*Revue Neurol.*, 1922, p. 671).

A. Sézary.

Les troubles visuels dus à la compression des *nerfs optiques* varient depuis l'amblyopie légère jusqu'à la cécité absolue. Ils ne sont pas également ment marqués des deux côtés : une statistique d'Uthof signale l'amaurose unilatérale dans 33 pour 100 des cas, l'amaurose bilatérale dans 16 pour 100. Ils subissent assez souvent des alternatives spontanées d'aggravation et

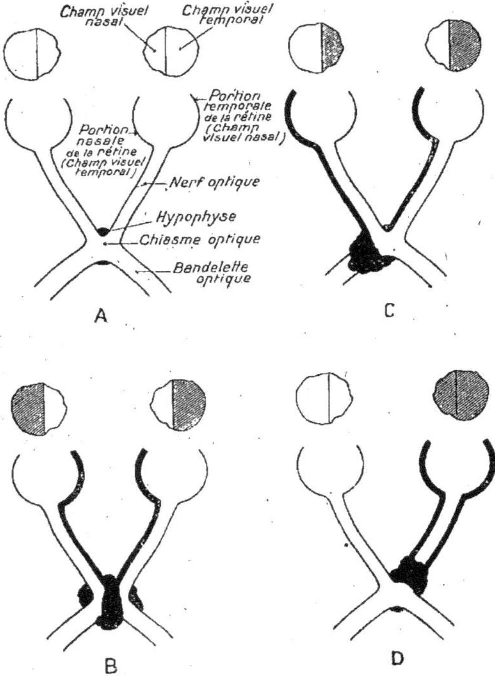

Fig. 7. — *Schéma montrant les diverses lésions des voies optiques au cours des tumeurs de l'hypophyse, avec les troubles du champ visuel qui en résultent. Les traits épais représentent les fibres nerveuses dégénérées.*
En A : voies visuelles et hypophyse à l'état normal (vues de haut en bas). — En B : la tumeur comprime la partie médiane du chiasma optique : hémianopsie bitemporale. — En C : la tumeur comprime une bandelette optique : hémianopsie bilatérale homonyme. — En D : la tumeur comprime un nerf optique : cécité de l'œil correspondant.

d'amélioration, et l'on est frappé, à l'autopsie de sujets dont la vision était relativement peu altérée, de l'importance des lésions des nerfs optiques (Cange). L'opération décompressive les atténue d'ailleurs rapidement, comme s'ils résultaient simplement d'un bloquage physiologique des voies visuelles (Cushing). Ils s'installent progressivement, plus ou moins vite selon les cas et constituent parfois, soit seuls, soit associés à des troubles mentaux, l'unique manifestation de l'affection. L'ophtalmoscope révèle une atrophie papillaire simple, qui peut se compliquer, plus tardivement,

d'œdème et de stase (contours flous de la papille, dilatation des veines de
la rétine).

La compression du *chiasma optique*, détruisant les fibres visuelles qui
proviennent des moitiés nasales de chaque rétine (fig. 7, B), détermine la
perte de la vision dans ces dernières, c'est-à-dire la cécité de la moitié temporale des deux champs visuels ou *hémianopsie bitemporale*. Celle-ci doit
être étudiée avec soin au campimètre : on établit ainsi un schéma représentant l'étendue exacte de la vision (fig. 8). Selon les cas, le champ temporal est aveugle en totalité ou seulement en partie ; il peut être complètement aboli d'un côté, et, de l'autre, ne présenter qu'un scotome. Ce trouble
visuel est souvent méconnu du malade, au moins à son début : on peut
alors le dépister par un examen au campimètre et faire ainsi un diagnostic
précoce de la tumeur. La première anomalie consiste, comme l'ont montré

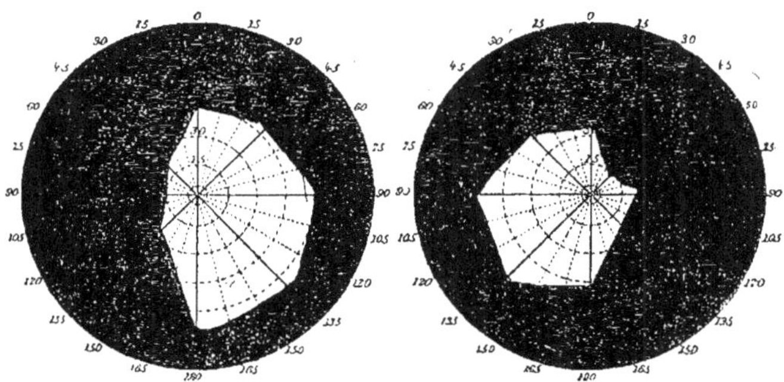

Fig. 8. — *Champ visuel dans un cas de tumeur hypophysaire : hémianopsie bitemporale.*

Josefson, puis Cushing, dans la perte de la vision des couleurs, limitée
d'abord au quadrant temporal supérieur, étendue bientôt à la moitié temporale tout entière (hémiachromatopsie bitemporale). C'est ensuite la forme
des objets qui devient indistincte. La région maculaire est longtemps
épargnée, mais elle est finalement atteinte. Alors, par suite de l'aggravation des lésions, le champ nasal se rétrécit à son tour, du centre vers la
périphérie, et la cécité devient complète. Il est cependant rare que les
troubles aient la même intensité ou la même évolution des deux côtés. L'un
des yeux peut même être relativement respecté : la cécité unilatérale, dans
ce cas, débute par le champ temporal, envahit ensuite le champ nasal :
elle diffère par là de celle qui est due à l'atrophie optique et qui affecte
d'emblée la totalité du champ visuel.

Si la compression porte, en arrière du chiasma, sur une *bandelette
optique* (fig. 7, C), il se produit une *hémianopsie bilatérale homonyme*,
atteignant les deux moitiés homologues, gauche ou droite, du champ visuel,
en d'autres termes le champ temporal d'un côté et le champ nasal du côté
opposé. D'après Cushing, ce symptôme est deux fois moins fréquent que
l'hémianopsie bitemporale. Dans ce cas encore, le trouble visuel peut prédominer dans un œil.

A. SÉZARY.

Par suite de l'amaurose, et proportionnellement à son intensité, le réflexe lumineux de la pupille devient paresseux, puis disparaît. En cas d'hémianopsie, il est aboli seulement dans le champ visuel aveugle : c'est la réaction hémioptique de Wernicke, symptôme hypophysaire au premier chef, puisqu'il résulte de l'interruption des radiations visuelles en amont des tubercules quadrijumeaux (Dejerine).

Les *paralysies oculo-motrices* sont rares. Les nerfs cheminent en effet

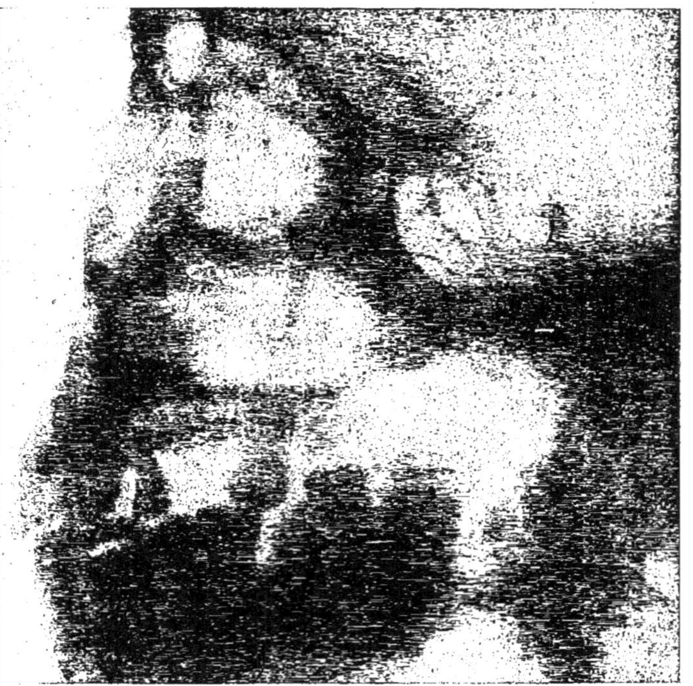

Fig. 9. — *Radiographie de selle turcique normale* (Cliché dû au Dᴙ LOMON).
La selle turcique se voit nettement dans le quadrant supérieur et droit de la figure.

dans la paroi externe du sinus caverneux, à distance de l'hypophyse. Ils peuvent cependant être comprimés. Alors s'installe, quelquefois même en l'absence de troubles circulatoires, une ophtalmoplégie généralement unilatérale, à marche rapidement progressive, débutant par une paralysie de la 6ᵉ paire, s'étendant rapidement aux 3ᵉ et 4ᵉ paires, et s'accompagnant de névralgie ophtalmique : c'est le syndrome de la paroi externe du sinus caverneux (Foix). La paralysie du regard peut encore relever de la compression de la région interpédonculaire (Cushing). De tels cas ont pu en imposer pour une méningite basilaire (Arzoumakoff).

Signalons enfin, comme symptômes exceptionnels, l'*exophtalmie*, due à la compression du sinus caverneux (Cushing), et le *nystagmus*.

Les tumeurs de l'hypophyse déterminent encore, quoique plus rarement, certains autres troubles par compression : l'*anosmie*, la *névralgie faciale*, la *contracture musculaire*. Elles s'accompagnent quelquefois de *crises épileptiques* du type comitial, précédées parfois d'une aura gustative ou olfactive, ce qui, d'après Cushing, prouverait que ces crises sont dues à l'irritation de

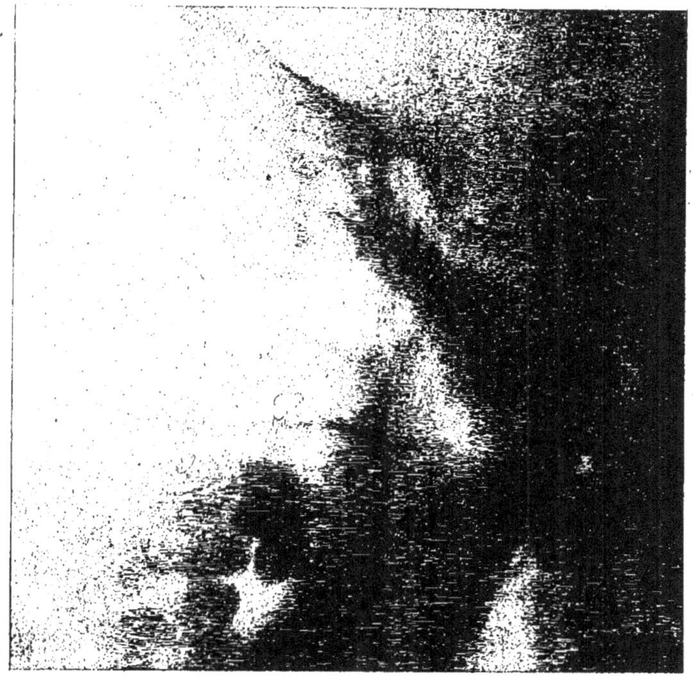

Fig. 10. — *Radiographie de la selle turcique chez un acromégalique* (Cliché Lomon). Cavité agrandie et déformée, lame quadrilatère amincie. Comparer avec la figure 9.

la circonvolution de l'hippocampe. Lorsque la tumeur envahit les sinus sphénoïdaux, on a vu survenir des épistaxis ou s'écouler par le pharynx des mucosités blanches et épaisses et même, fait exceptionnel, du liquide céphalo-rachidien (Boyd, Cushing). Dans ce cas, les méninges sont souvent infectées et la ponction lombaire donne un liquide louche, riche en cellules rondes (Christiansen).

En dehors de cette éventualité, le *liquide céphalo-rachidien* est généralement hyperalbumineux (Sicard et Reilly). Il n'est pas rare qu'il présente une leucocytose discrète (Christiansen).

A. Sézary

III. **Signes radiologiques**. — La radiographie de la selle turcique montre des déformations du plus grand intérêt clinique. Elle peut d'abord révéler une augmentation de volume des os et des sinus, qui relève de l'acromégalie : nous ne nous en occuperons pas ici (voir le chapitre suivant). Elle montre surtout les modifications de la selle turcique, dues à l'action destructive de la tumeur hypophysaire elle-même. Elle constitue un précieux moyen de diagnostic, préconisé en 1899 par Oppenheim, en 1903 par Béclère, puis étudié en France par Jaugeas (1909), par Toupet et Infroit (1910).

Sa technique doit être rigoureuse si l'on veut éviter les images déformées, prêtant à l'erreur. Il faut que la gouttière transversale qui forme la selle se projette exactement de profil sur la plaque et que le rayon normal passe aussi près que possible de l'axe de la gouttière turcique (Toupet et Infroit). Dans ces conditions, si l'on fait abstraction de quelques anomalies morphologiques ou des cas exceptionnels d'ostéite sphénoïdale, les déformations osseuses ont une valeur sémiologique considérable et d'une constance pour ainsi dire absolue (Kohler).

Le signe le plus précoce consiste généralement dans l'usure de la lame quadrilatère et des apophyses clinoïdes postérieures qui la jalonnent latéralement (fig. 10). Les apophyses clinoïdes antérieures s'effacent ensuite.

Ultérieurement, la selle se creuse aux dépens des sinus sphénoïdaux sous-jacents (excavation en bénitier, Launois). Cette déformation est parfois la seule que l'on constate : dans ce cas la cavité s'agrandit et s'approfondit, mais son orifice supérieur demeuré quasi normal forme une sorte de goulot (Jaugeas).

Enfin, et surtout lorsque la tumeur se développe vers le cerveau, la selle turcique s'évase à sa partie supérieure. La prédominance de l'une ou l'autre de ces déformations donne des présomptions sur la direction vers laquelle tend le néoplasme (notion importante pour les indications opératoires); malheureusement ces présomptions n'ont pas été toujours vérifiées à l'intervention ou à l'autopsie. La radiostéréographie permet, d'après Cushing, de suivre l'évolution de l'usure osseuse et révèle les petites érosions de la selle.

Dans des cas exceptionnels, la tumeur, surtout si elle est infiltrée de sels calcaires, est visible sur la radiographie (Horsley, Sprinzels, Valobra).

Formes cliniques. Évolution, — La symptomatologie de ces tumeurs est extrêmement variable.

Dans certaines formes prédominent les symptômes diffus, alors que les troubles dus à la compression sont peu marqués : l'examen du fond de l'œil ou l'étude du champ visuel donnent alors des indications importantes. D'autres fois les troubles visuels dominent la scène. Dans d'autres circonstances, c'est l'acromégalie, c'est le syndrome adiposo-génital, c'est un diabète sucré ou insipide qui attirent l'attention. On a pu aussi décrire des formes mentale (v. Guillot, *Th. Paris*, 1924, narcoleptique, méningitique, etc.

Il faut donc se souvenir du polymorphisme de la symptomatologie et, en présence de signes d'hypertension cranienne avec ou sans crises d'épilepsie,

de troubles visuels d'origine obscure, de troubles psychiques avec ou sans
cécité, recourir aux moyens qui permettent le diagnostic des tumeurs de
l'hypophyse (examen du fond de l'œil, délimitation du champ visuel, radiographie de la selle turcique).

L'évolution n'est pas moins variable. Elle peut ne durer que quelques
mois ou au contraire se prolonger pendant des années, dix, vingt, et même
quarante ans dans un cas de Franckl-Hochwart. Elle est alors ralentie par
des périodes de rémission qui peuvent être fort longues. La mort subite a
été notée dans quelques observations.

L'état général des sujets ne s'altère qu'à une période avancée. Ils présentent alors assez souvent, comme l'a noté Cushing, une pigmentation des
téguments qui rappelle celle qui caractérise le syndrome addisonien, mais
que n'explique pas l'état anatomique des glandes surrénales, ce qui prouve
bien que n'importe quel trouble endocrinien, et non seulement l'insuffisance
surrénale chronique, peut provoquer la mélanodermie (Sézary). Bientôt, en
proie à une céphalée intolérable, amaurotiques, somnolents, plus ou moins
atteints dans leurs facultés mentales, ils tombent dans une cachexie progressive (¹), à moins qu'une infection intercurrente, et en particulier une
broncho-pneumonie, ne vienne hâter le dénouement.

Diagnostic. — Il se pose dans deux conditions différentes.

Tantôt, un syndrome hypophysaire est déjà constitué. La tâche du clinicien est alors facile, car il lui suffit de rechercher systématiquement les
signes caractéristiques de la tumeur hypophysaire, sur lesquels nous avons
suffisamment insisté.

Tantôt, l'action se manifeste par les symptômes dus à l'hypertension
intracranienne ou à la compression. Dans ces conditions, nul médecin ne
doit ignorer que l'examen du fond de l'œil et du champ visuel, que la
radiographie s'imposent : elles permettent en effet le diagnostic.

Les *tumeurs du 3ᵉ ventricule* peuvent cependant prêter à confusion
(fig. 11). Le diagnostic en est d'ailleurs très délicat. Tantôt, en effet, elles
se développent vers la selle turcique, compriment l'hypophyse et se traduisent par un syndrome adiposo-génital (Claude et Schaeffer) : mais la
radiographie montrerait alors l'intégrité de la selle turcique. Tantôt, au
contraire, leur symptomatologie est nettement basilaire : à l'hémianopsie
bitemporale, aux troubles psychiques, à la narcolepsie s'ajoutent de la
dysarthrie, des crises de tachy-arythmie, de la polyurie et de la polydipsie
(*syndrome infundibulaire* de Claude et Lhermitte). De tels symptômes
pourraient être provoqués par une tumeur de l'hypophyse à développement
supérieur, mais ils s'accompagneraient de déformations de la selle turcique.

Si la syphilis est une cause très rare de tumeur hypophysaire, l'intérêt
qu'on a à la dépister en pareil cas n'en est pas moins considérable. La

1. En dehors des tumeurs de l'hypophyse, Pende, Simmonds ont attribué à des
lésions de l'organe (atrophie, gomme) une cachexie, dite hypophyséoprive, caractérisée par une asthénie et une émaciation extrêmes, parfois par de la sénilité précoce.
Une malade de Reye, qui présentait en plus de l'œdème et de l'hypotension, fut considérablement améliorée par l'opothérapie. Ce sont là des faits d'attente, sur lesquels
on ne saurait encore se prononcer.

A. Sézary.

difficulté est d'autant plus grande que les tumeurs proprement dites s'accompagnent assez fréquemment de leucocytose céphalo-rachidienne. L'existence d'antécédents spécifiques, la coïncidence même de stigmates nerveux (signe d'Argyll-Robertson, signes de tabes fruste) constituent des présomptions, mais ne donnent pas la certitude, car un syphilitique peut être atteint d'une tumeur non syphilitique. La constatation d'une réaction de Bordet-Wasserman positive dans le liquide céphalo-rachidien est un signe plus important, bien que sa valeur ne soit pas pathognomonique. En dernier ressort, c'est le traitement d'épreuve qui est appelé à confirmer ou à infirmer le diagnostic, au moins au début de l'affection.

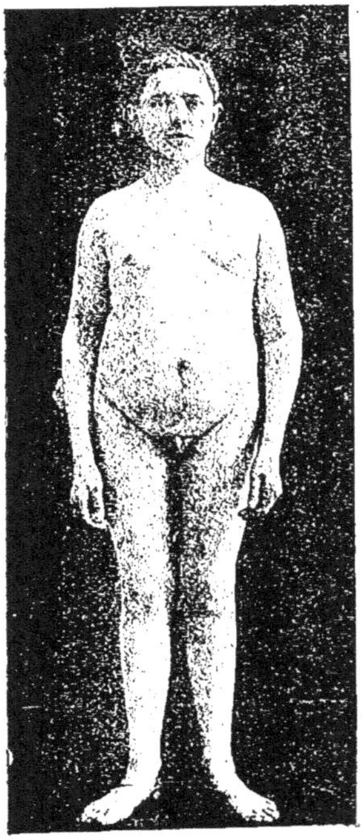

Traitement. — Les ressources de la thérapeutique sont malheureusement encore précaires.

Avant tout, on recherchera si la tumeur n'est pas de nature syphilitique ; c'est là, malheureusement, une éventualité exceptionnelle. Et toutes les tumeurs de l'hypophyse survenant chez les syphilitiques ne sont pas des syphilomes. Le devoir du médecin est cependant, en cette circonstance, de faire un traitement d'épreuve.

L'opothérapie n'étant guère indiquée, nous ne pouvons qu'utiliser la radiothérapie ou recourir aux méthodes chirurgicales.

La *radiothérapie* a été préconisée en 1909 par Béclère, qui en a obtenu d'excellents résultats. Ceux-ci ont été confirmés par de nombreux auteurs. On a noté la disparition des symptômes d'hypertension intracranienne et l'amélioration souvent rapide des troubles visuels [1]. Cette action favorable persiste depuis 4 ans chez un malade de Perthes, depuis 6 et 14 ans chez deux malades de Béclère. Ces succès remarquables sont acquis par un rayonnement pénétrant, bien filtré, convenablement orienté vers l'hypophyse et procédant, non de la voie buccale (méthode de Gramégna), mais de la paroi latérale du crâne. Cette méthode a donc donné des preuves de son efficacité, au moins relative : l'avenir nous permettra d'estimer si elle peut amener une guérison complète et définitive. Il est évident que dans les cas de kystes ou de tératome, son action ne saurait être aussi favorable que sur les tumeurs épithéliales.

Fig. 11. — *Infantilisme et obésité par tumeur du 3ᵉ ventricule chez un homme âgé de 26 ans* (LEREBOULLET).

1. Voir la communication de BÉCLÈRE, à la IIIᵉ Réunion neurologique de Paris (1922) et le mémoire de ROUSSY, BOLLACK, LABORDE et LÉVY, *Revue Neurologique*, octobre 1924.

Le *traitement chirurgical* ([1]) se heurte malheureusement à de grosses difficultés techniques. C'est par la voie sphénoïdale (c'est-à-dire nasale) ou frontale qu'on aborde les néoplasmes. Les résultats tardifs relatés par certains auteurs sont encourageants : l'acromégalie, l'adiposité et les troubles génitaux auraient été enrayés. Mais l'intervention est très délicate et, exception faite pour quelques statistiques de chirurgiens spécialisés, la mortalité opératoire est encore très élevée.

Dans les conditions actuelles, l'hypophysectomie, procédé idéal de guérison, doit être réservée aux cas où la radiothérapie aura été inefficace et, où la radiographie laisse espérer des conditions opératoires favorables.

Lorsque la tumeur se développe vers le cerveau et si la radiothérapie n'amène aucune amélioration, un volet de décompression temporal diminue l'hypertension intracranienne, elle atténue les souffrances du malade et ses troubles visuels : ce n'est là qu'un moyen palliatif, qu'il faut cependant utiliser dans des circonstances aussi lamentables.

1. Voir la *Monographie* de Cushing, la *Thèse* de Touret, Paris, 1911, la communication de Cushing et sa discussion, à la III⁰ Réunion neurologique de Paris (1922).

A. Sézary.

PATHOLOGIE DE L'HYPOPHYSE

(SUITE)

II

ACROMÉGALIE

Par MM.

A. SOUQUES   et   Ch. FOIX

Médecin de la Salpêtrière.
Membre de l'Académie de Médecine.

Médecin de l'Hospice
de Bicêtre.

M. Pierre Marie a décrit en 1885 sous le nom d'acromégalie (de ἄκρον extrémité, μέγας grand) « une hypertrophie singulière, non congénitale, des extrémités supérieures, inférieures et céphalique ». Il a établi en même temps les rapports de cette affection avec une tumeur hypophysaire et montré qu'il s'agissait là d'une maladie spéciale, autonome, d'une nouvelle entité morbide. C'est donc à juste titre que, malgré les cas isolés signalés jadis par Saucerotte, Brigidi, Chalk, Verga, Henrot, Fritsche et Klebs, acromégalie et maladie de Marie sont devenus synonymes.

L'acromégalie s'est trouvée du même fait la première connue des affections d'origine hypophysaire.

Après cette première description, les observations se sont multipliées. Citons parmi les plus anciennes celles de Erb, Wirchow, Wilks, Hadden, Verstraeten, Adler et Minkowski. La thèse de Souza-Leite faite sous l'inspiration de P. Marie constitue le premier travail d'ensemble sur la question.

Signalons depuis les travaux de Duchesneau, Sainton et State, Béclère et Jaugeas, Oppenheim, Toupet et Infroit précisant la séméiologie clinique et radiologique de l'affection.

Les premières tentatives chirurgicales de von Eiselsberg, Hochenegg, Cushing, ont été suivies en France par Lecène, Toupet, Lenormand.

Enfin la radiothérapie a donné à MM. Béclère et Jaugeas des succès incontestables.

Mais, en réalité, le travail de ces dernières années a surtout mis en relief les rapports de l'acromégalie avec les autres syndromes hypophysaires. Ce fut tout d'abord le gigantisme (Brissaud et Meige, Launois et Roy), puis le syndrome adiposo-génital (Babinski, Frœlich), l'infantilisme hypophysaire (Souques et Chauvet), les diabètes hypophysaires sucrés ou insipidès, etc...

Ces recherches ainsi que les travaux physiologiques sur les fonctions hypophysaires d'Olivier et Schafer, Caselli et Paulesco, Aschner, Ascoli, Cushing, Camus et Roussy, Claude et ses élèves, Bailey et Bremmer ont contribué dans une large mesure à éclaircir l'étiologie et la pathogénie de l'acromégalie qui demeurent cependant obscures sur quelques points.

Ajoutons les rapports récents et remarquables de MM. Camus et Roussy,

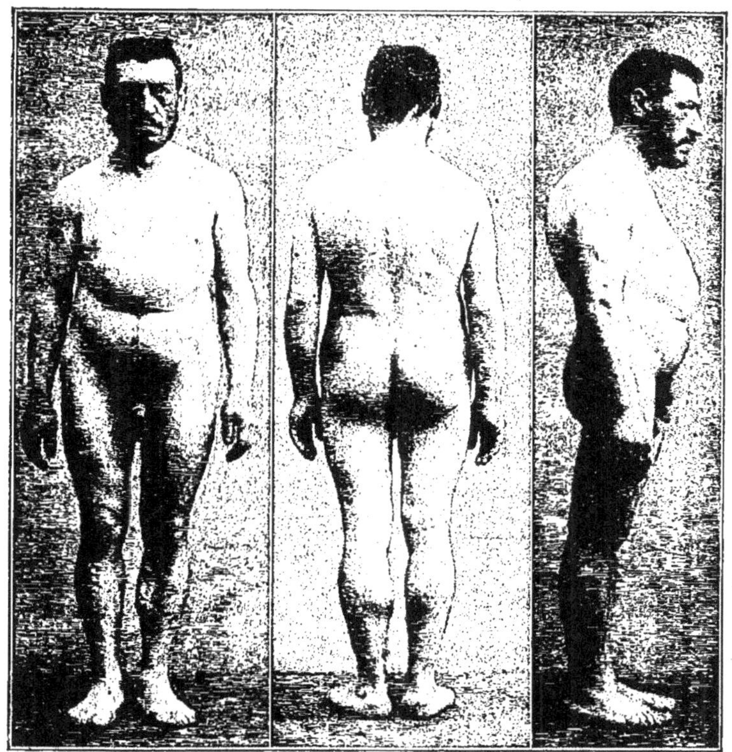

Fig. 1.   Fig. 2.   Fig. 3.
Acromégalique vu de face et de dos.   Cyphose cervico-dorsale.

de M. Froment, consacrés aux syndromes hypophysaires, et parus après la rédaction de cet article.

SYMPTOMATOLOGIE

L'acromégalie étant déterminée par une tumeur hypophysaire se traduit par deux ordres de symptômes : des *signes intrinsèques* dus aux troubles du fonctionnement hypophysaires, des *signes d'emprunt* dus au retentissement local de la tumeur et à sa situation intra-cranienne.

A. Souques et Ch. Foix.

Signes intrinsèques.

Ils constituent un ensemble de troubles dystrophiques tellement caractéristiques *que l'acromégalie se diagnostique aisément à première vue* (fig. 1, 2 et 3). Ce sont : le *facies*, l'*hypertrophie des extrémités*, les *déformations du crâne, du rachis* et *du thorax*, enfin un certain nombre de *troubles accessoires* dus soit au mauvais fonctionnement hypophysaire, soit à son retentissement sur les autres glandes vasculaires sanguines.

1° **Facies acromégalique** (fig. 4). — Il est caractérisé par une énorme hypertrophie de tout l'ensemble du visage, mais surtout du nez et du menton, une peau grossière, un aspect triste et langoureux qui appellent d'emblée l'attention. Le visage est allongé, ovalaire, le front bas, les rebords et les apophyses orbitaires extrêmement saillants, les paupières épaissies. Les yeux paraissent petits, quelquefois au contraire en légère exophtalmie. Le nez est accru dans tous ses diamètres (nez épaté, camard, en pied de marmite); il forme une saillie énorme. Les pommettes sont très proéminentes, les lèvres très épaisses, la lèvre

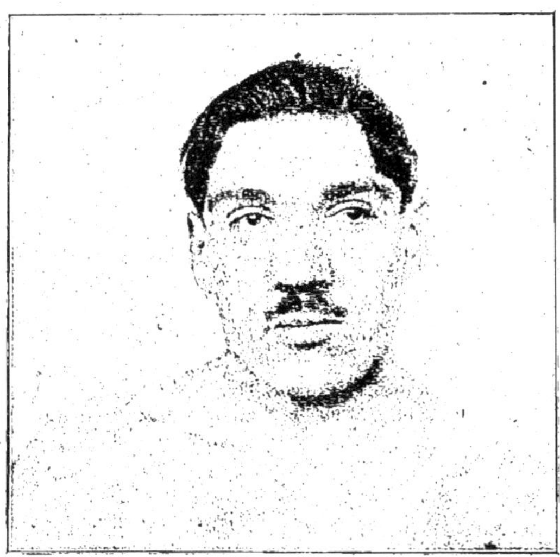

Fig. 4.

inférieure souvent en ectropion, le menton large et fortement saillant. Tandis que le maxillaire supérieur est peu altéré, le maxillaire inférieur, au contraire, monstrueusement hypertrophié, fait un prognathisme très accusé. Les dents sont espacées de façon excessive. Dans certains cas, les oreilles sont augmentées de volume.

La langue est épaissie (*macroglossie*). Cet épaississement est d'ailleurs quelque peu variable : parfois il est énorme et la langue alors ne peut rester dans la bouche, si bien que la prononciation et la déglutition en sont considérablement gênées, d'autres fois au contraire à peine marqué. La voûte palatine, les piliers, la luette, le voile du palais, les amygdales peuvent participer à cette hypertrophie et entraîner eux aussi des troubles de la déglutition et de la parole (voix basse et grave), des accès de toux, etc...

Dans son ensemble, la peau a une teinte jaune brunâtre ; elle paraît sèche et trop large pour les organes qu'elle recouvre, surmontée assez souvent d'excroissances pathologiques (verrues, molluscum) ; les cheveux sont abondants et épais, les poils gros et durs.

2° **Hypertrophie des extrémités**. — Elle est également caractéristique, c'est la *main acromégalique*, le *pied acromégalique*.

L'*hypertrophie des mains* est généralement la première en date, c'est par elle que débute la maladie (fig. 5). Les mains sont épaisses et larges, sans

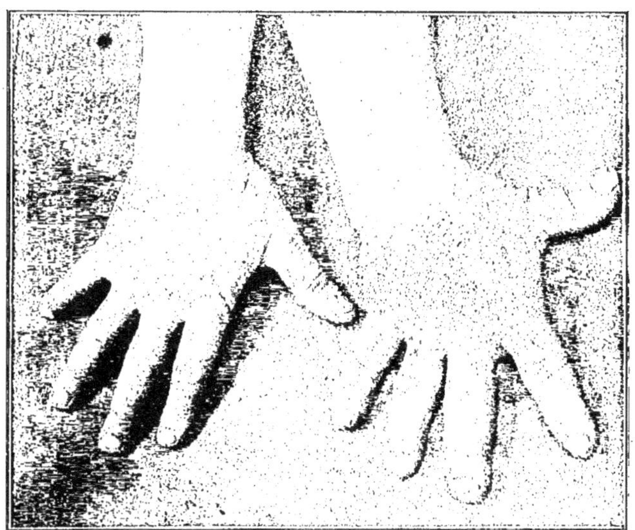

Fig. 5. — A droite, main acromégalique ; à gauche, main d'un homme de même âge et de même taille.

être déformées, ni notablement augmentées de longueur : main courtaude, main camarde, main en battoir (« spade like » des Anglais). Leur développement exagéré, contrastant avec l'aspect et le volume normal des autres segments du membre supérieur, attire l'attention.

A côté de ce type massif, cubique, « en large », P. Marie décrit un autre type de déformation. « Ce dernier consiste toujours en une augmentation de volume, mais cette fois avec un certain développement en longueur à peu près proportionnel au développement en largeur, de telle sorte qu'ici la main, étant plus longue et moins grosse, n'est réellement pas aussi monstrueuse que dans le type massif où le développement se fait presque exclusivement en largeur. » Ce type « en long » se voit de préférence chez les acromégaliques à début précoce, de telle sorte qu'on peut par la seule inspection des mains fixer avec quelque vraisemblance l'apparition de la maladie.

A. Souqués et Ch. Foix.

Cette hypertrophie porte sur tous les plans, sur tous les tissus : os, muscles, tissu cellulo-adipeux, peau. Cette dernière est résistante, ferme, sans œdème, de coloration un peu foncée. Les plis interphalangiens, plus marqués, séparent de véritables bourrelets charnus (main capitonnée). Les éminences thénar et hypothénar sont très augmentées de volume et les sillons curvilignes de la paume plus accusés qu'à l'état normal. Les doigts ont des dimensions énormes : ils sont aussi gros à leur pointe qu'à leur racine, sans aucune déformation articulaire, de direction et de longueur normales. Ce sont des doigts « en saucisson », suivant l'expression de Pierre Marie. Dans une observation de Lombroso, le pouce mesurait 12 centimètres de circonférence. Par comparaison, les ongles paraissent petits, élargis, striés presque toujours dans le sens longitudinal. Très exception-

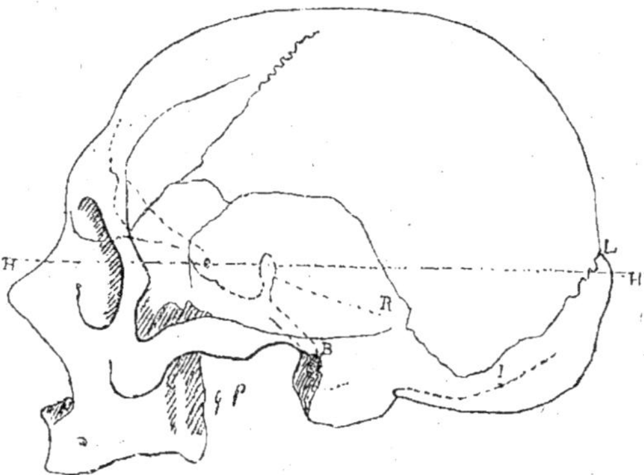

Fig. 6. — Ressaut post-lambdoïdien d'un crâne acromégalique.
(D'après Papillault).

nellement, on a signalé soit un gonflement en massue des doigts, soit des nodosités phalango-phalanginiennes. Plus souvent la dernière phalange est hypertrophiée « en houppe ». Cette hypertrophie sans grande déformation des doigts, du carpe, du métacarpe s'atténue au niveau du poignet. Les avant-bras et les bras, tout en étant plus gros qu'à l'état normal, sont cependant loin d'être aussi hypertrophiés que les mains. La musculature est souvent hypertrophiée aussi et le sujet peut être anormalement fort. Plus tard cependant cette hypertrophie diminue et peut faire place à de l'atrophie.

L'hypertrophie des pieds progresse parallèlement à l'hypertrophie des mains. A partir du moment où elle se déclare, le malade change rapidement de pointure; elle devient bientôt manifeste, puis énorme. Les pieds alors sont élargis et épaissis sans que leur longueur soit proportionnellement augmentée. On y voit, comme aux mains, des sillons profonds séparant des bourrelets charnus. Cette hypertrophie s'atténue d'habitude au niveau du cou-de-pied; les jambes et les cuisses restent plus ou moins indemnes. Si le cou-de-pied et le genou sont intéressés, c'est toujours dans de minimes proportions, sans rapport avec la monstruosité du pied. Toujours comme à la main, tous les tissus constitutifs : os, muscles, etc... participent à l'hypertrophie; l'aspect de la peau est identique. Les orteils ont gardé leur forme et leur direction habituelles; ils sont simplement épais et larges, très volumineux, comme s'ils appartenaient à un colosse.

Les ongles sont courts, aplatis, élargis, striés presque toujours longitudinalement.

5° ***Déformations du crâne, du rachis et du thorax***. — Variables dans leur intensité, parfois modérées, d'autres fois très marquées, elles se reconnaissent à l'examen physique simple et se précisent par l'examen radiologique.

L'importance des renseignements fournis par les rayons X est telle, qu'ils constituent un véritable *syndrome radiologique de l'acromégalie*.

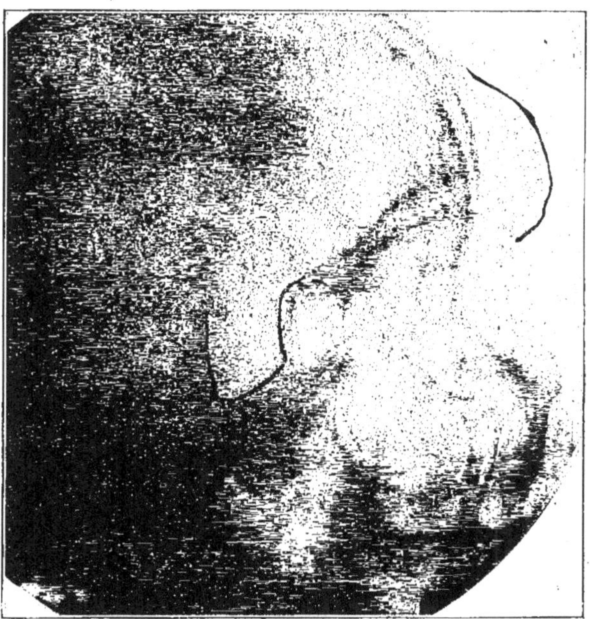

Fig. 7. — Augmentation de volume de la fosse pituitaire et des sinus frontaux.
(Malade de la fig. 3.)

A *l'examen clinique*, le *crâne* paraît, au premier abord, peu modifié. On a signalé une légère augmentation de son diamètre antéro-postérieur et des crêtes osseuses le long des sutures craniennes ; les apophyses mastoïdes paraissent augmentées de volume, ainsi que la protubérance occipitale externe, mais surtout on constate l'exagération du *ressaut post-lambdoïdien* (Papillault, fig. 6).

Les *déformations thoraciques* sont plus grossières. On constate l'existence d'une cyphose cervico-dorsale, accompagnée ou non de lordose lombaire et de scoliose. Cette cyphose, de degré variable suivant les cas, forme une véritable bosse, qui coexiste assez souvent avec une voussure de la région antéro-inférieure du thorax. C'est la double bosse, dite de polichinelle (fig. 3).

A. Souques et Ch. Foix.

Dans son ensemble, le thorax est aplati latéralement, augmenté dans son diamètre antéro-postérieur, comme projeté en avant.

A l'analyse, on voit que le sternum est très hypertrophié, que les clavicules sont grosses, les côtes et les cartilages épaissis et les omoplates elles-mêmes augmentées de volume. La respiration est souvent gênée par le fait de ces multiples déformations et revêt le type abdominal.

Aux *rayons X*, le *syndrome radiologique* de l'acromégalie est caractérisé par les points suivants :

Du côté du crâne, une augmentation considérable dans le sens vertical et

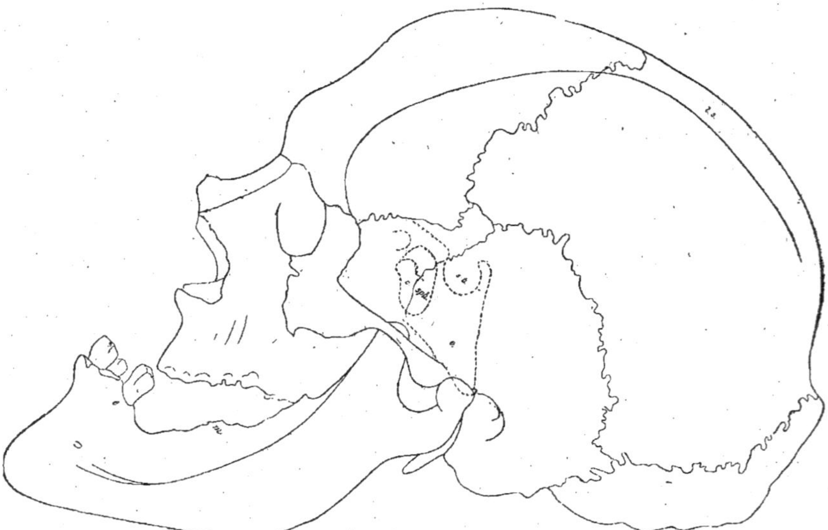

Fig. 8. — Crâne acromégalique avec prognathisme (Fritsche et Klebs).

surtout dans le sens antéro-postérieur de la fosse pituitaire, dont les parois, généralement épaissies, offrent dans l'ensemble l'image d'une large coupe hémisphérique. Ce symptôme n'est pas spécial à l'acromégalie, il appartient à toutes les hypertrophies de la glande pituitaire. Son importance diagnostique est considérable; aussi l'aspect et les dimensions normales de la selle turcique ont-elles fait l'objet de travaux récents (confirmatifs, d'ailleurs, de ceux de Béclère et Jaugeas, Oppenheim) de la part de Toupet et Infroit, Cushing, etc. Ces auteurs ont montré cependant que la selle turcique était quelque peu variable dans son aspect radiologique et qu'une dilatation, pour être valable, doit être relativement marquée. Cushing a conseillé la radiographie stéréoscopique.

Malgré cette variabilité, l'hypertrophie de la selle turcique dans l'acromégalie est toujours telle qu'elle ne laisse pas de place au doute (fig. 7).

A côté de ce symptôme principal, le *crâne acromégalique* comporte encore (Béclère) :

a) un épaississement très irrégulier des parois craniennes avec aspect moniliforme dû au défaut de parallélisme des tables externe et interne ;

b) un développement extrêmement exagéré des sinus frontaux ;

c) le ressaut post-lambdoïdien.

Au niveau de la face, on constate de l'hypertrophie osseuse, notamment du maxillaire inférieur avec prognatisme, et un développement exagéré des sinus maxillaires. Au niveau du thorax on retrouve la cyphose, avec déformation des vertèbres et productions osseuses anormales, l'hypertrophie de l'ensemble des os plats. Au niveau des membres, le squelette des mains et des pieds participe à l'augmentation générale de volume. Il s'agit d'une hypertrophie régulière sans raréfaction du tissu osseux, qui reste franchement imperméable aux rayons (fig. 8 et 9).

4° *Autres troubles dus en partie au mauvais fonctionnement glandulaire.* — Parmi ces troubles, les uns semblent relever directement du mauvais fonctionnement de l'hypophyse, les autres, de son retentissement sur les autres glandes vasculaires sanguines.

La *glycosurie* n'est pas rare chez les acromégaliques à titre permanent ou transitoire, parfois assez importante pour constituer un véritable diabète. Hansemann en a relevé 12 exemples sur 97 cas, Hinsdale 14 sur 130 ; d'après Pierre Marie, elle existerait dans la moitié des cas environ.

La coïncidence de l'acromégalie et du *diabète insipide* est plus rare, bien qu'elle ait été signalée. Plus fréquente, presque de règle est l'existence d'un certain nombre de signes de l'acromégalie dans le *gigantisme hypophysaire*. L'acromégalie constitue, d'ailleurs, l'une des terminaisons du gigantisme. Enfin, il est loin d'être exceptionnel d'observer l'association, à tout le moins particlle, de l'acromégalie et du

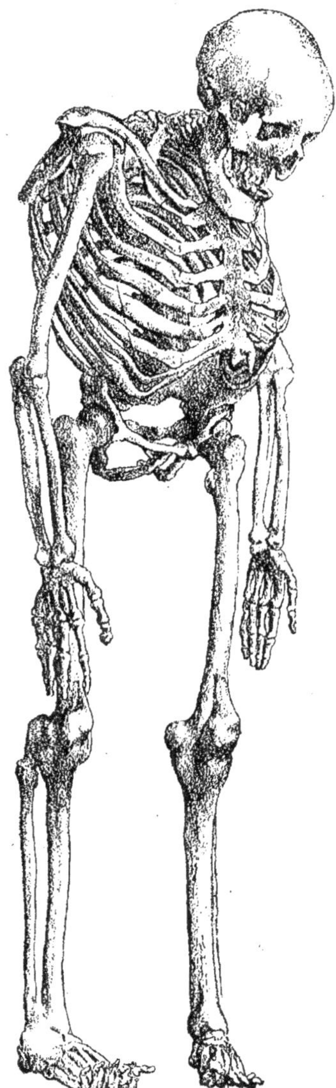

Fig. 9. — Squelette d'acromégalique.

A. Souques et Ch. Foix.

7

syndrome adiposo-génital. Le métabolisme est, d'ailleurs, profondément troublé chez ces malades. Claude et Porak ont montré que les réactions glycosuriques et cardio-vasculaires provoquées par l'injection des extraits du lobe postérieur de l'hypophyse sont supprimées chez les acromégales (*test hypophysaire* de Claude et Porak). D'après MM. Bouttier et Mestrezat il existerait une augmentation considérable du coefficient d'Albert Robin.

En dehors même des symptômes que nous venons de noter, il existe dans l'acromégalie, de façon constante, d'autres symptômes d'origine glandulaire.

L'*aménorrhée*, chez la femme, est constante ; elle mérite d'être mise au *premier plan*, car elle est un des premiers symptômes. Elle s'installe tantôt brusquement, tantôt de façon progressive. La stérilité en est la conséquence habituelle. L'utérus est le plus souvent atrophié ; mais, par contre, les organes génitaux externes (vulve, vagin, clitoris) sont épaissis et élargis. Les seins sont atrophiés et flasques, le ventre tombant, généralement gras, le bassin élargi ; enfin, le larynx est saillant, ses cartilages sont épaissis, parfois ossifiés, la voix devient forte et grave : les femmes acromégales ont un larynx masculin au point de vue anatomique et fonctionnel.

Chez l'homme, ces modifications sont moins nettes. Les variations du testicule ne sont pas constantes, la verge peut être augmentée de volume. Dans tous les cas, et dans les deux sexes, la puissance et l'appétit génésiques sont diminués.

On a signalé d'autres troubles chez l'acromégalique, notamment des phénomènes douloureux, en dehors même de la céphalée, que nous étudierons dans un instant. Ce sont tantôt des douleurs vagues sous forme de courbatures, de névralgies, d'élancements, de crampes, ou bien des douleurs plus vives, pseudo-tabétiques ou névralgiques, siégeant dans les membres, dans les viscères, dans le rachis ; elles ont justifié la création d'une *forme douloureuse* de l'acromégalie (Sainton et State). Tantôt cette forme douloureuse prédomine sur les articulations (type rhumatoïde), tantôt, au contraire, elle prédomine sur les nerfs périphériques (type névralgique).

On observe, d'autres fois, des troubles sécrétoires, notamment des sueurs profuses, vraisemblablement à mettre sur le compte des lésions du grand sympathique et qu'il faudrait rapprocher des phénomènes arythmiques et syncopaux, qui ne sont pas rares chez ces malades et qui, parfois, déterminent la mort. Ou encore de l'atrophie musculaire (forme amyotrophique de Duchesneau), sans modifications, d'ailleurs, de l'excitabilité électrique.

Les réflexes sont ordinairement normaux, parfois cependant diminués ou abolis.

Les acromégales sont facilement asthéniques, irritables, bien que leur intelligence persiste, en général, intacte jusqu'aux dernières périodes.

Enfin, l'appareil cardio-vasculaire est fréquemment touché, particulièrement le cœur, qui peut être atteint soit de cardiomégalie simple avec, exceptionnellement, insuffisance valvulaire, soit de myocardite scléreuse pouvant aboutir à l'asystolie (J.-B. Fournier).

Signes d'emprunt.

Les symptômes que nous avons étudiés jusqu'ici étaient essentiellement d'origine hypophysaire et constituaient des dystrophies dues en grande partie au mauvais fonctionnement de la pituitaire, ou à son action viciée sur les autres glandes endocrines. Mais il existe en outre dans l'acromégalie un certain nombre de signes d'emprunt dus au retentissement local et au siège intracranien de la tumeur hypophysaire. Ce sont donc : 1° des signes de tumeur cérébrale; 2° des signes de compression des organes voisins.

1° ***Signes de tumeur cérébrale.*** — *La céphalée* est de beaucoup le plus important. Les maux de tête ne manquent pour ainsi dire jamais et forment souvent le premier symptôme accusé par le malade : ils sont continus ou paroxystiques, plus ou moins violents. Généralement la douleur est localisée, de préférence à l'occiput ou à la nuque; elle est plus rarement diffuse et généralisée à toute la tête.

Il est rare cependant qu'ils atteignent une intensité telle qu'ils obligent à la trépanation décompressive. Dans un cas de ce genre, cependant, nous avons vu la céphalée disparaître par la trépanation.

Les vomissements peuvent accompagner les crises de céphalée.

Assez fréquemment on constate des troubles visuels dus à l'hypertension intra-cranienne : amblyopie et même cécité, avec œdème papillaire à l'examen du fond de l'œil. Celui-ci peut montrer d'ailleurs de la congestion papillaire et de l'œdème, en dehors de tout affaiblissement de la vue.

Les crises convulsives ont été signalées. Il est probable qu'il faut aussi mettre sur le compte de l'hypertension intra-cranienne les troubles auditifs assez fréquents avec diminution de l'ouïe et parfois vertiges d'origine labyrinthique.

Enfin, la ponction lombaire peut montrer en pareil cas une augmentation de l'albumine sans lymphocytose, constituant une dissociation albumino-cytologique qui confirme le diagnostic de tumeur intra-cranienne.

Nous avons déjà vu que la radiographie fournit la preuve directe de l'existence de cette dernière, en montrant un élargissement considérable de la selle turcique.

2° ***Signes de compression des organes voisins.*** — La situation de l'hypophyse entre les deux sinus caverneux d'une part, et de l'autre, en arrière et au-dessous du chiasma des nerfs optiques, non loin des nerfs olfactifs, explique les symptômes de compression que l'on observe souvent chez ces sujets.

La plus fréquente de beaucoup est la compression du chiasma [des nerfs optiques. Les bandelettes sont comprimées bilatéralement par leurs bords postéro-internes, et il en résulte une *hémianopsie bitemporale* à peu près caractéristique des tumeurs de l'hypophyse; Cushing, de Lapersonne et Velter ont insisté sur la nécessité d'un examen minutieux permettant de déceler les moindres troubles. Cette hémianopsie est rarement régulière et

A. Souques et Ch. Foix

peut empiéter plus ou moins sur le champ visuel. C'est une hémianopsie qui se reconnaît au campimètre. Elle doit toujours être recherchée dans les cas douteux de tumeur de la région. Elle fournira parfois la preuve de l'origine hypophysaire du processus.

La compression du sinus caverneux est plus rare, elle peut se traduire simplement par la paralysie de l'un des nerfs oculaires. Nous avons vu dans des cas de tumeur hypophysaire se développer rapidement une ophtalmoplégie progressive unilatérale constituant un véritable *syndrome de la paroi externe du sinus caverneux*, mais il ne s'agissait pas d'acromégalie.

Enfin, les troubles du goût et de l'odorat, assez fréquemment signalés peuvent relever sans doute d'autres causes que de la compression intra-crânienne directe.

ÉVOLUTION — FORMES CLINIQUES

Le début de l'acromégalie se fait généralement entre 20 et 26 ans. Il est exceptionnel qu'il soit précoce ou tardif. Cependant un certain nombre d'auteurs parmi lesquels Hutinel, Claude, Babonneix et Paisseau ont observé des cas d'*acromégalie précoce* chez l'enfant, notion importante au point de vue des rapports de cette affection et du gigantisme. En effet, le plus souvent l'acromégalie précoce s'accompagne de gigantisme (acromégalo-gigantisme des auteurs). La céphalée est en général le premier symptôme en date, puis chez la femme survient l'aménorrhée, enfin progressivement et lentement s'installent les diverses déformations caractéristiques. A partir de ce moment, la marche de la maladie demeure fort lente, entre-coupée parfois de temps d'arrêts et de poussées. La terminaison est fatale, mais la durée est fort variable : de 5 à 30 ans, pour citer les chiffres extrêmes ; en moyenne, 20 à 30 ans. Inévitablement, le malade finit par succomber, soit par suite des progrès d'une lente cachexie, soit par une affection intercurrente, soit même, mais très rarement, de façon brusque par syncope, comme dans certaines tumeurs cérébrales. La mort par cachexie est à rapprocher de la *cachexie hypophyséoprive* décrite par Paulesco, Cushing et Biedl à la suite d'hypophysectomie expérimentale.

On a décrit quelques formes cliniques à l'acromégalie. Nous avons déjà signalé parmi les formes symptomatiques les formes amyotrophiques et douloureuses. On pourrait encore décrire des acromégalies à type de tumeur cérébrale, des acromégalies associées, acromégalo-gigantisme, acromégalie avec syndrome adiposo-génital, des acromégalies avec diabète, enfin des *formes frustes* (Chauffard), constituant plutôt *une manière d'être qu'une maladie*.

On distingue en outre, au point de vue évolutif (Sternberg) : une forme ordinaire qui dure de 8 à 30 ans, et deux formes rares : une forme bénigne qui peut durer 50 ans, une forme maligne qui évolue en 3 ou 4 ans. Dans ces formes d'acromégalie aiguë maligne on a toujours constaté à l'autopsie un sarcome ; les signes de tumeur cérébrale y sont généralement très marqués.

Quant aux cas assez nombreux *d'acromégalie partielle* signalés par les auteurs, leur authenticité est mise en doute par M. Froment.

DIAGNOSTIC

Le diagnostic de l'acromégalie parvenu à sa période d'état est extrèmement facile. Le facies si spécial, l'hypertrophie des extrémités, enfin l'examen radiologique permettent de la reconnaître aisément. Nous ne ferons par conséquent que citer les difficultés qui peuvent se présenter.

Dans le myxœdème, il existe une infiltration œdémateuse des extrémités, mais l'infiltration de la peau permet aisément de le reconnaître ainsi que le facies spécial (de pleine lune) essentiellement différent du facies acromégalique.

Dans la maladie de Paget, il existe une augmentation considérable de volume des os des membres et de la cyphose, mais ce sont les os longs qui sont atteints et non pas les os des extrémités; et, au niveau de la tête, c'est le crâne lui-même qui s'hypertrophie et devient énorme, et non pas les os de la face.

Virchow a décrit sous le nom de léontiasis ossea une hyperplasie spéciale des os de la face et du crâne. L'aspect en bosses saillantes des exostoses qui caractérisent cette affection, ainsi que l'intégrité des mains et des pieds, ne permettent guère l'erreur.

Certains rachitiques présentant en outre les stigmates du lymphatisme et de l'adénoïdisme peuvent faire penser à des acromégales. Ils ont de grosses mains et de grands pieds, la lèvre inférieure épaisse et le visage un peu bouffi. Mais leurs extrémités présentent des déformations et des nouures spéciales; le prognathisme et la macroglossie font défaut chez eux.

Le rhumatisme chronique, l'érythromélalgie seront faciles à reconnaître. L'ostéo-arthropathie hypertrophiante pneumique, quand elle est très developpée, pourrait peut-être davantage faire penser à l'acromégalie. Elle peut en effet s'accompagner de cyphose. Mais les déformations portent surtout sur les extrémités des doigts qui sont renflés en baguettes de tambour; les ongles sont très déformés, striés, fendillés, en verre de montre; il n'existe pas de prognathisme.

Au cours de la syringomyélie, on peut observer une curieuse hypertrophie des mains : c'est la syringomyélie à forme pseudo-acromégalique ou syringomyélie avec chiromégalie. Mais, outre les signes absents de l'acromégalie, on constate les symptomes propres à la syringomyélie et notamment la dissociation syringomyélique. L'hypertrophie n'atteint d'ailleurs pas l'importance de celle qu'on voit dans l'acromégalie.

Il sera facile également d'éliminer les hypertrophies partielles d'un membre (macrosomies congénitales), le prognathisme familial, les hyperostoses diffuses, etc.

De même, les autres syndromes hypophysaires avec hyperplasie : syndrome adiposo-génital, gigantisme, seront faciles à reconnaître. On sait d'ailleurs les rapports étroits qui les unissent parfois à l'acromégalie.

A. Souques et Ch. Foix.

En réalité, la véritable difficulté sera le plus souvent de reconnaître l'acro-mégalie encore à son début : l'examen radiologique du crâne, l'étude de la céphalée et des symptômes oculaires, la recherche de l'aménorrhée rendront en pareil cas de grands services.

ANATOMIE PATHOLOGIQUE

Elle présente à étudier deux sortes de lésions : les lésions causales, hypophysaires, les lésions symptomatiques principalement squelettiques.

1° *Lésions hypophysaires.* — Macroscopiquement (fig. 10 et 11) l'hypophyse a été toujours trouvée augmentée (du volume d'une cerise à celui

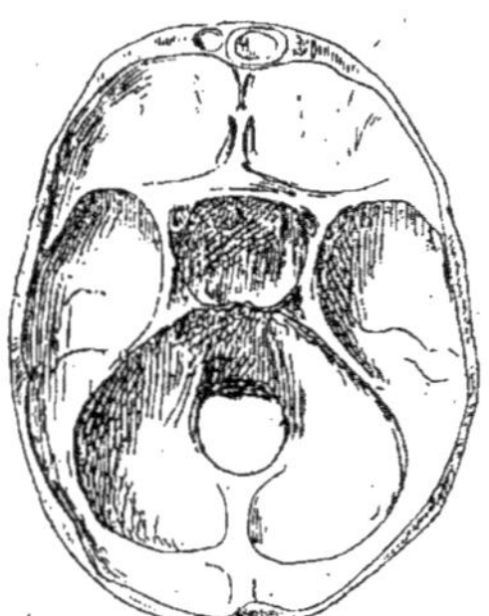

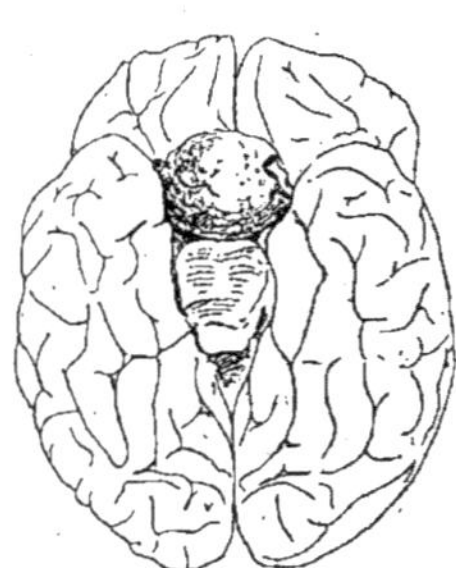

Fig. 10. — Base du crâne dans   Fig. 11. — Hypertrophie de la
l'acromégalie.   glande pituitaire.

(Collection de M. Pierre Marie).

d'un œuf de poule et même davantage). Parmi les cas, très rares d'ailleurs, qui semblent avoir fait exception à cette règle, quelques-uns parmi les anciens sont contestables; dans les autres il existait des lésions microscopiques indéniables. Il peut arriver, d'ailleurs, que secondairement la glande détruite disparaisse presque complètement.

Le poids varie de 3 à 30 grammes au lieu de 0 gr. 50, chiffre normal (Boyce, Comte, Caselli, Launois).

La selle turcique est élargie, comme le montrait déjà l'examen radiologique; ses diamètres sont plus que doublés (0, 25 en moyenne de diamètre antero-postérieur au lieu de 0,12 chiffre normal, 0,35 en moyenne de diamètre transversal au lieu de 0,15 chiffre normal.

La forme de la glande est habituellement conservée. Elle est aisément limitable, en général, s'infiltrant peu dans les tissus voisins qu'elle refoule sans les envahir. C'est ainsi que sont comprimés le chiasma, le sinus caverneux, les nerfs craniens, la carotide, la base du cerveau. (Nous avons vu les symptômes qui en résultent.) Sa consistance est variable, généralement dure, parfois molle, presque kystique.

L'examen histologique montre qu'il s'agit de tumeurs et que ces tumeurs prennent leur origine dans le *lobe antérieur* de l'hypophyse.

On sait, en effet, que l'hypophyse reliée au plancher du 5e ventricule par un pédoncule court et creux, *l'infundibulum*, est composée de deux lobes : un *lobe antérieur glandulaire*, un *lobe postérieur nerveux*, séparés par une mince lame de structure glandulaire mais différente de celle du lobe antérieur, constituant le *lobe intermédiaire* de certains auteurs.

La partie *glandulaire*, extrêmement vascularisée, est formée de trabécules de cellules à type épithélial limitant des capillaires sanguins sinusiformes. Les cellules glandulaires sont chromophiles ou chromophobes. Parmi les cellules chromophiles; certaines sont basophiles, les plus typiques et les plus nombreuses sont acidophiles (oxyphiles).

La partie *nerveuse* est formée de fibres et de cellules névrogliques. Elle est parsemée de blocs de substances hyalines et granuleuses qui représentent très vraisemblablement un produit de sécrétion.

Ces blocs se retrouvent dans la *partie intermédiaire* formée de travées glandulaires pénétrant assez fréquemment dans le lobe postérieur.

C'est aux dépens de la partie glandulaire que se forme la tumeur hypophysaire, et celle-ci est, dans la très grande majorité des cas, un *adénome*.

Cet adénome comme l'ont montré P. Marie et Marinesco présente souvent vers sa partie centrale des phénomènes de nécrose et de sclérose vasculaire, mais à la périphérie les travées glandulaires sont en voie de *multiplication* et les cellules en voie d'*hyperplasie*.

D'autres tumeurs ont été trouvées par d'autres auteurs. C'est ainsi que sur 37 cas, Pacona (1900) a trouvé :

Adéno-sarcome	45 p. 100
Adénome	26,3 —
Sarcome	19,4 —
Angiome	5,4 —

et que l'on a signalé également l'épithélioma. Mais les auteurs récents (Lecène, Roussy), s'accordent à admettre que les tumeurs de la glande, qui donnent l'acromégalie, sont, au début, du type glandulaire (adénome), bien qu'elles puissent plus tard subir des transformations malignes ou kystiques qui aboutissent à la destruction du tissu glandulaire. Ajoutons que dans quelques cas, dont quelques-uns paraissent discutables, on a trouvé non une tumeur mais une sclérose (Huchard), un kyste (Widal), de la nécrose, des hémorragies, etc...

Il existe enfin quelques observations d'acromégalie sans lésions hypophysaires mais elles semblent fort douteuses, soit au point de vue de l'examen anatomique, soit au point de vue du diagnostic clinique (Froment).

2° **Lésions secondaires.** — Les *lésions du squelette* sont essentielles. Elles portent sur les os de la tête, du tronc et des membres et se caractérisent par une hypertrophie considérable. Au crâne, on a signalé la disparition des sutures, l'hypertrophie de la protubérance occipitale externe, la déformation des condyles irréguliers et entourés d'aspérités, l'épaississement du frontal et de l'occipital, le rétrécissement du trou occipital (Auckland

A. Souques et Ch. Foix.

Geddes), l'exagération des apophyses à la face interne du crâne, et surtout la dilatation des sinus osseux et l'agrandissement de la fosse pituitaire. A la face l'hypertrophie prédomine sur le maxillaire inférieur et atteint aussi les tubérosités maxillaires et l'arcade zygomatique.

Au rachis, l'hypertrophie porte, pour ainsi dire exclusivement, sur les tubercules terminaux des apophyses épineuses cervico-dorsales qui sont énormes et contribuent à la production de la cyphose. Le thorax est également atteint au niveau des côtes, des clavicules, du sternum.

Aux membres, l'hypertrophie, dit Pierre Marie, porte surtout sur les os des extrémités et l'extrémité des os.

Histologiquement, il s'agit (P. Marie et Marinesco, Renaut et Duchesneau), d'une édification lente et régulière, s'opérant, à la fois, grâce à l'os périosté (histogénèse périphérique intense) et grâce à l'os médullaire. Celui-ci par un processus progressif devient prépondérant. La moelle osseuse est quiescente, chaque espace médullaire est régulièrement centré par son vaisseau. Cette hyperplasie s'accompagne d'un processus de résorption centrale, progressif également.

Les *glandes vasculaires sanguines* sont également intéressantes à étudier. La persistance du *thymus* ou sa reviviscence sont fréquentes. Les *surrénales*, le *pancréas* sont également hyperplasiés. Par contre les ovaires, les *testicules* réagissent dans des sens variables. Il en est de même du *corps thyroïde* que l'on a trouvé tantôt hypertrophié, tantôt normal, tantôt atrophié.

Ces lésions expliquent les associations cliniquement observées de l'acromégalie au myxœdème, au goitre exophtalmique, au syndrome adiposogénital.

Du côté *des autres glandes*, on a signalé des altérations diverses : scléroses viscérales, néphrite, sclérose de la rate... La plus curieuse est certainement le *gigantisme viscéral* observé par nombre d'auteurs, notamment par Chauffard et Ravaut : les reins, le foie, la rate, le pancréas étaient doublés ou triplés de volume.

Le *système nerveux* présente des lésions inconstantes du côté des cordons postérieurs et des faisceaux cérébelleux directs et de Gowers. On a signalé aussi des lésions radiculaires. Il est vraisemblable que l'hypertension intracranienne joue un rôle important dans la pathogénie de ces lésions.

Le *sympathique*, plus particulièrement le sympathique cervical et son ganglion inférieur, présente de fréquentes altérations.

Enfin l'aspect spécial *de la peau*, l'épaississement de *la langue* s'expliquent par une hyperplasie *globale* portant à la fois sur l'épiderme dont les papilles sont hypertrophiées, le derme qui est considérablement épaissi, le tissu conjonctif, les glandes, les vaisseaux, la gaine lamelleuse des nerfs qui peuvent être dégénérés. Au niveau de la langue il y a hyperplasie conjonctive, et hyperplasie musculaire, les noyaux proliférés finissant par détruire la substance contractile. Les lésions du lingual et de l'hypoglosse sont minimes.

ÉTIOLOGIE — PATHOGÉNIE

On sait aujourd'hui que l'acromégalie est due, conformément aux premières hypothèses de Pierre Marie, à une lésion hypophysaire; ou tout au moins, parmi les syndromes dits hypophysaires, est-elle celui dont les rapports avec l'hypophyse sont les moins discutés. Sur le pourquoi de cette lésion, sur sa nature, sur son mode d'action, sur les rapports de l'acromégalie avec les autres syndromes dits hypophysaires, persistent encore nombre d'obscurités. Il semble en effet que l'on puisse tenir pour non démonstratifs les quelques cas d'*acromégalie sans tumeur*. D'autre part, les cas de *tumeur de l'hypophyse sans acromégalie* démontrent simplement que la nature de la tumeur joue ici un rôle important (Froment).

Nous avons vu que la lésion hypophysaire habituelle de l'acromégalie est une tumeur glandulaire, un adénome développé aux dépens du lobe antérieur de la glande. Cette variété de tumeur paraît un peu plus fréquente chez la femme que chez l'homme, car l'acromégalie s'observe plus souvent dans le sexe féminin. Elle ne se développe guère avant 18 ans, mais on a cité des cas chez l'enfant (Hutinel) et même chez l'enfant de 14 mois (Moncorvo). De tels faits posent la question de l'origine *congénitale* de certaines de ces tumeurs, d'autant que *l'hérédité similaire* a été signalée dans un certain nombre d'observations (Bonardi, Cyon, Schaffer).

Les affections nerveuses signalées (comme le tabes), les émotions, le refroidissement, les maladies infectieuses mêmes n'ont vraisemblablement sur le développement de l'affection qu'une influence fort minime.

A dire vrai, on se trouve ici en présence des difficultés habituelles de l'histoire du développement des tumeurs.

On est mieux fixé sur le mécanisme qui relie la tumeur hypophysaire au syndrome acromégalique, bien que les recherches récentes de MM. Camus et Roussy, Percival Bailey et Bremmer, et les observations anatomo-cliniques de nombreux auteurs tels que MM. Lereboullet, Mouzon et Cathala, Lhermitte, aient remis en question des points qui paraissaient définitivement acquis.

La première hypothèse faite fut, étant donné le caractère destructif de certaines tumeurs, qu'il s'agissait d'une insuffisance hypophysaire et que l'acromégalie était à la pituitaire ce que le myxœdème est au corps thyroïde.

On vit bientôt qu'il n'en était rien. En même temps, en effet, que les injections d'extrait hypophysaire et notamment de lobe postérieur établissaient l'action énergique de cette glande sur la pression artérielle, sur les muscles lisses, sur le rein, sur le métabolisme des hydrates de carbone, la clinique d'une part, l'expérimentation de l'autre pouvaient permettre de pénétrer plus avant dans la pathogénie des syndromes hypophysaires.

La clinique établissait, en effet, successivement les rapports de l'hypophyse avec : 1° le gigantisme, 2° la dystrophie adiposo-génitale, 3° certaines formes d'infantilisme (infantilisme hypophysaire), 4° certaines variétés de diabète sucré; 5° le diabète insipide. Pendant ce temps, l'expérimentation semblait

A. Souques et Ch. Foix.

établir que si l'hypophysectomie totale était le plus souvent suivie de mort par apituitarisme (Paulesco, Cushing), l'hypophysectomie partielle pouvait provoquer dans les cas typiques :

1° un arrêt de développement (donc infantilisme);

2° une adiposité avec atrophie des glandes sexuelles;

3° souvent de la glycosurie;

4° une polyurie ordinairement insipide et souvent persistante.

Ces auteurs attribuèrent le premier de ces symptômes à la lésion du lobe antérieur, le dernier à la lésion (ou à l'irritation) du lobe postérieur. Sur la cause de l'adiposité avec atrophie génitale, les uns penchèrent en faveur de la lésion du lobe postérieur, les autres, de la lésion du lobe antérieur.

Les travaux récents déjà cités, parmi lesquels ceux de MM. Camus et Roussy furent les premiers en date, semblent avoir établi de façon certaine que, parmi les syndromes dits hypophysaires, la polyurie du diabète insipide et l'aposité du syndrome adiposo-génital appartiennent non à l'hypophyse mais à la région du tuber cinéréum et de l'infundibulum du troisième ventricule.

Resteraient donc à l'actif de l'hypophyse l'acromégalie, certaines formes de gigantisme, l'infantilisme hypophysaire.

De ces syndromes d'ailleurs le plus unanimement attribué à l'hypophyse reste l'acromégalie.

L'impossibilité de la reproduire par l'ablation de l'hypophyse paraît démontrer qu'il ne s'agit pas d'un syndrome d'hypopituitarisme. Le caractère glandulaire (adénome) de la tumeur montre au contraire qu'il semble s'agir d'un hyperfonctionnement de la glande pituitaire et plus spécialement de son *lobe antérieur*, de telle sorte que l'acromégalie serait à l'hypophyse ce que la maladie de Basedow est au corps thyroïde. Les résultats thérapeutiques, les épreuves physiologiques plaident encore en faveur de cette théorie, en montrant des améliorations par la chirurgie ou la radiothérapie par exemple, et la résistance des malades aux injections d'extrait hypophysaire.

S'agit-il vraiment d'une sécrétion exagérée du produit normal de l'hypophyse ou de la sécrétion d'un produit anormal, d'hyperpituitarisme ou de dyspituitarisme comme l'avait déjà suggéré Pierre Marie? La question reste fort douteuse pour l'acromégalie comme pour le gigantisme et ceci nous amène à envisager les rapports de ces deux affections.

On connaît la théorie très séduisante de Brissaud et Henry Meige, adoptée par Launois et Roy. Tant que la croissance n'est pas achevée, le malaoe pousse en longueur (gigantisme); si la maladie survient après la fin de la croissance, l'hyperplasie se fait dans le sens transversal (acromégalie). Le gigantisme est l'acromégalie de l'adolescent, l'acromégalie le gigantisme de l'adulte. Ceci explique pourquoi. parvenu à un certain âge, le géant s'acromégalise.

Cette théorie ne rend cependant pas bien compte des faits observés d'acromégalie chez l'adolescent et même l'enfant (Moncorvo, Hutinel).

Aussi Pierre Marie pense-t-il que les deux syndromes, tout en étant voisins, sont indépendants l'un de l'autre.

Faut-il dire, comme le penseraient volontiers certains auteurs, notamment
M. Harvier, que le gigantisme serait fonction d'hyperpituitarisme, l'acromégalie de dyspituitarisme, les altérations secondaires de l'adénome primitif expliquant l'acromégalisation tardive des géants?

On peut faire remarquer à ce sujet qu'une difficulté analogue se présente
au sujet du syndrome d'hyperpituitarisme et ne paraît pas encore tranchée.

Il semble bien, dans tous les cas, que l'on puisse affirmer que l'acromégalie
comme le gigantisme sont dus à l'hypertrophie et à la suractivité de l'hypophyse et notamment de son lobe antérieur. Ils constituent deux variétés
cliniques dans lesquelles l'hyperpituitarisme domine. Ceci est confirmé
d'ailleurs par les résultats heureux donnés dans quelques cas par le traitement chirurgical.

TRAITEMENT

Il était tentant d'essayer, chez les acromégales, d'enlever la tumeur hypophysaire d'un abord difficile mais d'un siège fixe. C'est ce qu'ont tenté
quelques chirurgiens, notamment Von Eiselsberg, Hochenegg, Cushing et
en France Lecène, Toupet, Lenormand. La voie d'abord a été la voie nasale
et dans quelques cas le résultat a été heureux.

C'est ainsi que dans un cas d'Hochenegg le *traitement chirurgical* fut suivi
d'une véritable guérison avec diminution progressive des extrémités. Dans
un autre cas l'amélioration fut également considérable et dans les deux cas
il y eut, à la suite de l'intervention, une hypertrophie du corps thyroïde. La
tumeur était un adénome malin. D'autres fois les résultats, tout en étant
moins favorables, furent également satisfaisants.

Cependant les résultats furent inconstants, d'une part; les dangers de
l'intervention, de l'autre, rapprochés des symptômes graves déterminés expérimentalement par l'hypophysectomie totale (cachexie hypophyséoprive), ont
incité d'autres auteurs à se contenter d'interventions palliatives, notamment
de la *décompression sellaire* (Cushing, Lecène),' qui fut suivie dans certains
cas d'une amélioration marquée.

Cushing emploie selon les cas soit la simple décompression sellaire, soit
l'hypophysectomie par voie transsellaire (voie nasale) ou suprasellaire (voie
haute).

Dans ces conditions, les résultats de la *Radiothérapie* sont à opposer à
ceux du traitement chirurgical dont elle n'a pas les aléas. La radiothérapie a donné, entre les mains de Béclère, des résultats remarquables (arrêt du
processus hypertrophique, retour des règles, disparition des troubles
visuels), à condition bien entendu que le traitement soit entrepris assez tôt.

Quant à *l'opothérapie hypophysaire*, elle ne donne généralement pas de
résultats. Certains auteurs ont même noté une aggravation. Elle paraît d'ailleurs illogique. L'extrait thyroïdien conseillé jadis par Lyman Grenée n'a pas
une action beaucoup plus satisfaisante, non plus que l'arsenic, le fer, etc.

Il est des cas où le syndrome d'hypertension intra-cranienne forcera le
médecin à réclamer pour son malade une trépanation décompressive. Il
paraîtrait logique, en pareil cas, de pratiquer de préférence une décompression sellaire, mais elle est loin de donner le même jour que le Cushing.

A. Souques et Ch. Foix.

PATHOLOGIE
DE LA GLANDE PINÉALE

Par A. SEZARY

Médecin des Hôpitaux de Paris.

Organe impair, médian, occupant l'angle postérieur du troisième ventricule cérébral, surplombant les tubercules quadrijumeaux et l'aqueduc de Sylvius, la glande pinéale, encore dénommée conarion ou épiphyse, a maintes fois inspiré l'imagination des auteurs avant de provoquer des travaux vraiment scientifiques. Galien discutait déjà ses fonctions : il la considérait comme une glande et n'admettait pas qu'elle fût préposée, comme on l'avait dit avant lui, à la régulation de la circulation de l'esprit vital du troisième dans le quatrième ventricule. On sait que Descartes y plaça le siège de l'âme. Magendie la croyait destinée à ouvrir et fermer l'aqueduc de Sylvius.

Les recherches plus récentes n'ont guère éclairé sa nature et ses fonctions. Il n'est point prouvé, en effet, que cet organe soit le rudiment de l'œil pinéal des Sélaciens. Les histologistes discutent sur sa structure, qui serait celle d'une glande pour les uns, d'un noyau nerveux pour les autres [1]. Les physiologistes ont rapporté des données contradictoires sur ses fonctions [2].

Il appartient à la méthode anatomo-clinique de diriger les recherches dans la voie exacte. On n'ignore pas, en effet, ses fécondes applications à l'étude du système nerveux et des glandes endocrines. La clinique, par l'analyse des symptômes observés au cours des tumeurs épiphysaires, révèle des troubles curieux, qui constituent un rudiment de connaissances, dont l'interprétation permettra sans doute d'élucider le rôle de l'organe.

Actuellement, la pathologie de la glande pinéale se résume à l'étude de ses tumeurs. L'organe peut être lésé au cours de méningites (Birch, Hirschfeld), d'encéphalite diffuse (Gayet); on a signalé son hypertrophie (Virchow, Marburg), son atrophie (Morgagni). Mais ce sont là des constatations purement anatomiques et encore peu précises, qu'il nous suffira d'avoir mentionnées. Les hémorragies de l'épiphyse demeurent latentes ou provoquent les signes d'une tumeur. La syphilis, dans le cas unique de Lord, déterminait également es signes d'un néoplasme. Nous ne devons donc étudier ici que les tumeurs de la glande pinéale. Notons cependant que des troubles

---

1. Voir la *Thèse* de Mlle DIMITROWA. Nancy, 1900-1901, et l'important travail de LAIGNEL-LAVASTINE (Encéphale, 1921, n°s 5, 6 et 7).

2. Voir SEIGNEUR, *Thèse*. Paris, 1912, et GOUGET, *Presse médicale*, 1913, p. 769. Voir aussi les *Traités d'Endocrinologie* de BIEDL, PENDE, etc.

somatiques analogues à ceux que causent les tumeurs épiphysaires ont
été observés par Hudovernig et Popovitz chez un enfant qui avait présenté
auparavant des signes de méningite.

TUMEURS DE LA GLANDE PINÉALE

Les tumeurs de la glande pinéale se manifestent par deux ordres de
symptômes. Les uns sont nerveux et résultent de la lésion des noyaux ou
des faisceaux voisins. Les autres sont des troubles somatiques tout-à-fait
particuliers(¹).

Avant d'aborder leur étude, il importe d'avoir bien présent à l'esprit

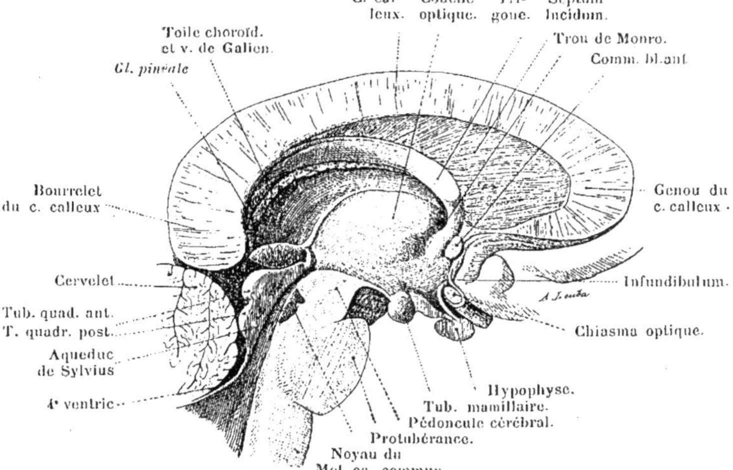

Fig. 1. — *Épiphyse et troisième ventricule* (demi-schématique, d'après Charpy, modifié).
Coupe sagittale interhémisphérique.

l'*Anatomie médicale de la région épiphysaire*. On se souvient que la glande
pinéale (fig. 1) repose sur les tubercules quadrijumeaux, dont les antérieurs
constituent un relais peu important de la voie optique, et les postérieurs
un lieu de passage de la voie acoustique. La voie optique principale aboutit
elle-même au pulvinar, noyau postérieur de la couche optique, également
tout proche de l'épiphyse. Les voies visuelle et auditive seront donc
atteintes par les tumeurs pinéales.

Les tubercules quadrijumeaux surplombent les pédoncules cérébraux, où
se trouvent d'une part l'aqueduc de Sylvius qui fait communiquer les troisième et quatrième ventricules, d'autre part les noyaux des nerfs craniens
les plus élevés et en particulier ceux qui constituent l'origine réelle du
nerf moteur oculaire commun.

1. Voir A. Sézary. Les tumeurs de la glande pinéale. *Gazette des Hôpitaux*, 1914,
p. 1141 et 1205, et P. Lereboullet: Rapport au 2ᵉ *Congrès de l'Association des Pédiâtres*
(Paris, 1922) (Bibliographie).

A. Sézary.

Aussi l'aqueduc de Sylvius est-il fréquemment oblitéré dans les tumeurs épiphysaires. Il en résulte que le liquide céphalo-rachidien est retenu dans les ventricules cérébraux, où il s'accumule. Il se mêle à la sérosité qui transsude par suite de la compression des veines de Galien (celles-ci, comme on le sait, sont placées au-dessus de l'épiphyse). Il résulte de ces faits une hydrocéphalie considérable.

La lésion des noyaux du moteur oculaire commun détermine des paralysies totales ou parcellaires du nerf. La lésion de ses fibres d'association provoque des paralysies des mouvements conjugués du regard.

Le système cérébelleux est souvent atteint, soit dans le vermis, soit dans les noyaux rouges situés à l'extrémité des pédoncules cérébelleux supérieurs. Aussi les troubles de l'équilibration sont-ils fréquents au cours des tumeurs de l'épiphyse.

Etiologie. — Ces tumeurs ont une prédilection remarquable pour le sexe masculin et pour l'enfance ou l'adolescence : elles sont quatre fois plus fréquentes chez le jeune garçon ou l'homme que chez la petite fille ou la femme.

Elles se développent surtout entre 7 et 30 ans. Sur 59 cas, nous en trouvons 40 à cette période de l'existence, 6 avant et 13 après. Peut-être le fait est-il dû à ce que la glande pinéale, à partir de la septième année, subit une involution très nette, qui favorise les processus néoplasiques.

Dans les cas de Hempel, de Meyer, un traumatisme cranien précéda les signes de l'affection.

La syphilis est incriminée dans l'observation de Lord.

Symptômes. — Nous étudierons successivement les troubles nerveux et les troubles somatiques. Ces derniers ne s'observent que chez les sujets qui n'ont pas atteint leur complet développement, ils font défaut chez les adultes.

1° **Troubles nerveux.** — Le début est généralement marqué par des signes d'hypertension intracranienne.

Les malades accusent une céphalalgie de plus en plus intense, bientôt atroce, soit frontale, soit occipitale, quelquefois pariétale. En même temps surviennent des vomissements qui se font sans effort, de la torpeur et même de la somnolence, du ralentissement du pouls, quelquefois des crises épileptiformes bilatérales. La vue s'affaiblit, puis est complètement perdue, en raison de la stase pupillaire que révèle l'examen ophtalmoscopique. Chez les sujets jeunes, on peut voir le crâne augmenter de volume et les sutures de ses os se disjoindre : l'hydrocéphalie est alors manifeste. Dans le cas de Meyer, le liquide céphalo-rachidien s'écoula par une narine et ce phénomène coïncidait avec une sédation des symptômes. Les troubles que nous venons d'énumérer traduisent simplement l'hypertension intracranienne et n'ont aucune valeur pour la localisation de la lésion.

Mais, en même temps qu'eux, existent d'autres symptômes dont les indications sont plus précises.

Ce sont d'abord des *paralysies oculaires*, qui provoquent de la diplopie, si la cécité n'est pas encore constituée, et du strabisme. Le nerf le plus souvent atteint est le moteur oculaire commun, quelquefois cependant c'est le pathétique. Le moteur oculaire externe peut être intéressé : mais on sait que la paralysie de ce nerf n'a pas de signification précise pour la localisation d'une tumeur cérébrale. La paralysie de la troisième paire frappe un ou plusieurs muscles et souvent les deux yeux. Elle est donc ordinairement parcellaire et bilatérale. Elle peut également s'étendre à la musculature interne. Dans les cas où la vision n'est pas abolie, les pupilles ne réagissent plus à la lumière (ce qui peut d'ailleurs relever aussi de la lésion du tubercule quadrijumeau antérieur) et elles n'accommodent plus : elles sont souvent inégales ou de dimensions anormales (mydriase ou myosis).

On note de plus de la paralysie des mouvements conjugués dirigeant le regard soit à droite, soit à gauche, soit en haut, soit en bas : ce signe a une grande valeur pour préciser la localisation de la lésion.

Signalons enfin qu'exceptionnellement on a noté, tout au début, de l'hémianopsie et, associé à d'autres signes cérébelleux, du nystagmus.

Les noyaux des autres nerfs craniens sont généralement respectés. Il n'est cependant pas rare d'observer une légère paralysie faciale.

Les *troubles auditifs* sont un symptôme important des tumeurs épiphysaires. Au début, ils consistent dans la perception de bruits anormaux (bourdonnements, sifflements, tintements). Plus tard, l'acuité auditive s'atténue et le malade devient sourd, car les lésions sont ordinairement bilatérales. Ces troubles auditifs sont vraisemblablement dus à la destruction des tubercules quadrijumeaux postérieurs.

Les *troubles cérébelleux* sont souvent associés aux précédents. Ils consistent en vertiges, en démarche ébrieuse avec titubation et tendance à tomber en arrière, en tremblement bilatéral des membres, en nystagmus; Harburg a noté l'adiadococinésie, Bailey et Jelliffe, de l'asynergie. C'est à l'atteinte du système cérébelleux qu'on doit rattacher l'ataxie signalée dans les anciennes observations et inexplicable par des troubles sensitifs, car la sensibilité est normale.

Les *troubles moteurs des membres et du tronc* sont bilatéraux. Assez souvent, on note de l'exagération des réflexes tendineux, avec clonus du pied et signe de Babinski. Dans quelques cas cependant, les réflexes tendineux sont normaux et même abolis : on les a vus se modifier au cours de l'évolution. Les réflexes cutanés sont soit normaux, soit diminués. Il n'y a pas de diplégie à proprement parler : on observe plutôt des contractures, sous forme d'opisthotonos, de trismus, de dysphagie, et surtout de raideur de la nuque : le signe de Kernig a été constaté par Askanazy.

A ces signes nerveux qui permettent de localiser la lésion, s'ajoutent quelquefois des symptômes réalisant un *diabète insipide*, caractérisé par de la polydipsie et de la polyurie : certains malades buvaient de 20 à 28 litres d'eau par jour (von Hösslin, Howell). Dans d'autres cas, on a noté de la polyphagie : des malades de Daly, de Gutzeit mangeaient presque continuellement. Ces divers symptômes sont vraisemblablement d'origine nerveuse et semblent dus à la compression par l'hydrocéphalie des centres nerveux situés à la base du troisième ventricule, à l'insertion du *tuber cinereum*; d'autres auteurs les attribuent à une altération de l'hypophyse (voir *Pathologie de l'Hypophyse*).

A. Sézary.

Le *liquide céphalo-rachidien* n'a pas encore été étudié d'une façon complète. Il ne contenait aucun élément figuré dans le cas d'Askanazy. Mais Hart, Apert et Porak, Klippel, M.-P. Weil et Minvielle signalent la leucocytose.

La *radiographie* du crâne peut donner un résultat intéressant. Dans certains cas, en effet (Heubner, OEstreich et Salwyk, Bailey et Jelliffe, van der Heide), elle a révélé une ombre nette au-dessus et en arrière de la selle turcique. Cette ombre semble due aux fragments de cartilage ou aux particules calcaires que renferment certaines tumeurs.

Troubles somatiques. — Chez les garçons, les tumeurs épiphysaires peuvent déterminer un syndrome particulier, qui est caractérisé par un développement corporel rapide et prématuré : ces enfants, en effet, présentent, par leur taille, par leur corpulence, par le développement de leur système pileux et de leurs organes génitaux externes, les attributs d'adolescents ou d'adultes.

Ce curieux syndrome, bien mis en évidence dans les observations de Heubner, OEstreich et Salwyk, de Franckl-Hochwart, de Bailey et Jelliffe, de Gutzeit, de Ogle, de Raymond et Claude, etc., a été étudié par Pellizzi, d'après deux faits cliniques personnels et le cas de Hudovernig, sous le nom de *macrogénitosomie précoce* (¹).

Les enfants commencent par grandir avec une rapidité anormale et acquièrent bientôt une taille qui n'est plus celle de leur âge : c'est ainsi qu'à 4 ans 1/2, le malade de Franckl-Hochwart mesurait 1 m. 23 (ce qui est la taille normale d'un enfant de 9 ans). Cependant, les divers segments du corps conservent leurs proportions. La radiographie (fig. 2) révèle une évolution prématurée, quoique normale, de l'ossification : les cartilages de conjugaison sont en grande partie ossifiés avant l'époque habituelle, comme ils doivent l'être normalement chez des sujets plus âgés (Hodovernig, Pellizzi). Il s'agit donc d'une ossification normale, mais trop précoce. Il en résulte que les malades, s'ils pouvaient survivre, ne deviendraient pas des géants. Ils ont simplement acquis dès leur enfance la taille qu'ils n'auraient dû atteindre qu'à l'âge adulte. C'est pourquoi le terme de gigantisme précoce, appliqué à ces cas par Hudovernig, est impropre. La dentition seule conserve son évolution habituelle.

En même temps, les organes génitaux externes augmentent de dimensions et acquièrent la taille qu'ils n'auraient dû mesurer qu'à l'âge adulte. Les testicules ne suivent pas un développement parallèle; cependant, d'après Pellizzi, ils seraient plus volumineux qu'ils ne devraient être. Ces enfants ont, spontanément ou à la suite de masturbations, des érections, parfois suivies de l'éjaculation d'un liquide contenant des spermatozoïdes (Pellizzi) : mais ils n'éprouveraient pas de sensations voluptueuses. L'instinct sexuel ne paraît pas, en effet, éveillé. Le développement de l'intelligence n'est pas aussi précoce que celui du corps. On ne saurait dire que ces enfants soient de petits prodiges, bien que par exception le malade de Franckl-Hochwart parlât à 5 ans de l'immortalité de l'âme et de l'au-delà. Certains sont des débiles mentaux. Souvent, par suite de l'hypertension intracrânienne, ils sont obnubilés, hébétés ou somnolents.

1. Pellizzi. *Rivista italiano di Neuropath., Psich. e Elettrot.*, 1910, t. III, p. 193 et 250.

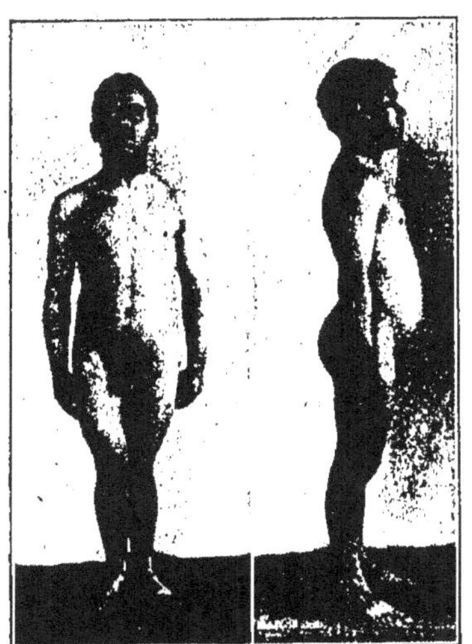

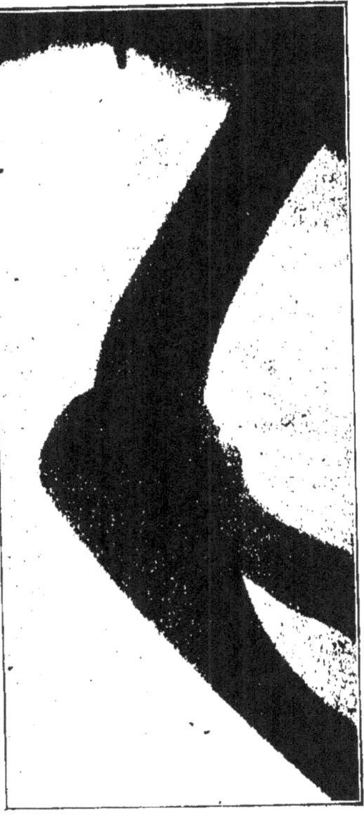

Fig. 2. — *Macrogénitosomie précoce.*

Garçon de 12 ans. Développement prématuré de la corpulence et des organes génitaux externes. Ossification précoce : disparition complète ou presque complète des cartilages de conjugaison, qui devraient encore être visibles à cet âge. Syndrome d'hypertension intra-cranienne (Malade de Klippel, M.-P. Weil et Minvielle).

A. SÉZARY.

Les organes génitaux se couvrent de poils, de même que les aisselles, la face. Chez un garçon de 4 ans, Heubner, Oestreich et Salwyk ont noté que les glandes mammaires hypertrophiées contenaient du colostrum. Souvent, la voix mue.

Ce syndrome peut être dissocié. Dans certains cas, ou observe seulement l'apparition prématurée des poils; dans d'autres, on note, en plus, le déve-loppement de la verge. Certains malades, comme celui de Raymond et Claude, ont une taille exagérée, des poils au pubis, mais une verge normale. Ces troubles somatiques peuvent exister en l'absence, même prolongée, de tout signe de tumeur cérébrale (Hudovernig, A. Colin et Heuyer).

Dans beaucoup d'observations, on a signalé une *adiposité* considérable. Mais avant de conclure à l'existence d'un syndrome adiposo-génital d'origine épiphysaire, nous croyons qu'il faut élucider la cause de cette obésité pré-coce que nous discuterons plus loin.

Evolution. Formes cliniques. — L'évolution a une durée très variable, depuis 8 jours, 15 jours, un mois, jusqu'à 4, 5 et 6 ans. Aux approches de la mort, les troubles intellectuels sont marqués; il existe de l'incontinence des urines et des matières; il survient une sorte de cachexie, qui contraste avec l'apparence floride antérieure des malades. Le coma apparaît, souvent accompagné d'une forte élévation de la température. La mort peut se pro-duire au cours d'une crise épileptiforme.

Nous avons pu distinguer certaines formes cliniques bien spéciales. En dehors de la *forme de l'adulte*, qui ne s'accompagne naturellement d'aucun trouble somatique, et de la *forme latente*, qui constitue une trouvaille d'au-topsie, nous signalerons : la forme *pseudo-méningitique*, où la céphalée, les vomissements, les contractures, la raideur de la nuque, le signe de Kernig, la photophobie, le strabisme, le ralentissement du pouls, la raie de Trous-seau, la fièvre et la rapidité de l'évolution (de 8 jours à 1 mois) provoquent la confusion avec la méningite tuberculeuse; la *forme démentielle*, simulant la paralysie générale (Verger), la *forme du nouveau-né* (Joukovski), se tra-duisant par un état de mort apparente, avec contractures et troubles ocu-laires.

Anatomie pathologique. — A l'autopsie, on note une hydrocéphalie interne produisant une énorme dilatation des ventricules et des trous de Monro. Les circonvolutions cérébrales sont comprimées et déformées.

La tumeur se développe en général dans la cavité du troisième ventricule qu'elle comble en partie ou en totalité : elle est bridée en arrière par la tente du cervelet. Son volume est généralement comparable à celui d'une noix. Sa consistance est ferme, ou molle, ou inégale, selon sa constitution histologique. A la coupe, on peut voir des cavités kystiques, qu'on observe souvent d'ailleurs dans l'épiphyse en involution, ou des foyers hémorra-giques; dans les tératomes, on trouve du cartilage, du sébum, des poils, des concrétions calcaires, etc.

Les veines de Galien, comprimées par la partie supérieure de la tumeur, sont dilatées et gorgées de sang. Les tubercules quadrijumeaux sont écrasés ou détruits. L'aqueduc de Sylvius, dont le toit est parfois effondré, peut être soit obstrué à son orifice supérieur par la tumeur elle-même, soit obturé par compression : quelquefois il est dilaté, au moins en partie. Les noyaux gris des pédoncules cérébraux, le pulvinar, sont également comprimés ou lésés. Le vermis, le trigone et le bourrelet du corps calleux sont plus rarement intéressés.

L'histologie des tumeurs épiphysaires est insuffisamment connue. Les tératomes, formés de tissus multiples, constituent un type assez spécial. Sous le nom de tumeur complexe, Marburg a décrit une variété de néoplasie constituée par trois zones superposées contenant respectivement des cellules épiphysaires, des cellules épendymaires et des cellules névrogliques : c'est le neurogliome épendymaire de Pappenheimer.

On a observé fréquemment aussi des gliomes, des sarcomes et des glio-sarcomes : l'étude de tels cas doit être reprise, à l'exemple de Raymond et Claude, avec les méthodes histologiques modernes; car il semble bien, comme le disent Marburg, Askanazy, que ces diagnostics manquent de précision. Le psammo-sarcome a été également constaté.

Peut-être sous les noms de carcinome, d'adénome, de chorio-épithéliome, a-t-on décrit des tumeurs propres à l'épiphyse et développées aux dépens de ses éléments nobles : c'est un point qui appelle de nouvelles recherches.

Enfin, les kystes sont fréquents dans la glande pinéale. Nous croyons qu'il faut distinguer d'une part les kystes simples, de constatation banale chez les sujets âgés de plus de 7 ans (Barratt), généralement petits et latents, d'autre part diverses tumeurs kystiques, en particulier les gliomes, qui déterminent des symptômes manifestes. Signalons un cas de tumeur secondaire (Forster) et de gomme syphilitique (Lord).

L'anatomie pathologique des tumeurs épiphysaires doit être complétée par celle des autres organes et en particulier des glandes à sécrétion interne. Dans le cas de Raymond et Claude, l'hypophyse, comprimée dans le fond de la selle turcique par le plancher évaginé du troisième ventricule, était atrophiée; les tubes séminifères des testicules étaient normaux, alors que la glande interstitielle semblait remarquablement active; le cortex surrénal présentait de l'hyperspongiocytose. Dans le cas de Lereboullet et Brizard, la plupart des glandes endocrines étaient hyperémiées et augmentées de volume : les testicules étaient deux fois plus gros que normalement. Neumann a noté dans deux cas la persistance du thymus.

Physiologie pathologique. — Si le mécanisme des signes nerveux s'interprète facilement, les troubles somatiques, tout en nous découvrant de curieux horizons sur les fonctions de l'épiphyse, ne nous permettent cependant pas d'établir avec certitude le rôle de cet organe.

D'après certains auteurs en effet, ils sont dus à un trouble de la sécrétion de la glande pinéale (hypopinéalisme ou dyspinéalisme de Marburg, apinéalisme de C. Foa) : l'organe aurait une action frénatrice sur l'accroissement du corps et son insuffisance prématurée provoquerait ces troubles de la croissance.

Les expériences de Foa, de Sarteschi, de Horrax, qui ont noté le développement précoce des organes génitaux chez le poussin, chez le lapin, chez le cobaye et le rat privés de leur pinéale sont certes intéressantes : mais elles

A. Sézary.

demandent à être interprétées et ne concordent pas toujours avec les faits anatomo-cliniques.

D'abord, dans le cas de Gutzeig, l'organe présentait les attributs de l'hyperplasie. En second lieu, si l'injection répétée d'extrait pinéal a pu, chez les lapins, retarder la croissance (Del Friore, Pellizi), l'opothérapie, dans la macrogénitosomie précoce, n'a guère donné de résultat encourageant (Berkeley)

La théorie glandulaire n'explique donc pas tous les faits.

D'autre part, J. Camus et Roussy ont montré que des lésions de la base du cerveau chez le chien amenaient une croissance rapide du corps, de l'atrophie des organes génitaux, de la polyurie. On peut donc se demander si les altérations nerveuses, au cours des tumeurs épiphysaires, ne sont pas suffisantes pour expliquer les troubles somatiques. La question demeure en suspens.

L'adiposité a été attribuée par Marburg à l'hypersécrétion épiphysaire. On voit immédiatement la contradiction de cette opinion avec la précédente, puisque l'adiposité, qui serait conditionnée par l'hyperpinéalisme, coexiste en clinique avec les troubles somatiques, qui relèveraient d'après cet auteur de l'hypopinéalisme. Il faut plutôt prendre en considération les lésions nerveuses portant sur les noyaux gris du plancher du troisième ventricule. Comme nous l'avons vu, à propos de la pathologie de l'hypophyse, les lésions expérimentales de ces noyaux s'accompagnent d'obésité et de polyurie. Il est très vraisemblable que ces troubles, fréquents dans les tumeurs pinéales, sont dus à l'atteinte de ces formations nerveuses, fortement comprimées, sinon détruites du fait de l'énorme hydrocéphalie. Certains auteurs invoquent la compression de l'hypophyse dans la selle turcique : mais, en pareil cas, les altérations de cette glande sont loin d'être constantes.

Diagnostic. — Le plus souvent, l'affection débute par des signes de tumeur cérébrale et le problème consiste à localiser le néoplasme : la coïncidence de signes indiquant la lésion des tubercules quadrijumeaux, des noyaux oculo-moteurs et du système cérébelleux, permet aisément la solution. Le doute ne pourrait exister qu'avec les tumeurs des tubercules quadrijumeaux où la symptomatologie nerveuse paraît identique : ce diagnostic, qui n'a d'ailleurs aucune importance pratique, pourrait être porté grâce à la radiographie dans certains cas concernant des tératomes et des psammomes, où les tumeurs donnent une ombre au-dessus et en arrière de la selle turcique.

Certaines formes simulent la *méningite tuberculeuse* ou la *paralysie générale* : c'est l'étude complète du liquide céphalo-rachidien, et particulièrement les recherches bactériologiques et biologiques, qui permettent la distinction.

Lorsque les troubles somatiques dominent la scène, le diagnostic se pose avec les *tumeurs des surrénales*. Chez les petites filles, celles-ci se traduisent par de l'obésité et par l'apparition précoce de caractères sexuels secondaires anormaux, rappelant ceux du sexe masculin. Chez les garçons, où elles sont rares, elles se manifestent par de l'obésité, de l'hypersthénie musculaire et l'apparition précoce des caractères sexuels secondaires. En somme, les deux syndromes ont, comme points communs, l'adiposité et chez les enfants cette précocité du développement et de l'apparition des attributs sexuels secondaires. Mais dans le syndrome surrénal, les troubles nerveux font défaut et on perçoit une tumeur lombo-abdominale. Dans le syndrome épiphysaire, la force musculaire n'est pas augmentée, et il existe des signes d'une lésion cérébrale.

Dans le *gigantisme*, la croissance est non pas prématurée, mais exagérée, et la taille des différents segments du corps souvent disproportionnée. Les organes génitaux sont atrophiés. On trouve fréquemment les signes d'une tumeur de l'hypophyse.

Enfin, un état d'obésité ne devra susciter le diagnostic de tumeur épiphysaire que lorsqu'il s'accompagne de ses signes nerveux ou somatiques. Dans le *syndrome adiposo-génital* d'origine hypophysaire, il existe de l'atrophie des organes génitaux et souvent, à la radiographie, une déformation caractéristique de la selle turcique.

Traitement. — En l'absence d'un traitement curatif, soit chirurgical, soit médical, on doit cependant tâcher d'atténuer les souffrances des malades. La trépanation décompressive a été appliquée dans quelques cas : les sujets ont succombé peu après. Il nous semble que le traitement palliatif de choix consiste dans la *ponction intraventriculaire* qui évacue le liquide retenu dans les cavités cérébrales. La ponction lombaire, qui est dangereuse, serait de plus inefficace dans les cas d'oblitération de l'aqueduc de Sylvius.

La *radiothérapie*, qui a donné des succès indéniables dans le traitement des tumeurs de l'hypophyse, pourrait avoir une action favorable dans les néoplasmes épiphysaires de nature épithéliale.

L'*opothérapie* a été peu étudiée, car la poudre ou l'extrait d'épiphyse sont difficiles à préparer, en raison de la petitesse de l'organe. Dans les rares cas où elle a été appliquée, elle n'a pas donné de résultat satisfaisant.

Chez les sujets syphilitiques, on devra tenter le traitement mercuriel, bismuthique ou arsenical. Malheureusement ces tumeurs sont exceptionnellement de nature spécifique.

A. Sézary.

PATHOLOGIE
DE LA GLANDE THYROÏDE

Par E. APERT

Médecin de l'Hôpital des Enfants Malades.

I. — APERÇU GÉNÉRAL SUR LES TROUBLES MORBIDES DE LA GLANDE THYROÏDE

(HYPERTHYROÏDIES, HYPOTHYROÏDIES, DYSTHYROÏDIES)

HISTORIQUE

L'historique des conceptions sur le rôle de la glande thyroïde en patho logie est des plus instructives. Pendant longtemps ce rôle a été considéré comme insignifiant; le corps thyroïde, ainsi du reste que les autres glandes endocrines, était regardé comme un organe de remplissage, ayant tout au plus des fonctions mécaniques en rapport avec la phonation ou la respiration; Ch. Robin voyait en lui un organe annexé à l'appareil respiratoire pour régulariser la circulation pulmonaire, comme la rate est annexée à la circulation intestinale; F. Guyon y voyait un diverticule de la circulation encéphalique, susceptible de se gonfler dans l'effort pour éviter la congestion du cerveau; le véritable rôle de la glande thyroïde fut établi, non par les recherches des anatomistes ou des physiologistes, mais par celles des cliniciens, médecins, chirurgiens ou aliénistes, qui montrèrent que le myxœdème, la cachexie strumiprive, l'idiotie crétinoïde sont dus soit à des altérations pathologiques (Charcot et Gilbert Ballet, 1877), soit à l'ablation chirurgicale (Reverdin, 1882), soit à l'absence congénitale (Bourneville, 1882), du corps thyroïde. Ce sont encore les médecins qui ont montré que certaines formes d'obésité, de féminisme, d'infantilisme, de nanisme, etc., sont également dues à des altérations du corps thyroïde. Ceci a été l'œuvre des toutes dernières années.

Il est curieux toutefois de constater que déjà, dès 1869, un clinicien doublé d'un observateur sagace, Léon Poincaré, avait, en s'aidant de l'anatomie normale et comparée, et de l'anatomie pathologique, pour ainsi dire deviné les découvertes ultérieures. Les travaux de Léon Poincaré ayant été passés sous silence dans les travaux récents, je crois utile de les rappeler ici. Poincaré soutenait, dès cette époque — mais sans trouver d'écho — que le rôle de la thyroïde ne peut pas être en rapport avec la respiration pulmonaire, avec la phonation ou avec l'effort, puisque cette glande existe chez les poissons, animaux aphones et dépourvus de poumons; qu'elle n'a aucun rapport avec les fonctions du larynx, puisque chez les oiseaux, les reptiles, les po ssons, elle n'a aucune connexion avec cet organe ; qu'elle a au contraire des connexions constantes avec les gros vaisseaux du cou, et qu'elle reçoit du sang artériel beaucoup plus qu'il n'en faut pour assurer sa propre nutrition ; qu'elle existe du reste exclusivement chez des animaux possesseurs d'un véritable sang (vertébrés), et qu'elle ne se rencontre jamais chez ceux qui en sont dépourvus (invertébrés); qu'elle a donc des fonctions en rapport avec la constitution du sang et que le sang vient se soumettre en elle à une élaboration quelconque; la capacité des veines thyroïdiennes, dépassant de beaucoup celle des artères, montre, ajoutait-il, que le sang est appelé à séjourner dans l'organe pour donner à l'élaboration le temps de s'effectuer ; le grand nombre des lymphatiques semble indiquer qu'ils sont appelés à charr.er des produits qui prennent naissance dans les vésicules ; celles-ci cependant sont closes (il l'établissait par ses dissociations, contrairement à ce que Boëchot soutenait à la même époque) et sont très riches en filets nerveux comme les glandes sécrétantes; la glande thyroïde offre du reste son plus grand développement relatif chez l'homme et chez les poissons, double donnée de nature à faire penser que la thyroïde intervient dans l'élaboration des éléments chimiques des centres nerveux et de ceux de la fécondation, ce qui est d'accord avec les fluxions sympathiques que subit l'organe pendant la menstruation et la grossesse, et avec ses dimensions relativement plus grandes chez la femme; l'augmentation de volume de la thyroïde dans la gêne respiratoire est due uniquement à la congestion de l'atmosphère celluleuse, et non de la glande elle-même ; au contraire, l'augmentation de volume au cours des pyrexies graves se fait par congestion intime au même titre que pour la rate et les ganglions lymphatiques ; enfin, on peut extraire du corps thyroïde un corps voisin du protagon, et on peut y déceler de la cholestérine. On voit combien Poincaré avait poussé loin l'étude de la thyroïde, et combien il est à regretter que ses publications (¹) soient restées lettre morte pendant de longues années.

Quand J.-L. Reverdin (1882) et Kocher (1883) eurent fait connaître sous le nom de *cachexie strumiprive* les troubles qui résultent de l'ablation chirurgicale du corps thyroïde chez les goitreux, il fut manifeste que le corps thyroïde jouait un rôle pour empêcher l'accumulation dans l'organisme de substances dont la présence entraînait une infiltration spéciale de la peau et un ralentissement de toutes les fonctions organiques et intellectuelles. C'est ainsi que les états morbides décrits par Gull (1873), par Charcot et G. Ballet sous le nom de *cachexie pachydermique* (1877), par Ord sous le nom de *myxœdème* (1877) furent rattachés à l'insuffisance de fonctionnement du corps thyroïde. Dès 1880, Bourneville avait du reste vu l'infiltration myxœdémateuse de la peau dans une forme très spéciale d'idiotie à laquelle il donna le nom d'*idiotie myxœdémateuse*, et il avait constaté chez ces idiots myxœdémateux *l'absence congénitale du corps thyroïde*.

Chez les idiots du type Bourneville, à côté du symptôme myxœdème,

1. Léon Poincaré (de Nancy). Documents pour servir à l'histoire de la thyroïde. *C. R. de la Soc. de méd. de Nancy*, 1868-1869, p. 112, et 1869-1870, p. 1 et *Mémoires de l'Académie Stanislas de Nancy*, 1869, p. 455. Notes sur l'innervation de la glande thyroïde, *J. de l'anatomie*, 1875, XI, p. 477. Contribution à l'histoire du corps thyroïde, *J. de l'anatomie*, 1877, XIII, p. 125.

E. Apert.

existe un symptôme remarquable. C'est l'arrêt presque complet du développement et de la croissance. Ces sujets conservent jusqu'à un âge avancé l'état morphologique et l'état intellectuel de la première enfance. Ultérieurement on se rendit compte que l'insuffisance thyroïdienne peut se présenter sous une forme atténuée, où le myxœdème est absent et où la symptomatologie se réduit à certains troubles morphologiques ou physiologiques plus ou moins accentués et susceptibles du reste de s'associer ou non de façon diverse. Thibierge décrivit sous le nom de *myxœdème fruste* quelques-uns de ces états. Hertoghe en fit une étude approfondie sous le nom d'*hypothyroïdie bénigne chronique* et montra l'heureux effet dans ces cas du traitement par l'*opothérapie thyroïdienne*. Au cours des années 1901 à 1906, Apert, dans une série de publications, s'attacha à rattacher à l'insuffisance thyroïdienne certains états d'*obésité*, de *cryptorchidie* et de *juvénilisme*; il étudia le fonctionnement harmonique des glandes vasculaires et en particulier le retentissement des altérations thyroïdiennes sur les autres glandes à sécrétion interne ainsi que sur la mamelle, les glandes salivaires, et le pancréas; il montra la possibilité de la *régénération thyroïdienne*; à côté des états d'hypothyroïdie, il montra la nécessité de décrire des états de *dysthyroïdie* où les phénomènes d'hypothyroïdie et d'hyperthyroïdie peuvent se mélanger. Léopold-Lévi et H. de Rothschild dans de nombreuses publications depuis 1905 jusque dans ces derniers temps ont décrit plusieurs petits signes de l'hypothyroïdie (*signe du sourcil, migraines thyroïdiennes, œdèmes transitoires, frilosité, acrocyanose*), et ont étudié les alternances d'hyperthyroïdie et d'hypothyroïdie chez le même sujet sous le nom d'*instabilité thyroïdienne*.

En 1906, Gandy décrit sous le nom d'infantilisme reversif, infantilisme régressif, infantilisme tardif, un état morphologique particulier en rapport, comme les autopsies l'ont montré, avec une atrophie du corps thyroïde, accompagnée d'atrophie de la glande génitale. Claude et Gougerot (1907), Rénon et Arthur-Delille décrivirent sous le nom de syndromes pluriglandulaires des états morphologiquement et cliniquement assez mal définis, et où l'altération thyroïdienne s'accompagnait d'altérations d'autres glandes à sécrétion interne. Nous verrons qu'il importe de distinguer parmi ces syndromes pluriglandulaires ceux qui sont dus au retentissement sur les autres glandes d'altérations primitives de l'une d'elles, et en particulier du corps thyroïde (ceux-là, les plus nombreux, rentrent directement dans notre sujet) et ceux qui relèvent vraiment d'altérations concomitantes de plusieurs glandes et qui constituent des associations morbides à types multiples.

Dans un autre ordre d'idées, signalons les études anatomo-pathologiques et expérimentales de Roger et de Garnier (Th. de Garnier, Paris, 1899).

Enfin dans ces dernières années, la pathologie thyroïdienne s'est enrichie d'un sous-chapitre, celui de la pathologie des glandules parathyroïdiennes décrites en 1880 par Sandström et dont Gley démontra en 1891 l'importance physiologique.

L'insuffisance parathyroïdienne mérite aujourd'hui de prendre place en pathologie. Un chapitre spécial lui est consacré dans cet ouvrage.

ÉTIOLOGIE

Etiologie générale des dysthyroïdies. — Beaucoup de dysthyroïdies sont déjà constituées ou plus ou moins ébauchées dès la naissance. Ce sont les *Dysthyroïdies congénitales*, qui comprennent l'atrophie congénitale du corps thyroïde, la débilité thyroïdienne congénitale, le tempérament dysthyroïdien (hyperthyroïdien, hypothyroïdien, dysthyroïdien proprement dit), le goitre congénital.

D'autres ne surviennent qu'au cours de l'existence extra-utérine et sont désignés en général par le nom de *Dysthyroïdies acquises*. Elles comprennent les dysthyroïdies survenues du fait de maladies s'étant localisées sur le corps thyroïde (infections, intoxications, proliférations cellulaires, atrophies), ainsi que les réactions du corps thyroïde aux modifications survenues dans d'autres portions de l'organisme (influences humorales, influences nerveuses, équilibre endocrinique).

Dysthyroïdies congénitales.

Il faut distinguer : 1° la dysthyroïdie d'origine germinale (orchidienne ou ovarienne) qui est la véritable dysthyroïdie héréditaire : pour éviter tout risque d'amphibologie, il vaut mieux l'appeler *dysthyroïdie familiale* ; 2° la dysthyroïdie acquise pendant la vie anténatale. On l'appelle souvent héréditaire, mais c'est par abus de mot.

A) **Dysthyroïdie familiale.** — Hertoghe ([1]), Brissaud ([2]), Apert ([3]), L. Lévi ([4]), Wellesley Kende ([5]) ont rapporté l'histoire de familles dans lesquelles la dysthyroïdie sous ses formes diverses peut être mise en relief chez la majorité des membres de la famille, sans qu'aucune cause de milieu extérieur ait pu être invoquée, et en particulier sans que les familles en question aient jamais séjourné en région d'endémie goitreuse. Il s'agit alors d'une sorte de débilité congénitale familiale du corps thyroïde ; il peut du reste y avoir dissociation dans les manifestations de cette débilité. Il y a des familles où la plupart des sujets ont tendance à la bouffissure, à l'apathie, à la cyanose et au refroidissement des extrémités (acrocyanose), aux empâtements des régions ganglionnaires, à l'hyposphyxie, à la constipation, et présentent un certain nombre de stigmates de dysthyroïdie, signe du sourcil, sécheresse et ratatinement des cheveux, clairières dans la chevelure, peau sèche et écailleuse, règles irrégulières, etc. D'autres fois, on note en outre dans la famille l'existence d'un ou plusieurs sujets atteints de myxœdème franc. Enfin on peut voir coexister dans certaines familles des altérations variées, rattachables à des troubles des sécrétions internes en

---

1. Hertoghe. L'hypothyroïdie bénigne chronique. *Nouvelle Icon. de la Salpêtrière*, 1899.
2. Brissaud. Leçons cliniques sur le système nerveux.
3. Apert. Dysthyroïdie bénigne chronique. *Soc. méd. des hôpitaux*, 1907, p. 528.
4. L. Lévi. Familles dysthyroïdiennes et dysendocriniennes. *Presse médicale*, 1er mars 1913.
5. Wellesley Kende. *British med. Journal*, 4 fév. 1906.

E. APERT.

général. On a vu le gigantisme (¹), l'acromégalie (²), l'obésité, l'hermaphrodisme, la gynécomastie, le féminisme, la puberté précoce, apparaître dans des familles à côté de cas de myxœdème franc. J'ai signalé de nombreux cas de ce genre tant dans mon petit volume sur *les Enfants Retardataires* (³) que dans mon livre sur *les Maladies Familiales* (⁴) et j'ai eu occasion depuis d'observer de nombreux faits nouveaux de ce genre.

Il est intéressant de constater que dans l'hypothyroïdie familiale, le père transmet son tempérament hypothyroïdien avec la même facilité que la mère. Cela contraste avec ce que nous connaissons sur l'hérédité du goitre endémique acquis où l'influence maternelle est beaucoup plus grande, du moins en apparence. Ce qui prouve qu'il y a là une apparence c'est que cette influence mauvaise maternelle est bien diminuée quand la mère cesse de vivre pendant sa grossesse en pays goitreux. Cette opposition met bien en évidence la distinction qu'il y a à faire entre l'hérédité du tempérament, qui est de règle, et l'hérédité des affections acquises, hérédité au contraire très aléatoire, et souvent dyssimilaire. Il y a plus intoxication du germe qu'hérédité à proprement parler.

C'est ainsi que l'hérédité chez les enfants de femmes goitreuses se traduit moins par le goitre que par le crétinisme. Expérimentalement, Claude et Rouillard (⁵) ont vu que la descendance de lapins thyroïdectomiés (père et mère) se composait de sujets mal développés et dont le squelette présentait la conformation et la structure histologique des os rachitiques. Ceni a vu les poules thyroïdectomiées accouplées avec des coqs également thyroïdectomiés donner dans la grande majorité des cas des embryons atteints d'anomalies variables et surtout d'arrêts ou déviations de développement portant sur le système nerveux central en réalisant parfois l'anencéphalie complète. Ceni note que ces anomalies paraissent dans la dépendance de troubles des annexes ovulaires, plus que dans celle d'altérations du germe embryonnaire lui-même (⁶).

Mais revenons à l'hérédité proprement dite.

La transmission du tempérament dysthyroïdien se fait de la même façon que pour tous les caractères de famille. J'entends par là qu'elle suit les règles générales de l'hérédité telles que les ont définies Naudin et Mendel. C'est-à-dire que les unions avec des sujets normaux limitent cette transmission héréditaire, et qu'au contraire, elle se fixe dans les familles, soit par des unions consanguines, soit par des unions avec des sujets semblablement atteints; selon la règle qui fait que les attirances se font entre sujets de tempérament analogue, il est assez fréquent de voir la dysthyroïdie conjugale, et c'est naturellement alors que les descendants présentent avec un ensemble parfait la dysthyroïdie familiale.

1. Pironneau. Un cas de nanisme myxœdémateux chez un garçon fils d'acromégale géant. *La clinique infantile*, 15 oct. 1913.
2. Pope et Clarke. Cases of acromegaly and infantile myxœdeme occurring respectively in father and daughter. *British med. Journal*, 1ᵉʳ déc. 1900.
3. Apert. *Les enfants retardataires*, Paris, 1902.
4. Apert. *Traité des maladies familiales*, Paris, 1907, p. 303, 310, 342.
5. Claude et Rouillard. Rachitisme expérimental par thyroïdectomie des procréateurs. *Soc. de biologie*, déc. 1913.
6. Ceni. *Rivista sperimentale di frenatria e di medicina legale*, XXIX, 4.

L'*hyperthyroïdie* peut-elle se présenter sous forme *familiale*? On a cité de nombreux exemples de maladie de Basedow familiale. Holmès [1] a vu cette maladie chez quatre enfants d'un même ménage, un frère et trois sœurs. Dubreuil-Chambardel [2] a vu le goitre exophtalmique familial coexister avec la scoliose familiale, et Bouchaud [3] avec le tremblement familial. Meige et Allard [4] relatent l'histoire d'une famille où la maladie de Basedow s'associait chez tous les membres atteints à l'œdème des paupières et à la somnolence, singulier mélange d'hyper et d'hypothyroïdie. Frœnkel, Sottas ont publié des faits de goitre exophtalmique héréditaire. Dejerine en a réuni une demi-douzaine d'observations dans sa thèse d'agrégation. La plus démonstrative concerne une famille comprenant dix enfants, quatre frères et six sœurs; les quatre aînés et les quatre derniers furent atteints de goitre exophtalmique; les deux intermédiaires (un garçon et une fille) furent seuls indemnes. L'aînée des filles eut quatre enfants dont trois furent atteints de maladie de Basedow.

Enfin la débilité congénitale peut se traduire par des manifestations inverses chez les différents membres d'une même famille. M. Scheltema [5] a observé un beau cas de ce genre; la mère présentait un type parfait de goitre exophtalmique; l'enfant était atteint de myxœdème franc.

B. **Dysthyroïdie acquise prénatale.** — Beaucoup d'influences s'exerçant sur les parents peuvent avoir des conséquences funestes sur la constitution et le fonctionnement du corps thyroïde de l'enfant. L'influence maternelle, contrairement à ce qui se voit pour la dysthyroïdie familiale, est ici nettement prépondérante, ce qui se comprend, puisque les influences paternelles peuvent modifier uniquement le spermatozoïde, tandis que les influences maternelles agissent, non seulement sur l'ovule, mais aussi sur l'œuf fecondé, sur l'embryon et sur le fœtus.

En ce qui concerne l'hérédité similaire, les documents se rapportent surtout à l'hérédité du goitre [6] et surtout du goitre endémique. Le goitre congénital [7] d'une part (hypertrophie thyroïdienne), le crétinisme congénital d'autre part (atrophie thyroïdienne) sont d'observation courante en pays goitreux et s'associent du reste ordinairement l'un à l'autre. Il est difficile de dire s'il s'agit d'hérédité véritable ou seulement d'influence goîtrigène du milieu agissant sur le fœtus dans le sein de la mère. On cite en effet (Léon Bérard) des faits qui ne peuvent s'expliquer que dans l'un de ces deux sens uniquement.

Dans le sens de l'influence du milieu plus active que l'influence hérédi-

---

1. Holmès. *Philadelphie medical Journal*, 11 juin 1898.
2. Dubreuil-Chambardel. *Province médicale*, 25 mai 1907.
3. Bouchaud. *Journal des Sciences médicales de Lille*, 1895.
4. Meige et Allard. *Revue neurologique*, 1900, p. 255.
5. Scheltema. *Réunion mixte de la Société néerlandaise de Pédiatrie et de la Soc. de Pédiatrie de Paris*, Groningue, 19 juillet 1915.
6. Jones E. The occurence of goitre in parent and child. *British J. of Children's Disease*, IV, 1907, p. 1 et 43. — Fabre et Trillat. Goitre congénital chez l'enfant : goitre de la mère. *Soc. d'obstétrique de Paris*, 1908, XI, p. 54.
7. Commandeur. Goitres congénitaux. *Presse médicale*, 1908, p. 141. — Fabre et Thévenot. Le goitre chez le nouveau-né. *Revue de Chirurgie*, 1907. — Plauchu et Richard. Le goitre du nouveau-né. *Gazette des hôpitaux*, mai 1907.

E. Apert.

taire, de Rambuteau, Bouvin (de Sion), Kocher ont rapporté plusieurs observations de parents forts et bien constitués, qui avaient eu des enfants sains et normaux avant d'habiter dans la contrée d'endémie goitreuse, puis qui avaient donné le jour dans ce pays à des enfants crétineux ou crétins, et qui à nouveau avaient eu des enfants sains après avoir regagné des régions indemnes; les femmes goitreuses de Sion, de Martigny, de Sierre savaient bien qu'après avoir eu des enfants crétins elles pouvaient cependant en avoir des normaux si elles prenaient la précaution d'aller passer le temps de leur grossesse dans les « mayens » de leurs montagnes, et si par surcroît de prévoyance elles y laissaient leurs enfants en nourrice deux ou trois ans (St Lager). La commission du Piémont a constaté non sans surprise que sur 5 613 pères d'enfants crétins, 2 494 n'avaient pas de goitre et que sur 5 652 mères d'enfants crétins, 2 262 n'avaient pas de goitre.

Inversement, Friedreich rapporte l'histoire d'une famille dans laquelle le père, goitreux, qui s'était marié et fixé dans un pays exempt d'endémie, eut cependant cinq enfants goitreux. D'après le même auteur, dans un hameau dont tous les autres habitants étaient indemnes de toute tare thyroïdienne, une famille importée, sur 92 individus, comptait 45 goitreux.

Les faits de ce dernier genre sont rares; on les cite; l'influence du milieu semble donc, même quand il s'agit d'altérations congénitales du corps thyroïde, tout à fait prépondérante. Ces altérations se comportent donc comme la généralité des modifications acquises du fait d'influences extérieures; elles ont tendance à disparaître dans les générations successives dès que les influences qui les ont produites cessent d'agir (constatation de la non-hérédité habituelle des caractères acquis accidentels).

Nous possédons aussi quelques documents sur l'hérédité de l'hyperthyroïdie. Les hyperthyroïdiennes sont généralement très fécondes, et mènent le plus souvent à bien leur grossesse, bien qu'elle entraîne parfois pour elles des accidents gravido-basedowiens très pénibles (tachycardie, palpitations, suffocations, subasystolie (¹). Les enfants naissent le plus souvent à terme, mais ils sont sujets aux convulsions et ultérieurement au nervosisme et aux affections nerveuses et psychiques.

La tuberculose, la débilité congénitale, les dystrophies osseuses sont notées dans la descendance des basedowiennes (¹). Pendant la période postpuerpérale, les basedowiennes présentent tantôt de l'hypertrophie mammaire avec ou sans galactorrhée, tantôt de l'atrophie mammaire avec ou sans agalactie.

Rappelons qu'on a noté l'achondroplasie de l'enfant à la suite d'abus de préparation thyroïdiennes au cours de la grossesse (²) et qu'inversement une femme ayant subi une thyroïdectomie partielle a mis au monde un fœtus atteint de troubles d'ossification et de fractures multiples (⁵).

En ce qui concerne l'hérédité non similaire, on peut dire que toute les influences altérant la santé des parents et surtout de la mère sont susceptibles de retentir éventuellement sur le corps thyroïde de l'enfant et d'avoir pour

---

1. Chapu. La descendance des basedowiennes. *Th. de Paris,* 1910.
2. Cavazzoni. *La Pédiatrie pratique,* 1907, p. 125.
5. Planchu et Laurent. *Lyon Médical,* 1908, p. 426.

conséquence, soit du myxœdème vrai, soit plus souvent des troubles dys-thyroïdiens plus bénins, associés ou non à d'autres troubles d'origine endo-crinienne. C'est ainsi que peut s'expliquer qu'un père et une mère de bonne santé habituelle, vigoureux, robustes, bien conformés et nullement dysthy-roïdiens peuvent, à un moment donné, engendrer, au milieu d'une série d'enfants bien portants, un dysthyroïdien. On peut parfois rattacher des faits de ce genre à des fatigues intellectuelles ou morales, à du surmenage, à des préoccupations du père ou de la mère, ou du père et de la mère, au moment de la conception, ou encore à des intoxications ou à des infections momentanées de l'un ou de l'autre. Plus souvent encore, il s'agit d'inci-dents survenus chez la mère pendant la grossesse.

Féré avait déjà signalé la fréquence des sujets malingres ou anormaux nés à Paris en 1871, les « enfants du siège » comme il les appelle. Je con-nais plusieurs infantiles dysthyroïdiens, enfants du siège, que leur infan-tilisme distingue de leurs frères et sœurs, vigoureux et bien constitués.

Enfin les maladies chroniques des parents, la tuberculose et la syphilis en première ligne, sont susceptibles de retentir gravement sur la thyroïde fœtale. Comme ces maladies provoquent d'autre part tout aussi fréquem-ment des dysthyroïdies acquises au cours de la vie extra-utérine nous étu-dierons leur influence dans son ensemble, en parlant des dysthyroïdies acquises (¹).

C. *Dysthyroïdie et allaitement.* — Une étude sur la transmission hérédi-taire des troubles thyroïdiens serait incomplète s'il n'était tenu compte de l'influence de l'allaitement. Dès les premiers travaux sur le myxœdème congénital, on vit que le mal ne devenait le plus souvent manifeste que vers la fin de la première année, et on ne tarda pas à remarquer que le début du myxœdème confirmé suivait de peu le sevrage.

On en conclut que le lait peut suppléer la sécrétion thyroïdienne absente chez l'enfant, et que la glande mammaire laisse passer dans le lait les sub-stances actives que la sécrétion thyroïdienne de la mère déverse dans son sérum sanguin. Cette influence est d'autant plus efficace que l'état de gros-sesse et l'état de nourrice s'accompagnent le plus souvent d'une hypertro-phie visible du corps thyroïde, et, chez quelques femmes, surtout chez les déséquilibrées thyroïdiennes, de symptômes évidents d'hyperthyroïdie, tachycardie, tremblement, sécrétions exagérées, énervement, agitation (²).

Plus difficiles à expliquer sont les faits inverses de nourrices goitreuses, ou simplement hypothyroïdiennes, dont le nourrisson présente au cours de l'allaitement des symptômes de myxœdème passager. Un certain nombre de faits de ce genre ont été publiés. Le suivant, dû à Spolverini, est très démonstratif.

Un enfant allaité par une nourrice d'apparence saine, présente jusqu'au cinquième mois toutes les apparences d'une bonne santé. A partir de ce moment se développent peu à peu des symptômes manifestes de myxœdème, si bien qu'au neuvième mois l'apparence de myxœdème congénital par atrophie thyroïdienne est complète, et que

1. Cet article était à l'impression quand a paru l'excellente thèse de Pierre Vallery-Radot « Dysthyroïdies familiales et héréditaires ». Elle le complète très heureusement.
2. Apert. Relations entre les fonctions thyroïdiennes et l'activité mammaire. *Société médicale des hôpitaux*, 1896, p. 493.

E. Apert.

l'enfant, sur l'avis conforme du professeur Concetti, est mis avec succès au traitement thyroïdien. Au 11e mois l'allaitement est cessé. Dès le 15e mois, le myxœdème avait presque disparu, la vivacité et l'intelligence revenaient, au 18e mois l'enfant était normal, et ultérieurement, malgré la cessation du traitement thyroïdien, il se développe tout à fait normalement.

La même nourrice, cependant, ayant encore du lait, prit un nouveau nourrisson âgé de huit mois, qui ne tarda pas à être atteint de myxœdème. A ce moment, la nourrice, spécialement examinée au point de vue de son corps thyroïde, fut reconnue atteinte de goitre. Elle portait dans le lobe droit du corps thyroïde une grosseur molle et indolente du volume d'un œuf de poule. Sous l'influence d'un traitement thyroïdien ce myxœdème ne tarda pas à disparaître [1].

De telles observations semblent prouver que le lait des nourrices goitreuses est susceptible de contenir des substances capables de provoquer chez l'enfant des symptômes de myxœdème, même quand l'enfant n'a pas apparemment d'insuffisance thyroïdienne primitive.

Le pouvoir de la glande mammaire de laisser passer dans le lait les sécrétions thyroïdiennes peut être employé thérapeutiquement. Mossé et Cathala [2] en administrant le traitement thyroïdien à une mère affligée de goitre endémique dans un hameau des Pyrénées ont vu l'enfant qu'elle nourrissait, atteint de goitre congénital et de crétinisme, guérir de son goitre et reprendre l'aspect d'un enfant de son âge.

Inversement, le lait de chèvre thyroïdectomiée a été employé avec succès contre la maladie de Basedow.

Dysthyroïdies acquises.

Dans le courant de l'existence, nombreuses sont les influences nuisibles susceptibles de modifier le corps thyroïde.

Tout d'abord, le corps thyroïde peut être brutalement détruit par l'*acte chirurgical*, ou par un *traumatisme*, ou par des *hémorragies*, ou par des *lésions inflammatoires aiguës* aboutissant à des *suppurations destructives*. C'est ainsi que, dans un cas de MM. Marfan et Guinon [3], à la suite d'un abcès sous-maxillaire survenu au cours d'une rougeole, un jeune enfant jusque-là complètement normal fut atteint de cachexie pachydermique, et l'autopsie montra l'atrophie du corps thyroïde englobé dans l'inflammation de voisinage.

Un certain nombre de *maladies infectieuses* sont d'autre part susceptibles de causer directement des *troubles fonctionnels* et des *lésions toxi-infectieuses* du corps thyroïde; ces manifestations des toxi-infections sur le corps thyroïde seront étudiées en détail au chapitre Thyroïdites; disons seulement à présent que parfois elles évoluent sous forme aiguë et se révèlent par de la tuméfaction et de la douleur du corps thyroïde, susceptibles d'aboutir à l'inflammation aiguë de la glande (*thyroïdite aiguë*) et à la suppuration (*abcès thyroïdien*); elles peuvent alors se terminer par la *restitutio ad integrum*, au moins fonctionnelle, s'expliquant par des processus de

---

1. Spolverini. De l'influence nocive sur le nourrisson des conditions pathologiques de la glande thyroïde chez la mère et chez la nourrice. Ve *Congrès italien de pédiatrie*, Padoue, octobre 1907.

2. Mossé et Cathala. *Académie de Médecine*, 18 avril 1898.

3. Marfan et Guinon. Cachexie pachydermique sans idiotie chez un enfant. *Revue mensuelle des maladies de l'enfance*, 1895.

régénération et de compensation que nous étudierons avec l'anatomie pathologique, ou bien elles aboutissent à une annihilation plus ou moins complète de l'organe par destruction du tissu ou par étouffement du parenchyme dans des bandes de sclérose; d'autres fois, surtout dans les infections prolongées et les intoxications, il s'agit de *dégénérescence* et de *sclérose* progressives de l'organe, et c'est insidieusement que se manifestent, parfois longtemps après le début de la maladie causale, les symptômes qui révèlent l'atteinte du corps thyroïde: le plus souvent ce sont des symptômes d'insuffisance thyroïdienne qu'on observe, mais parfois aussi des symptômes de déséquilibre thyroïdien, et quelquefois même un syndrome hyperthyroïdien (¹).

Les lésions antérieures du corps thyroïde prédisposent aux inflammations thyroïdiennes; aussi les observe-t-on plus fréquemment dans les régions à goitre endémique, et sur les sujets déjà porteurs de goitre au moins ébauché; la thyroïdite frappant un corps thyroïde atteint de goitre prend le nom de *strumite*; elle peut aboutir à l'ulcération du goitre, à la nécrose partielle, et à l'élimination de nodules goitreux.

En dehors de l'intoxication spéciale due à l'usage habituel des eaux goitrigènes, l'action des *intoxications* sur le corps thyroïde n'a jusqu'ici guère été étudiée (¹). Une glande aussi active que le corps thyroïde doit cependant, *a priori*, être sensible aux poisons. J'ai eu occasion d'observer un cas de myxœdème acquis, développé rapidement, en plusieurs poussées aiguës suivies d'un état chronique chaque fois aggravé; chaque poussée était consécutive à l'application sur les cheveux d'une teinture à base de *paraphénylène-diamine*; le myxœdème de la face était si considérable que les paupières supérieures retombant sur les globes oculaires empêchaient la vision, si bien que c'est pour sa vue que la malade s'inquiétait et non pour son myxœdème; un traitement thyroïdien la guérit rapidement de son myxœdème (²).

La réaction du corps thyroïde aux altérations d'autres glandes se rattache aux intoxications puisque le corps thyroïde entre en cause pour lutter contre l'accumulation dans le sang de produits toxiques, soit sécrétés en excès par la glande primitivement atteinte s'il s'agit d'hyperfonctionnement de cette glande, soit non détruits par elle s'il s'agit d'hypofonctionnement.

Les relations du corps thyroïde avec les *organes génitaux*, bien prouvées par l'expérimentation, sont aussi mises en évidence par l'apparition de symptômes, tantôt myxœdémateux, tantôt basedowiens, tantôt combinés, chez les *ovariectomiées*. Souvent celles-ci sont sujettes à des bouffées de chaleur, à des poussées sécrétoires du côté des urines, de la sueur, de la salive, ont de la tachycardie, de l'émotivité, ou au contraire de l'apathie. Enfin on peut observer le goitre exophtalmique vrai; j'en ai observé deux exemples, survenus dans l'année qui a suivi l'ovariectomie; la maladie s'est atténuée les années suivantes, mais les deux malades ont conservé de la tachycardie

---

1. DE MERVAIN (*Semaine Médicale*, 1ᵉʳ nov. 1905), a toutefois signalé les altérations thyroïdiennes dans l'alcoolisme chronique.

2. APERT. Myxœdème acquis à la suite d'intoxications répétées par des teintures capillaires à base de paraphénylènediamine. *Monde Médical*, 1913, p. 385.

E. APERT.

et des malaises (¹). Un certain nombre de faits de ce genre ont été signalés. Inversement MM. Claisse et Du Castel ont vu un goitre endémique simple disparaître à la suite d'une ovariotomie unilatérale (²).

L'association de l'insuffisance de la glande génitale avec l'insuffisance de la glande thyroïde est réalisée de la façon la plus complète dans le type clinique décrit par Gandy (1906) sous le nom d'*infantilisme réversif, régressif, ou tardif* (³). Un sujet, normal jusqu'à l'âge de vingt-cinq, trente, trente-cinq, et pourvu jusque-là de tous les attributs de la virilité perd peu à peu sa moustache, sa barbe, ses poils axillaires et pubiens; ses organes génitaux, verge, ·scrotum, testicule s'atrophient; il devient impuissant. En même temps ses téguments se flétrissent et s'infiltrent, sa force musculaire s'affaiblit, son caractère devient apathique. Si l'occasion se présente d'examiner les glandes de tels sujets, on trouve dans la thyroïde des bandes de sclérose, parfois avec inflammation nodulaire subaiguë (fig. 1), et dans les testicules des lésions d'atrophie simple dégénérative (⁴). Ces constatations confirment la conception qu'avait émise Gandy dès sa première communication en considérant cet état comme relevant de la dysthyroïdie, et comme l'homologue chez l'adulte de l'infantilisme myxœdémateux de l'enfant. La conception qui considère qu'il s'agit d'une dysorchidie primitive avec dysthyroïdie secondaire est contredite, d'une part par les constatations anatomopathologiques de Gandy, d'autre part par ce que nous savons des effets de l'insuffisance testiculaire ou de l'insuffisance ovarienne (voir plus loin les chapitres consacrés à ces insuffisances).

L'insuffisance thyroïdienne peut enfin s'observer comme conséquence de lésion d'une autre glande vasculaire sanguine, l'hypophyse, dans le cas très particulier des géants infantiles. On sait les relations du gigantisme avec les tumeurs de l'hypophyse. Parmi ces géants par tumeur hypophysaire, certains sont infantiles, d'autres ne le sont pas. Si l'on collige les résultats de l'autopsie dans l'un et l'autre cas, on constate que chez les géants dont les organes génitaux et les caractères sexuels accessoires ont un développement suffisant, le corps thyroïde est hypertrophié proportionnellement à l'hypophyse et atteint 100, 200, 250 gr.; chez les géants nettement infantiles le corps thyroïde est normal comme dimension et comme structure. Il est normal comme volume absolu, mais, relativement à l'hypophyse, il est trop petit. C'est dans cette atrophie *relative* du corps thyroïde qu'il faut, à mon avis, chercher l'origine de l'hypothyroïdie de ces géants infantiles. Aussi je conseille l'opothérapie thyroïdienne dans l'acromégalie, car cette maladie est beaucoup plus supportable, évolue moins vite, et ne s'accompagne pas de déformations corporelles aussi considérables, quand elle ne s'associe pas à l'infantilisme.

1. Apert. *Soc. méd. des hôp.*, 6 mars 1913, p. 365.
2. Claisse et Du Castel, *eodem loco*, p. 362.
3. Gandy. Myxœdème acquis de l'adulte avec régression sexuelle à l'état impubère. Infantilisme réversif de l'adulte. Dysthyroïdie et dysorchidie. *Bull. de la Soc. méd. des hôp.*, 7 déc. 1906, p. 1226.
4. Gandy. Infantilisme tardif de l'adulte. Sclérose atrophique de la thyroïde avec inflammation nodulaire spéciale. *Bulletin de la Société médicale des hôpitaux*, 17 mai 1907, p. 478.

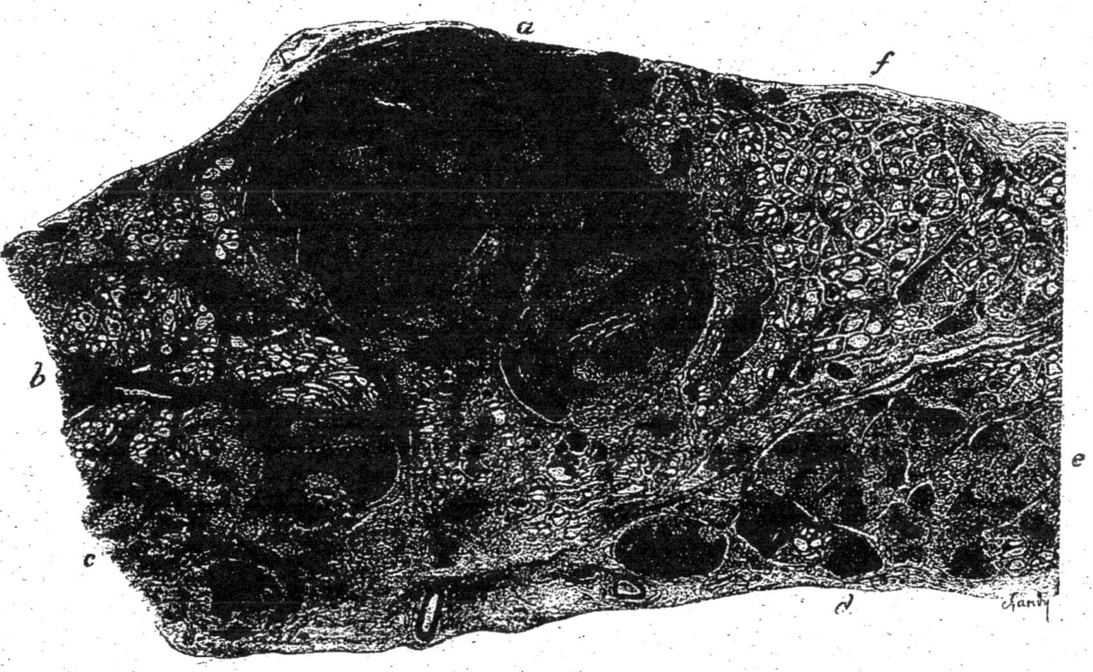

Fig. 1. — Infantilisme tardif. Lésions de la thyroïde (Gandy).

a) Gros nodule d'inflammation nodulaire subaiguë ; b) larges placards fibroïdes enserrant des îlots glandulaires ; c) zone de sclérose atrophique ; d) fente lymphatique ayant formé barrière à l'extension de l'inflammation ; e) sclérose atrophique moins accentuée ; f) sclérose débutante.

Inversement l'hypophyse est susceptible de s'hypertrophier en conséquence de l'atrophie thyroïdienne ([1]).

Enfin, on a attribué à la persistance ou à la reviviscence du thymus un rôle excitateur vis-à-vis du corps thyroïde, et en fait on trouve assez souvent des thymus d'un certain volume aux autopsies de basedowiens ([2]).

Les *influences nerveuses*, les chocs moraux, les préoccupations, le surmenage, peuvent jouer un grand rôle dans la genèse des affections thyroïdiennes; j'ai pour ma part vu se développer une maladie de Basedow chez un gardien de la paix en passe d'être nommé brigadier et que l'ajournement de sa nomination à plusieurs promotions successives avait vivement affecté. Comme le tremblement, l'exorbitis et l'agitation, qui étaient le fait du début de sa maladie, l'avaient fait soupçonner de se livrer à la boisson et mal noter pour la promotion suivante, il s'en désola de plus en plus et son goitre exophtalmique prit un caractère grave; je pus heureusement intervenir auprès d'un haut fonctionnaire qui le fit brigadier; ce fut la meilleure thérapeutique; la guérison vint bientôt complète après six mois de maladie.

ANATOMIE PATHOLOGIQUE

A l'état normal, chez l'adulte, le corps thyroïde montre, sur une coupe histologique, de larges cavités polyédriques, de 50 à 200 μ de diamètre, emplies de substance colloïde amorphe, et tapissées d'une seule couche de cellules cubiques à gros noyau. A l'état normal (fig. 2) l'aspect de la substance amorphe est à peu près le même d'une vésicule à l'autre; les différences entre la rétraction plus ou moins grande, et l'intensité de la coloration produite par les réactifs présente quelques variations, mais légères. Dans les thyroïdes de sujets morts de maladie générale infectieuse ou toxique, il n'en est plus de même; les réactions de la matière colloïde aux substances colorantes varient fortement d'une vésicule à l'autre, non seulement par l'intensité de la coloration, mais aussi par la variété des teintes, et parfois par l'apparition de colorations anormales (métachromie). Dans la coloration hématéine-éosine, au lieu de la belle coloration rose normale, la substance colloïde peut se colorer en violet ou en bleu clair; en outre elle est souvent très rétractée; souvent la couche unique de cellules est devenue double, triple; certaines vésicules peuvent même être transformées en amas cellulaires pleins. Les espaces conjonctifs interfolliculaires sont épaissis, comme œdémateux et les colorants peuvent y déceler des traînées de matière colloïde semblable à celle de l'intérieur des follicules (fig. 3), mais il n'y a pas d'amas leucocytaires formant des nodules analogues à

1. Colderande. Mixedema da atrophia della tiroida con ipertrofia della epifisi *Giornale della r. Accademia di Medicina di Torino*, 1907. — Cimoroni. Sulla ipertrofia dell ipofisi cerebrale negli animali etiroidati. *Lo Sperimentale*, 1907. — Boyse et Beadles. Enlargment of the hypophysis cerebri in myxœdema. *Journal of Pathology and Bacteriology*, 1893. — Schönemann. Hypophysis und Thyroïdea. *Virchow's Archiv*, CXXIX, 1892.

2. Rose. Le thymus et la maladie de Basedow. *Semaine médicale*, 21 janvier 1914, p. 25

ceux qu'on rencontre dans le rein ou le foie des infectés [Roger et Garnier ([1])].

A un stade plus avancé d'altération du corps thyroïde, les cellules des vésicules prennent mal les matières colorantes et les noyaux sont peu visibles. La matière colloïde a presque disparu, et le tissu thyroïdien n'est plus formé que d'amas cellulaires pleins (fig. 4).

Souvent les vaisseaux sont congestionnés; il peut y avoir des hémorragies interstitielles ou même intravésiculaires; on peut noter des lésions d'endartérite ou d'endophlébite.

Telles sont les lésions que l'on peut rencontrer à l'autopsie de sujets

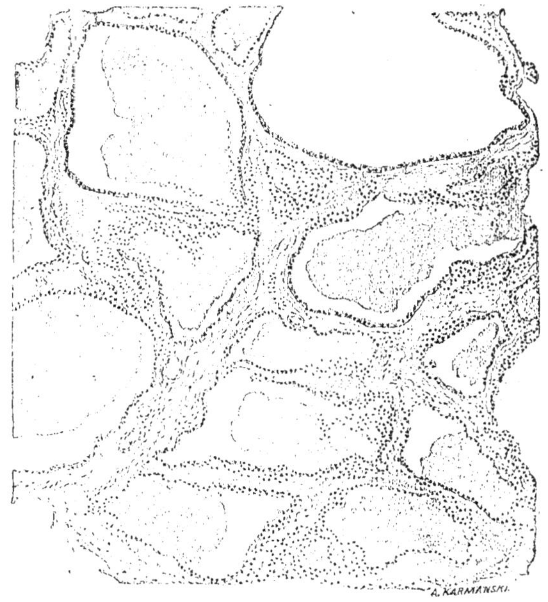

Fig. 2. — Glande thyroïde d'homme adulte normal (supplicié) (Roger et Garnier).

morts de maladies infectieuses ou toxi-infectieuses ayant touché le corps thyroïde. Dans le cas où le sujet ne meurt pas, l'atteinte du corps thyroïde provoque des réactions ultérieures de défense et de réparation. Les bandes de tissu conjonctif, après avoir été œdématiées, sont susceptibles de subir une transformation scléreuse aboutissant à l'induration scléreuse de territoires plus ou moins étendus. Mais les réactions les plus importantes sont celles qui concernent le parenchyme. Tandis que les cellules les plus atteintes finissent par disparaître par résorption, des noyaux de cellules indemnes se multiplient activement et forment des adénomes de régénéra-

1. Roger et Garnier. La glande thyroïde dans les maladies infectieuses. *Presse Médicale*, 19 avril 1899. — Garnier. La glande thyroïde dans les maladies infectieuses. *Th. de Paris*, 1899.

E. APERT.

tion, bien visibles sur les coupes, parce qu'ils prennent fortement la matière colorante, tant les colorants nucléaires que les colorants protoplasmiques.

Dans les corps thyroïdes des tuberculeux chroniques, on observe fréquemment la coexistence de territoires sclérosés, avec bandes scléreuses et atrophie du parenchyme, et de nodules de régénération formés de grosses cellules à gros noyau fortement colorés et disposées en amas irréguliers, ou en couches concentriques, ou en travées radiées. La matière colloïde est rare dans de tels corps thyroïdes (fig. 4, 5, 6). La fréquence de ces foyers de

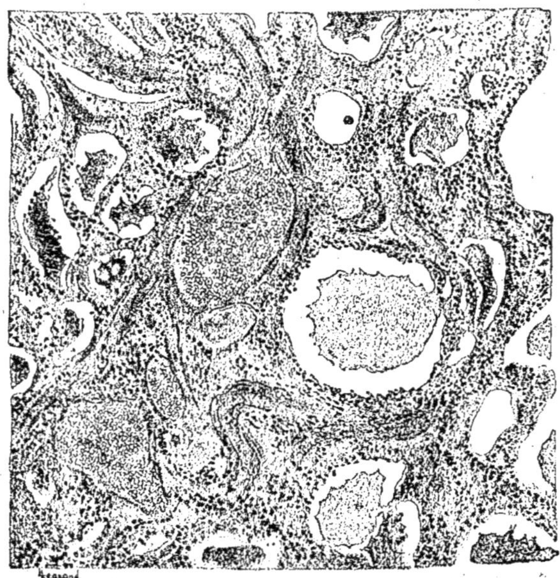

Fig. 3. — Glande thyroïde d'homme adulte mort de scarlatine. Rétraction de la matière colloïde, inégalité de dimension des vésicules. Multiplication de l'épithélium de bordure. Dilatation des vaisseaux sanguins gorgés de globules rouges. Traînées colloïdales dans les cloisons conjonctives (ROGER et GARNIER).

régénération explique l'évolution clinique paradoxale de beaucoup de lésions thyroïdiennes : les alternatives d'hypothyroïdie et d'hyperthyroïdie, les croissances tardives, la glycosurie coïncidant avec le myxœdème, comme j'en ai observé deux cas, la tachycardie et le tremblement coexistant avec l'infiltration cutanée comme de nombreux cas en ont été cités.

Dans les thyroïdes en état d'hyperfonctionnement, les vésicules colloïdes sont modifiées, tant dans leur paroi que dans leur contenu. Les cellules qui tapissent les vésicules s'accroissent en volume et en nombre, et passent de la forme cubique à la forme cylindrique allongée, du fait de leur compression réciproque. La substance colloïde est plus rare et moins épaisse, et prend moins fortement les matières colorantes. Ces modifications histologiques sont les mêmes, qu'il s'agisse d'hypertrophie compensatrice expérimentale provoquée, dans le fragment conservé de la glande, par l'ablation

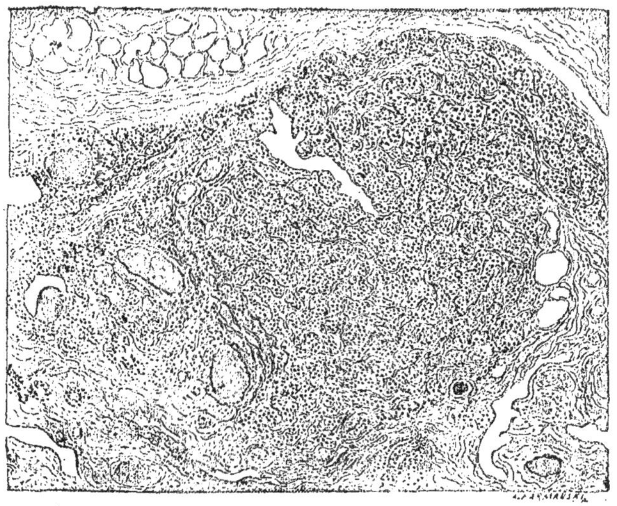

Fig. 4. — Glande thyroïde d'homme adulte mort de scarlatine. Un lobule thyroïdien complètement transformé; les vésicules sont revenues sur elles-mêmes et bourrées de cellules; le tissu thyroïdien est encore reconnaissable grâce à quelques vésicules des bords du lobule qui ont encore conservé leur matière colloïde; cette matière colloïde ne se colore plus par l'éosine (ROGER et GARNIER).

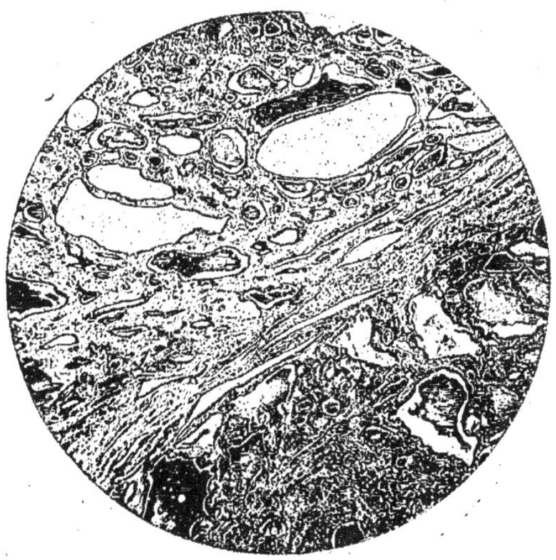

Fig. 5. — Sclérose thyroïdienne; sujet atteint de rhumatisme chronique (AUBERTIN et PASCANO *Presse Médicale*, 1913, p. 785.

E. APERT.

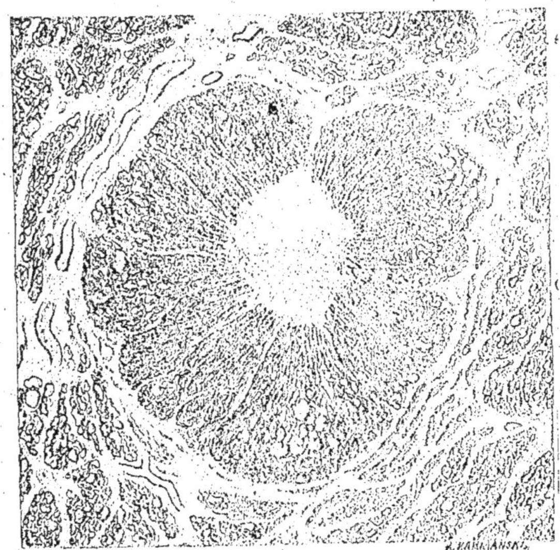

Fig. 6. — Sujet de 19 ans, atteint dès l'enfance de tuberculose pulmonaire vertébrale et méningée; arrêt de développement, 1 m. 26 de taille, impubère.
  Coupe du lobe gauche du corps thyroïde (grossissement 18 : 1). Bandes scléreuses;
adénome de régénération au centre; l'adénome forme une masse globuleuse; les
lobules thyroïdiens voisins, refoulés, ont pris une forme lamelleuse. (APERT. *Bull. de
la Soc. méd. des hôpitaux*, 1907, p. 536.)

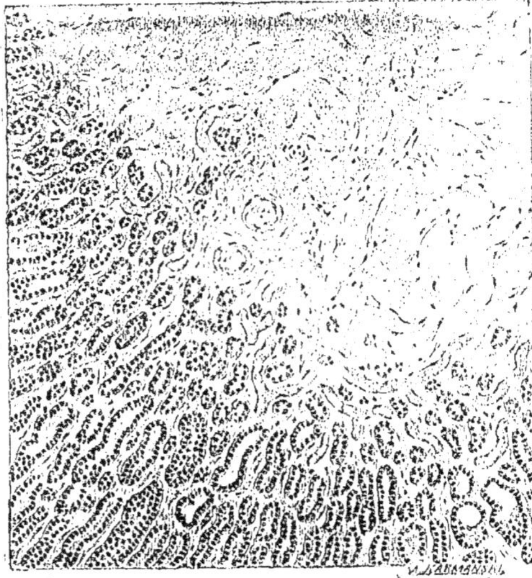

Fig. 7. — Même coupe que la figure 6 (fort grossissement 150 : 1); la portion corticale
de l'adénome est formée de vésicules thyroïdiennes radiées, le centre, de tissu conjonctif muqueux.

de la plus grande partie de la glande thyroïde, qu'il s'agisse d'hyperthyroïdie compensatrice de lésions d'autres glandes à sécrétion interne, qu'il s'agisse de nodules de régénération, ou qu'il s'agisse de maladie de Basedow; seule la répartition des lésions et les lésions associées diffèrent dans ces différents cas.

SÉMIOLOGIE

Signes physiques. — Le corps thyroïde peut être exploré par la simple *vue*, qui renseigne sur les saillies de la région causées par l'hypertrophie du corps thyroïde. Mais c'est beaucoup plus la *palpation* qui donne des renseignements précis. Il faut joindre à la palpation simple la palpation pratiquée pendant qu'on fait déglutir le sujet; le *mouvement de déglutition* s'accompagne d'un *mouvement d'ascension du larynx*, puis du retour du larynx à sa position antérieure. Le corps thyroïde suit dans tous ses mouvements le larynx auquel l'attachent de puissants ligaments fibreux. La palpation pendant ces mouvements permet de sentir plus facilement un corps thyroïde de petit calibre; elle permet de distinguer une tumeur d'origine thyroïdienne d'une tumeur d'autre origine (kystes, ganglions(quand ces dernières ne sont pas mobiles avec le conduit trachéo-laryngé.

Quant à l'*auscultation* et à la *percussion* elles ne donnent des renseignements que dans des cas exceptionnels.

Examen physique du corps thyroïde à l'état normal. — Normalement le corps thyroïde ne fait pas au-devant de la trachée de saillie appréciable à la vue. Mais on arrive facilement à le sentir à la palpation, à condition que le cou du sujet ne soit pas chargé de graisse. On sent les lobes latéraux sous forme de petites masses de la dimension d'une amande; quelquefois on arrive chez les sujets maigres à sentir transversalement placé au-dessous du cartilage cricoïde l'isthme qui joint entre eux les deux lobes latéraux. Pour mieux sentir le corps thyroïde il faut saisir la trachée immédiatement au-dessous du larynx entre la pulpe du pouce placé le long de la trachée d'un côté et les pulpes des autres doigts placées en regard; on prie alors le sujet d'avaler sa salive; le mouvement de déglutition soulève alors le larynx qui retombe ensuite, le corps thyroïde suit le mouvement du larynx, et les doigts perçoivent au passage la saillie formée de chaque côté par le lobe latéral. A l'état normal, la consistance de cette saillie est ferme, sans dureté.

Examen physique du corps thyroïde à l'état pathologique. — L'examen physique révèle seulement les modifications de forme, de volume, de consistance. Dans les cas d'atrophie plus ou moins marquée du corps thyroïde, la glande se sent difficilement ou ne se sent pas du tout, même en employant la manœuvre indiquée ci-dessus. Toutefois, il est toujours périlleux d'affirmer sur le vivant l'absence complète du corps thyroïde. Chez les sujets gras, ou quelque peu infiltrés par de l'œdème ou du myxœdème, l'épaisseur et la consistance des tissus suffit à gêner la palpation.

Quant à l'hypertrophie du corps thyroïde, elle est parfois évidente à distance quand il s'agit de goitres volumineux. On en a vu atteignant la dimension de têtes d'adultes. Dans ces cas, le poids même de la tumeur

E. Apert.

fait qu'elle suit mal les mouvements du larynx; même dans ces cas extrêmes la palpation permettra néanmoins le plus souvent de se rendre compte de l'union intime avec le tube laryngo-trachéal, union beaucoup moins intime quand il s'agit de kystes bronchiaux, du reste presque toujours plus ou moins latéraux, ou encore, ce qui est plus rare, de kystes sébacés, dermoïdes, de fibromes, de lipomes, etc.

La palpation renseigne en outre sur la *consistance* de la tumeur; la consistance est uniformément molle et vasculaire, dans la plupart des goitres exophtalmiques; en outre la pression permet une certaine réduction de la tumeur; cela tient d'une part à ce que l'élément congestif joue un certain rôle dans ces cas, d'autre part à ce que ces goitres exophtalmiques sont surtout charnus; le parenchyme est développé et non le tissu interstitiel. Au contraire dans la très grande majorité des goitres endémiques, la palpation montre des parties irrégulièrement molles ou dures, saillantes ou en retrait, tenant à la constitution de ces tumeurs, formées de masses colloïdes sphéroïdales plus ou moins volumineuses, à consistance molle ou rénitente et plongées au milieu d'un parenchyme scléreux de consistance fibreuse, et parfois même partiellement calcifié.

L'*auscultation* des goitres permet parfois d'entendre un souffle vasculaire continu à renforcement systolique, analogue au souffle placentaire. On l'entend dans les goitres très vasculaires et parfois dans les gros goitres exophtalmiques.

Signes fonctionnels. — Beaucoup plus importants que les précédents, ils permettent d'apprécier, non plus l'état anatomique de la glande, mais son fonctionnement physiologique. En les décrivant, nous tâcherons de nous garder d'un écueil : les symptômes attribués à la *dysthyroïdie* ont été tout à fait multipliés dans ces dernières années; on a sans doute bien souvent décrit comme petits signes de dysthyroïdie des manifestations qui ne relèvent du trouble de la glande que très indirectement, par l'intermédiaire des réactions des autres glandes vasculaires sanguines, ou même qui ne représentent que des associations morbides accidentelles. Nous nous limiterons donc à la description des symptômes fréquents, de ceux qui font incontestablement partie du tableau habituel des troubles d'origine thyroïdienne. Quand cela sera possible nous opposerons le trouble d'origine hypothyroïdienne et le trouble d'origine hyperthyroïdienne correspondants.

Vue générale. — D'une façon générale *la suractivité fonctionnelle du corps thyroïde se traduit par une suractivité fonctionnelle de l'organisme entier; inversement le fonctionnement insuffisant du corps thyroïde a pour conséquence le ralentissement de tous les actes physiologiques et de la nutrition organique en général.*

Dans la *suractivité thyroïdienne* la croissance est exagérée, non seulement dans son ensemble (rapidité de la croissance en taille) [1], mais dans tous les tissus (rapidité de croissance des poils, des ongles; renouvellement rapide de l'épiderme). Le cœur bat rapidement. Les réflexes sont actifs; la

---

1. Stocker. Manie aiguë guérie par la thyroïdectomie. *Revue neurologique*, sept. 1919.

sensibilité est exagérée; l'émotivité est accrue([1]); les actions vaso-motrices sont plus promptes et plus intenses; les sécrétions sont plus abondantes et plus riches en éléments actifs; les éliminations sont plus considérables, d'où un amaigrissement que ne compense pas l'exagération de l'appétit et de l'assimilation.

Dans *l'hypothyroïdie* au contraire, la *croissance* est ralentie ou arrêtée; les cheveux, les ongles cessent de croître; la peau ne se renouvelle pas et devient écailleuse, ridée (*gérodermie*), Le pouls est ralenti (*microsphygmie*). Les mouvements sont lents; les opérations intellectuelles sont lentes et difficiles; la sensibilité et l'émotivité sont émoussées; les sécrétions sont rares; la peau est sèche; la faim est diminuée. Toute la nutrition est ralentie.

Étudions analytiquement les différents éléments de ce tableau clinique.

Croissance corporelle. — Le ralentissement de la croissance en *taille* des hypothyroïdiens ne peut naturellement être noté que chez les sujets chez qui l'hypothyroïdie s'est manifestée avant qu'ils aient atteint leur taille définitive. Il ne peut être observé dans les hypothyroïdies acquises de l'adulte. Dans les hypothyroïdies ayant débuté dans l'enfance et dans les hypothyroïdies congénitales, la croissance est ralentie et la taille peut rester petite jusqu'à un âge avancé. Sur les 150 nains qui ont été exhibés à Paris il y a quelques années sous le nom de Lilliput, plus de 120 étaient des hypothyroïdiens et quelques-uns avaient de 50 à 60 ans.

Chez les nains hypothyroïdiens, la croissance ne s'achève pas, même à un âge avancé, en ce sens que le cartilage interdiaphyso-épiphysaire persiste indéfiniment. On peut s'en assurer par la radiographie. Cela explique qu'on puisse obtenir chez ces sujets une augmentation de la taille même à un âge avancé. Cela explique aussi que certains nains puissent à un âge avancé subir des poussées spontanées de croissance, comme cela a été constaté ([2]).

Les retentissements de l'hyperthyroïdie sur la taille sont moins connus. Toutefois on a signalé les poussées de croissance survenant chez les adolescentes atteintes de maladie de Basedow.

Croissance sexuelle. Caractères sexuels secondaires. — Il en est de la croissance sexuelle comme de la croissance corporelle. Certains hypothyroïdiens sont comme figés à l'âge prépubéral et à 30, 40, 50, 60 ans ne présentent aucun signe de puberté. N'était l'apparence flétrie de leurs téguments, qui les fait reconnaître facilement fût-ce au milieu d'une foule, on les prendrait pour des enfants de 10, 8, 6 ans. Les organes génitaux restent à l'état infantile, et la physiologie est infantile comme l'anatomie. Les caractères sexuels secondaires ne subissent pas la croissance pubérale, c'est-à-dire que les toisons pubiennes et axillaires ne se développent pas, pas plus que la barbe dans le sexe mâle, ni que la tuméfaction mammaire dans le sexe féminin.

A un degré moins avancé, la puberté apparaît, mais ses manifestations

1. APERT. Article INFANTILISME du *Traité des Maladies de l'Enfance* de GRANCHER et COMBY, tome II.

2. APERT. Myxœdème fruste, croissance tardive, diabète. *Nouvelle Iconographie de la Salpêtrière*, 1904.

E. APERT.

sont irrégulières, incomplètes ou troublées; nous y reviendrons à propos des organes génitaux, des poils, etc. Pour nous en tenir actuellement à la morphologie sexuelle, disons que les hypothyroïdiens peuvent conserver plus ou moins prononcée une morphologie juvénile. Au lieu de l'élargissement thoracique et du développement musculaire de l'homme adulte, au lieu de l'évasement du bassin, de l'amincissement de la taille, de l'ensellure lombaire, de l'adiposité sous-cutanée de la femme adulte, ces sujets conservent la gracilité de formes, l'amincissement du tronc, la longueur relative exagérée des membres qui caractérisent les tout jeunes gens et les toutes jeunes filles.

Inversement la croissance s'exagère dans l'hyperthyroïdie. On peut observer l'accélération du développement pubertaire au cours de maladies de Basedow survenant chez de jeunes sujets.

Déviations de la croissance. — Ce que nous avons dit des régénérations partielles possibles du corps thyroïde et du retentissement de ses lésions sur le fonctionnement des autres glandes vasculaires susceptibles de le suppléer partiellement dans ses fonctions, explique les cas où la croissance n'est pas uniformément retardée, mais troublée ou déviée. A côté des hypothyroïdiens dont le développement est retardé également dans tous ses modes et qui réalisent le type de l'infantilisme pur, on peut voir le retard de développement porter plus spécialement sur certains organes ou sur certaines fonctions, sur les organes génitaux par exemple, sans que la taille s'en ressente; ou inversement sur la taille avec intégrité des organes génitaux [1]; ou bien sur l'intelligence plus que sur le physique, ou encore sur le physique sans participation de l'intelligence. Le développement sexuel, au lieu d'être retardé, peut être seulement anormal, les garçons présentant des signes de féminisme (développement des mamelles, élargissement des hanches, rondeur des formes), les filles présentant des signes de masculisme (pilosités des lèvres et des joues, vigueur musculaire, mentalité masculine). Enfin très exceptionnellement, on peut observer la puberté précoce. Wellesley Kendee [2] a publié l'observation d'une myxœdémateuse congénitale, sœur de myxœdémateuse qui, traitée par le corps thyroïde pendant ses trois premières années, fut d'abord assez améliorée pour que ses parents cessassent de lui administrer le traitement. Elle retomba peu à peu dans son état de myxœdème, mais en même temps la puberté apparaissait. Les règles survinrent à 5 ans; à 9 ans quand l'auteur la vit, elle mesurait seulement 90 centimètres de taille (taille d'un enfant de 4 ans), mais avait les seins très développés, le pubis et les aisselles garnis d'une abondante toison; par le traitement thyroïdien, la petite malade gagna 17 centimètres de taille en 9 mois, les règles cessèrent, les poils pubiens et axillaires disparurent, les mamelles s'affaissèrent. Ce cas ne peut s'expliquer que par des hypertrophies compensatrices des glandes qui régissent la vie sexuelle, en particulier la cortico-surrénale [3] et l'ovaire.

1. Franzi. La funzione tiroidea in relazione ad alcune forme morbose dei bambini, in-8°, Naples, 1913.
2. Wellesley Kendee. *British Medical Journal*, fév. 1905.
3. Apert. La portion corticale de la capsule surrénale; ses relations avec le cerveau et les glandes génitales. *Presse médicale*, 1916, p. 865.

Les relations de l'adiposité avec la vie sexuelle sont bien connues. L'obésité, soit générale, soit même partielle (maladie de Dercum, adénolipomatose, lipomes multiples) peut faire partie du tableau de l'hypothyroïdie [1], et s'accompagne souvent chez la femme d'aménorrhée, ou au moins de règles espacées et peu abondantes, et de stérilité, chez l'homme d'impuissance totale ou plus souvent relative.

Toutes les déviations morphologiques peuvent du reste accompagner l'hypothyroïdie : le rachitisme tardif, l'ostéomalacie [2], le rhumatisme chronique déformant [3], l'ostéo-arthropathie hypertrophiante, l'acromégalie, l'athérome [4], l'hémophilie [5]; il faut voir là des associations morbides, ou au moins des retentissements lointains, et non des conséquences directes de l'hypothyroïdie.

Troubles des organes génitaux. — La cryptorchidie s'observe parfois chez les myxœdémateux, même frustes; le traitement thyroïdien peut dans ces cas amener rapidement la descente du testicule [6]. Hertoghe signale le varicocèle comme fréquent chez les hypothyroïdiens. L. Lévi a guéri la frigidité par l'extrait thyroïdien.

Chez la femme les troubles génitaux dus à l'hypothyroïdie sont d'une observation plus fréquente et plus facile. Les métrorragies, l'aménorrhée, les règles rares, irrégulières, douloureuses peuvent être observées, et même alterner chez un même sujet sans doute par participation et par réaction de l'ovaire. La stérilité peut cesser grâce au traitement thyroïdien. M. Dalché [7], M. Siredey [8] ont attiré l'attention sur l'heureux effet du traitement thyroïdien dans les troubles ovariens et utérins.

La grossesse est chez la dysthyroïdienne une période critique; elle modifie le fonctionnement du corps thyroïde; le plus souvent elle provoque des poussées de suractivité thyroïdienne susceptible de se traduire par de la tachycardie, une émotivité exagérée, du tremblement. Plus rarement la grossesse aggrave l'insuffisance thyroïdienne; il en est ainsi quand le corps thyroïde, profondément altéré, est incapable de réagir; mais dans ces cas

1. NATHAN. Les obésités glandulaires de l'enfant. Rapport au premier congrès des pédiatres de langue française, 1913. *Comptes rendus de l'Association française de Pédiatrie*, 1914, p. 69.

2. APERT et LEMAUX. Retard de développement, ostéomalacie, rachitisme tardif, tétanie. *Bull. de la Soc. de Pédiatrie*, 10 juin 1913, p. 349.

3. SOUQUES, L. LÉVI et H. DE ROTHSCHILD ont relaté de nombreuses et intéressantes observations de rhumatisme chronique chez des dysthyroïdiennes, amélioré par le traitement thyroïdien. Un cas très démonstratif est celui d'ACCIOTI, *Soc. de neurologie*, 1907, dans lequel le rhumatisme chronique apparut à la suite d'applications de rayons X sur le corps thyroïde et guérit par le traitement thyroïdien. — AUBERTIN et PASCANO ont trouvé des lésions scléreuses du corps thyroïde à l'autopsie de rhumatismes chroniques. *Presse médicale*, 1913, p. 783.

4. HAUSHALTER et JEANDELIZE. Athérome de l'aorte chez une myxœdémateuse de 13 ans. *Soc. de biol.*, 1907.

5. FULLER. Arrêt complet de l'hémophilie par traitement thyroïdien. *Medical News*, 28 février 1903, p. 385.

6. APERT. Le traitement de l'infantilisme et de la cryptorchidie par les préparations thyroïdiennes. *Bulletin médical*, 1901, p. 349.

7. DALCHÉ. Quelques accidents de la vie génitale de la femme, pathogénie, traitement. *Gazette des hôp.*, 23 et 25 avril 1912.

8. DALCHÉ, SIREDEY. Maladies de l'appareil génital de la femme, in *Traité de thérapeutique pratique*, 1912.

E. APERT.

les désirs sexuels sont éteints et, même en cas de rapports sexuels, la stérilité est la règle. On a cependant cité des cas de grossesse chez des myxœdémateuses complètes et chez des crétines [1]. Mais ce sont des faits exceptionnels.

L'excitation thyroïdienne que la grossesse provoque le plus souvent chez la femme dysthyroïdienne tombe très rapidement dès que la grossesse a pris fin, si la femme n'allaite pas. Il n'en est plus de même si la femme allaite. Il y a dans ces cas une véritable vicariance de la glande mammaire en activité vis-à-vis du corps thyroïde, comme je l'ai signalé en rapportant l'histoire d'une dysthyroïdienne qui ne se porte bien que quand elle est enceinte ou nourrice. Les migraines auxquelles elle est sujette en temps ordinaire disparaissent, son obésité diminue, sa sensation de fatigue et sa somnolence habituelles font place à une impression de bien-être et à une activité qu'elle ne présente, en dehors de la puerpéralité, que pendant de très courtes périodes de quelques journées toutes les 2 ou 3 semaines.

Les rapports de la glande mammaire et du corps thyroïde peuvent du reste être mis en relief par la constatation d'autres phénomènes encore. L'histoire rapportée par Djemil est curieuse : un gynécomaste, du reste bien portant, mais gêné par le volume considérable pris par ses mamelles, se les étant fait enlevé chirurgicalement, fut peu après cette ablation atteint de myxœdème, tout à fait semblable au myxœdème opératoire des sujets opérés de thyroïdectomie. Chez lui, l'hypertrophie mammaire suppléait complètement au corps thyroïde insuffisant.

D'autre part la maladie de Basedow s'accompagne souvent de poussées de congestion mammaire, qui peuvent du reste faire place à de l'atrophie mammaire. On peut même observer ces poussées de tuméfaction des seins chez l'homme. J'ai eu dans mon service de l'hôpital Andral un jeune homme de 23 ans, qui fut atteint de maladie de Basedow au cours d'une syphilis secondaire (roséole, céphalalgie intense, douleurs ostéocopes), et dont les seins devinrent gros comme des noisettes et sensibles pendant es premières semaines de a maladie qui guérit du reste rapidement par le traitement mercuriel.

En ce qui concerne le retentissement possible sur e corps thyroïde de la suppression des glandes génitales (eunuques, ovariectomiées), nous étudierons cette question aux chapitres Insuffisance testiculaire ; insuffisance ovarienne, mais nous devons signaler ici le myxœdème de la ménopause étudiée par Dalché. Il s'agit de femmes approchant de la ménopause et présentant « des œdèmes singuliers, fugaces, à répétition, de consistance assez classique, et siégeant de préférence aux extrémités des membres, pieds et jambes, mains et avant-bras, à la face, au front.

La peau a une apparence blême, terreuse, les muqueuses sont aussi décolorées ; les extrémités peuvent prendre un aspect marbré, cyanosé, comme asphyxique. Il n'y a aucun signe de brightisme, aucune tendance aux

---

1. Towsend. *Archivs of Pediatrics*, 1897, p. 20, a publié l'observation d'une crétine de 38 ans, enceinte, mesurant 1 m. 05 de hauteur et pesant 32 kilogrammes, qui donna naissance, grâce à une césarienne, à un enfant mâle de 2 kilogrammes, sans aucun signe de crétinisme, qui ne vécut que quatre heures.

cpanchements dans les séreuses; le traitement opothérapique, poudre d'ovaire et poudre de thyroïde, produira des effets merveilleux (1) ».

Glandes salivaires. — La salive est rare dans l'hypothyroïdie, abondante dans l'hyperthyroïdie. De même que la mamelle, et souvent en même temps qu'elle, la glande parotide peut s'hypertrophier dans la dysthyroïdie. A la suite du cas que j'en ai publié (2), MM. L. Lévi et H. de Rothschild ont observé plusieurs faits confirmatifs (3).

Peau, poils, ongles. — On sait les relations qui existent entre le fonctionnement des organes génitaux et celui de la peau. La période d'activité sexuelle est marquée par un fonctionnement plus actif des glandes sébacées; la sécrétion sébacée est réduite au minimum dans l'enfance, sauf pendant la période de la poussée génitale physiologique des nouveau-nés. La sécrétion sudorale est également en rapport avec l'activité sexuelle, elle est plus active, plus odorante, et moins aqueuse dans cette période. Il n'y a donc pas à s'étonner que des altérations de la peau accompagnent, dans les dysthyroïdies, les troubles sexuels. Dans l'hyperthyroïdie, les sueurs sont faciles et la sécrétion sébacée abondante. L'eczéma séborrhéique, l'acné, les affections prurigineuses, urticariennes, érythémateuses sont fréquentes. Dans l'hypothyroïdie, la peau est sèche, le renouvellement épidermique se fait lentement et incomplètement (défaut de croissance locale), la circulation cutanée est ralentie, il y a tendance à la stase veineuse et à la stase lymphatique dans la peau et le tissu sous-cutané. Aussi observe-t-on fréquemment chez les hypothyroïdiens la kératose pilaire, les altérations ichthyosiformes et psoriasiformes de la peau, le livedo, l'acrocyanose, les engelures, et même certaines formes d'asphyxie symétrique des extrémités et de sclérodermie (4). La peau mal irriguée s'altère rapidement et prend de façon précoce l'aspect d'une peau de vieillard (gérodermie); chez d'autres sujets, l'état infiltré de la peau du visage maintient une apparence jeune en empêchant la formation des rides.

Les annexes de la peau ou phanères, c'est-à-dire les poils et les ongles, participent aux altérations de la peau. Les cheveux sont épais, souples, brillants, à croissance rapide dans l'hyperthyroïdie. Ils sont rares, secs, ratatinés, cassants, et tombent facilement en laissant des aires décalvées pouvant simuler des plaques de pelades ou des reliquats de favus. Il en est de même des sourcils (signe du sourcil, L. Lévi et H. de Rothschild). De même les ongles ou hypothyroïdiens sont souvent amincis, lamelleux, striés ou cannelés, cassants.

Dents. — Nous rapprochons les dents des ongles et des poils; les dents sont à la muqueuse dermoïde ce que les phanères sont à la peau. Dans l'hypothyroïdie du jeune âge, la croissance des dents est troublée et retardée; aussi les dents sont-elles altérées dans leur forme (stries, cannelures), et dans leur solidité (fissures, crénelures, usure rapide, carie, chute

1. DALCHÉ. Myxœdème de la ménopause et pseudo-myxœdème. *Journal des Praticiens* 28 juin 1913.
2. APERT. *Nouvelle Iconographie de la Salpêtrière*, 1904.
3. L. LÉVI et H. DE ROTHSCHILD. *La petite insuffisance thyroïdienne*, p. 83.
4. APERT. Sclérodermie avec arthropathies ankylosantes. *Soc. de dermatologie*, 1908, p. 114. Le sujet, une fillette de 12 ans, fut guérie par le traitement thyroïdien.

E. APERT.

des dents). Il faut dire toutefois que Kranz, en étudiant l'influence de la thyroïdectomie sur de jeunes chiens au point de vue de la dentition et du remplacement dentaire n'a pu mettre en évidence une relation du corps thyroïde avec la dentition([1]).

Troubles divers. — Je viens d'énumérer ci-dessus les symptômes les plus importants et les plus constants de la dysthyroïdie. Mais c'est dans tous les organes et dans toutes les fonctions que le trouble thyroïdien est susceptible de retentir. Le principe général est que l'hyperthyroïdie active le fonctionnement des organes et l'hypothyroïdie le ralentit. Ainsi du côté du tube digestif, on observe, dans l'hyperthyroïdie, l'exagération de l'appétit, des sécrétions buccales et stomacales, la rapidité de la traversée digestive, entraînant la diarrhée, parfois même la lientérie; dans l'hypothyroïdie au contraire, on observe la diminution ou la perversion de l'appétit, l'état saburral de la bouche, la lenteur des digestions, la constipation. Du côté du foie, exagération du pouvoir glycogénique dans l'hyperthyroïdie, glycosurie alimentaire pour une petite dose de sucre absorbé, glycosurie spontanée fréquente ([2]); dans l'hypothyroïdie, au contraire, il faut une dose élevée de sucre pour provoquer la glycosurie alimentaire et ce n'est que très exceptionnellement qu'on observe la glycosurie spontanée ([3]); fréquence de la lithiase biliaire, augmentation de la cholestérinémie dans l'hypothyroïdie; augmentation du pouvoir lipolytique du sérum dans l'hyperthyroïdie (Youchtchenko). Augmentation de la quantité des urines, de la quantité du résidu fixe, des sels, de l'urée, de l'acide urique dans l'hyperthyroïdie, diminution des mêmes éléments dans l'hypothyroïdie. Activité exagérée du cœur, des vaso-moteurs, des réflexes médullaires et du fonctionnement cérébral dans l'hyperthyroïdie, ralentissement dans l'hypothyroïdie. Hémolyse, pigmentations, purpura, érythèmes dans 'hyperthyroïdie, stase veineuse, livedo, cyanose, asphyxie locale dans l'hypothyroïdie. ([4])

Telle est la règle. Elle est sujette, nous l'avons dit, à des exceptions dues aux anomalies résultant des réactions et suppléances des autres organes, et de la régénération de l'organe lui-même, réactions et suppléances sur lesquelles nous avons attiré l'attention depuis longtemps et du eu varié desquelles résultent des syndromes cliniques divers, parmi lesquels un certain nombre de ceux qu'on a l'habitude de décrire maintenant sous le nom de syndromes pluriglandulaires ou polyglandulaires (Claude et Gougerot, Rénon et Arthur Delille).

On peut encore signaler comme fréquent dans l'hyperthyroïdisme, non seulement le tremblement qui est fréquent dans la maladie de Basedow, mais aussi de véritables mouvements choréiques ou une instabilité choréi-

---

1. Kranz. Schildrüse und Zähne. *Deutsche Monatschr. f. Zahnheilkunde*, XXX, p. 1, 1912.

2. Sainton. Syndrome de Basedow et diabète. *Bulletin médical*, 23 juillet 1913, p. 688.

3. J'ai toutefois observé deux cas de diabète coïncidant avec le myxœdème. Le premier « myxœdème, croissance tardive, diabète » a été publié dans l'*Iconographie de la Salpêtrière*, 1904, le second « myxœdème toxique, diabète » dans le *Monde médical*, 25 mai 1913, p. 385. Comme autre exemple d'un pareil fait, je ne connais que les deux cas de Gordon concernant deux frères myxœdémateux et diabétiques.

4. Rémond et Sauvage. Instabilité choréiforme et insuffisance thyroïdienne. *Annales médico-psychologiques*, avril 1914.

forme. Cette même instabilité a du reste été signalée aussi dans l'hypothyroïdie.

Je dois enfin mentionner un certain nombre de symptômes assez banaux,
mais qui peuvent être en rapport avec l'hypothyroïdie ; ils peuvent prendre
parfois une telle importance que le malade ne s'occupe que d'eux ; le médecin
doit rechercher les autres symptômes dysthyroïdiens, les dépister lorsqu'ils
sont larvés ou atténués, et arriver ainsi à rapporter ces symptômes à leur
véritable cause.

J'ai cité le cas d'une jeune femme, sujette à des *migraines* violentes,
accompagnées d'état gastrique et de vomissements bilieux, et revenant
très fréquemment ; cette jeune femme qui n'était réglée qu'à longs intervalles, et qui présentait quelques symptômes d'hypothyroïdie (état caoutchouté de la peau, placards rouges des pommettes, apathie, constipation,
émotivité) cessait d'avoir des migraines pendant ses grossesses et tant
qu'elle nourrissait. Le traitement thyroïdien eut pour effet de faire disparaître les migraines violentes ; elle ne fut plus sujette qu'à des céphalalgies
beaucoup plus supportables et beaucoup moins fréquentes, et l'amélioration persista longtemps après la cure thyroïdienne en sorte qu'il n'est
besoin de faire celle-ci qu'à longs intervalles. L. LÉVI et Henri DE ROTHSCHILD
ont cité des faits semblables. On peut observer aussi la *migraine* ophtalmique (¹).

D'autres hypothyroïdiens souffrent d'une *céphalée* constante, non
paroxystique ; GAUJOUX (²) a cité 11 faits de ce genre chez des enfants complètement guéris par l'opothérapie thyroïdienne.

Les *démangeaisons* peuvent également être d'origine dysthyroïdienne et
guérir par le traitement. Des *démangeaisons vulvaires* très pénibles n'ont
parfois pas d'autre cause.

Un trouble très désagréable, surtout chez les grands enfants ou même
les adultes, l'*incontinence d'urine*, est dans certains cas rattachable à un
fonctionnement vicieux du corps thyroïde et justiciable de l'opothérapie.

J'ai dit que la *constipation* est la règle dans l'hypothyroïdie. Certaines
constipations rebelles aux traitements les plus divers sont vaincues par le
traitement thyroïdien, alors qu'on ne relève qu'avec peine chez ces malades
des symptômes atténués d'insuffisance thyroïdienne.

Inversement, certaine *diarrhées* peuvent être en rapport avec l'hyperthyroïdie. Il s'agit surtout de crises diarrhéiques passagères, se manifestant
par un état brusque de malaise gastrique, bientôt suivi de douleurs abdominales à caractère de coliques, puis de contractions intestinales et jugées
finalement par une évacuation liquide, soit pure, soit entraînant des matières
plus dures préexistant dans le gros intestin. La crise apparaît, tantôt à intervalles de plusieurs jours, tantôt par série plusieurs jours de suite, tantôt
enfin elle se produit régulièrement à chaque repas, chez certains sujets au
cours même du repas, chez d'autres un quart d'heure, une demi-heure après.

---

1. Mlle PAPAGENIL. Contr. à l'étude de la pathogénie de la migraine ophtalmique.
Migraine ophtalmique thyroïdienne. *Th. de Paris*, 2 juillet 1913.
2. GAUJOUX. Céphalées hypothyroïdiennes. *Soc. des sciences médicales de Montpellier*,
14 mars 1913.

E. APERT.

Chez certains sujets, ces troubles dus à l'hyperthyroïdisme prennent l'aspect du syndrome hyperchlorhydrique, avec véritables crises gastriques et vomissements hyperacides. Les faits cités par Maranon (¹) rentrent dans cette catégorie de cas. D'après cet auteur il s'agit d'accès d'hypersécrétion déterminés par l'excitation du pneumogastrique sous l'influence de l'hypersécrétion thyroïdienne. Dans ces cas les préparations de belladone (pilules de 1 centigr. d'extrait incorporé à 1 centigr. de poudre de feuilles, 1, 2 ou 3 à chaque repas) nous ont donné d'excellents résultats, ce qui concorde bien avec l'idée émise par Maranon, puisque la belladone est un calmant du pneumogastrique.

Inversement, l'hypochlorhydrie et la parésie intestinale avec hyposécrétion sont la règle dans l'hypothyroïdie.

On a encore attribué à l'hypothyroïdie et traité avec succès par le corps thyroïde des affections très variées, pelade, urticaire, rhumatisme chronique, rétraction de l'aponévrose palmaire, sclérodermie, psoriasis, eczéma, goutte, œdèmes chroniques segmentaires, fractures, rachitisme, scoliose, pied-plat, genu-valgum, végétations adénoïdes, asthénie, ptoses viscérales (²), mélancholie, névralgies, hémophilie. Il est très vraisemblable qu'un certain nombre de ces affections peuvent être en effet en rapport parfois, ne fut-ce qu'indirectement, avec un fonctionnement défectueux du corps thyroïde. Retenons en tout cas au point de vue pratique que l'opothérapie thyroïdienne, en amenant une modification dans le type nutritif et dans l'activité des échanges, peut influencer favorablement des affections qui, au premier abord, ne semblent avoir rien à faire avec le corps thyroïde. Ce dont il faut se garder, c'est de considérer ces affections comme relevant toujours de l'insuffisance thyroïdienne, et c'est de faire de l'opothérapie thyroïdienne une panacée. Mais dans bien des cas on pourra se trouver amené à y avoir recours comme procédé pour modifier la nutrition, et comme épreuve thérapeutique, quitte à y renoncer au bout de peu de temps si le résultat ne répond pas à celui qu'on pouvait espérer.

Certains des symptômes ci-dessus peuvent s'expliquer par l'action réciproque entre le corps thyroïde et le système nerveux de la vie organique. La recherche du réflexe oculo-cardiaque montre qu'il est exagéré, de façon parfois énorme, dans l'hypothyroïdie, et que l'administration de préparations thyroïdiennes peut le rétablir dans son état normal. On sait que les extraits thyroïdiens sont des excitants du système sympathique et des modérateurs du nerf vague (³). Inversement l'action de la compression oculaire est sans action pour ralentir le pouls dans la maladie de Basedow.

Évolution.

L'évolution des états dysthyroïdiens est très variable; cette variété d'évolution reconnaît la même cause que la variété de symptomatologie,

---

1. MARAÑON. *Las glandulas de secreción interna y las enfermedades de la nutrición,* Madrid, 1916.

2. WILLARD (JEAN). Les ptoses viscérales par insuffisance thyroïdienne; la panoptose. *Th. de Lyon,* 1913.

3. PETZETAKIS. Le réflexe oculo-cardiaque dans le syndrome hypothyroïdien. *Presse médicale,* 8 janvier 1917, p. 12.

tive dans l'hyperthyroïdie. La mesure du *métabolisme basal* montre (comme j'ai pu le vérifier à maintes reprises avec mon élève, aujourd'hui mon collègue, Stévenin) que le métabolisme est toujours augmenté dans l'hyperthyroïdie, toujours diminué dans l'hypothyroïdie, et d'une quantité souvent considérable, dépassant dans l'un ou l'autre sens 20 pour 100. Ce résultat est constant, et contraste avec la variabilité des résultats obtenus par la recherche du métabolisme basal dans la plupart des autres affections endocriniennes et dans les « maladies de la nutrition ». MM. Nobécourt et H. Janet ont obtenu des résultats analogues[1].

L'épreuve des *tests glandulaires*, étudiée par H. Claude et René Porak [2], consiste à faire au sujet une injection intra-musculaire d'un extrait glandulaire après avoir pris sa température, son pouls, sa tension artérielle, son réflexe oculo-cardiaque, puis à refaire ces mêmes examens pendant la période d'action de l'extrait qui débute quelques minutes après l'injection et dure quelques heures. Après une injection de 1/2 à 2 c. c. d'*extrait thyroïdien* injectable de Choay, on observe chez un sujet normal de l'hypotension artérielle et un ralentissement de 10 à 20 pulsations; chez un hypothyroïdien l'hypotension normale ne s'accentue pas et le pouls s'accélère d'une dizaine de pulsations; la température ne varie pas chez le sujet normal; l'hypothyroïdien, qui a souvent une température habituelle inférieure de quelques dixièmes à la normale, remonte pendant l'action de l'extrait à la normale ou même au-dessus. Le réflexe oculo-cardiaque donne chez le myxœdémateux une augmentation de fréquence du pouls quand on le recherche à l'état habituel; pendant l'action de l'extrait, cette accélération ne revient qu'après une période antérieure de ralentissement. L'*extrait de lobe postérieur de l'hypophyse* employé de même accélère le pouls dans l'hypothyroïdie et le ralentit dans l'hyperthyroïdie. L'extrait de médullaire surrénale, ou plus simplement l'injection d'adrénaline, provoque la glycosurie adrénalinique dans l'hyperthyroïdie; le sucre fait au contraire défaut dans l'hypothyroïdie. Parisot et Richard sont arrivés à des résultats analogues[3].

Évolution.

L'évolution des états dysthyroïdiens est très variable; cette variété d'évolution reconnaît la même cause que la variété de symptomatologie, c'est-à-dire les réactions variables des diverses glandes endocrines, et les régénérations de la thyroïde elle-même.

Même dans les dysthyroïdies congénitales, et dans leurs formes les plus classiques de nanisme myxœdémateux, infantilisme myxœdémateux, et myxœdème fruste, chez des sujets qui semblent devoir rester indéfiniment de vieux enfants, on peut voir plus ou moins tardivement des améliorations spontanées, mais souvent dissociées, et parfois portant uniquement, soit sur les poils du visage comme on pouvait le voir chez quelques-uns des

1. Nobécourt. Les syndromes endocriniens dans l'enfance et l'adolescence, 1923, p. 84.
2. R. Porak. Les syndromes endocriniens, 1924, p. 117.
3. Parisot et Richard. Les glandes endocrines, leur valeur fonctionnelle, 1923.

E. APERT.

10

quatre-vingts nains myxœdémateux de l'exhibition faite sous le nom de Lilliput, soit sur l'éveil des fonctions sexuelles et des règles chez la femme, soit même sur la taille comme chez un de mes sujets qui a subi une poussée de croissance tardive à un âge avancé.

D'une façon générale toutefois, le dysthyroïdien laissé à lui-même reste un anormal; on le reconnaît facilement dans la rue à sa petite taille et surtout à son visage où des traits enfantins s'allient à une peau vieillie, jaunie et ridée.

Le dysthyroïdien tardif, l'infantile régressif type Gandy, semble encore plus incapable d'amélioration spontanée.

Diagnostic.

Un simple regard jeté au passage sur un myxœdémateux franc suffit le plus souvent à faire porter le diagnostic, qu'il s'agisse de myxœdème congénital ou de myxœdème acquis. De même, dans beaucoup de cas, le diagnostic de maladie de Basedow saute aux yeux. Il n'en est plus de même dans les cas frustes; les symptômes dysthyroïdiens doivent alors être recherchés. La maladie peut emprunter des masques cliniques très divers. Nous avons vu que certains symptômes banals, comme la céphalée, certaines migraines, certaines névralgies, la constipation, les troubles dysménorrhéiques, le prurit, etc., peuvent dans certains cas relever d'une dysthyroïdie latente. Comment découvrir celle-ci?

Tout d'abord, certaines particularités dans l'aspect et l'allure du sujet devront éveiller l'attention du médecin. Le plus souvent les sujets dysthyroïdiens ont le visage quelque peu infiltré; la peau des joues est marbrée de plaques rouges; assez souvent la main qui fait un pli à la peau du visage la sent épaissie, ferme; d'autres fois la peau est comme flétrie, elle manque d'éclat, elle est grisâtre, bistrée, elle ressemble à une peau de vieillard; c'est l'état décrit par les auteurs italiens sous le nom de *gérodermie*; c'est chez les sujets dont les glandes génitales fonctionnent mal du fait de l'hypothyroïdie qu'on observe cet état spécial de la peau. Il faut y ajouter le signe du sourcil et les caractères de la chevelure que nous avons décrits à la symptomatologie.

En présence de ces premiers symptômes facilement constatables, il faut pousser l'interrogatoire du malade du côté des symptômes de dysthyroïdie, et si celle-ci est bien réellement la cause de ses maux, on trouvera par l'interrogatoire quelques-uns des symptômes suivants : frilosité, accès de cyanose des extrémités, constipation, prurit, varices, troubles de la menstruation, céphalée, instabilité intellectuelle et mentale, torpeur ou au contraire émotivité, fatigue facile, etc. En faisant déshabiller le sujet, on peut noter en outre certains troubles de la morphologie qui corroborent le diagnostic, surtout s'il s'agit de sujets atteints dès l'enfance, ou au moins l'adolescence. La morphologie peut rester quelque peu enfantine et les caractères sexuels insuffisamment accentués. Chez les femmes, les seins peuvent être peu développés, les hanches peu saillantes, le pubis garni seulement en son milieu (pourtour clitoridien), ou, d'autres fois, l'implantation des poils participe un peu à ce qu'elle est chez l'homme (poils remontant en triangle le long de la ligne blanche, poils sur la poitrine, poils au pourtour des mamelons et au pourtour de l'anus, toutes localisations qui normalement sont masculines)(¹). Chez l'homme, au contraire, les formes peuvent être graciles et arrondies, les fesses et les hanches trop saillantes, les organes génitaux externes insuffisamment développés, les seins trop saillants (soit qu'il s'agisse d'amas graisseux, soit du fait d'hypertrophie de la glande mammaire elle-même), la poitrine et l'abdomen glabres. Tous ces caractères morphologiques, certes, n'appartiennent pas exclusivement à la dysthyroïdie; ils peuvent, d'autre part, manquer chez des dysthyroïdiens manifestes; mais ils coexistent très souvent avec des symptômes de dysthyroïdie, surtout quand celle-ci remonte à l'adolescence ou à l'enfance et leur constatation est d'un appoint non négligeable pour assurer le diagnostic.

Enfin celui-ci sera corroboré par l'heureux effet du traitement spécifique par les préparations thyroïdiennes. Nous allons passer maintenant à cette étude du traitement.

Traitement.

La **chirurgie** s'est attaquée au traitement de l'hypothyroïdie par les greffes thyroïdiennes et de l'hyperthyroïdie par des opérations variées, thyroïdectomie totale ou partielle, exothyropexie, sympathicotomie.

On a renoncé avec raison aux *greffes thyroïdiennes* réalisées par Lannelongue, Walther, Kocher, Bettencourt dans divers organes (tissu sous-cutané, péritoine, épiploon, rate, foie), mais qui donnent des résultats transitoires et ne tardent pas à s'atrophier. Peut-être une technique plus parfaite pourra-t-elle réhabiliter ultérieurement ce mode d'intervention, mais on ne pourra espérer une persistance de la greffe que si l'on emploie comme greffon de la thyroïde humaine jeune, facile du reste à se procurer sur les fœtus morts « au passage » dans les services d'accouchements. Toutefois les excellents résultats donnés dans l'hypothyroïdie par l'opothérapie thyroïdienne par ingestion permettent de penser que ce procédé restera une méthode d'exception.

Les interventions chirurgicales dans l'hyperthyroïdie sont encore moins indiquées. La *thyroïdectomie totale*, l'*exothyropexie*, la *sympathicotomie* appliquées au goitre exophtalmique, c'est le pavé de l'ours pour tuer une mouche. Ces opérations comportent un risque opératoire sérieux. En outre, elles font de l'opéré, pour sa vie entière, un anormal, souffrant de vices nutritifs ou de troubles trophiques. La très grande majorité des maladies de Basedow guérissent en dix-huit mois à deux ans par de simples règles diététiques et médicamenteuses faciles à suivre. J'ai pour ma part, constaté la guérison complète de nombreux Basedowiens et Basedowiennes dont quelques-uns avaient été gravement atteints avec amaigrissement intense, glycosurie, tremblement, état nerveux assez marqué pour rendre tout travail impossible. Après deux ou trois mois de traitement, le sujet a

1. APERT. Sur la disposition masculine du système pileux chez la femme. *C. R. de l'Ass. fr. de Pédiatrie, Congrès de 1913.* Steinheil, 1914.

E. APERT.

toujours pu reprendre ses occupations, et après un ou deux ans en moyenne, il avait recouvré l'intégrité de sa santé.

La **thyroïdectomie partielle** est moins dangereuse, tant au moment même que dans ses suites éloignées. Elle a donné néanmoins dans le traitement de la maladie de Basedow 3 pour 100 de mortalité immédiate à Th. Kocher sur 535 cas opérés. Ce n'est pas négligeable pour une maladie qui ne menace pas la vie, surtout étant donné que Th. Kocher préconise l'opération précoce, ce qui veut dire qu'il opère les cas bénins. Son efficacité est du reste douteuse. Gley(¹) n'a-t-il pas montré que la thyroïdectomie peut provoquer l'exophtalmie.

La **ligature des artères thyroïdiennes** est peu efficace quand elle n'amène pas l'arrêt total de la circulation thyroïdienne, dangereuse en cas contraire.

En somme les interventions sanglantes ne peuvent être dans les affections qui nous occupent que très exceptionnellement indiquées, et dans des cas particulièrement graves.

Les moyens médicamenteux dont nous disposons sont du reste actifs et donnent dans bien des cas toute satisfaction. L'**opothérapie thyroïdienne** fait merveille dans l'hypothyroïdie et la dysthyroïdie, à condition toutefois qu'on sache la donner à doses adaptées à chaque sujet et en modifier l'administration selon les circonstances. Il ne faut pas toutefois exagérer son efficacité. Les athyroïdiens totaux, les idiots myxœdémateux profonds s'améliorent par le traitement thyroïdien, mais restent des inférieurs incapables de se tirer d'affaire dans la vie. Les premiers sujets de Bourneville à Bicêtre, bien qu'ils soient traités maintenant depuis une vingtaine d'années, sont encore assez atteints pour que le diagnostic soit à première vue possible. Il n'en est pas de même dans les cas plus bénins ; là, on a des guérisons complètes ; chose curieuse, il arrive un moment où il suffit d'une dose très minime (dose d'entretien) pour maintenir l'état normal. Parfois même, l'opothérapie a suffisamment excité le fonctionnement du tissu thyroïdien restant pour qu'on puisse cesser tout traitement.

Sous quelle forme faut-il donner le corps thyroïde? La *poudre de corps thyroïde desséchée à froid dans le vide* semble la préparation qui conserve le plus d'efficacité, avec la moindre éventualité d'intolérance. Elle s'administre en cachets ; chez les enfants on peut mélanger la poudre à des confitures ou du chocolat.

A la poudre totale de corps thyroïde, y a-t-il intérêt à substituer des extraits plus ou moins partiels, et soi-disant plus ou moins purifiés? L'extrait glycériné de d'Arsonval, qui représente environ sept fois son poids de glande fraîche, et environ deux fois son poids de poudre sèche n'est indiqué que pour l'administration par voie sous-cutanée, mais cette voie n'a aucune supériorité sur l'absorption buccale, qui lui sera préférée sauf indications particulières.

Les prétendus principes actifs, tels que l'iodothyrine de Bauman, la thyroantitoxine de Frænkel, la thyroglobuline d'Oswald n'ont qu'une activité restreinte et semblent ne représenter que des états de dégradation du

---

1. GLEY. De l'exophtalmie consécutive à la thyroïdectomie. *Soc. de Biologie*, 21 mai 1910.

principe actif. Il semble n'en pas être de même du produit cristallisé isolé en 1914 par Kendall et dénommé *thyroxine*(1), qui est un tryptophane triiodé de formule $C^{11}H^{10}O^3NI^5$, et qui semble être à la thyroïde ce que l'adrénaline est à la surrénale. Très intéressante physiologiquement, active déjà à la dose de fractions de milligrammes, et environ mille fois plus à poids égal que la poudre sèche, cette substance ne peut encore en pratique être substituée à celle-ci.

La dose initiale varie selon les cas. Habituellement, je donne le premier jour deux centigrammes de poudre, et j'augmente d'un centigramme les jours suivants s'il n'y a pas d'intolérance. Celle-ci peut se manifester sous différentes formes : diarrhée, coliques, vomissements, excitation nerveuse, céphalalgie, tachycardie. Les premières sont devenues rares depuis qu'on a dans le commerce des poudres bien préparées, à froid, avec des corps thyroïdes fraîchement recueillis. L'excitation nerveuse, la céphalalgie, la tachycardie témoignent d'un début d'hyperthyroïdie provoquée par le traitement. Il faut alors se maintenir aux petites doses. Sinon on monte jusqu'à dix centigrammes par jour, et on se maintient à ce taux une quinzaine de jours, en surveillant le poids. Le poids ne doit baisser par le traitement thyroïdien que chez les sujets infiltrés ou obèses. En l'absence de tachycardie et d'amaigrissement, on peut augmenter progressivement les doses, en surveillant le pouls et le poids, jusqu'à efficacité confirmée du traitement.

Il est bon en général d'interrompre le traitement quelques jours consécutifs chaque quinzaine. On est ainsi, semble-t-il, plus à l'abri de l'intolérance et aussi de l'accoutumance.

Le plus souvent, une fois la dose efficace atteinte (*dose de mise en train*), il est inutile et quelquefois nuisible de la continuer longtemps. Une dose deux ou trois fois moindre (*dose d'entretien*) suffit à maintenir les bons effets du traitement.

Chez certains sujets l'intolérance est obtenue avant que la dose efficace soit atteinte. Cela se voit surtout chez les dysthyroïdiens où des phénomènes d'hyperthyroïdie s'ajoutent ou alternent avec les phénomènes d'hypothyroïdie. Dans quelques-uns de ces cas, j'ai pu obtenir des résultats par des associations médicamenteuses ou opothérapiques. L'*arsenic*, sous forme de gouttes de Fowler, m'a semblé faciliter la tolérance à la médication thyroïdienne et le *bioxyde de manganèse* aidera son action sur la croissance. L'*opothérapie associée* donne surtout des résultats dans les cas de dysthyroïdie variable, avec faiblesse et nervosisme. Chez les infantiles, l'association de poudre de *surrénale*, ou de poudre de *corps jaune* (qui semble agir à peu près comme la surrénale), ou de poudre *orchitique*, ou de poudre *ovarique* donne de bons résultats. Chez les obèses, les infiltrés, les sujets lents et lourds, je me suis bien trouvé d'associer à la poudre de thyroïde la poudre d'*hypophyse*.

Lorsque les phénomènes hyperthyroïdiens dominent, et surtout quand il y a de la tachycardie, de l'éréthisme vasculaire, des palpitations, j'emploie avec succès la médication dont mon maître Dieulafoy m'a appris à connaître

---

1. KENDALL. *J. of biological Chemie*, 1924, XXXIX, p. 59.

E. APERT.

les bons effets dans la maladie de Basedow. On donne à intervalles réguliers de deux à huit fois par jour, selon la tolérance du sujet, une des
pilules suivantes :

Poudre d'ipéca.	0,05 centigr.
Poudre de feuilles de digitale	0,02 centigr.
Poudre d'opium	0,005 milligr.

On espace s'il survient un léger état nauséeux.

La *belladone* et la *jusquiame*, sous forme de gouttes de teinture (V à XX)
donnent aussi des résultats. La *valériane*, le *bromure*, la *quinine* et le *quin-
quina*, le *salicylate de soude*, l'*aspirine* doivent aussi être employés. Enfin,
on a préconisé comme remède spécifique de l'hyperthyroïdisme l'*éthyroï-
dine* (Enriquez et Hallion) obtenue avec le sérum de chèvres thyroïdectomiées. On a aussi employé le lait de chèvres ainsi traitées. On peut enfin
utiliser l'*irradiation du corps thyroïde*.

Chez beaucoup de sujets, une fois le résultat obtenu, il sera indiqué,
même après apparence complète de retour à la santé, de faire encore, une
ou deux fois par trimestre, de petites cures d'opothérapie thyroïdienne, à
dose très minime de quelques milligrammes par jour.

Le traitement thyroïdien doit toujours être accompagné d'un **traitement
hygiénique** approprié. Les hypothyroïdiens sont des sujets qui oxydent
insuffisamment et qui se trouvent merveilleusement du séjour à la campagne, au grand air ; c'est au point que des sujets qui à la ville ne peuvent
abandonner la médication thyroïdienne sous peine de s'infiltrer, et de
retomber dans la torpeur et les malaises de tout genre, peuvent, dans des
villégiatures bien choisies, s'en passer pendant des mois.

Le choix de la villégiature est loin d'être indifférent ; les stations d'altitude réussissent mal à ces sujets, sans doute à cause de la raréfaction de
l'air dans les altitudes ; les climats froids sont mal supportés à cause de la
tendance à la cyanose et au refroidissement ; le bord de la mer agit au contraire merveilleusement, et les stations de choix pour de tels sujets sont
celles de l'Océan, la Baule et les plages voisines en été, Biarritz et la côte
d'Argent au printemps (où la cure est particulièrement active) et à l'automne ; à défaut de la mer la simple campagne produit des effets excellents,
à condition toutefois que l'habitation soit bien située sur terrain sec, sur
une hauteur bien orientée et non ombragée, ou au moins séparée des grands
arbres qui l'ombragent par un vaste espace où l'air circule largement. Au
contraire les fonds de vallées humides, les habitations noyées dans de
grands bois ne conviennent pas.

Un **régime alimentaire** particulier est nécessaire aux hypothyroïdiens.
La fonction antitoxique du corps thyroïde s'exerce chez eux insuffisamment. C'est ainsi qu'on peut expliquer qu'ils sont plus sensibles que d'autres
aux préparations culinaires savantes, mais toxiques. Il est fréquent qu'ils
se plaignent de ne pouvoir dîner en ville sans éprouver la nuit suivante de
l'insomnie, le lendemain une céphalée frontale gravative. Ils doivent en
conséquence user d'une alimentation des plus simples comprenant des
laitages, des légumes, des viandes bouillies, rôties, ou grillées sans autre

sauce que le jus naturel de la viande, des fruits, des gâteaux secs. Ils doivent rejeter toutes les sauces artificielles, toute viande conservée ou faisandée, tout poisson de la fraîcheur duquel on ne serait pas absolument sûr. Beaucoup d'entre eux se trouvent bien de boire aux repas de l'eau ou des infusions.

Un **exercice musculaire** convenablement réglé a des effets très heureux, tant dans l'hyperthyroïdie que dans l'hypothyroïdie. Mais hypothyroïdiens et hyperthyroïdiens se fatiguent les uns et les autres facilement. Pour les hypothyroïdiens, il faut commencer par de simples mouvements n'exigeant pas d'efforts, et par des promenades n'allant pas jusqu'à la fatigue plus que par de la gymnastique proprement dite. Le massage et les mouvements provoqués joueront au début le principal rôle. Ce n'est qu'après un certain entraînement qu'on abordera les exercices proprement dits, marche, sauts, haltères en progressant avec beaucoup de prudence. L'hydrothérapie en jet a de bons effets ; il ne faut pas employer la douche froide, à cause de la difficulté de la réaction chez ces sujets, mais la douche tiède, ou au moins la douche écossaise. Les hyperthyroïdiens pourront plus rapidement, parfois même d'emblée, aborder les exercices gymnastiques proprement dits, mais on ne prolongera pas les séances, et on évitera les manœuvres de force. La douche tiède en pluie calmera chez ces sujets l'éréthisme cardio-vasculaire et musculaire.

En somme, par la combinaison heureuse du traitement spécifique thyroïdien, des traitements médicamenteux adjuvants, des prescriptions alimentaires et hygiéniques, le médecin pourra toujours améliorer considérablement et parfois guérir les malheureux sujets atteints de troubles morbides dysthyroïdiens.

Nous venons de terminer l'étude générale des syndromes d'origine thyroïdienne (hyperthyroïdie, hypothyroïdie, dysthyroïdie). Nous pouvons maintenant aborder avec fruit la pathologie spéciale du corps thyroïde. Il est nécessaire d'étudier d'abord l'affection qui joue le rôle primordial dans la pathologie du corps thyroïde, le goitre endémique. L'influence de l'endémie goitreuse sur les affections thyroïdiennes est telle qu'on peut dire que dans bon nombre de cas de congestion thyroïdienne, d'inflammation thyroïdienne, de cancer thyroïdien, il est possible de mettre en relief une prédisposition due à des antécédents personnels ou héréditaires de goitre endémique, ou à un séjour en pays goitreux. En tout cas on ne peut pas séparer l'étude des thyroïdites (inflammation du corps thyroïde sain) de celle des strumites (inflammation du corps thyroïde préalablement atteint de goitre) et il y a tous les intermédiaires entre le goitre évident et les altérations latentes du corps thyroïde dues à l'*endémie goitreuse*, mais que rien ne révèle à l'extérieur. Nous étudierons donc d'abord le goitre endémique et le goitre sporadique ensuite les congestions thyroïdiennes, les inflammations thyroïdiennes (thyroïdites et strumites), la tuberculose du corps thyroïde, la syphilis du corps thyroïde, les kystes du corps thyroïde, les cancers du corps thyroïde ; quant au myxœdème et au goitre exophtalmique, ils font dans ce volume l'objet d'articles spéciaux.

E. Apert.

II. — GOITRE ENDÉMIQUE

(MALADIE CRÉTINO-GOITREUSE)

Étiologie. — La maladie crétino-goitreuse est essentiellement une *maladie régionale*. On la rencontre dans tous les pays, quels que soient la race et le climat, mais seulement dans certains cantons de ces pays. Ces cantons appartiennent presque exclusivement aux *pays de montagnes*. En France, ce sont certaines hautes vallées des Alpes et des Pyrénées, et certaines localités du Jura (¹), des Vosges et du Plateau Central. Dans les autres pays, on la rencontre surtout dans la Forêt Noire, la Suisse, le Tyrol, la Norwège, l'Oural, l'Ecosse, le pays de Galles; elle est fréquente dans les montagnes du Thibet et dans celles du Yunnam; on la trouve au Maroc dans les massifs du Riff et de l'Atlas; elle existe en Abyssinie, dans les Montagnes Rocheuses et dans la Cordillère des Andes. Au contraire, les pays de plaine en sont exempts, sauf exception (²).

L'altitude n'est pourtant pas en cause, non plus que la profondeur des vallées, ou leur orientation. Il est d'observation constante dans les pays de montagnes que certaines vallées, quoique pauvres, profondes, obscures sont exemptes de goitres, tandis que la population d'une vallée voisine, même si les conditions hygiéniques y semblent bien meilleures, est très gravement atteinte. De très nombreux faits prouvent que la cause de cette répartition tient à *l'eau de boisson*; on a vu le goitre apparaître dans certains villages à la suite d'amenées d'eau, et inversement le goitre disparaît quand les habitants de la vallée cessent d'utiliser pour leur boisson l'eau de leur ruisseau, soit à la suite de dérivation d'une autre source, soit s'ils recueillent l'eau de pluie dans des citernes. On peut considérer ce point comme absolument démontré. Cela explique que si le goitre endémique ne se voit guère que dans les pays de montagnes, on trouve cependant exceptionnellement des localités à goitre dans des pays de plaine ou de colline (Oise, Aisne, Orne), quand des accidents géologiques locaux y font surgir par exception des sources géologiquement comparables à celles des pays de montagnes.

Les animaux qui s'abreuvent aux mêmes sources sont pareillement atteints; chiens, porcs, bœufs, chevaux, mulets sont susceptibles de présenter des goitres, de tomber dans un état de stupidité analogue au crétinisme et d'engendrer des petits se développant mal, atteints de crétinisme congénital. Les animaux sauvages n'en sont pas exempts. Une antilope de

---

1. Bourgeat. Le goitre dans le Jura. Répartition géographique, pathogénie et prophylaxie. *Th. de Paris*, 1914.
2. Pighini. L'endemia gozzocretinica nel Lombardo-Veneto e nella provincia di Reggio-Emilia. *Illustr. medica italiana*, 1921, II, p. 41.

Sibérie qui, en raison de sa taille moindre et de son cou volumineux, avait été décrite comme une espèce à part, dénommée *gutturosa*, a été reconnue comme une modification morbide, crétino-goitreuse. Les animaux guérissent par les mêmes moyens prophylactiques et thérapeutiques que les hommes. Leur observation et l'expérimentation ont permis de vérifier que l'eau est bien la cause du goitre et du crétinisme.

Les analyses chimiques, physico-chimiques, biologiques des eaux goitriques comparativement aux autres eaux n'ont rien révélé pouvant expli-

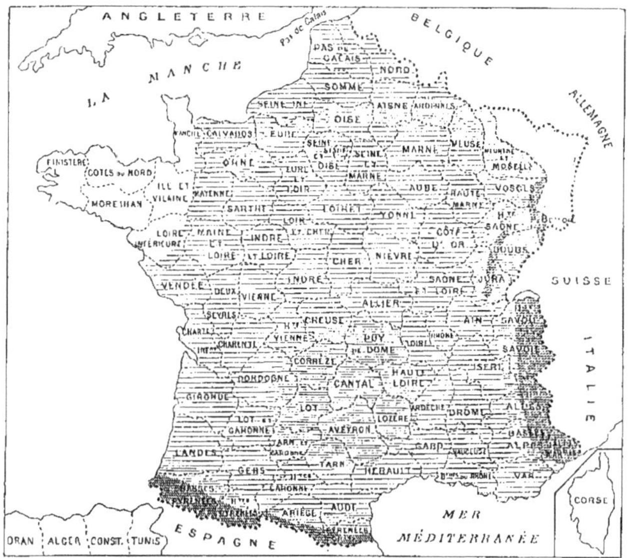

Fig. 1. — Répartition géographique en 1913 du goitre endémique en France
(d'après Répin, Institut Pasteur).
Nota. — Les départements recouvrés ne figurent pas sur cette statistique.

quer leur singulière nuisance. Toutefois, certaines remarques ont été faites. D'après Répin [1] les *eaux goitrigènes* sont toujours des *sources à température constante, provenant par conséquent des grandes profondeurs de l'écorce terrestre*; ce sont toujours des *sources fortement radioactives* et vraisemblablement riches en éléments physico-chimiques non encore précisés et susceptibles de troubler la statique chimique de l'organisme. Pour rétablir le métabolisme normal sans cesse troublé par un nouvel apport de substances nuisibles, le corps thyroïde suractiverait ses fonctions par le mécanisme de l'hypertrophie compensatrice. On peut objecter à cette vue de Répin, que, si le corps thyroïde est très hypertrophié chez les goitreux, ses fonctions semblent en même temps, non pas exaltées, mais souvent même compromises.

1. Répin. Les eaux goitrigènes. *Revue d'hygiène*, avril-mai 1911.

E. Apert.

D'après Mac-Carrisson ([1]) la filtration de l'eau, ou la simple ébullition annihile le pouvoir goitrigène de l'eau; une eau qui déjà après dix ou quinze jours d'usage exclusif provoquait une tuméfaction thyroïdienne, chez de jeunes chiens s'est montré inactive après filtration ou ébullition. L'administration aux animaux d'expérience, d'antiseptiques intestinaux agit comme l'ébullition. L'auteur suppose que l'agent du goitre est un parasite vivant dans l'intestin de l'homme.

M. Graf ([2]) rapporte que dans certaines régions, les jeunes gens échappent au service militaire en buvant l'eau de certaines sources qui, en deux mois, les fait devenir goitreux. Ultérieurement, ils guérissent de leur goitre en buvant cette même eau bouillie.

La disparition du pouvoir goitrigène par la filtration, l'ébullition, l'adjonction d'antiseptiques, ou même la simple conservation de l'eau pendant un certain temps ([3]) ne nous paraît pas suffire à prouver que le goitre serait dû à un organisme vivant. Certaines propriétés physico-chimiques des eaux d'origine profonde, en particulier celles qui sont liées à leur radio-activité ou à l'état colloïdal ([4]) d'éléments existant en quantité chimiquement indosables, peuvent être détruites par ces mêmes circonstances. St-Lager avait déjà fait remarquer depuis longtemps ([5]) que le goitre n'existe que dans les régions où les roches primitives, qui forment les régions montagneuses, sont accompagnées de *couches superficielles métallifères*, contenant en particulier de la pyrite de fer, de la pyrite de cuivre, ou de la galène argentifère ou encore des silicates doubles de fer et de magnésie. Dans les terrains volcaniques, le goitre fait défaut, mais il apparaît pourtant au voisinage des solfatares, quand il existe aussi des argiles ferrugineuses, que les émanations sulfureuses attaquent en formant des sulfures de fer.

Ce qui est impressionnant dans les remarques de St-Lager, c'est qu'il a pu, d'après la constitution géologique du sol, marquer d'avance sur la carte géologique les villages où l'on trouverait des goitreux. Bérard et Girardot ([6]) ont fait la même expérience dans le Jura et elle a confirmé les remarques de St-Lager.

St-Lager pensait avec raison que le sulfure de fer était incapable d'avoir par lui-même un pouvoir goitrique. Il incriminait sa transformation en sulfate par oxydation. Avec nos connaissances actuelles, il est plus vraisemblable de penser à quelque composé ferrique à l'état colloïdal, dont la formation est sans doute favorisée par les émanations et la radio-activité des sources d'origine profonde des régions montagneuses. Telle est l'hypothèse, non vérifiée du reste, qui paraît la plus satisfaisante, parce que c'est elle qui explique le mieux les conditions étiologiques du goitre endémique.

1. Mac Carrisson. Nouvelles recherches expérimentales sur l'étiologie du goitre endémique. *Ann. of tropical Med. and Parasitology*, 1911, V, p. 1.

2. Graf. *Société des médecins de Vienne*, séance du 1er déc. 1911.

3. Breitner. *Société des médecins de Vienne*, séance du 16 décembre 1911.

4. Bircher. Disparition et altération de la fonction thyroïdienne comme cause de maladie. *Ergebnisse des allgemeinen Pathologie und pathologischen Anatomie des Menschen und der Thiere*, XV, 1911.

5. Saint-Lager. *Causes du crétinisme et du goitre endémique*. Paris, 1867.

6. Bérard et Girardot. (in Bérard, art. Corps thyroïde, p. 134, vol. XX du *Traité de Chirurgie* de Le Dentu et Delbet).

Pathogénie. — Quelle que soit la nature de l'agent nuisible contenu dans les eaux goitrigènes, il paraît agir par l'intermédiaire de troubles dans le métabolisme de l'iode. On sait que chez les sujets normaux, le tissu thyroïdien contient de l'iode; il réside dans la substance colloïde qui emplit les vésicules thyroïdiennes; cette substance colloïde se compose (Oswald) de deux substances : une nucléoprotéide qui contient du phosphore et qui fixe l'arsenic, et une globuline, qui a reçu le nom de *thyréoglobuline*, et qui fixe l'iode; l'iodothyrine de ·Baumann, où l'on avait cru reconnaître le principe actif de la glande thyroïde, n'est qu'un produit de décomposition de cette thyréoglobuline iodée, et n'est pas plus active que les autres composés organiques iodés. La teneur en iode de la thyréoglobuline est très variable; elle en contient 3 à 4 pour 1000 chez l'homme et la femme adultes à l'état normal; cette proportion peut augmenter notablement à la suite d'absorption d'iode, d'iodures, ou de composés organo-iodés. Dans les goitres endémiques, la proportion d'iode est très inférieure à la moyenne; elle est encore plus basse chez les goitreux myxœdémateux et les crétins.

Répin pense que l'agent indéterminé du goitre agit en entraînant l'iode qui est éliminé par les urines. L'hypertrophie de la thyroïde est un effort réactionnel pour lutter contre la raréfaction de l'iode de l'organisme.

Dor [1] conçoit le mécanisme pathogène d'une autre façon. L'agent du goitre rendrait insoluble le principe organo-iodé qui normalement circule dans le sang. Au lieu d'aller aux cellules qui en ont besoin, ce principe iodé devenu insoluble serait pris par les phagocytes, et agirait comme antigène; la thyroïde subirait l'action de l'anti-corps ainsi formé, s'hypertrophierait pour lutter contre lui, et sécréterait surabondamment sa sécrétion iodée; si l'absorption d'eaux goitrigènes continue, cette sécrétion est précipitée au fur et à mesure de sa production surabondante et par l'anticorps irriterait de plus en plus le corps thyroïde et aboutirait à son hypertrophie.

On peut objecter à ces diverses théories pathogéniques que le goitre est autant une dégénérescence qu'une hyperthrophie thyroïdienne. Si beaucoup de goitreux endémiques conservent une apparence physique et une intelligence satisfaisante, un certain nombre sont, selon l'expression consacrée, des goitreux crétinoïdes, donc des hypothyroïdiens. L'anatomie pathologique nous expliquera du reste ces différences dues à la conservation plus ou moins intégrale de tissu thyroïdien normal dans l'intervalle des productions goitreuses pathologiques.

Anatomie pathologique. — Dans les pays d'endémie goitreuse, on peut trouver tous les degrés d'altération du corps thyroïde. Sans parler des atrophies congénitales du corps thyroïde qui se trouvent à l'autopsie des crétins, enfants de goitreux, et des scléroses diffuses ou partielles atrophiant plus ou moins le corps thyroïde, et pour nous en tenir aux goitres, on peut constater de très nombreuses variétés anatomiques de goitre selon la localisation, le volume, la consistance, l'aspect des parties altérées.

Tantôt l'hypertrophie goitreuse atteint la totalité du corps thyroïde

1. Dor. Pathogénie et anatomie pathologique des goitres et des cancers thyroïdiens. *Gazette des hôpitaux*, 30 avril et 2 mai 1903.

E. Apert.

(goitre massif), tantôt un lobe, ou une portion de lobe est seul atteint, et un ou plusieurs noyaux goitreux s'hypertrophient au sein d'un corps thyroïde resté partiellement indemne (goitre nodulaire). On a vu même exceptionnellement des goitres se développer aux dépens de corps thyroïdes accessoires, la glande principale restant peu ou pas altérée (goitre aberrant).

Au fur et à mesure que le goitre grossit, sa saillie augmente ; finalement il tombe, en général, au-devant du cou et même de la région sternale sous forme d'une masse volumineuse qui peut atteindre la grosseur d'une tête d'enfant. Quand le goitre est partiel il peut rester latéral, et comprimer plus ou moins les organes du cou, et déformer la trachée ; dans ces cas, heureusement rares, le goitre pénètre par un prolongement dans la cage thoracique, le long de la trachée ; c'est surtout dans ces cas que les compressions sont redoutables (goitres suffocants).

Le danger est du reste en partie fonction de la consistance du goitre. Celle-ci varie selon le type anatomique du goitre, charnu ou parenchymateux, vasculaire, kystique, scléreux, calcaire. Ces dénominations, admises par les anciens auteurs comme caractérisant des espèces définies de goitre, répondent en réalité à des évolutions diverses d'un même processus histologique, et sont souvent combinées dans un même goitre. Les petits goitres au début sont généralement du type charnu ou parenchymateux ; l'aspect, à la coupe macroscopique, diffère peu de celui d'une glande normale ; ultérieurement, certains îlots s'amollissent, s'infiltrent de matière colloïde ; la progression de ce processus aboutit à la formation de parties kystiques ; certaines portions peuvent d'autre part s'indurer, subir la dégénérescence scléreuse ; souvent la capsule s'épaissit, et de larges bandes fibreuses en partent séparant le goitre en lobes plus ou moins enkystés et indépendants ; dans certains goitres, les veines et parfois même les artères prenant un développement considérable, se dilatent, se contournent, se ramifient dans l'épaisseur du parenchyme. Quant au type calcifié il résulte de l'infiltration des parties conjonctives par une substance calcaire.

Histologiquement, la prolifération des cellules des vésicules thyroïdiennes est l'altération primitive ; la substance colloïde est plus ou moins complètement remplacée par des amas cellulaires. Les vésicules pleines de cellules ont des dimensions variables et forment, par leur lobulation, leur étranglement, des boyaux pleins et des chapelets à grains pleins ou plus ou moins chargés en leur centre d'un restant de matière colloïde ; ces grains à leur tour subissent le même processus qui explique l'hypertrophie de la glande. Quand un ou plusieurs de ces grains augmente exagérément en dimensions, s'infiltre en son centre de matière colloïde, et provoque autour de lui un aplatissement avec sclérose des vésicules voisines, il forme un nodule d'adénome. L'adénome subit la transformation kystique par accumulation de matière colloïde ou séreuse en son intérieur. Le contenu de l'adénome kystique est du reste susceptible de variations. Le liquide est plus ou moins épais, plus ou moins gluant et filant, plus ou moins coloré en rouge-brun par des pigments d'origine sanguine et par des paillettes mordorées de cholestérine, apparaissant sous le microscope sous forme de minces cristaux lamelleux quadrilatères, semblables à des lamelles couvre-objet jetées sans ordre les unes sur les autres, intactes ou brisées. Il y a tous les intermédiaires entre plusieurs types de contenu liquide qui sont : le kyste hématique, ou hématocèle thyroïdien, dû à une hémorragie intra-strumique, et qui contient des caillots épais de sang noirâtre et des stratifications fibrineuses; le kyste muqueux, dont le liquide est clair, mais filant et épais comme du mucus, ce qui est dû à la substance colloïde; le kyste séreux, dont le liquide est clair et aqueux, et qu'il ne faut pas confondre avec les kystes thyroïdiens accidentels, indépendants de toute modification goitreuse et que nous étudierons dans un chapitre ultérieur; le kyste à mastic dont le contenu consiste en une bouillie jaunâtre, mollasse, ayant la consistance du mastic, parfois homogène, parfois présentant des stries rougeâtres ou jaunâtres, ou brunâtres, dues à la présence de pigments sanguins ou de cristaux de cholestérine. Assez fréquemment du reste les kystes sont multiples et il est fréquent de voir les divers aspects signalés ci-dessus coexister dans un même goitre dans des kystes voisins, selon leur constitution et leur degré d'évolution.

Exceptionnellement le goitre peut s'enflammer, s'abcéder, s'ouvrir à l'extérieur; les kystes peuvent se vider par ce mécanisme, c'est là une éventualité rare, et du reste peu souhaitable.

Évolution et symptomatologie. — Il y a tous les intermédiaires entre les sujets goitreux à état physique et intellectuel demeurés à peu près intacts, et les crétins profonds, avec ou sans goitre, gravement atteints dans leur développement corporel et cérébral. A ces états intermédiaires s'appliquent les noms de demi-crétins, crétinoïdes, crétineux.

Les sujets atteints de goitre simple se voient, ou bien dans les localités où l'affection sévit de façon bénigne, n'atteignant qu'une minime partie de la population, ou bien, dans les régions fortement atteintes, chez les sujets qui y ont été transplantés, y habitent depuis peu et n'ont pas de goitreux dans leurs ascendants. Inversement le crétinisme profond se voit surtout chez les sujets nés dans les vallées maudites de pères et mères y habitant depuis longtemps et souvent atteints de goitres (voir pages 121 et 122).

Nous allons d'abord étudier le goitre indépendamment du crétinisme, puis le crétinisme lui-même.

1° ***Évolution du goitre.*** — Le goitre s'installe insidieusement, silencieusement, progressivement, dans le cours de l'adolescence; ce n'est en général qu'à partir de la puberté que la tuméfaction thyroïdienne devient manifeste ([1]). Exception doit être faite pour les goitres congénitaux.

La tuméfaction thyroïdienne porte au début en général sur l'ensemble de la glande. C'est ultérieurement, quand le goitre prend du volume, que l'accroissement devient plus considérable dans certaines parties, soit qu'il s'agisse de goitre charnu, soit surtout quand l'évolution histologique aboutit à des formations adénomateuses ou kystiques.

Dans la majorité des cas, les troubles fonctionnels sont nuls, ou se bornent

---

1. Diéterle, Hirschfeld et Klinger. Epidemiologische Untersuchungen über den endemischen Kropf. *Archiv. für Rassen und Gesselschaftbiologie*, 1913, Heft, 4 et *Archiv. für Hygiene*, 1914, t. LXXXI.

E. Apert.

à de petits signes dysthyroïdiens : apathie, état caoutchouté des téguments surtout à la face, chevelure sèche, sourcils, et chez l'homme, barbe clairsemés ; plus rarement yeux saillants, regard brillant, instabilité motrice et psychique témoignant qu'un certain degré d'hyperthyroïdie s'allie à l'hypothyroïdie ; assez souvent il existe une certaine dyspnée d'effort, une instabilité cardiaque avec tachycardie et palpitations à l'occasion d'un travail prolongé. Ces phénomènes s'accentuent chez la femme à l'approche des règles, ce qui est en rapport avec la congestion thyroïdienne prémenstruelle.

Quand le goitre prend un volume considérable, et surtout quand son développement ne se fait pas seulement vers l'extérieur, mais aussi vers les parties profondes, on observe éventuellement des symptômes dus au refoulement et à la compression des organes du voisinage, on peut les classer en symptômes laryngés, symptômes trachéaux, symptômes broncho-pulmonaires, symptômes cardio-vasculaires, symptômes nerveux.

Symptômes laryngés. — Très fréquemment la voix des goitreux est sourde, étouffée, gutturale, ce qui tient à la congestion chronique du larynx et à l'absence de souplesse des parois laryngo-trachéales chroniquement irritées par le voisinage de la tumeur. L'émission du cri est gênée et la voix porte peu. Les sons aigus sont les plus altérés.

La voix eunuchoïde ne s'observe que chez les crétins goitreux ou les goitreux crétinoïdes, dont le développement sexuel reste imparfait.

Dans les goitres à développement profond, ou ayant subi des poussées de strumite avec péristrumite, le nerf récurrent peut se trouver à droite ou à gauche lésé par la tumeur. Les premiers symptômes (symptômes d'irritation) sont des spasmes glottiques avec accès passagers de toux striduleuse, de cornage, de dyspnée, de cyanose, d'angoisse. Ultérieurement, voix bitonale, d'abord intermittente, puis permanente, puis aphonie (symptôme de compression destructive).

Symptômes trachéaux. — La trachée est parfois déformée par la compression et aplatie comme un fourreau de sabre. En outre ses parois peuvent être altérées, soit ramollies, soit indurées. Dans de telles trachées, les poussées de bronchite congestive ou inflammatoire, qui tuméfient la muqueuse et encombrent la lumière trachéale de sécrétions plus ou moins consistantes, peuvent être l'origine de crises de toux quinteuse, spasmodique et d'accès de dyspnée formidable pouvant aboutir à l'asphyxie mortelle.

Les *goitres plongeants*, dont un prolongement s'insinue dans le thorax le long de la trachée, sont surtout ceux qui exposent à ces compressions redoutables. Un effort violent, une course, une ascension en montagne, surtout avec un fardeau sur la tête, peuvent provoquer la crise. Plus redoutables encore sont les crises survenant pendant le sommeil et provoquées par la position couchée et une inclination vicieuse de la tête qui étrangle la portion du goitre sous-jacente à l'orifice thoracique supérieur. Quand les goitreux ont un mauvais sommeil coupé de cauchemars, interrompu par des réveils anxieux, il faut se méfier de la possibilité d'accès d'asphyxie nocturnes et même de la mort subite pendant le sommeil.

Symptômes broncho-pulmonaires. — La circulation de la muqueuse bronchique est solidaire de la circulation thyroïdienne; les veines bronchiques communiquent par un réseau dépourvu de valvules avec les veines thyroïdiennes et subissent directement le ralentissement dû à l'engorgement de ces dernières. La congestion chronique passive des poumons en résulte. D'autre part l'emphysème peut s'y ajouter. La dyspnée peut alors devenir permanente et aboutir à l'asystolie. De tels malades sont en imminence permanente d'asphyxie ou de syncope.

Symptômes cardio-vasculaires. — Outre la dilatation permanente du cœur droit consécutive aux crises de dyspnée ou à la congestion pulmonaire chronique, on observe chez les goitreux des troubles d'innervation du cœur, arythmie, tachycardie, ou, au contraire, bradycardie qui relèvent de l'intoxication dysthyroïdienne, et parfois aussi de l'irritation ou de la compression du pneumogastrique. La compression des gros vaisseaux du cou et de la partie supérieure du thorax augmente la gêne cardiaque. L'anesthésie par l'éther ou le chloroforme est redoutable chez les goitreux.

Symptômes nerveux. — Nous avons parlé des compressions possibles du récurrent et du pneumogastrique. On peut aussi observer la compression du spinal (torticolis), de l'hypoglosse (hémiparésie et hémiatrophie de la langue), des branches superficielles du plexus cervical (névralgies, dysesthésies douloureuses), du phrénique (paralysie ou contracture unilatérale du diaphragme, se traduisant par l'immobilité relative, avec ou sans retrait, de la paroi abdominale supérieure du côté correspondant, et par la dyssymétrie de l'excursion diaphragmatique à la radioscopie), du plexus brachial (névralgies, paralysies radiculaires), du grand sympathique (myosis, diminution de la fente oculaire), des filets cardiaques (crises angineuses).

L'audition est souvent atteinte. Un point à relever est le rapport qui existe entre l'endémie crétino-goitreuse et la surdi-mutité hérédo-familiale. Celle-ci est d'observation fréquente en pays goitreux. Elle est très répandue en Suisse; la proportion des sourds-muets congénitaux atteint en Suisse le triple de celle notée pour l'ensemble de l'Europe; en France les départements savoyards sont les plus atteints à la fois par le goitre et par la surdimutité.

Bauer (d'Innsbruck) a noté chez les goitreux la fréquence d'un certain nombre de symptômes qui témoignent à notre avis d'une intoxication dysthyroïdienne. L'auteur les considère simplement comme l'indice d'une constitution anormale prédisposant au goitre. Ce sont l'abolition des réflexes pharyngien et cornéen, le dermographisme, l'hypertrophie des amygdales et des ganglions lymphatiques, la lymphocytose avec diminution de la leucocytose, la matité rétro-sternale indiquant la persistance du thymus, l'accentuation du deuxième bruit du cœur au niveau de l'orifice pulmonaire, l'augmentation de l'aire de matité cardiaque avec déviation de la pointe en dehors, le nystagmus rotatoire, le signe de Mœbius, les troubles de la menstruation ([1]).

2° *Crétinisme.* — Le crétinisme apparaît partout où le goitre endémique sévit gravement et atteint une forte partie de la population; on

---

1. Bauer. Le goitre endémique dans le Tyrol. *XIX° Congrès allemand de médecine interne à Wiesbaden*, 16 avril 1912.

E. Apert.

compte alors environ un crétin pour quatre goitreux et 80 pour 100 des crétins sont fils de goitreux, soit père et mère goitreux, soit l'un des deux. C'est la proportion qui se retrouve à peu près dans toutes les enquêtes sur le crétinisme quelle que soit la contrée. Les enquêtes poursuivies en Savoie sont particulièrement instructives. En 1846, l'enquête de Mgr Billiet archevêque de Chambéry, relève 1946 crétins sur 239 301 habitants, soit 8 pour 1000. En 1848, l'enquête du gouvernement sarde donne les chiffres de 2765 sur 307 634 habitants soit 9 pour 1000. En 1864, la grande enquête française à laquelle Baillarger a attaché son nom donne en France 500 000 goitreux et 120 000 crétins, et en Maurienne (Savoie) 4329 goitreux et 1418 crétins. Dans toute la Savoie on trouve 4356 crétins sur 271 663 habitants, soit 16 pour 1000. La maladie allait donc en s'aggravant.

L'enquête ayant abouti à améliorer les conditions de vie des habitants des hautes vallées, particulièrement en leur facilitant l'amenée d'eaux non goitrigènes, la maladie diminue rapidement. Ducoste, en 1908, relevait seulement en Savoie 667 crétins sur 255 297 habitants, soit moins de 3 p. 100 ([1]). Actuellement on peut dire qu' « on ne fait plus de crétins ». On ne voit plus de crétins jeunes. Ceux qui subsistent ont presque tous dépassé la quarantaine. Ils sont assez rares pour être devenus un objet de curiosité pour les touristes nombreux dans ces hautes vallées. La plupart de ces crétins gagnent petitement quelques sous en mendiant ou en vendant des petits objets aux touristes. Il en est de même dans les Pyrénées. Les crétins des Pyrénées, dont le crétinisme était parfois compliqué de lèpre et d'hérédosyphilis, étaient connus sous le nom de cagots ([2]). Ils ne subsistent plus que dans des hameaux reculés, la plupart des centres communaux ayant été aujourd'hui pourvus de bonne eau.

Les crétins ne sont pas des idiots; leurs facultés cérébrales ne sont pas abolies; elles sont limitées et ralenties, et en outre mal servies par un corps mal développé. Dès l'enfance, le futur crétin se développe mal, grandit lentement, est en retard pour la marche, les éruptions dentaires, la parole. A l'âge adulte la taille ne dépasse guère 1 m. 50. Elle est souvent encore diminuée par des incurvations rachitiformes de la colonne et des membres. La tête est volumineuse et brachycéphale ; la face bouffie, le nez épaté, les yeux chassieux et larmoyants, le regard sans expression; les joues sont pâles, blafardes, et tombantes en bajoues plus ou moins infiltrées; les lèvres sont pâles; la langue volumineuse sort souvent entre les lèvres ; l'expression est stupide; les sens manquent d'acuité; le cou est ou non gonflé par un goitre rarement très gros; le ventre est volumineux ; les hernies fréquentes ; les muscles sont mous ; les dents sont souvent soit cariées profondément, soit usées jusqu'au ras des gencives. La température rectale est basse et peut descendre à 36°, 35° même. Les pulsations sont diminuées de fréquence; la respiration est peu profonde; les mouvements sont lents. Les crétins cheminent à petits pas et souvent en s'aidant d'un bâton comme des vieillards. Ils s'expriment lentement, difficilement. Si

---

1. DUCOSTE. Les crétins du département de la Savoie. *Revue de Psychiatrie*, 1911, p. 28, 446, 496.
2. Les Cagots du Sud-Ouest. *France médicale*, 1910. — Les Cagots. *Æsculape*, 1911.

toutefois on a la patience d'attendre qu'ils aient le temps de ressembler leurs idées et de chercher leurs mots, on voit qu'ils sont souvent moins affaiblis cérébralement qu'ils ne le paraissent à première vue. S'il est impossible d'apprendre aux crétins confirmés à lire et à écrire, on peut souvent tirer parti des moins atteints pour de menus travaux ne demandant ni force ni agilité.

Le système pileux est peu développé ; la puberté est tardive et incomplète ; les crétins complets sont stériles et ordinairement impuissants. On a signalé chez les crétineux des aberrations sexuelles et des périodes d'excitation génitale. En général cependant crétins et crétineux sont doux et inoffensifs ; on est cependant parfois obligé d'interner certains d'entre eux qui deviennent méchants et commettent plus ou moins innocemment des délits. Leur nombre dans les asiles d'aliénés des régions goitreuses reste toutefois assez restreint relativement à leur proportion dans la population.

Les crétins supportent bien le chaud et le froid, ils semblent peu sensibles aux variations de température. Les maladies infectieuses prennent chez eux des formes torpides, avec peu de réaction thermique. Ils deviennent rarement tuberculeux et leur tuberculose est lente et apyrétique. Ils n'atteignent jamais un âge avancé et dès la quarantaine ou la cinquantaine ils s'éteignent parfois par affaiblissement progressif, à la façon des vieillards, par une sorte de sénilité prématurée.

Dans les examens nécropsiques on trouve le corps thyroïde atrophié et sclérosé, ou rendu volumineux par la présence de nombreux kystes colloïdes. Les autres organes n'offrent que des lésions d'anémie et d'infiltration œdémateuse. Les épiphyses osseuses restent longtemps non soudées ainsi que les sutures craniennes ([1]). Les glandes génitales ne montrent qu'une ébauche irrégulière de spermatogénèse ou d'ovogénèse. Tandis que le goitre même endémique est plusieurs fois plus fréquent chez la femme que chez l'homme, c'est l'inverse pour le crétinisme. Le sexe féminin semble favoriser les poussées de régénération thyroïdienne.

Traitement. — Il faut l'envisager d'une part en ce qui concerne le goitre endémique simple, d'autre part en ce qui concerne le crétinisme qu'il s'agisse de ses formes complètes (crétins) ou de ses formes atténuées (crétineux). Si dans la grande majorité des cas le goitre endémique simple est bien supporté ou ne donne lieu qu'à des troubles insignifiants, il est, au contraire, des cas où la tumeur thyroïdienne entraîne des conséquences menaçantes pour la vie. Dans ce dernier cas la question d'intervention se posera. Dans les cas les plus fréquents, le traitement se bornera à des prescriptions hygiéniques, c'est-à-dire à la suppression de l'usage des eaux goitrigènes, et à l'usage d'eau d'autre origine, ou au besoin d'eau filtrée et bouillie, et à un traitement médicamenteux dont les préparations iodées et les préparations thyroïdiennes forment la base.

On administrera chaque matin, pendant huit jours par mois, de quatre

1. ZIELNOWSKA (Sophie). Étude anatomopathologique du crétinisme. *Th. de Genève* 1910.

E. APERT.

à douze gouttes de teinture d'iode dans du lait, ou une cuillerée à café de solution iodo-iodurée.

Iode.	0,10 centigr. à 0,50 centigr.
Iodure de sodium.	1 gramme.
Eau.	100 grammes.

Quant au traitement thyroïdien, il ne sera employé qu'avec prudence et sous la surveillance fréquente du médecin, et seulement autant que des symptômes d'hypothyroïdie se manifestent. L'apparition de symptômes d'hyperthyroïdie en contre-indique l'emploi ; il faut s'en abstenir même quand il existe un mélange de signes hypothyroïdiens et hyperthyroïdiens ; l'existence de symptômes cardiaques et de symptômes nerveux en contre-indique également l'emploi. Pour les doses et le mode d'administration voir dysthyroïdie.

Quant à l'ablation chirurgicale du goitre, il faut s'en abstenir dans les goitres non compliqués et peu volumineux. Mais elle s'impose dans les cas de goitres plongeants ou suffocants. Il faut toujours la faire aussi limitée que possible, afin de se mettre à l'abri des éventualités redoutables du myxœdème opératoire. Aussi faut-il préférer l'énucléation des parties kystiques, indurées ou adénomateuses, aux résections même limitées.

La thyroïdectomie totale, l'exothyropexie (mise à nu du corps thyroïde et exposition à l'air), la ligature des artères thyroïdiennes, la radiothérapie, les injections interstitielles iodées ont causé trop de déboires pour que leur emploi ne soit pas devenu très limité et restreint à des cas très spéciaux. En particulier, la dégénérescence cancéreuse du goitre commande de très larges thyroïdectomies. Nous reviendrons sur son traitement à propos des cancers thyroïdiens.

Le crétinisme endémique doit être traité de façon permanente soit par les composés iodés, soit par les extraits thyroïdiens. Dans les hauts cantons suisses, la confédération a organisé la distribution à la population de sel additionné d'iodures. Les résultats ont paru excellents. En Styrie, les autorités sanitaires ont organisé la distribution journalière à domicile à 1011 sujets atteints de crétinisme d'une pastille de corps thyroïde de 0,30 centigrammes. 608 seulement ont pu être réexaminés médicalement après application prolongée du traitement. A peu près tous les sujets avaient été améliorés et 85 pour 100 parmi ceux qui avaient depuis longtemps cessé de grandir avaient augmenté de taille.

III. — GOITRE SPORADIQUE

Le goitre et le crétinisme peuvent s'observer en dehors des régions d'endémie, sous forme sporadique. Il vaut mieux toutefois réserver le nom de crétinisme à la maladie endémique, et donner au prétendu crétinisme sporadique le nom de myxœdème. Le myxœdème fera ultérieurement dans ce volume l'objet d'un article spécial. Nous n'avons donc à nous occuper ici que du goitre sporadique, en en éliminant naturellement le goitre exophtalmique, la maladie de Basedow, dans laquelle l'augmentation de volume du corps thyroïde n'est qu'un élément susceptible du reste de faire défaut. La maladie de Basedow fait l'objet d'un chapitre spécial de ce volume.

Un certain nombre de goitres qui paraissent sporadiques parce qu'ils sont observés en dehors des régions d'endémie crétino-goitreuse, doivent en réalité, après enquête, être rattachés à l'endémie, soit qu'il s'agisse de personnes qui ont momentanément résidé dans des pays à goitre (le myxœdème lui-même a pu se développer dans ces conditions) (¹), soit qu'il s'agisse de familles dont un des ascendants était goitreux originaire d'une vallée maudite (voir p. 122), soit enfin que des cas sporadiques de goitre apparaissent isolés dans des régions où cependant une prédisposition existe manifestement. C'est ce que l'on observe en France sur une longue bande de terrain en plaine allant du département de l'Orne à celui de l'Oise et de l'Aisne, occupée par une longue faille le long de laquelle les incidents géologiques ont fait émerger des eaux profondes. Mais les communications plus faciles que dans les pays de montagnes, et le fait que les sources goitrigènes émergent au milieu de sources d'autre origine font que le goitre n'apparaît que chez des personnes particulièrement sédentaires, confinées dans l'usage prolongé de la source maudite.

Même en éliminant avec soin de tels cas, il existe encore de nombreux faits de goitre sporadique. Ces faits concernent presque uniquement des femmes. La prédisposition du sexe féminin déjà sensible dans les pays d'endémie goitreuse grave, plus accusée à mesure que le goitre est moins fréquent, est tout à fait manifeste dans le goitre sporadique, comme du reste dans la maladie de Basedow. Puisque les conditions d'habitat, d'eau, d'hérédité susceptibles de provoquer le goitre manquent dans ces cas, à quoi faut-il les attribuer ? Dans quelques cas il est possible de mettre en relief des atteintes antérieures de thyroïdite infectieuse ; il semble que la réaction thyroïdienne, avec tentation de régénération manquant leur but puisse alors aboutir au goitre sporadique. Mais dans la plupart des cas, il est impossible de trouver un élément étiologique satisfaisant.

C'est aux approches de la puberté que le goitre sporadique débute le plus souvent. On sait qu'une certaine tuméfaction du corps thyroïde est normale à cette époque et persiste ensuite pendant toute la vie génitale de la femme avec légères poussées à l'approche et au début des règles, rétrocession dans l'intervalle. Quand un goitre sporadique s'installe la tuméfaction est plus accentuée, les rétrocessions intermenstruelles ne se font pas, les poussées menstruelles sont plus fortes ; le corps thyroïde tuméfié n'est pas mou, mais scléreux soit uniformément, soit plus souvent irrégulièrement, puis des bosselures apparaissent, témoignage du développement d'adénomes et de kystes colloïdes. Peu à peu le corps thyroïde peut prendre un volume aussi considérable que dans le goitre endémique, s'accompagner de tares d'hypothyroïdie (refroidissement et état violacé des extrémités, engelures, bouffissure, fatigue facile, lenteur des mouvements et des idées, irrégularités menstruelles). Comme le goitre endémique, le goitre sporadique peut causer des phénomènes de compression susceptibles de nécessiter des interventions d'urgence.

1. APERT et GARCIN. Myxœdème acquis à l'âge de 11 ans par séjour dans une vallée à goitre. *Société de Pédiatrie.* 1924

E APERT.

Toutefois la déchéance de l'organisme n'atteint jamais celle que l'on constate chez les goitreux crétineux. Le goitre sporadique est plus susceptible de réactions favorables. Souvent des symptômes d'hyperthyroïdie se mélangent ou alternent avec les symptômes hypothyroïdiens. Ils peuvent même dépasser le but, provoquer un ensemble de symptômes semblable à celui qu'on observe dans la maladie de Basedow, émotivité, tremblement, tachycardie, exophtalmie. L'examen histologique des goitres basedowifiés montre, entre les kystes colloïdes et les zones dégénérées, des foyers d'hyperplasie épithéliale (îlots de régénération) d'autant plus marqués que les symptômes basedowiens sont plus intenses. Dans les formes graves, le cœur, très rapide, peut se dilater et l'asystolie en résulter (cœur goitreux).

A mesure que la goitreuse avance en âge, l'accroissement du goitre est moins rapide. Il peut même y avoir une certaine régression après la ménopause. Le traitement peut toutefois amener une amélioration moins tardive. Les traitements iodés et thyroïdiens pourront être employés avec plus de précaution que chez les goitreux endémiques. L'ablation des noyaux adénomateux, ou même la thyroïdectomie partielle trouvera des indications plus favorables que dans le goitre endémique.

IV. — CANCER DU CORPS THYROIDE

Le *cancer secondaire* du corps thyroïde est rare et sans grand intérêt, qu'il soit *métastasique* ou dû à une *propagation de voisinage*. Il ne constitue le plus souvent qu'un trait accessoire d'un tableau clinique où d'autres éléments passent au premier plan.

Le *cancer primitif* est presque toujours un *cancer vrai*, un *cancer épithélial*. Les *sarcomes* du corps thyroïde sont rares (sarcomes globo-cellulaires, sarcomes fuso-cellulaires, endothéliomes). Ce sont des tumeurs globuleuses, apparaissant dans l'un ou l'autre lobe, s'accroissant rapidement, plus lisses, moins bosselées que les cancers épithéliaux. En outre, elles ne provoquent pas d'engorgement ganglionnaire. Souvent elles infiltrent de proche en proche le tissu cellulaire qui s'enflamme. D'où une apparence de phlegmon. La consistance molle de la tumeur peut contribuer à l'erreur. Les métastases viscérales, osseuses, cutanées sont de règle à la période terminale et le malade succombe à la cachexie cancéreuse après une évolution parfois réduite à quelques mois. On a observé avec une fréquence relativement grande dans le corps thyroïde des sarcomes à grandes cellules polymorphes et à cellules multinucléées (¹).

Le *cancer vrai, cancer épithélial* nous arrêtera plus longtemps. On l'observe quelquefois en dehors des pays à goitre, et souvent alors chez de jeunes sujets, ce qu'on peut expliquer en admettant que la poussée hyperplasique thyroïdienne de l'adolescence en favorise l'apparition. Il prend alors une marche aiguë. Mais la grande majorité des cancers thyroïdiens,

1. Mme Wissmer-Kovarki. Les tumeurs malignes du corps thyroïde. *Revue médicale de la Suisse romande*, 1914, n° 1.

survient chez des *sujets de quarante à soixante ans* porteurs d'un *goitre ancien*, et plus souvent chez des *femmes*, comme le goitre lui-même. A cet âge, selon l'évolution naturelle du goitre, le volume tend à devenir stationnaire et à diminuer. L'*augmentation de volume rapide et progressive* d'un des lobes du goitre doit faire craindre la dégénérescence cancéreuse. Le noyau cancéreux est en général plus *induré* que le reste de la tumeur goitreuse ; mais de telles différences de consistance se voient dans les goitres les plus bénins ; ce qui est plus caractéristique est l'*empâtement adhésif* autour du noyau cancéreux, empâtement qui peut aller jusqu'à l'infiltration caoutchoutée du tissu cellulaire, immobilisant plus ou moins la glande sous la peau et la faisant adhérer aux parties voisines. Aussi surviennent rapidement des *symptômes de compression*. Dans le goitre simple, ces symptômes de compression, peuvent, nous l'avons vu, survenir mais à titre d'incidents isolés et le plus souvent intermittents ; dans le cancer, ils s'installent, progressent et ne rétrocèdent pas, ou du moins les rétrocessions sont incomplètes et peu durables. Les troubles laryngés, trachéaux, respiratoires, nerveux, la raucité de la voix, la toux spasmodique, la dyspnée, les crises asphyxies, les névralgies, les paralysies du récurrent, la dysphagie, la cyanose et les dilatations vasculaires par compression veineuse surviennent les uns ou les autres, et s'associent de façon diverse. On observe parfois, mais non toujours, des *symptômes hyperthyroïdiens*, tremblement, tachycardie, émotivité, suractivité, glycosurie ([1]). Bérard ([2]) a signalé la fièvre néoplasique thyroïdienne s'élevant à 38°5 et 39°. Les phénomènes hyperthyroïdiens sont d'autant plus accentués que la forme histologique du cancer se rapproche plus du type normal. Il y a tous les intermédiaires entre : 1° les goitres malins, qui donnent des métastases à distance bien que leur structure soit celle d'un corps thyroïde sensiblement normal ; 2° les épithéliomas thyroïdiens, où l'on reconnaît encore la disposition vésiculaire, mais avec une prolifération intense des cellules de revêtement qui présentent de nombreuses kariokinèses, et ont tendance à envahir les travées conjonctives ; 3° les carcinomes à cellules atypiques formant des nids irréguliers au milieu d'un stroma conjonctif. Le stroma est susceptible du reste de présenter des modifications myxomateuses télangiectasiques, fibromateuses, calcaires, hémorragiques, tandis que les éléments épithéliaux se présentent eux-mêmes selon les cas soit sous le type embryonnaire (petites cellules globuleuses presque entièrement occupées par le noyau), sous le type fœtal (cellules polygonales et grains de mucoïne), sous le type adulte avec ou sans dégénérescence mucoïde ; 4° enfin on observe parfois des formations plus difficiles à expliquer : cavités tapissées d'épithélium cylindrique, globes épidermoïdes rappelant des corpuscules de Hassal par leur disposition topographique, cellules du type malpighien unies entre elles par des filaments intercellulaires. Ces formations ont été expliquées par des inclusions et par des persistances d'éléments cellulaires provenant, soit d'une fente branchiale, soit du canal thyréoglosse (Branchiomes thyroïdiens). Herrensch-

1. VON STEJSKAL. Hyperthyroïdie par généralisation du cancer du corps thyroïde. *Semaine médicale*, 1907, p. 599.
2. BÉRARD. *Nouveau Traité de Chirurgie* de Le Dentu et Delbet, t. XX, p. 365.

E. APERT.

midt (¹), Masson (²) (fig. 9) pensent qu'il peut s'agir d'une évolution régressive de l'épithélium thyroïdien.

Les *métastases* ont le type de la tumeur primitive. Les ganglions du cou sont rapidement envahis. Outre les ganglions, les métastases se font le plus

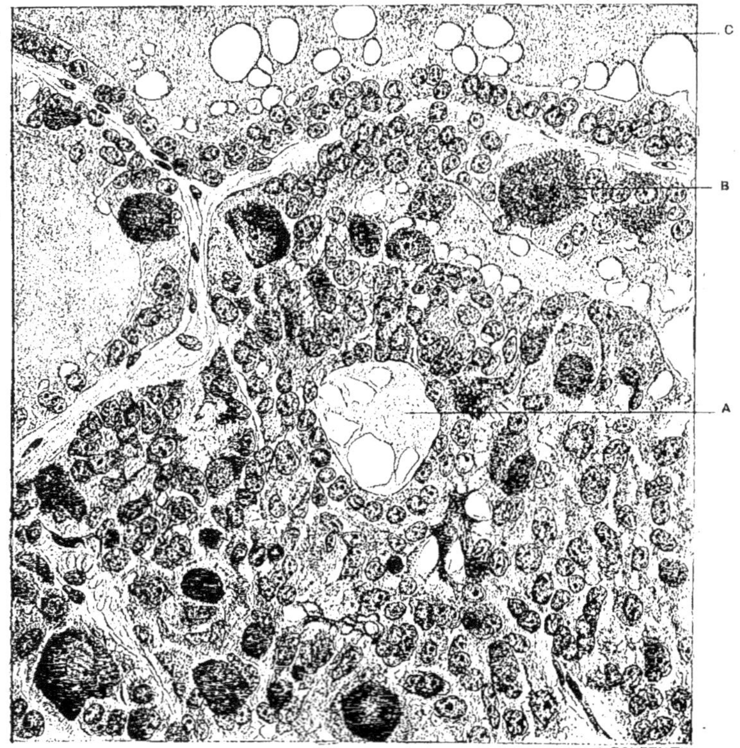

Fig. 9. — Tumeur épithéliomateuse du corps thyroïde, avec çà et là des cellules en dégénérescence muqueuse (B et C) et des amas de cellules de type malpighien. On voit en A cavité tapissée par un épithélium cubo-cylindrique simple (d'après P. Masson).

souvent dans les poumons et les os. La voute du crâne, le sternum, les côtes, les os longs sont les os les plus souvent atteints. D'après Poncet et Jaboulay, toute fracture spontanée, toute tumeur osseuse télangiectasique observée dans un pays goitrigène chez un adulte ou un vieillard, doit, si l'individu n'est pas en puissance de syphilis ou d'un cancer autre, faire

1. HERRENSCHMIDT. Carcinomes pavimenteux du corps thyroïde. *Th. Paris*, 1904.
2. P. MASSON. Faux branchiomes. *Presse médicale*, 9 août 1913, p. 661.

penser à la généralisation d'un cancer thyroïdien latent, et impose l'examen minutieux de la glande.

Diagnostic. — Deux affections peuvent simuler le cancer thyroïdien et provoquer des erreurs de diagnostic presque forcées : l'inflammation chronique ligneuse d'un lobe d'un goitre, et la syphilis tertiaire du corps thyroïde.

L'*inflammation ligneuse* ou *strumite localisée chronique* donne comme le cancer une augmentation de volume d'un lobe avec adhérence aux parties voisines et éventuellement symptômes de compression. Elle est souvent consécutive à une maladie infectieuse : angine, grippe, érysipèle. Elle s'accompagne le plus souvent d'une fièvre légère, mais il ne faut pas oublier que le cancer thyroïdien peut être fébrile. Les ganglions peuvent être engorgés, mais sont alors douloureux ce qui est rare dans le cancer.

Le *syphilome thyroïdien* ne s'accompagne pas de ganglions. Dans le doute, le traitement intensif par le mercure, ou par les composés arsénicaux et surtout l'arsénobenzol doit servir de pierre de touche.

Traitement. — Le pronostic fatal du cancer oblige à passer outre au cruel péril du myxœdème opératoire, et à enlever le cancer thyroïdien dès qu'il est reconnu, par une thyroïdectomie autant que possible partielle, et au besoin même totale. C'est une opération grave. Les statistiques chirurgicales, bien que les cas les plus défavorables en soient forcément éliminés comme inopérables, donnent une mortalité opératoire de 20 pour 100. La survie dans les cas opératoirement guéris est souvent réduite à quelques mois, par le fait des récidives, et les cas sont rares où la guérison s'est maintenue plusieurs années.

La radiothérapie, dans ces conditions, est une ressource précieuse. Elle provoque assez souvent la régression du tissu néoplasique et un arrêt dans la marche de la maladie, malheureusement le plus souvent momentané. Sera-t-il possible d'obtenir dans certains cas heureux une guérison durable ? Il est encore impossible de le savoir.

La radiumthérapie a été employée avec un succès complet et persistant par Chalier [1], à la suite d'une ablation chirurgicale de cancer thyroïdien qui n'avait pu être complète. Quatre ans après, la malade ne conservait plus dans la région thyroïdienne qu'une masse dure n'augmentant pas de volume, et l'état général était excellent.

V. — CONGESTIONS THYROIDIENNES

Nous étudierons uniquement dans ce chapitre les congestions thyroïdiennes reconnaissant pour origine un afflux de sang à la thyroïde sous des influences mécaniques ou vaso-motrices et en dehors de toute influence infectieuse. Les congestions thyroïdiennes au cours des maladies infectieuses ne peuvent en effet être distinguées des poussées bénignes de thyroïdite et doivent être étudiées avec ces dernières.

1. CHALIER. Cancer thyroïdien traité chirurgicalement et par le radium ; résultats éloignés. *Société des Sciences médicales de Lyon,* 25 fév. 1920.

E. APERT.

La congestion du corps thyroïde est un phénomène normal dans un certain nombre de circonstances physiologiques. *Dans l'effort,* le corps thyroïde se gonfle de sang, tellement qu'avant, et même après, les travaux de Poincaré, le corps thyroïde a été longtemps considéré comme n'ayant d'autre rôle que celui d'un réservoir sanguin évitant, dans l'effort, un afflux trop brusque de sang vers les centres nerveux (F. Guyon). A la suite d'exercices sportifs violents et prolongés, le corps thyroïde peut demeurer tuméfié pendant un temps plus ou moins prolongé, en même temps que le pouls est accéléré, et le système neuro-musculaire en état d'hyperexcitabilité. Enfin des congestions peuvent s'observer chez les chanteurs, les crieurs, ou à la suite de tentatives de strangulation.

Chez la femme, la tuméfaction thyroïdienne est de règle à l'approche de la puberté, puis à l'approche de chaque époque menstruelle, surtout quand les règles sont retardées ou difficiles, soit du fait d'atrésie du col, soit du fait d'autoflexion ou de rétroflexion, ou encore dans certains cas de congestion ovarienne, de métrite, ou de salpingite. Les excitations sexuelles ont également pour effet de tuméfier la thyroïde. Pendant la grossesse, la congestion thyroïdienne est la règle ; elle se prononce surtout à partir du troisième mois ; elle s'accompagne nettement chez certaines femmes de phénomènes hyperthyroïdiens (tachycardie, tremblement, poussées vaso-motrices et sécrétoires, émotivité). Au cours de l'accouchement, les efforts expulsifs ajoutent leurs effets à celui de la congestion gravidique, si bien qu'on a signalé des crises d'asphyxie aiguë dues au même mécanisme que celles du goitre suffocant [1]. Pendant l'allaitement, la congestion thyroïdienne persiste, tant que la sécrétion lactée est abondante. Ultérieurement, avec le retour des règles, le rythme mensuel se rétablit. A la ménopause, on observe quelquefois des poussées de congestion thyroïdienne en rapport avec les troubles utéro-ovariens.

Chez l'homme, une ébauche de congestion physiologique du corps thyroïde s'observe au début de la puberté, en même temps que la poussée mammaire des adolescents. Elle disparaît une fois la virilité établie.

Chez le nouveau-né, on observe aussi quelquefois des poussées congestives manifestes sur le corps thyroïde. L'asphyxie due à un travail prolongé, surtout dans la présentation du siège, ou due à des circulaires du cordon autour du col fœtal peut provoquer cette congestion. Mais plus souvent, il s'agit de poussée active, analogue à celle de la puberté et en rapport avec la crise génitale physiologique du nouveau-né. La tuméfaction thyroïdienne fait partie du même syndrome physiologique du nouveau-né que la poussée de tuméfaction mammaire et de sécrétion lactée, que le lanugo, que la séborrhée nasale et cutanée, que l'hydrocèle physiologique du jeune garçon.

La congestion thyroïdienne disparaît en général rapidement, sans qu'il soit besoin d'un traitement actif. L'application en permanence au devant du cou d'un sac de glace séparé par des doubles de flanelle en vient en général vite à bout. Si on doute que le froid puisse être appliqué en permanence absolue, mieux vaut recourir aux compresses tièdes, ou aux applications

1. Mangin. *Th. de doctorat,* Paris, 1893-1894.

émollientes; il faut se garder d'applications trop chaudes, susceptibles d'augmenter la congestion faciale. Chez les sujets dont le corps thyroïde était antérieurement atteint, et en particulier en pays goitreux, les congestions thyroïdiennes peuvent être plus redoutables, provoquer des suffocations susceptibles de nécessiter la trachéotomie, ou encore devenir permanentes et aboutir soit au goitre confirmé, soit à la sclérose thyroïdienne et à l'hypothyroïdie. Dans les pays non goitreux de tels faits ne se voient pas.

VI. — THYROIDITES ET STRUMITES

La thyroïdite c'est l'inflammation du corps thyroïde; le nom de strumite désigne plus particulièrement l'inflammation du corps thyroïde préalablement atteint par le processus goitreux; ce dernier état crée une prédisposition à l'inflammation; dans les pays à goitre, les thyroïdites sont particulièrement fréquentes, même chez les sujets qui semblaient exempts de goitre; ainsi se manifeste une altération latente du corps thyroïde précédant la manifestation goitreuse.

Même dans les pays indemnes de goitre, il est fréquent de constater *au cours des maladies infectieuses* une tuméfaction légère et une sensibilité à la pression du corps thyroïde; presque toujours l'atteinte thyroïdienne se borne là et souvent elle n'a pas de conséquence ultérieure; il arrive toutefois qu'elle soit le point de départ d'une insuffisance thyroïdienne ultérieure, se manifestant par quelques-unes des manifestations que nous avons étudiées dans notre premier chapitre.

Beaucoup plus rare est la thyroïdite aiguë avec phénomènes inflammatoires caractérisés, rougeur, tuméfaction, chaleur, douleur de la région, et susceptible d'aboutir à la suppuration du corps thyroïde, à l'abcès nécessitant l'ouverture au bistouri. Dans ces cas, il s'agit souvent d'une localisation sur le corps thyroïde du microbe lui-même de la maladie primitive; plus rarement d'un microbe d'infection secondaire. Plus rarement, la thyroïdite résulte d'une propagation de voisinage, abcès, phlegmon, ulcération du cou ou du plancher de la bouche, ou du tube trachéo-laryngé. Enfin il existe des thyroïdites, mais surtout des strumites infectieuses primitives. Parmi les infections susceptibles d'atteindre le corps thyroïde, la tuberculose et la syphilis méritent une étude particulière et nous leur consacrerons des chapitres spéciaux.

Enfin il existe des *thyroïdites d'origine toxique* que peuvent provoquer l'iode surtout, et quelquefois aussi le mercure, l'arsenic, le plomb, l'alcool [1].

Thyroïdites du rhumatisme articulaire aigu. — La tuméfaction du corps thyroïde est assez fréquente dans les formes sérieuses du rhumatisme articulaire aigu. Vincent a attiré l'attention sur ce qu'il appelle « le signe thyroïdien » du rhumatisme articulaire aigu [2], il consiste en une douleur

---

1. Schmiergeld. Lésions des glandes à sécrétion interne dans deux cas d'alcoolisme chronique. *Archives de méd. expérim.*, 1909.

2. Vincent. Le signe thyroïdien dans le rhumatisme articulaire aigu. *Soc. méd. des hôpitaux*, 8 juin 1906.

E. APERT.

presque toujours très vive que l'on provoque quand, la tête du sujet étant fléchie, on saisit entre les doigts un des lobes thyroïdiens; la douleur spontanée est rare; parfois un seul des lobes est douloureux; quand le rhumatisme commence à s'atténuer sous l'influence du traitement salicylé, le signe thyroïdien diminue parallèlement à l'atténuation de la douleur; quand le signe thyroïdien manque au cours d'un rhumatisme intense, fébrile, généralisé, c'est d'après Vincent un symptôme de fâcheux pronostic, indiquant une absence de défense de l'organisme. Le signe thyroïdien fait défaut dans les arthrites goutteuses et dans les poussées subaiguës du rhumatisme déformant. En revanche, il peut être constaté dans un certain nombre de maladies infectieuses, quoique plus rarement que dans le rhumatisme; on peut le voir dans le pseudo-rhumatisme infectieux.

La thyroïdite aiguë proprement dite, avec douleur spontanée et infiltration congestive de la région thyroïdienne est exceptionnelle dans le rhumatisme. On peut toutefois l'observer. Parfois même la crise rhumatismale peut se localiser uniquement sur la thyroïde. Ausset [1] en a publié un cas démonstratif. La suppuration ne s'observe jamais.

A la suite du rhumatisme articulaire aigu, on peut voir se développer un syndrome dysthyroïdien et de la sclérodermie (Vincent) [2]. Marfan et Zuber ont vu une fillette de 14 ans atteinte, trois mois après un rhumatisme articulaire aigu accompagné de thyroïdite, d'infiltration œdémateuse de la peau, et de vitiligo avec hypertrophie du corps thyroïde. L'infiltration disparut par le traitement thyroïdien [3]. J'ai eu longtemps dans mon service de Saint-Louis une fillette qui avait également été atteinte de sclérodermie à la suite de rhumatisme articulaire aigu; sa sclérodermie s'était compliquée de rétractions fibreuses péri-articulaires [4] qui avaient ankylosé presque totalement toutes les articulations. Elle fut très améliorée par le traitement thyroïdien. Il faut noter que dès ses premiers travaux sur le myxœdème, Ord avait déjà signalé le myxœdème succédant au rhumatisme articulaire aigu après une période de tuméfaction passagère du corps thyroïde [5]. Le rhumatisme chronique progressif accompagne souvent ce myxœdème [6].

Fièvre typhoïde. — Vincent a trouvé 11 fois sur 17 cas le signe thyroïdien dans la fièvre typhoïde; le signe est ordinairement précoce.

Étudiant la glande thyroïde d'un sujet mort au cours d'une fièvre typhoïde sans phénomènes thyroïdiens, Garnier a cependant rencontré des lésions de phlébite avec thrombose, un état d'hypersécrétion manifeste de la glande

---

1. AUSSET. La participation du corps thyroïde au cours du rhumatisme articulaire aigu. *Soc. de Pédiatrie*, 16 avril 1907.

2. VINCENT. Atrophie thyroïdienne et sclérodermie consécutives au rhumatisme. *Soc. méd. des hôpitaux*, 15 mars 1907, p. 282.

3. ZUBER. Art. « Mal. du corps thyroïde » du *Traité des Maladies de l'Enfance* de Grancher et Comby, III, p. 267.

4. APERT. Sclérodermie avec arthropathies ankylosantes et atrophie musculaire chez une enfant de 12 ans. *Soc. de dermatologie*, 1908, p. 244.

5. ORD. Transactions of the clinical Society, 1877, cité par CHANTEMESSE et PODWISSOWKY. *Les Processus généraux*, t. I, p. 185.

6. ACHARD et SAINT-GIRONS. Myxœdème fruste ayant succédé à un rhumatisme articulaire aigu et évoluant avec un rhumatisme chronique progressif. *Gaz. méd. des hôpitaux*, 10 oct. 1913, p. 104.

et des amas de cellules rondes dans le tissu interstitiel indiquant le début du processus qui, dans certain cas, aboutira à l'abcès.

La thyroïdite suppurée a été observée dans la fièvre typhoïde par de nombreux auteurs [1]. Chantemesse, dans un cas de ce genre, a décelé dans le pus le bacille d'Eberth associé aux microbes vulgaires de la suppuration. Tavel a constaté la présence du bacille d'Eberth dans un cas de thyroïdite suppurée chez une fillette de 10 ans; cette constatation permit de faire le diagnostic de la fièvre typhoïde jusque-là méconnue (*thyro-typhus*); la mère de l'enfant était atteinte de pneumo-typhus méconnu également jusque-là [2]. Demme a vu un abcès thyroïdien survenu au troisième septenaire d'une fièvre typhoïde chez un enfant de cinq ans s'ouvrir dans la trachée le troisième jour après son apparition, en causer ainsi la mort [3]. A la suite de fièvre typhoïde on a observé, non seulement l'hypothyroïdie, et le myxœdème plus ou moins fruste, mais aussi la dysthyroïdie, l'hyperthyroïdie et quelquefois un véritable syndrome de Basedow [4].

Gali a vu une strumite à bacille d'Eberth survenir 21 ans après une fièvre typhoïde [5].

Pneumonie. — Le corps thyroïde est rarement atteint dans la pneumonie. Vitello [6] cite un cas de thyroïdite aiguë dans la période fébrile de la pneumonie, produit par le pneumocoque de Talamon associé à des microbes pyogènes. Plus fréquemment il s'agit d'abcès survenus dans la convalescence [7]. Legendre a observé une thyroïdite aiguë non suppurée survenue dans la convalescence d'une pneumonie chez une basedowienne [8].

Variole. — Chez les sujets morts de variole, Roger et Garnier ont trouvé d'une façon habituelle des lésions congestives et hémorragiques intenses de la thyroïde [9]. A la période de suppuration et dans la convalescence peuvent survenir des abcès thyroïdiens contenant du streptocoque ou du staphylocoque.

Diphtérie. — L'atteinte du corps thyroïde n'est pas moins grande dans la diphtérie que dans la variole. Mais dans la diphtérie la congestion et l'hémorragie sont moindres; le parenchyme est en revanche plus atteint. Cliniquement toutefois la thyroïde et surtout les abcès thyroïdiens sont rares dans la diphtérie.

Rougeole. — Vincent trouve son signe thyroïdien dans 50 pour 100 des cas de rougeole. La rougeole, surtout si elle se complique de bronchopneumonie ou d'infections buccales et cutanées, peut provoquer des thy-

1. Cossard. Infection éberthienne et glande thyroïde. *Th. de Lyon*, 1902.

2. Tavel. Die Etiologie der Strumitis, Bâle, 1892.

3. Demme. Krankheiten der Schildrüse. *Handbuch der Kinderkrankheiten* de Gerhardt, III, 1878.

4. Benoit. Syndrome de Basedow post-typhique. *Archives de neurologie*, 1900.

5. Gali. Strumite post-typhoïdique purulente tardive et maladie de Basedow secondaire. *Sem. médicale*, 10 sept. 1913, p. 438.

6. Vitello. Sopra il significato del signo tiroideo nelle infectione acute. *Il Morgagni*, 1909.

7. Housell. De la thyroïdite métapneumonique. *Semaine médicale*, 1898.

8. Legendre. *Soc. méd. des hôp. de Paris*, 1892.

9. Roger et Garnier. La glande thyroïde dans la variole. *Presse médicale*, mai 1903.

E. APERT.

roïdites suppurées où l'on trouve le plus souvent des staphylocoques. Même en l'absence de symptômes thyroïdiens on a vu le myxœdème succéder à la rougeole ([1]).

Dans la **scarlatine**, les abcès thyroïdiens contiennent au contraire presque constamment du streptocoque. D'après Roger et Garnier, la thyroïde est toujours gravement altérée dans son parenchyme chez les sujets morts de scarlatine.

Les *oreillons* retentissent rarement sur la glande thyroïde ([2]) ; de même la *grippe* ([3]).

Les affections à microbes pyogènes, *érysipèles, phlegmons, otites, ostéo-myélites, lymphangites, infections chirurgicales et obstétricales* sont susceptibles de se compliquer de thyroïdites infectieuses et d'abcès thyroïdiens le plus souvent à streptocoques. Il en est de même des *infections viscérales aiguës* ou *chroniques*, bronchites suppurées, gastro-entérites, appendicites, angiocholites, angines. Les *thyroïdites dites primitives* reconnaissent sans doute le plus souvent pour cause quelque infection primitive ocale passée inaperçue ([4]), Exceptionnellement, on trouve dans la thyroïdite des abcès amicrobiens (Bérard) dus sans doute à la bactériolyse précoce des microbes. Il faut rapprocher ce fait du pouvoir bactéricide des émulsions de corps thyroïde.

Après les infections bactériennes, nous devons envisager l'action sur le corps thyroïde des **infections à protozoaires.** Celles-ci aiment, comme aurait dit Trousseau, le corps thyroïde. Nous verrons, au chapitre spécial consacré à la *Syphilis* du corps thyroïde, que le réponème est souvent l'ori gine, à la période secondaire, de tuméfactions thyroïdiennes, et, à la période tertiaire, de lésions scléreuses et atrophiantes, et parfois de lésions scléro-gommeuses hypertrophiantes. Les autres infections à protozoaires agissent de même ; la congestion du corps thyroïde est de règle dans le *Paludisme* aigu ; le volume du corps thyroïde s'accroît pendant la crise, et ses variations sont parallèles à celles de la rate ; mais, tandis que la rate reste hypertrophiée, après une série de poussées, il est de règle que le corps thyroïde reprenne son volume une fois l'accès ou la série d'accès terminée. Les poussées congestives thyroïdiennes du paludisme n'aboutissent jamais à la suppuration.

Il est une maladie à protozoaires qui mérite ici une description spéciale parce que sa symptomatologie est presque entièrement thyroïdienne ; c'est la maladie du Brésil central due à un hématozoaire flagellé, le *Schyzotrypanum Cruzi* ; elle a reçu le nom de *Schyzotrypanose*, ou *maladie de Cruz et Chagas* du nom des auteurs qui l'ont étudiée. Son symptôme capital, qui ne manque jamais et qui est très accusé est l'hypertrophie thyroïdienne, accom-

<hr>

1. Achard et Saint-Girons. Myxœdème post-morbilleux, ayant débuté à l'âge de 12 ans. Évolution très lente. Autopsie. Intégrité d'une parathyroïde. *Soc. méd. des hôpitaux*, 10 oct. 1913, p. 298.

2. Simonin. Thyroïdite ourlienne. *Semaine médicale*, 1901.

3. Galliard. Thyroïdite grippale terminée par résolution. *Soc. méd. des hôpitaux*, 21 juin 1895.

4. Jeanselme et Navarro. Thyroïdite à streptocoques. *Rev. gén. de clinique et de thérapeutique*, 1895.

pagnée de manifestations d'hypothyroïdie. Dès le début de la fièvre, l'hypertrophie thyroïdienne apparaît. Elle subsiste après la chute de la température qui survient vingt à trente jours après le début. Tantôt le retour à la santé survient après une phase de faiblesse, d'anémie et de langueur, tantôt la maladie prend l'allure chronique ; les malades ne diffèrent pas alors des myxœdémateux dont ils présentent les diverses particularités. L'idiotie myxœdémateuse et l'infantilisme sont fréquents dans la région infestée, et sont la conséquence du mal quand il a frappé les sujets dans leur bas-âge. Chez l'adulte la forme chronique peut donner des symptômes de méningo-encéphalite rappelant la paralysie générale ou la maladie du sommeil, et des troubles bulbaires respiratoires et cardiaques. Dans la forme chronique, la tuméfaction du foie, de la rate, des ganglions vient s'ajouter à la tuméfaction thyroïdienne ; cette dernière dure autant que la maladie elle-même (¹).

Evolution. — Comme toutes les lésions inflammatoires, la thyroïdite aiguë provoque, à la phase congestive, de la douleur, de la rougeur, de la chaleur locale, et à la phase de suppuration, le ramollissement et la fluctuation. La douleur est réveillée par la déglutition. La palpation montre que le foyer inflammatoire adhère à la trachée et la suit quand elle s'élève lors des mouvements de déglutition.

Laissé à lui-même l'abcès thyroïdien s'ouvre le plus souvent au dehors, plus rarement dans la trachée, ou finit parfois par se résorber peu à peu. La thyroïdite non arrivée à la suppuration se résout le plus souvent. Ultérieurement l'atteinte du corps thyroïde peut se révéler par les troubles habituels, indiquant que les dégénérescences cellulaires et les scléroses sont survenues comme conséquence de la thyroïdite.

Quand l'inflammation atteint un corps thyroïde touché par le goitre (strumite), elle a beaucoup plus tendance à passer à l'état subaigu et chronique, la glande peut être le siège de poussées successives, tantôt sur le même lobe, tantôt émigrant de lobe en lobe. L'inflammation provoque les adhérences du goitre aux parties voisines, et peut par ce mécanisme provoquer de façon précoce des symptômes de compression que nous avons étudiés au chapitre Goitre (p. 154). A la suite de poussées inflammatoires successives, le goitre, induré et adhérent simule un néoplasme (goitre cancériforme). Les parties enflammées peuvent s'ouvrir à l'extérieur, s'éliminer partiellement ; des ulcérations persistantes peuvent en résulter, on peut également observer la mortification et la gangrène du goitre.

Traitement. — Comme pour toute inflammation locale, le traitement comporte des applications humides chaudes à la période inflammatoire, et l'évacuation du pus par incision large à la période de suppuration.

---

1. *Archives de médecine et de pharmacie navales*, mai 1913. — Pour plus de détails, voir le fascicule V de ce traité, p. 299-312, article *Trypanosomose américaine ou maladie de C. Chagas*, par M. E. BRUMPT.

E. APERT.

VII. — TUBERCULOSE DU CORPS THYROIDE

La tuberculose peut être l'origine de deux ordres de lésions thyroïdiennes [1] : 1° des *lésions spécifiques*, directement provoquées par la présence du bacille lui-même dans le tissu thyroïdien ; 2° des lésions *dégénératives et scléreuses non spécifiques* analogues à celles que peut provoquer
toute maladie infectieuse, se surajoutant presque toujours aux premières
en proportion plus ou moins importante quand celles-ci existent, mais pouvant également être dues aux toxines et poisons en circulation dans l'organisme du fait d'une tuberculose ayant son siège dans un autre organe, poumons, os, etc... [2]. MM. Achard et Desbouis [3] attribuent à ces toxines les
« fluxions thyroïdiennes » qu'on observe parfois chez les tuberculeux.

Dans ce dernier cas, *les lésions dégénératives et scléreuses* n'offrent la
plupart du temps rien de bien spécial ; les bandes de tissu scléreux enserrent
et étouffent les lobules de la glande ; assez souvent existent par place des
nodules de régénération et parfois de véritables adénomes. Les amas de
substance colloïde sont plus ou moins altérés (métachromie) et rares.
Cliniquement on observe des symptômes d'hypothyroïdie.

Il existe une forme spéciale de sclérose hypertrophique que Roger et
Garnier comparent à la cirrhose hypertrophique du foie ; elle tient à la prolifération compensatrice des épithéliums et peut entraîner des symptômes
hyperthyroïdiens [4] ; Krecke, confirmant l'opinion de Poncet, pense même
que la tuberculose est presque constamment à l'origine des « thyréoses »
et en particulier de la maladie de Basedow [5].

La tuberculose proprement dite du corps thyroïde peut se présenter sous
des formes anatomo-cliniques diverses :

A l'autopsie de sujets morts de granulie généralisée, il arrive (environ
1 fois sur 6 chez les adultes et plus souvent s'il s'agit d'enfants), qu'on rencontre des *granulations grises* dans le tissu thyroïdien. Cette forme n'a
naturellement pas d'histoire clinique. De même, dans la tuberculose chronique ulcéreuse, la poussée granulique qui se produit souvent dans les
derniers jours ou les dernières semaines peut semer quelques granulations
dans le tissu thyroïdien, qui ne se manifestent par aucun symptôme.

Plus rares sont les *tubercules caséeux de la thyroïde* et plus rares encore
les cas où ils prennent un assez grand développement en s'agglomérant en
masses caséeuses pour pouvoir être reconnus pendant la vie. Ils peuvent
toutefois aboutir à l'*abcès froid* thyroïdien.

Enfin, on peut observer un véritable *tuberculome hypertrophique du
corps thyroïde*, apparaissant en général sur un goitre endémique préexistant.
Ce goitre se met subitement à grossir rapidement, en contractant des adhé-

<hr>

1. Roger et Garnier. Des lésions de la glande thyroïde dans la tuberculose. *Archives
générales de médecine*, avril 1900.
2. Vitry et Giraud. Le corps thyroïde des tuberculeux, recherches histologiques et
chimiques. *Revue de la tuberculose*, août 1909, et Giraud. *Th. de Paris*, 1909.
3. Achard et Desbouis. Fluxions thyroïdiennes. *Soc. méd. des hôpitaux*, 24 déc. 1913,
p. 1130.
4. J. Dumas. Goitre exophtalmique d'origine tuberculeuse. *Th. de Lyon*, janvier 1907.
5. Krecke. *Münchener Medicinische Wochenschrift*, 4 fév. 1913.

rences avec les parties voisines. Le processus simule cliniquement et anatomiquement celui de la transformation maligne du goitre. Toutefois les douleurs névralgiques sont plus rares dans la tuberculome. Elles existaient néanmoins dans le cas de Campora [1]. Le diagnostic est donc des plus difficiles avec le cancer thyroïdien. Il importe cependant de le faire, puisque ce dernier comporte pour traitement l'ablation étendue du corps thyroïde et des parties voisines, tandis que, dans la tuberculose, il faudrait s'abstenir, ou se contenter d'ablations limitées, ou de simples incisions des parties suppurées. En cas de doute, il faudrait faire une biopsie préliminaire.

La tuberculose thyroïdienne est presque toujours une localisation secondaire ; la tuberculose primitive du corps thyroïde s'est cependant observée dans toutes les formes [2].

Pronostic. Traitement. — Les tuberculoses thyroïdiennes doivent être traitées comme toutes les tuberculoses locales, à la fois par les interventions locales et par le traitement général de la tuberculose. Le tissu thyroïdien est assez réfractaire à l'extension de la tuberculose, ce que Torri explique par l'atténuation de virulence et de végétabilité que subit le bacille de Koch mis en contact avec le suc du corps thyroïde frais. La tuberculose thyroïdienne chronique guérit donc en général et cela, non seulement dans les formes d'abcès froid, mais aussi dans les hypertrophies avec induration [3]. En revanche, elle semble peut-être plus que d'autres tuberculoses locales susceptible de généralisation granulique. Enfin les séquelles de sclérose thyroïdienne sont à redouter.

VIII. — SYPHILIS DU CORPS THYROIDE

Dans la période secondaire de la syphilis, la thyroïde subit assez souvent une légère poussée congestive et on peut parfois constater le signe de Vincent, qui témoigne de la réaction de la glande à l'infection. Il arrive exceptionnellement que cette réaction s'exagère et qu'on observe un véritable syndrome de Basedow [4]. J'en ai observé un cas chez un jeune homme, avec tachycardie à 120-140, tremblement, état nerveux, tuméfaction thyroïdienne. Le traitement antisyphilitique a amené très rapidement la disparition de ces symptômes, mais quelques mois après, le malade mourait de méningite tuberculeuse ; je note le fait sans en tirer aucune conclusion, et parce qu'on a signalé la sensibilité particulière à la tuberculose granulique des sujets dont le corps thyroïde est touché.

En général, les symptômes thyroïdiens de la période secondaire sont bénins et passagers ; Mauriac a toutefois décrit un « goitre aigu syphilitique secondaire » ; c'est à la période tertiaire que sont susceptibles de survenir des lésions thyroïdiennes plus sérieuses. Elles sont surtout fréquentes en pays goitreux, les altérations préexistantes facilitant la localisation du virus. Elles se voient presque toujours chez des femmes, ce qui doit être

1. Campora. Le goitre tuberculeux. *Clinica chirurgica*, janvier 1914.
2. Didier (Léon). Tuberculose primitive folliculaire de la glande thyroïde. *Th. de Lyon*, 1912-1913.
3. Weitzel. Thyroïdite tuberculeuse. *Bulletin médical*, 30 avril 1913, p. 399.
4. Hischmann. *Annales des maladies vénériennes*, juin 1913, n° 6, p. 422.

E. APERT.

rapproché de la plus grande fréquence dans le sexe féminin du goitre simple et du goitre exophtalmique (¹).

Elles prennent soit a forme gommeuse (²), soit la forme scléreuse ; le plus souvent les deux formes sont combinées ; les bandes de sclérose sont disposées autour d'artères à paroi hypertrophiée, atteintes de périastérite et parfois d'endostérite ; les gommes infiltrent la glande et restent en général dures. Ainsi la glande prend-t-elle l'aspect d'une masse indurée et bosselée, à développement parfois rapide. Ce qui la distingue du cancer, c'est l'absence de ganglions hypertrophiés, et d'infiltration des parties voisines. Elle peut, comme le cancer, entraîner des sténoses trachéales (³) et compressions vasculaires et nerveuses. Ce qui la distingue de la thyroïdite ligneuse tuberculeuse, histologiquement assez semblable (⁴), c'est la tendance plus marquée à l'état bosselé, et l'indolence complète. Ultérieurement, les gommes sont susceptibles de se ramollir, d'adhérer à la peau, et de s'ouvrir, laissant s'écouler un liquide d'abord visqueux, puis purulent. L'évolution totale se fait le plus souvent sans douleur.

Le traitement antisyphilitique fait fondre rapidement gommes ou scléroses, ou servira de pierre de touche dans les cas de diagnostic douteux. Il faut donner à la fois le traitement mercuriel et le traitement ioduré.

Bittorf a signalé un cas de myxœdème tardif avec infantilisme regressif type Gandy, et adipose survenu chez un alcoolique syphilitique de 28 ans ; la thyroïde était douloureuse ; le traitement thyroïdien fit regresser les symptômes en quelques jours (⁵).

Poncet et Leriche, Sebileau, ont vu la syphilis thyroïdienne entraîner, par compression de la trachée, du tirage et du cornage. Parfois aussi on note de la dysphagie, de la dyspnée. Mais ces faits sont exceptionnels.

Hérédo-syphilis. — L'hérédo-syphilis qui provoque si facilement des lésions graves dans beaucoup d'organes, n'atteint que relativement peu le corps thyroïde. La syphilis ne se rencontre que rarement dans l'ascendance des sujets atteints de myxœdème congénital. M. Garnier a toutefois trouvé quatre fois sur cinq à l'autopsie d'hérédo-syphilitiques morts en bas-âge une diminution de la substance colloïde, avec accumulation de cellules glandulaires dans la lumière des vésicules. On a pu ainsi dans quelques cas constater des nodules gommeux (Demme).

Dans les pays à goitre, l'hérédo-syphilis provoque plus facilement des localisations sur le corps thyroïde se manifestant par de volumineux nodules que le traitement mercuriel fait rétrocéder (Coulon) (⁶).

1. MENDEL. La syphilis du corps thyroïde. *Semaine médicale*, 1906, p. 438.

2. BEAUFILS. Les gommes syphilitiques du corps thyroïde. *Th. de Paris*, juillet 1914.

3. PONCET et LERICHE. Syphilis ligneuse du corps thyroïde, sténose trachéale, échec du traitement mixte et de la thyroïdectomie partielle, efficacité merveilleuse de l'arsénobenzol. *Gaz. des hôpitaux*, 1912, n° 63, p. 945.

4. FAVRE et SAVY. La syphilis thyroïdienne, ses analogies histologiques avec la tuberculose. *Lyon chirurgical*, 1ᵉʳ mai 1913.

5. ZIEGEL. Un cas de maladie de Basedow avec sclérodermie et réaction de Wassermann positive, traitée par le dioxyamidoarsénobenzol. *Medical Record*, 21 juin 1913.

6. COULON. *Archives de médecine des enfants*, 1904, p. 36. — BARTHÉLEMY. Hérédo-syphilis des glandes endocrines. *Th. Paris*, 1919. — HUTINEL et STÉVENIN. Syphilis héréditaire et dystrophies, *Archives de méd. des enfants*, 1920.

PATHOLOGIE
DE LA GLANDE THYROÏDE [1]
(SUITE)

MYXŒDÈME

Par MM.

A. SOUQUES   et   Ch. FOIX
Médecin de la Salpêtrière.   Médecin de l'Hospice
Membre de l'Académie de Médecine.   de Bicêtre.

Définition. — Sous le nom de myxœdème, on décrit un état dystrophique spécial dû à l'insuffisance du corps thyroïde.

Cet état est caractérisé par trois symptômes cardinaux : l'infiltration des téguments, les troubles intellectuels, l'atrophie du corps thyroïde, autour desquels se groupent un certain nombre de symptômes secondaires. Nous verrons, d'ailleurs, qu'à côté de la grande insuffisance thyroïdienne, caractérisée par le myxœdème, il existe une petite insuffisance thyroïdienne à symptômes plus ou moins marqués.

Historique. — W. Gull décrivit, en 1873, sous le nom d'*état crétinoïde, survenant chez les femmes à l'âge adulte,* un syndrome nouveau, qui n'était autre qu'une dès formes du myxœdème : le myxœdème acquis de l'adulte. Quatre ans après, son compatriote Ord relata, à la Société clinique de Londres, 6 cas de la même affection et proposa le nom de *myxœdème* (œdème muqueux), qui devait rester. Vers la même époque, en France, Charcot le décrivait sous le nom de *cachexie pachydermique,* et Morvan, Gilbert Ballet, Merklen en rapportaient plusieurs cas.

En 1880, Bourneville et Ollier firent faire un nouveau pas à la question en publiant le premier cas de *myxœdème congénital.* On doit à Bourneville la connaissance complète de l'*idiotie myxœdémateuse.* Ce ne fut que plus tard que l'on rapprocha de celle-ci le *crétinisme endémique,* connu depuis fort longtemps dans certaines régions et qui, lui aussi, constitue une variété de myxœdème.

En 1882, Reverdin établit, le premier, l'existence d'un *myxœdème opératoire.* Ce fait, bientôt confirmé par Kocher (cachexie strumiprive) devint le point de départ d'expériences physiologiques confirmatives, qui devaient permettre d'avancer dans la connaissance de l'insuffisance thyroïdienne et, plus tard, de découvrir les fonctions des *glandules parathyroïdes* (Gley et

---

1. Pour la question du crétinisme endémique, voir en outre l'article *Pathologie de la glande thyroïde,* par M. APERT, dans le même volume.

A. Souques et Ch. Foix.

Moussu), dont la destruction expérimentale entraîne, non le myxœdème, mais la mort rapide avec *tétanie*.

Quelques années plus tard, Brissaud mit en lumière la petite insuffisance thyroïdienne, en donnant la première description de l'*infantilisme myxœdémateux*. Dans ces derniers temps, Thibierge, Hertoghe, Léopold Lévi, Henry Meige se sont attachés à préciser les symptômes de cette petite insuffisance thyroïdienne, et, d'autre part, on a signalé des cas de myxœdème associé à d'autres insuffisances glandulaires (syndromes pluri-glandulaires, Claude et Gougerot, Laignel-Lavastine).

Nous étudierons successivement : le myxœdème spontané de l'adulte (et accessoirement celui de l'enfant), le myxœdème congénital, le myxœdème opératoire, le myxœdème endémique ou crétinisme, l'infantilisme myxœdémateux, la petite insuffisance thyroïdienne, le myxœdème associé.

MYXOEDÈME SPONTANÉ DE L'ADULTE

Son début, *lent* et *insidieux*, est habituellement difficile à dépister. Il se fait, en général, de 30 à 50 ans, parfois à la suite d'une *maladie infectieuse*, notamment du rhumatisme articulaire aigu, de la scarlatine, de la fièvre typhoïde. Exceptionnellement, il est rapide à la suite d'une hémorragie thyroïdienne, par exemple, ou du rhumatisme articulaire aigu.

Quoi qu'il en soit, parvenu à sa période d'état, le myxœdème est caractérisé par une triade essentielle : infiltration des téguments, troubles intellectuels, atrophie du corps thyroïde et quelques signes de second plan.

1° *Infiltration des téguments*. — Une chose frappe dès l'abord : le *facies myxœdémateux* (fig. 1).

Il est tellement caractéristique, qu'il permet le diagnostic immédiat à distance.

Considérée dans son ensemble, la face est large, arrondie, en pleine lune, suivant la comparaison imagée de Gull. Les paupières, infiltrées, couvrent les yeux et les font paraître rapetissés ; le nez est élargi, les lèvres épaisses et renversées, le front et les oreilles plissés, les joues soufflées et tremblotantes. Cette tuméfaction du visage est accompagnée d'un changement de coloration : la peau est d'une pâleur jaunâtre et cireuse, sur laquelle tranche une plaquette rosée au niveau de chaque pommette et une teinte légèrement cyanotique des lèvres. Ces modifications rendent le visage difforme, parfois monstrueux, et donnent à la physionomie un caractère d'immobilité inexpressive et d'hébétude stupide, qui légitime l'épithète de crétinoïde appliquée à ce facies myxœdémateux.

Sur les autres parties du corps, les téguments sont pareillement épaissis et infiltrés, pâles et jaunâtres, sans que la pression du doigt y produise le godet significatif des œdèmes cardiaques et rénaux. Il s'agit, en effet, d'un faux œdème, dur et élastique. La difformité est moins accusée au niveau du tronc que des extrémités, qui sont, en outre, un peu cyanosées et refroidies. Les pieds sont élargis et pachydermiques ; les mains épaissies, *en bêche*, les doigts gros et boudinés.

Du côté des organes annexes et des fonctions de la peau, surviennent des troubles à peu près constants. D'une part, les ongles sont cassants, striés, plus souvent atrophiés qu'épaissis ; les cheveux deviennent secs et tombent en grande partie ; les *sourcils* et les cils, les poils des aisselles et du pubis se raréfient étrangement. D'autre part, les sécrétions sudorale et sébacée se tarissent. La peau devient sèche, squameuse, rugueuse, d'où le nom de *cachexie pachydermique* proposé par Charcot.

Dans les régions sus-claviculaires et axillaires, on trouve parfois des masses étalées, molles, rappelant, par leur aspect et leur consistance, les pseudo-lipomes.

Comme la peau, les muqueuses sont tuméfiées, pâles et sèches. Sur celles qui sont accessibles à la vue, cette constatation est facile. L'hypertrophie de la langue, l'épaississement des muqueuses bucco-pharyngées et laryngées expliquent, pour une bonne part, la dysphagie et la dysphonie des myxœdémateux.

La bouffissure des téguments, chez les myxœdémateux, ne relève pas toujours de l'œdème dur, dont nous venons de parler ; elle tient, dans quelques cas, à une véritable infiltration adipeuse.

Enfin, à côté du type bouffi que nous avons analysé et qui est la règle

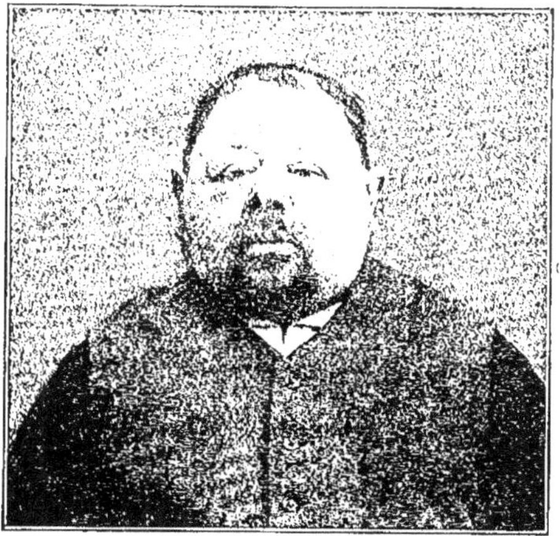

Fig. 1. — Myxœdème spontané de l'adulte. Faciès myxœdémateux. Signe du sourcil.

chez l'adulte, il faut placer le type maigre. Ici, la peau est sèche, ridée, trop large, terne, sans aucune espèce d'infiltration. Le cas est fréquent chez les crétins.

2º **Troubles intellectuels**, — Ils sont, avant tout caractérisés par une *torpeur* et une *apathie* profondes. Ces malades ont l'idéation engourdie et la mémoire obnubilée ; ils sont endormis, paresseux, parfois narcoleptiques et s'arrêtent volontiers pour sommoler. Leurs réponses sont lentes, leur air hébété. Très fréquemment, ils sont grincheux et irritables ; la nuit, ils ont des cauchemars, parfois ils se plaignent d'insomnies. On peut les voir présenter de véritables troubles délirants avec idées de persécution, tendresses ou haines injustifiées qu'ils expriment de façon puérile.

Cette torpeur mentale entraîne une torpeur physique très marquée. Ces malades ont le mouvement en horreur : ils restent immobiles, taciturnes, la tête penchée sur le tronc. S'ils se déplacent, c'est difficilement et lente-

A. Souques et Ch. Foix.

ment; ils sont malhabiles de leurs mains et incapables de travaux délicats. Ils n'ont cependant pas de paralysie véritable. La maladresse des mains, l'hésitation de la démarche, la lenteur des mouvements relèvent sans doute et de leur torpeur cérébrale et de la tuméfaction de leurs téguments.

3° **Atrophie du corps thyroïde.** — Difficile souvent à apprécier à travers les téguments infiltrés, l'atrophie du corps thyroïde est de règle. Elle constitue le troisième élément de la triade primordiale.

Il n'est pas très rare cependant de constater au début un gonflement de la thyroïde, gonflement qui a généralement disparu lorsque plus tard l'examen médical est pratiqué. Ce gonflement peut pourtant persister. Ainsi l'hypertrophie est signalée quatre fois dans le rapport de la Société clinique de Londres. Ord a vu une fois un goitre avec exophtalmie précéder le myxœdème. Sollier a observé deux fois cette coexistence. Malgré leur rareté relative, ces faits ont une importance doctrinale certaine.

4° **Signes accessoires.** — Ils sont à peu près constants et fort importants à connaître.

Au premier rang se trouvent les troubles *cardio-vasculaire*. *Hypotension, microsphygmie, faiblesse et irrégularité* des battements cardiaques sont de règle. Sans doute, faut-il y voir, autant que dans les troubles de la nutrition générale, la cause principale de *l'hypothermie*, de règle également avec abaissement de la température centrale jusqu'à 35°, et même au-dessous. Cette hypothermie est perçue par le malade qui ne peut se réchauffer, d'où une *cryesthésie* extrêmement marquée, obligeant les malades à se surcouvrir, à rester pendant l'hiver blottis devant le poêle.

Les *troubles de la voix* ne sont pas moins importants. La voix est lente, rauque, nasonnée, désagréable. Par contre, les troubles respiratoires sont rares et peu accusés.

La *nutrition* est ralentie, la déglutition souvent gênée et la constipation habituelle. Les urines sont rares, renfermant peu d'urée, parfois albumineuses à une période avancée. On a noté la carie et la chute des dents.

L'activité des processus métaboliques est diminuée, en sorte qu'avec une nourriture inférieure à la normale le poids du corps peut augmenter. La régénération des tissus se ralentit également, la consommation d'oxygène est moins grande ainsi que la quantité d'azote rejetée. La tolérance vis-à-vis du sucre augmente, en sorte qu'une quantité beaucoup plus forte que normalement peut être absorbée sans entraîner de glycosurie. Quand la glycosurie apparaît, elle reste peu abondante (Schafer).

Les troubles génitaux sont de règle : frigidité chez l'homme, dysménorrhée ou aménorrhée chez la femme. On a pu voir cependant survenir des grossesses, et même, à leur occasion, le myxœdème s'est parfois passagèrement amélioré.

L'anémie est fréquente également et concourt à la pâleur vraiment spéciale de ces malades. Elle est cependant moins grande que ne l'indiquerait la simple numération, car si le nombre des globules rouges est diminué, les hématies sont augmentées de volume. Vaquez a noté en outre l'existence d'hématies nucléées, ce qui rapproche le sang des myxœdémateux du sang fœtal.

Enfin il n'existe généralement pas de troubles objectifs du côté du *système nerveux* central : pas de paralysies, de contractures, de tremblements, pas d'anesthésie, d'hypo ou d'hyperesthésies tactiles. Les réflexes tendineux sont conservés bien que souvent faibles.

Tels sont les caractères du myxœdème. Son évolution, en dehors du traitement, est lente et progressive. Il survient cepen-

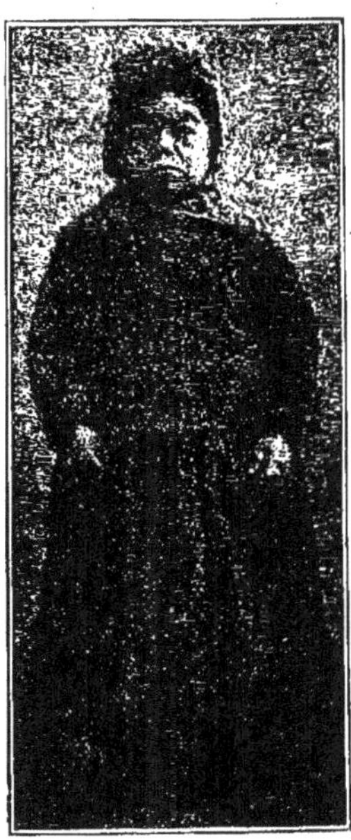

Fig. 2. — Myxœdème acquis dans l'enfance. Age, 37 ans; taille, 1 m. 12.

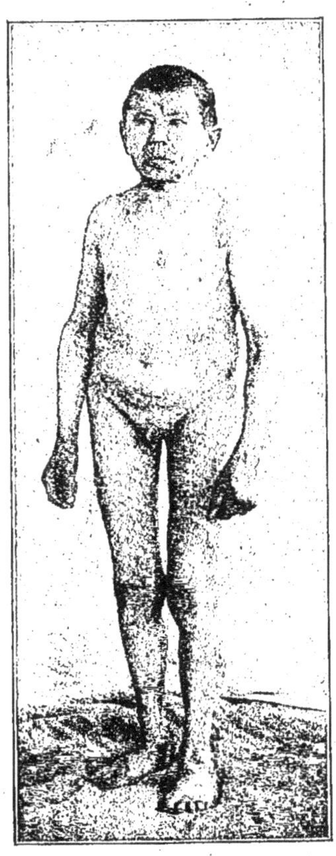

Fig. 3. — Myxœdème acquis dans l'enfance. Age, 55 ans; taille, 1 m. 30.

dant dans son cours des rémissions plus ou moins longues, sous l'influence, par exemple, de la chaleur de l'été, d'un séjour dans un climat chaud, de la grossesse, etc. Mais ces rémissions ne sont que temporaires; le mal reprend bientôt son cours et évolue vers la cachexie. La mort peut en être la conséquence, et, dans ces conditions, on voit à la phase ultime la tuméfaction diminuer ou disparaître. Cette régression a pu, dans quelques cas, faire méconnaître la véritable nature de l'affection. Plus souvent, la mort

A. Souques et Ch. Foix.

est occasionnée par une complication pulmonaire, rénale ou cérébrale. La fréquence de la tuberculose pulmonaire, dans l'évolution du myxœdème, mérite d'être soulignée.

Le myxœdème spontané, encore appelé *myxœdème acquis* de l'adulte, ne présente guère d'autres variétés cliniques que des variétés d'intensité. Celles-ci peuvent aller de l'insuffisance légère au myxœdème le plus franc.

Plus intéressant est le myxœdème acquis de l'enfant.

Myxœdème acquis de l'Enfant.

Celui-ci survient en général dans la seconde enfance, à la suite le plus souvent (Roger et Garnier) de l'une des maladies infectieuses si fréquentes à cet âge : fièvres éruptives, typhoïde, etc.

Il participe à la fois, par ses caractères, du myxœdème de l'adulte et du myxœdème congénital (fig. 2).

Du premier, il a le facies, l'infiltration pachydermique, les troubles des phanères cutanés. Du second, il a le nanisme et les troubles intellectuels profonds.

Ces symptômes cependant sont moins accentués que dans la forme congénitale, et ceci d'autant moins que l'apparition de la maladie a été plus tardive. La taille est aussi moins exiguë. Il y a retard de la deuxième dentition et de l'ossification, mais celles-ci sont ébauchées. Il y a atrophie testiculaire, mais moins marquée. Enfin et surtout l'idiotie est moins complète. L'enfant reste au point de vue de son développement intellectuel, dans l'état où il a été surpris par le myxœdème; on voit en outre se développer l'apathie et la torpeur caractéristique, étouffant les bonnes qualités.

Tout l'ensemble de ces symptômes s'atténue d'ailleurs considérablement par une thérapeutique appropriée. On voit l'infiltration disparaître ainsi que la torpeur (fig. 3); l'enfant grandit dans des proportions souvent considérables et son état intellectuel se transforme. Ces résultats cependant demeurent toujours incomplets.

MYXOEDEME CONGÉNITAL — IDIOTIE MYXOEDÉMATEUSE DE BOURNEVILLE

On s'aperçoit généralement du myxœdème congénital après le sevrage de l'enfant; il est probable qu'un œil averti pourrait le constater dès les premiers mois qui suivent la naissance, du moins dans quelques cas. Il semble en effet que, pendant la période d'allaitement, la présence de l'iode et de l'arsenic dans le lait empêche généralement l'éclosion des phénomènes myxœdémateux ou en atténue les effets.

Une fois constitué, le myxœdème congénital présente une symptomatologie analogue à celui des adultes. Nous n'y reviendrons pas. Mais ce qui l'en distingue cliniquement, c'est un arrêt de développement mental et physique qui lui donne une physionomie toute personnelle.

Physiquement, ces malades sont des nains qui ont marché tard. Ce qui frappe d'abord chez eux, c'est la diminution de la taille. Le Pacha de Bicêtre, mesurait 0 m. 90 à 20 ans. Un malade de Francotte, n'avait à 21 ans que 0 m. 84. Le volume relativement normal de la tête contraste avec le nanisme du corps. Le crâne, volumineux en arrière, est rétréci en avant ; le front est étroit, bas et aplati latéralement ; la fontanelle antérieure persiste indéfiniment. Le nez est camus, la bouche entr'ouverte laisse passer la langue épaissie et couler la salive ; les dents sont mal implantées, la seconde dentition incomplète, retardée et irrégulière. Le cou est gros et court avec des pseudo-lipomes dans la région sus-claviculaire, le ventre proéminent est

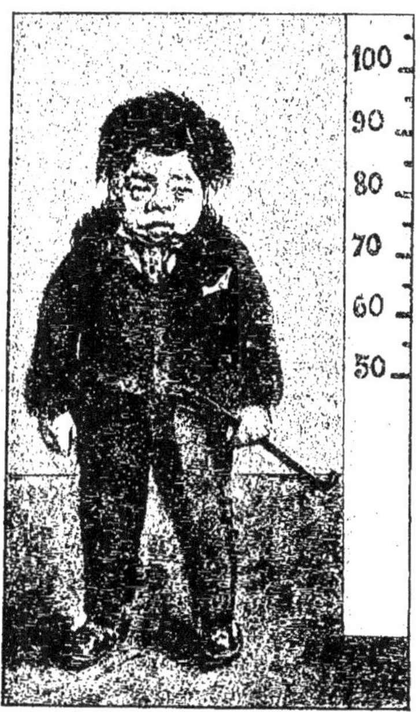

large comme celui des batraciens, le rachis plus ou moins dévié, les membres petits et incurvés. Les cheveux sont gros et rudes, à reflets roux, les poils absents et les organes génitaux arrêtés dans leur développement, à tel point que la puberté ne vient jamais. On a également noté la fréquence de l'eczéma du cuir chevelu et des hernies inguinales et ombilicales. Qu'on ajoute à cet habitus l'absence de corps thyroïde et l'infiltration des téguments, et l'on aura une idée approximative de la laideur physique des myxœdèmes congénitaux (fig. 4).

Intellectuellement, ce sont des idiots. Sur 25 sujets, M. Bourneville a relevé 24 fois l'idiotie ; un seul pouvait être rangé dans la classe des arriérés. Ils sont toutefois moins profondément atteints que les idiots par lésions cérébrales vulgaires. Ils n'ont ni les grimaces, ni les tics, ni l'onanisme, ni la salacité de ces derniers. « Ils sont, dit M. Bourneville, susceptibles d'attention ; ils ont de la mémoire, à un certain degré ; ils deviennent propres, apprennent à

Fig. 4. — Myxœdème congénital.
Le Pacha de Bicêtre (Bourneville).

manger à peu près seuls, à s'habiller, à se laver. Leur caractère est doux. Ils semblent susceptibles d'affection. »

Dans certains cas, le myxœdème congénital est moins complet et tout est alors moins accusé : taille un peu moins petite, arrêt moins marqué du développement des organes génitaux, état intellectuel plutôt de l'imbécile et du débile que de l'idiot.

Dans son évolution, le myxœdème congénital marche très lentement. Ces infortunés vivent jusqu'à 40 ans et au-delà, et succombent d'habitude à la suite de complications pulmonaires.

Comme dans le myxœdème acquis de l'enfant, la radiographie confirme le diagnostic en montrant l'absence de soudure des épiphyses.

A. Souques et Ch. Foix.

MYXOEDÈME OPÉRATOIRE

Son apparition se fait généralement trois ou quatre mois après la thyroïdectomie. Elle est quelquefois plus tardive, rarement plus précoce. Dans un cas, Sonnenburg vit le myxœdème survenir rapidement après l'extirpation, partielle cependant, d'un goitre suffocant, et Stokes dix jours après l'opération. Cette apparition est annoncée par de la lassitude et de la faiblesse dans les membres, suivies bientôt de sensation de froid et même quelquefois, en hiver, d'engelures aux extrémités. Les membres deviennent lourds, les mouvements lents et maladroits. Peu à peu les téguments s'infiltrent et se décolorent, les fonctions de la peau se suppriment et les poils se mettent à tomber. La torpeur cérébrale se montre avec son cortège de troubles mentaux et physiques, et, à un moment donné, le tableau étudié plus haut du myxœdème spontané des adultes se trouve entièrement réalisé.

Cette variété clinique est susceptible de rémissions assez longues, peut-être même de rétrocession définitive. Dans la majorité des cas, elle affecte cependant une marche progressive. Il existe toutefois des formes légères et guérissables relevant sans doute soit d'une extirpation partielle de la glande, soit du développement des glandes accessoires, soit enfin de la suppléance possible de certaines glandes vasculaires sanguines.

Sa gravité est intimement liée à l'âge des opérés; elle est en rapport inverse de cet âge. Ce qui revient à dire que, si on extirpe la glande thyroïde dans la période de développement, à un enfant goitreux par exemple, on arrête ce développement. L'enfant cesse de grandir et, en outre, de graves troubles intellectuels surviennent. Il devient, sous tous les rapports, comparable aux idiots myxœdémateux. Plus l'enfant sera jeune, plus la superposition des symptômes sera parfaite. Les exemples n'en étaient pas jadis exceptionnels, témoin l'observation classique de Lancereaux : un jeune enfant de 11 ans, très intelligent, le premier de sa classe, portait un goitre pour lequel on lui fit la thyroïdectomie totale. Quatre ans après l'opération, cet enfant était myxœdémateux; il n'avait aucunement grandi, ne savait plus lire ni écrire et reconnaissait à peine ses parents. Quand le squelette est complètement développé, il va sans dire que le myxœdème opératoire ne diminue pas la taille; il se borne à s'accompagner d'une torpeur cérébrale analogue à celle du myxœdème spontané des adultes.

Il est impossible, en vérité, de trouver une preuve plus concluante de la ressemblance des formes cliniques du myxœdème. La thyroïdectomie totale, pratiquée chez un sujet jeune, produit des accidents analogues à ceux du myxœdème congénital; pratiquée chez un sujet développé, elle provoque des manifestations analogues au myxœdème spontané des adultes. Nous verrons plus loin que des raisons d'ordre anatomo-pathologique, pathogénique et thérapeutique plaident dans le même sens et prouvent, en dernière analyse, l'unité nosologique du myxœdème sans adjectif.

Nous n'avons eu en vue jusqu'ici que les accidents chroniques, que le *myxœdème* consécutif à l'extirpation totale de la glande thyroïde. Il importe cependant de signaler pour mémoire les accidents aigus de tétanie résultant de l'ablation de glandes parathyroïdes. Ces accidents aigus consistent essentiellement en phénomènes convulsifs paroxystiques, apparaissant généralement du troisième au sixième jour après l'opération, rarement plus tôt ou plus tard. Il s'agit de convulsions toniques, tétaniformes, localisées aux extrémités, surtout aux mains qui se contractent en flexion. On les a vues cependant gagner le masséter sous forme de trismus, le diaphragme et prendre l'aspect de crises épileptiformes. Ces accès de tétanie, qui peuvent entraîner la mort ou se reproduire pendant des mois et des années, peuvent cependant guérir. Ils étaient loin d'être rares du temps de la thyroïdectomie totale, Reverdin les a observés 5 fois sur 17 opérations, et Billroth 10 fois sur 68 opérés.

On sait aujourd'hui, grâce aux travaux expérimentaux de Gley et Moussu, qu'ils n'appartiennent pas aux tableaux du myxœdème ni à la pathologie du corps thyroïde. Ils rentrent dans le cadre de la tétanie parathyréoprive.

MYXŒDÈME ENDÉMIQUE OU CRÉTINISME

Le crétinisme endémique, connu de longue date, étudié successivement par Saint-Lager, une commission sarde en 1848, et en 1864 une commission française dont Baillarger fut le rapporteur, est une variété de myxœdème à peu près spéciale aux régions montagneuses (Valais, Alpes, Pyrénées, Vosges). On le rencontre aussi en Autriche, en Saxe, en Italie

Il se rapproche beaucoup par ses symptômes de l'idiotie myxœdémateuse dont il se sépare par l'existence à peu près constante d'un goitre. Celui-ci est en réalité à peu près exclusivement constitué par du tissu scléreux, d'où l'apparition des symptômes du myxœdème.

Au point de vue de l'aspect physique, on reconnaît, depuis Baillarger et Krishaber, deux types de crétins : les crétins maigres à peau sèche, ridée, trop longue, les crétins gras à peau bouffie et infiltrée. Ces derniers sont évidemment ceux qui se rapprochent le plus du myxœdème classique. Dans les deux cas, le front est bas, les poils absents ou rares, les rides profondes et précoces, l'aspect vieillot et décrépit. « Le crétin semble avoir passé d'un seul coup de l'enfance à la vieillesse. »

« La face porte l'empreinte de la stupidité ou de l'indolence; elle est comme le crâne développée en largeur. Les pommettes sont saillantes, le nez épaté, large à la base, les narines béantes; les cartilages du nez sont rudimentaires ou manquent même complètement. Les lèvres sont épaisses, la lèvre inférieure pendante, la langue très volumineuse, comme gonflée et gluante, souvent sortie de la bouche qui est démesurément large, presque toujours entr'ouverte, laissant s'échapper une salive visqueuse. La mâchoire inférieure grosse et lourde déborde la mâchoire supérieure et imprime à la figure un caractère bestial. Les oreilles écartées de la tête sont très volumineuses et épaisses, les dents très espacées, mal implantées, cariées; celles de la première dentition, une fois tombées, repoussent rarement. »

Au point de vue intellectuel, il est classique de distinguer trois degrés : le

A. Souques et Ch. Foix.

crétin complet, le *semi-crétin,* le *crétineux.* Chez le crétin complet, l'intelligence est nulle et la vie purement végétative, le malade restant tantôt immobile sur un fauteuil, tantôt essayant quelques pas lourds et maladroits. Au-dessus de lui se place le semi-crétin, moins touché, pourvu d'organes génitaux assez bien développés, volontiers masturbateur, capable de comprendre et d'obéir. Enfin, au sommet de l'échelle, le crétineux susceptible d'éducation élémentaire.

En ce qui concerne le goitre, son développement semble, dans une certaine mesure, en raison inverse de l'intensité du crétinisme. C'est ainsi qu'il est habituellement peu développé chez le crétin complet, énorme en général chez le crétineux. Le goitre apparaît en général dans l'enfance sous la forme d'un noyau unique, lequel va se développant, envahit toute la partie antérieure du cou, habituellement polylobé, tantôt pâteux, tantôt dur, comme élastique. Il augmente de volume à la puberté, et on peut le voir alors pendre au-devant de la poitrine.

Le crétinisme myxœdémateux s'observe à l'état endémique ou à l'état sporadique. Dans une endémie étudiée par Jeandelize il y avait sur 14 malades 3 myxœdémateux frustes et 11 crétins proprement dits.

INFANTILISME MYXŒDÉMATEUX

Ce type mis en lumière par Brissaud est caractérisé par « la persistance, chez un sujet ayant atteint ou dépassé la puberté, des caractères morphologiques appartenant à l'enfance ». (H. Meige.)

A ce retard de développement *physique* se superpose un retard correspondant de développement *psychique.*

L'infantile myxœdémateux présente un facies arrondi, joufflu; les lèvres sont grosses, les poils absents.

Il est gros, son torse est arrondi, ses membres potelés, cylindriques, sans reliefs musculaires accusés, son abdomen saillant, ses hanches rondes. Son corps est le corps d'un enfant grassouillet.

Les organes génitaux sont rudimentaires, les testicules petits, parfois non descendus, la verge gracile, les poils absents ou très clairsemés. Chez la fille, même absence de poils, vulve infantile à grandes lèvres regardant directement en avant, bassin empâté de graisse, mais mal développé, seins à peine indiqués.

La voix est haute, grêle, le larynx petit. La seconde dentition est fort retardée, parfois même absente (Marfan). La tête conserve les proportions infantiles. Enfin, à la radiographie, on constate l'absence de soudure des épiphyses, et le retard du progrès des points d'ossification.

Psychiquement aussi l'infantile myxœdémateux demeure un enfant, et un enfant peu dégourdi, lourd, paresseux, sans finesse. Cependant la sentimentalité reste intacte; ces sujets sont susceptibles d'attachement, parfois même font preuve d'une tendresse exagérée; presque toujours ils sont timides, émotifs, impressionnables.

L'infantilisme myxœdémateux se trouve ainsi nettement différencié des autres infantilismes, notamment de l'infantilisme type Lorain (fig. 5 et 6).

Dans celui-ci le sujet est petit, maigre, malingre, mais adulte. Les formes sont franchement sexuées, les poils sont rares mais existent, les testicules petits, mais non atrophiés, et fertiles. En fin les épiphyses sont radiologiquement soudées.

Au point de vue pathogénique, l'infantilisme type Lorain serait d'après Brissaud

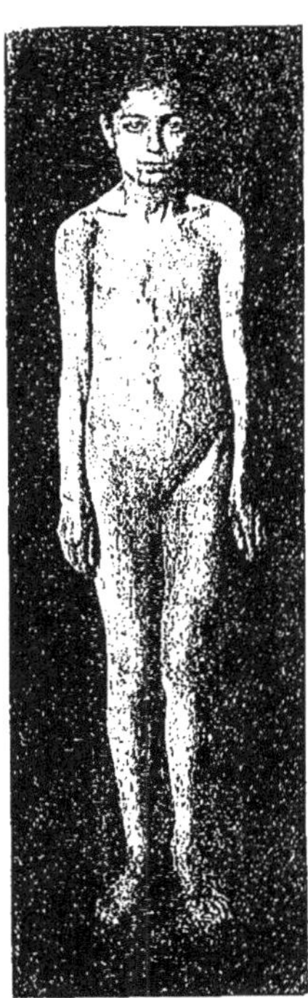

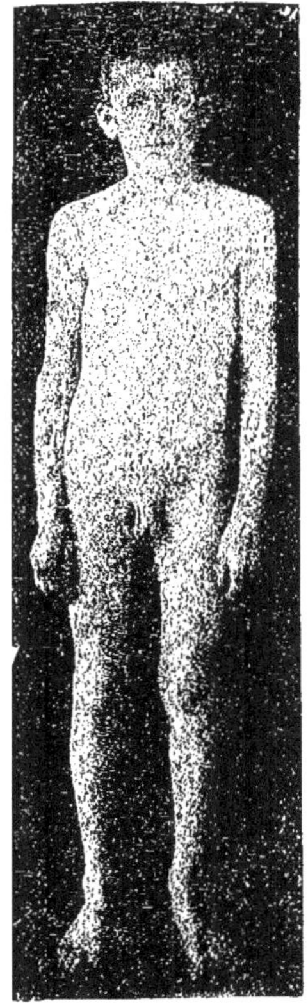

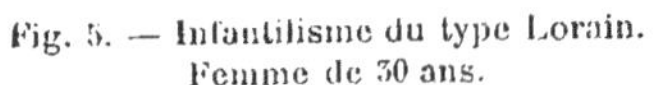

Fig. 5. — Infantilisme du type Lorain.
Femme de 30 ans.

Fig. 6. — Infantilisme myxœdémateux.
Age, 17 ans, taille, 1 m. 40.

(D'après Brissaud et Meige.)

avant tout anangioplastique et dû aux causes héréditaires multiples d'étroitesse et d'atrophie de l'appareil cardio-vasculaire. Nombre d'auteurs cependant ont aujourd'hui une tendance à le rattacher à l'insuffisance thyroïdienne. Nous retrouverons plus loin cette discussion.

A. SOUQUES et CH. FOIX.

PETITE INSUFFISANCE THYROIDIENNE
(Hypothyroïdie bénigne chronique de Hertoghe).

Elle a été signalée tout d'abord par Thibierge sous le nom de myxœdème fruste. Il faut évidemment en rapprocher l'infantilisme myxœdémateux de Brissaud. Mais avec les travaux de Hertoghe d'Anvers, de Léopold Lévi et H. de Rothschild, un certain nombre d'auteurs ont été conduits à lui donner une beaucoup plus grande extension et à lui attribuer de nombreux stigmates qui permettraient de la dépister dans les cas frustes.

La petite insuffisance thyroïdienne, quand elle se développe dans *l'enfance*, survient souvent à la suite d'une maladie infectieuse. L'enfant est *retardataire* à tous les points de vue : au point de vue physique il garde une morphologie au-dessous de son âge, au point de vue psychique il se montre paresseux, lent et gourd, enfin au point de vue génital il présente un retard de développement. Son embonpoint est excessif, ses membres arrondis et peu musclés, sa taille petite; il y a retard dans la soudure des épiphyses (fig. 7).

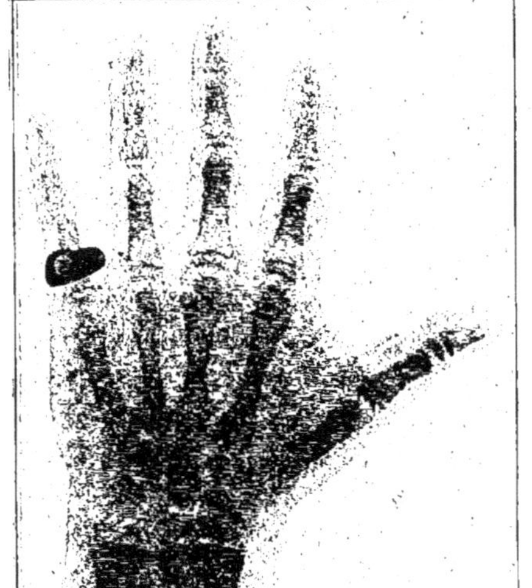

Fig. 7. — Infantilisme myxœdémateux.
Retard dans la soudure des épiphyses.

Quand elle se développe chez *l'adulte*, la petite insuffisance thyroïdienne donne naissance au myxœdème fruste tel que l'a décrit Thibierge : teint blafard, paupières lourdes et gonflées, cheveux rares et grisonnants de bonne heure, sourcils et moustache clairsemés. La peau est sèche, rude, écailleuse, le ventre gros. La circulation se fait mal : le pouls est petit (microsphygmie), la tension artérielle basse, les extrémités froides, marbrées de livedo. Le malade présente souvent de l'acrocyanose, parfois même le syndrome de Raynaud. Il existe parfois un peu d'œdème des jambes.

Dans les deux cas précédemment décrits, l'origine thyroïdienne des troubles est évidente et aisément mise en lumière par la thérapeutique. Elle peut être plus cachée et il faut alors tâcher de la dépister par toute une série de petits signes que nous emprunterons à Hertoghe et à Léopold Lévi.

a) ***Troubles cutanés.*** — Ce sont des œdèmes tégumentaires, transitoires, des troubles de la nutrition des poils qui sont rares et clairsemsé, principalement au niveau du pubis, des aisselles et des sourcils dont la partie externe est effacée. (Signe du sourcil de Hertoghe).

*b) **Troubles de la calorification.*** — C'est une tendance à la frilosité avec frissonnements faciles, et, de fait, l'examen objectif montre une hypothermie légère avec refroidissement des extrémités et cyanose des mains et des pieds.

*c) **Troubles nerveux.*** — C'est un état de fatigue sans cause avec céphalée et somnolence facile. L'intelligence est lente et paresseuse, et cette arriération mentale s'accompagne souvent, dans l'enfance, d'incontinence nocturne d'urine.

Un certain nombre d'auteurs, en particulier M. Laignel-Lavastine, ont signalé de véritables psychoses.

*d) **Troubles de la nutrition générale.*** — Le développement génital est retardé. Il y a à la fois obésité et sénilité précoce. La voix est amoindrie, un peu rauque et désagréable. Les formes sexuelles sont estompées. La cryptorchidie est fréquente et souvent le traitement thyroïdien suffit à amener la descente des testicules. Les épiphyses se soudent tardivement.

Tels sont les symptômes principaux de la petite insuffisance thyroïdienne. Sur ce fond se greffent un certain nombre d'incidents ou d'accidents.

Ce sont : *du côté de l'appareil digestif,* l'anorexie, la constipation, souvent l'entéro-colite.

Du côté du système nerveux, les manifestations psychasthéniques, les douleurs musculaires, les migraines, les vertiges, l'urticaire.

Du côté de l'appareil génital, les troubles de la menstruation, l'impuissance, enfin les douleurs rhumatoïdes constituant le *rhumatisme thyroïdien,* et la fréquence des végétations adénoïdes.

Pour Weil et Mouriquand, l'ichtyose rentrerait également dans ce cadre.

De même, Hertoghe pense que l'infantilisme type Lorrain, rattaché par Brissaud à l'anangioplastie et dont les causes, d'ailleurs multiples, relèvent des hérédités chargées (tuberculose, syphilis, alcoolisme, paludisme) ou des altérations cardiaques tel que le rétrécissement mitral, se rattache également à l'insuffisance thyroïdienne.

Il est certain que l'anangioplastie se retrouve chez les myxœdémateux (c'est la microsphygmie de quelques auteurs, notamment de Variot), mais il est non moins certain que la petite insuffisance thyroïdienne constitue un cadre à limites déjà mal précises qu'il n'y a peut-être pas intérêt à indéfiniment agrandir.

Il suffit de savoir qu'en présence d'un des nombreux troubles précités il faut soupçonner l'insuffisance thyroïdienne, en rechercher les stigmates, et, ceux-ci étant découverts, traiter le malade en conséquence.

Ajoutons que parfois la petite insuffisance thyroïdienne revêt un caractère familial (Hertoghe, Apert).

A. Souques e Ch. Foix.

MYXŒDÈME ASSOCIÉ

L'association du myxœdème franc à d'autres insuffisances glandulaires est au fond chose assez rare, si l'on fait abstraction de son retentissement sur l'ensemble des glandes vasculaires sanguines. Il n'est pas rare au contraire de constater l'association de l'insuffisance thyroïdienne simple aux autres syndromes glandulaires.

La première et non la moins curieuse de ces associations est celle du myxœdème et du *Goitre exophtalmique*. Elle est caractérisée en général, par l'apparition, au cours du myxœdème, de quelques signes basedowiens (exophtalmie, tachycardie). Le contraire paraît plus rare, et l'on voit alors en général le myxœdème se substituer au goitre exophtalmique.

A l'état fruste cette association serait assez fréquente et constituerait les états hyper-hypothyroïdiens de Léopold Lévi.

On peut voir aussi l'association du myxœdème avec l'acromégalie (Bouchard, Laignel-Lavastine), avec l'insuffisance ovarienne, avec l'insuffisance surrénale (Achard). On a signalé sa coexistence avec la maladie de Recklinghausen.

Mais la plus intéressante de ces associations est l'association du myxœdème et de l'atrophie du testicule, donnant lieu soit à une insuffisance associée (Dalché), soit au tableau de l'infantilisme régressif de Gandy et Déséglize (infantilisme tardif de l'adulte de Brissaud et Bauer), caractérisé par une hypotrophie plutôt que par un infantilisme véritable.

Ces syndromes pluriglandulaires peuvent être encore plus complexes, atteindre plusieurs glandes (syndrome thyro-testiculo-surrénal, Claude et Gougerot), sans qu'il soit possible d'indiquer quelle fut la première prise.

Il semble qu'il faille nettement séparer les cas où le myxœdème est prédominant, qui seuls nous intéressent ici, de ceux où il est simplement associé et joue un rôle secondaire.

DIAGNOSTIC

Le diagnostic du myxœdème est, dans les cas typiques, extrêmement facile. Il suffit d'avoir vu quelques myxœdémateux pour reconnaître du premier coup par la suite leur visage, leur aspect à la fois bouffi et vieillot, leur voix, leur pâleur spéciale. Ce n'est donc que par acquit de conscience que nous signalerons les erreurs possibles chez l'adulte : *œdèmes cardiaques* ou *rénaux, œdème de la face, éléphantiasis, trophœdème, adipose douloureuse* de Dercum, *syndrome adiposo-génital, lipomes symétriques, anémies.*

De même, chez l'enfant, on élimine aisément les diverses causes de *nanisme* : nanisme *rachitique, achondroplasique,* nanisme *mitral, infantilisme hypophysaire.* Au besoin, la radiographie, en montrant l'état de l'ossification, confirmerait un diagnostic ou le rendrait plus vraisemblable.

Le crétin myxœdémateux sera, lui aussi, aisément distingué de l'*idiotie cérébrale* (par méningite ou arrêt de développement), de l'*idiotie amaurotique familiale* de Tay-Sachs, etc. C'est tout au plus si l'*idiotie mongolienne* avec sa tête arrondie, son abdomen volumineux, son nez court et épaté, son nanisme pourrait prêter à confusion.

La difficulté réelle commence avec les formes frustes du myxœdème. C'est là que chez l'adulte on pourra discuter pour savoir s'il ne s'agit point d'un simple *obèse*, ou d'un *anémique* avec *œdèmes*, et, chez l'enfant, d'un infantilisme myxœdémateux, ou d'une autre variété *d'infantilisme* (type Lorain, par exemple), ou d'un rachitique, ou d'un retardé, ou d'un dégénéré simple. Plus rarement les troubles mentaux pourront être une cause d'erreur : dans un cas de M. de Massary, le myxœdème par thyroïdite syphilitique avait fait penser à la Paralysie générale.

Les formes associées constituent également des difficultés parfois insolubles. Le traitement thyroïdien aura souvent une valeur de traitement pierre de touche : il faut savoir cependant que tout ce qui s'améliore par le corps thyroïde n'est pas forcément myxœdémateux. C'est dans ces cas difficiles qu'il sera utile d'avoir recours aux tests glandulaires de MM. Claude et Porak. Chez le myxœdémateux l'extrait thyroïdien ne provoque aucune réaction alors que chez le sujet normal il détermine de l'hypotension et du ralentissement du pouls. L'extrait surrénal et l'adrénaline ont également peu d'action chez eux. Par contre l'extrait hypophysaire agit très activement sur la tension qui tombe brusquement et pour longtemps.

ANATOMIE PATHOLOGIQUE

Il y a dans le myxœdème une lésion primitive, nécessaire et suffisante, et une infinité de lésions accessoires et secondaires.

Cette lésion primordiale n'est autre chose que l'altération de la glande thyroïde. Dans le myxœdème congénital, le corps thyroïde est complètement absent. Sur 7 autopsies, on a constaté 6 fois l'absence et 1 fois l'atrophie de la glande. Dans le myxœdème acquis, la glande est habituellement atrophiée, blanc jaunâtre, dure et fibreuse. Parfois, cette sclérose prédomine sur un lobe. Histologiquement, les lésions sont caractérisées au début par une infiltration embryonnaire des parois des vésicules, accompagnée d'une prolifération de l'épithélium. Plus tard, la glande est transformée en tissu fibreux, mais on trouve encore par places des petits îlots de cellules embryonnaires, vestiges de vésicules. Enfin, à un degré extrême, c'est une sclérose totale avec quelques amas de cellules rondes très clairsemées. Ce sont là, en somme, des lésions de thyroïdite, à la fois interstitielle et parenchymateuse, qui évolue lentement vers la sclérose définitive et par suite vers la suppression fonctionnelle de la glande.

Somme toute, dans le myxœdème, le corps thyroïde est absent, atrophié ou hypertrophié. Dans le cas d'atrophie il s'agit tantôt d'une glande petite, sans lésions histologiques notables, mais arrêtée dans son développement et physiologiquement insuffisante ; tantôt, au contraire, d'altérations histologiques profondes : sclérose diffuse avec îlots vésiculaires épars, donnant

A. Souques et Ch. Foix.

l'aspect d'une véritable cirrhose thyroïdienne. Dans les cas d'hypertrophie, fréquents chez les crétins, il s'agit presque toujours de goitre colloïde, mais l'hypertrophie équivaut à l'atrophie, c'est-à-dire à l'insuffisance du corps thyroïde.

Quant aux lésions secondaires, elles sont encore assez mal connues. Du côté de la peau, on a noté une infiltration de téguments, tantôt de nature muqueuse, tantôt de nature adipeuse. Dans le premier cas, il s'agit d'une substance gélatiniforme qui, d'après quelques auteurs, serait de la mucine; dans le second, plus rare que le précédent, il s'agit d'une véritable infiltration adipeuse, constatée par Bourneville, Bricon, Pilliet, etc. Immerwal, au congrès de Rome, a cité un fait de véritable lipomatose sous-cutanée, constatée à l'autopsie; Marfan et Guinon en ont aussi publié un exemple fort intéressant.

Du côté des annexes de la peau, il faut citer l'atrophie des glandes sébacées et sudoripares ainsi que des follicules pileux, qui explique la sécheresse de la peau et les troubles trophiques du système pileux.

Du côté du squelette, les lésions ne sont intéressantes que si le myxœdème survient dans la période de croissance. Il y a alors un arrêt de développement du système osseux, qui ne respecte que les os du crâne; il s'ensuit un contraste entre le volume normal du crâne et le nanisme du reste du corps. C'est là un caractère très important du myxœdème infantile. Les os de la face (enfoncement de la racine du nez), les os courts des membres et du rachis sont intéressés, mais ce sont surtout les os longs des membres qui sont atteints. Ici les épiphyses restent relativement grosses, les points d'ossification tardifs, et enfin, phénomène capital, dont la radiographie permet de se rendre compte, les cartilages de conjugaison persistent; et ceci est, on le conçoit, de la plus haute importance pour l'efficacité de l'opothérapie thyroïdienne qui va déterminer l'élévation de la taille.

Il y a en outre, non seulement dans la peau, mais encore dans tout l'organisme, une prolifération notable du tissu conjonctif qui altère la structure de plusieurs organes (lésions des glandes et des follicules pileux de la peau, néphrite interstitielle, etc.). La présence de la mucine a été constatée dans tous les tissus et même dans le sang. Aussi a-t-on fait jouer à ce corps un rôle primordial dans la détermination des troubles morbides.

Les lésions du système nerveux ont été peu étudiées. Dans l'idiotie myxœdémateuse les circonvolutions cérébrales auraient, d'après Bourneville, « un aspect gélatiniforme rappelant celui du cerveau des nouveau-nés ».

Dans les organes génitaux, lorsque le myxœdème est survenu avant la puberté, on relève une sclérose jeune de la glande et l'absence de spermatogenèse.

Marfan et Guinon ont signalé la présence de lésions athéromateuses de l'aorte, que von Eiselsberg a décrites après la thyroïdectomie expérimentale.

On a enfin noté l'hypertrophie compensatrice de l'hypophyse et la persistance du thymus, et conclu à une action vicariante qui jusqu'ici n'est pas suffisamment démontrée.

Par contre, l'intégrité habituelle des parathyroïdes paraît un fait acquis.

Elle existait dans les cas de Roussy et Clunet (myxœdème congénital) et de Forsyth, Achard et Saint-Girons (myxœdème de l'adulte).

ÉTIOLOGIE

Rechercher les causes du myxœdème, c'est rechercher les origines de l'altération thyroïdienne.

Dans l'idiotie myxœdémateuse, on ignore la raison de l'absence congénitale de la glande. Bourneville attribue quelque influence à l'alcoolisme et à la tuberculose pulmonaire des parents.

Quant au myxœdème acquis, on sait qu'il survient à tout âge et qu'il est plus fréquent chez l'enfant que chez l'adulte. Chez celui-ci, il est rare avant 30 ans et se montre généralement entre 30 et 50 ans. Il est exceptionnel dans la vieillesse. Enfin, il est beaucoup plus fréquent dans le sexe féminin. Sur 109 cas, on en compte 94 chez la femme. Pour expliquer cette prédilection, ne peut-on pas supposer que les divers actes de la vie génitale de la femme, traversée par la menstruation, la grossesse, la lactation, la ménopause, doivent jouer un rôle prédisposant, peut-être par les congestions thyroïdiennes dont ils s'accompagnent? L'égale fréquence dans les deux sexes chez l'enfant prouve indirectement que cette supposition est légitime.

On a incriminé l'hérédité. L'hérédité nerveuse paraît assez fréquente, et l'hérédité similaire, qui a été mise en doute, existe, spécialement chez les crétins. On a incriminé la gémelléité (Brissaud), la consanguinité, les émotions de la mère pendant la grossesse. Le myxœdème se voit sous tous les climats et dans toutes les races.

Ses causes réelles sont aujourd'hui à peu près connues. On doit, à juste raison, incriminer les maladies infectieuses qui s'accompagnent souvent d'inflammation du corps thyroïde. La thyroïdite, qui n'est pas très rare au cours de ces maladies, évoluerait lentement et silencieusement vers la sclérose de l'organe. Quelques faits déjà anciens, mais bien observés, mettraient cette origine hors de contestation. Les auteurs anglais avaient déjà explicitement mentionné l'apparition rapide du myxœdème après le rhumatisme articulaire aigu. Mendel l'a vu se développer à la suite d'un érysipèle de la tête et d'une attaque de rhumatisme articulaire. Koehler et plus récemment M. de Massary ont cité des cas de myxœdème d'origine syphilitique, traités et guéris par l'iodure de potassium et le mercure. MM. Achard et Saint-Girons ont observé deux cas de myxœdème consécutifs à une infection aiguë de l'enfance.

Enfin, MM. Roger et Garnier ont étudié expérimentalement le rôle des infections et montré l'influence des toxines tuberculeuses, typhique, syphilitique, variolique, etc., sur la formation de la sclérose thyroïdienne.

Les tumeurs de la thyroïde, en dehors du goitre qui amène le crétinisme, ne provoquent pas habituellement le myxœdème. Il en est ainsi du cancer par exemple. A l'origine on a pu noter tantôt des phénomènes légers de basedowisme, tantôt de la cachexie suraiguë. Plus tard, lorsque la sécrétion est tarie, du fait de la disparition complète des éléments glandulaires,

A. Souques et Ch. Foix.

13

les signes d'hypothyroïdisation ne se produisent pas, parce que sans doute les métastases cancéreuses se comportent comme des thyroïdes accessoires et empêchent ainsi l'apparition du myxœdème.

En résumé, de cette étiologie il se dégage, semble-t-il, ce fait que le déterminisme du myxœdème n'est pas univoque et que, dans la plupart des cas, une maladie infectieuse aiguë ou chronique doit être incriminée. En conséquence, le myxœdème apparaît, non comme une entité morbide, mais comme un syndrome commun à des altérations thyroïdiennes de nature différente.

Quant au myxœdème endémique, il s'observe surtout dans les pays de montagne (Alpes, Pyrénées, Vosges, Valais), mais il peut s'observer aussi dans les pays plats. Son origine hydrique est aujourd'hui généralement admise. Il semble que la cuisson de l'eau en mette à l'abri. Ceci a conduit certains auteurs à édifier une théorie parasitaire du goitre endémique. Grasset notamment aurait observé un hématozoaire voisin de celui de Laveran. Il ne semble pas cependant que ces premières recherches soient aujourd'hui confirmées.

PATHOGÉNIE

On sait que le corps thyroïde est une glande à sécrétion interne, essentiellement composée de *vésicules* juxtaposées remplies d'une substance visqueuse que l'on appelle le *Colloïde*. On sait qu'en rapport immédiat avec lui se trouvent les glandules parathyroïdes au nombre de quatre, essentiellement formées de lobules pleins, tassés les uns contre les autres, donnant un aspect compact au tissu glandulaire. On sait enfin qu'il existe presque toujours des thyroïdes accessoires généralement fort petites et de dimensions fort variables.

Ce fut Reverdin qui, le premier en 1882, démontra par l'étude du myxœdème opératoire l'importance physiologique du corps thyroïde. La thyroïdectomie totale entraîne le myxœdème. La thyroïdectomie partielle ne le détermine pas. Il suffit du tiers de la glande laissé en place pour éviter le myxœdème opératoire.

Deux ans plus tard (1884), Schiff réalisait expérimentalement le myxœdème opératoire chez l'animal et montrait que la greffe préalable empêchait au moins pendant un certain temps l'apparition des accidents.

Reverdin comme Schiff avait observé, en plus des accidents chroniques réalisant le myxœdème, des accidents aigus tétaniformes entraînant fréquemment la mort. En 1891, Gley démontra que ces accidents étaient dus à l'ablation des glandules parathyroïdes, que la thyroïdectomie seule ne les entraînait jamais, et que la parathyroïdectomie suffisait à les déterminer. Cette *tétanie parathyroïdéo prive* n'a donc rien à voir avec le *myxœdème thyéro prive*.

Depuis lors, un grand nombre d'auteurs ont réalisé le myxœdème expérimental chez l'animal et montré qu'il était superposable au myxœdème humain. Chez l'animal adulte, qu'il s'agisse du lapin, du chat, du singe (Horsley), on détermine la cachexie pachydermique avec infiltration des téguments, troubles trophiques des poils, apathie, cryesthésie, tristesse, hypotension, aspect stupide.

Chez l'animal jeune, le lapin (Hofmeister), le poulet (Moussu), le mouton (von Eiselsberg), on voit se superposer à ces troubles dystrophiques, le nanisme, l'aspect malingre, l'arrêt de croissance des os, l'atrophie des organes génitaux.

Ainsi donc, expérimentalement, chez l'animal comme chez l'homme, l'ablation du corps thyroïde reproduit le myxœdème avec ses deux grandes variétés : myxœdème de l'enfant, myxœdème de l'adulte.

Reste à savoir quel est le mécanisme de cette action.

Il a été démontré par les injections d'extrait thyroïdien (Schaefer) et l'injection de corps thyroïde que cette glande exerce une double action sur le cœur et les vaisseaux d'une part, sur la nutrition générale de l'autre.

Sur le cœur et les vaisseaux, l'injection d'extrait thyroïdien produit une *chute de la pression sanguine* avec *tachycardie* et un peu d'irrégularité du rythme. Cette action est indépendante du pneumogastrique, puisqu'elle se produit avec ou sans administration d'atropine.

Sur la nutrition générale, l'injection répétée ou l'ingestion prolongée produit de l'accélération de la respiration avec augmentation des échanges respiratoires et du métabolisme azoté, ainsi que le montre l'augmentation de l'azote dans les urines. Bientôt suit l'amaigrissement malgré l'appétit augmenté, et la glycosurie peut apparaître.

Poussée plus loin, l'expérience produit un véritable Basedowisme expérimental avec tachycardie, tremblement, irritabilité, nervosisme, mydriase, sueurs, diarrhée (Ballet et Enriquez).

Il est aisé de concevoir que la substance, dont l'action est ainsi démontrée par sa présence en excès dans l'organisme, est très vraisemblablement la même que celle dont l'absence détermine le myxœdème. Les symptômes de cette affection sont exactement l'inverse de ceux décrits ci-dessus. L'administration de corps thyroïde fait disparaître les accidents du myxœdème.

Il est plus difficile de savoir exactement quelle est cette substance.

Notkine, en 1894, avait isolé du corps thyroïde une substance albuminoïde formant la majeure part de la masse colloïde, qu'il nomma *thyroprotéïde*. Cette substance serait celle, d'après lui, qui engendre le myxœdème et le corps thyroïde sécréterait une autre substance fixant la précédente et neutralisant ses effets nocifs.

Cette conception n'a pas prévalu.

Au contraire, Bowmann en 1895 isola une substance iodée : l'iodothyrine, dont les effets expérimentaux se rapprochaient de ceux de l'extrait thyroïdien total et qui comme lui était susceptible de combattre et de guérir le myxœdème.

Cette propriété, mise en regard de la richesse iodée du corps thyroïde et de son rôle fixateur vis-à-vis de l'iode, incita pendant quelque temps les auteurs à penser qu'il s'agissait là vraiment de la substance active de cette glande.

Il semble aujourd'hui que ces conclusions étaient prématurées et que

A. Souques et Ch. Foix.

l'iodothyrine ne soit pas une substance chimiquement définie, mais un composé complexe.

Pour Oswald (1901), il y aurait au moins deux substances dans le colloïde : une globuline, la thyréoglobuline comprenant tout l'iode de la glande en composé organique, une nucléoprotéide dépourvue d'iode mais renfermant de l'arsenic. La thyréoglobuline représenterait la véritable substance active de la glande.

TRAITEMENT

Le myxœdème vrai, l'insuffisance thyroïdienne atténuée sont tous deux justiciables de l'opothérapie thyroïdienne.

La greffe, l'injection, l'ingestion sont, *a priori*, les trois méthodes utilisables : toutes trois ont été tentées.

La *greffe*, pratiquée d'abord expérimentalement par Schiff, fut tentée ensuite chez l'homme par Lannelongue. Malgré quelques résultats temporairement heureux, la méthode est aujourd'hui sensiblement abandonnée, le greffon se résorbant à la longue.

Les *injections* furent tentées, tout d'abord, par Pisenti et Vassale, Gley, chez l'animal, avec des résultats favorables. Murray, en 1891, les essaya chez l'homme, et ce fut, au fond, le premier essai d'opothérapie thyroïdienne proprement dite, chez l'homme. Les résultats furent bons, mais les accidents septiques firent abandonner la méthode dès qu'il fut démontré que l'ingestion simple donnait les mêmes résultats. Il existe, à l'heure actuelle, de nombreux extraits thyroïdiens injectables. Leur action est indubitable ; mais, pour un traitement d'aussi longue haleine que celui du myxœdème, il semble que l'ingestion doive être préférée. Celle-ci donne, d'ailleurs, des résultats extrêmement remarquables.

Dans le *myxœdème franc*, on peut donner de la *glande fraîche* de mouton (glandes du cornet composées de deux lobes situés de chaque côté de la trachée) à la dose de 1 à 2 lobes (1,50 à 3 gr.) chez l'adulte, de 1/4 de lobe à 1 lobe chez l'enfant, soit hachée dans du bouillon, soit étalée sur du pain. Mais il faut que la glande soit *absolument fraîche*. Aussi emploie-t-on de préférence, soit l'*iodo thyrine* (de 0,25 à 0 gr. 50 par jour chez l'adulte), soit surtout la poudre sèche en tablettes, en pilules ou en cachets, à la dose de 0 gr. 30 à 0 gr. 40 par jour chez l'adulte.

Dans tous les cas, le traitement doit être *progressif*, débuter par 1/4 de lobe ou 0 gr. 05 de poudre chez l'enfant ; 1/2 lobe ou 0 gr. 10 de poudre chez l'adulte, de façon à tâter la susceptibilité individuelle. On s'élèvera ensuite progressivement jusqu'aux doses indiquées.

Le traitement devra être *continu*, au début, jusqu'au résultat acquis. Il deviendra ensuite *intermittent*, son intensité variant suivant l'état du malade ; par exemple, une semaine de traitement, une semaine de repos, puis 2 jours de traitement par semaine seulement. Le traitement doit être, le plus souvent, continué toute la vie.

Tous les cas de myxœdème, même les plus anciens, sont justiciables du traitement opothérapique. Sous son action, on voit l'hypothermie disparaître, le pouls s'accélérer, les urines augmenter. Le myxœdème alors s'efface, les bourrelets œdémateux disparaissent, les sécrétions cutanées se rétablissent, les cheveux et les ongles poussent. Le malade perd plusieurs kilogrammes de son poids. Enfin, chez l'enfant (fig. 8 et 9), la taille s'accroît

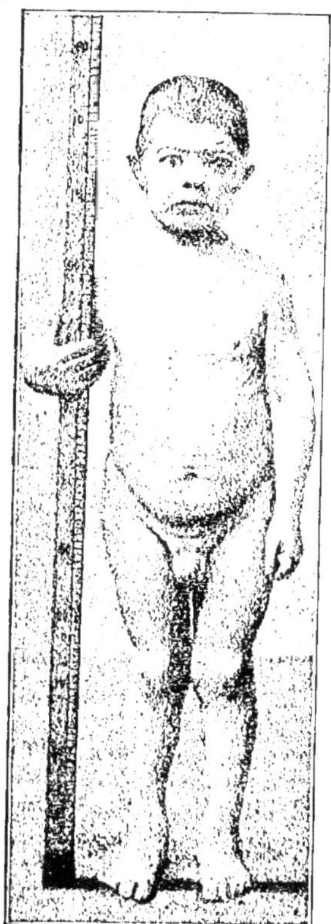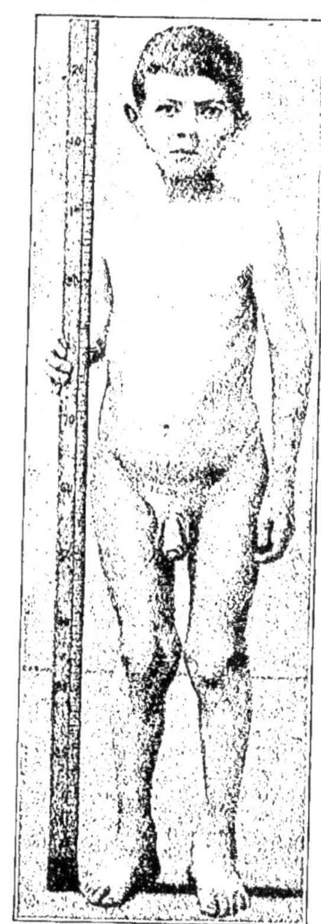

Fig. 8 et 9. — Avant et après le traitement (d'après Hertoghe).

dans des proportions parfois extraordinaires (30 et 40 centimètres en 3 à 4 ans). L'état psychique suit l'état physique. La torpeur disparaît, l'intelligence se développe, à condition que la déchéance antérieure n'ait pas été trop profonde.

Les résultats sont analogues dans l'*insuffisance thyroïdienne atténuée* (myxœdème fruste). Ici encore, on observe, chez l'enfant, des croissances extraordinaires. Par contre, dans les *troubles multiples*, qui ont été rattachés à l'insuffisance thyroïdienne, les résultats, tout en restant probants,

A. Souques et Ch. Foix.

sont plus lents, et le médicament demande à être manié avec *prudence*. On commencera donc par des doses minimes (0,01 centigramme, 0,02 centigrammes), qui suffisent souvent à donner le résultat cherché.

Il faut savoir, en effet, que l'opothérapie thyroïdienne peut provoquer des *accidents* parfois redoutables. On a signalé l'albuminurie, l'angine de poitrine, la mort par syncope, l'ensemble de ces troubles étant dus, vraisemblablement, à l'action de l'extrait sur la circulation sanguine.

Il faudra donc surveiller avec soin l'apparition des premiers signes d'*intolérance* : céphalée, insomnie avec malaise, coliques abdominales, douleurs dans les membres, et les signes du basedowisme : tachycardie, palpitations, tremblement, sueurs, diarrhée, amaigrissement.

On interrompra alors le traitement, quitte à le reprendre plus tard à faibles doses progressives.

PATHOLOGIE
DE LA GLANDE THYROÏDE
(SUITE)

GOITRE EXOPHTALMIQUE
(MALADIE DE PARRY, DE GRAVES, DE BASEDOW)

Par A. SOUQUES

Médecin de la Salpêtrière,
Membre de l'Académie de Médecine.

Historique. — C'est un médecin anglais du xviiie siècle, Parry (Caleb, Hilliard) dont les œuvres posthumes ne furent publiées, par son fils, qu'en 1825, qui a découvert le goitre exophtalmique. On a voulu en attribuer la découverte à Saint-Yves, à Demours, à Flajani, à Testa, mais ces prétentions ne résistent pas à la critique. Si Parry a incontestablement vu le premier cette maladie, ce sont les belles descriptions de Graves et de Basedow qui l'ont fait connaître. Le mérite de ces deux derniers observateurs est d'autant plus grand qu'ils ignoraient, semble-t-il, l'œuvre de leur prédécesseur et qu'ils ont en quelque sorte redécouvert tous les deux, à l'insu l'un de l'autre, du reste, le goitre exophtalmique. Les leçons de Graves, professées en 1835 à l'hôpital de Dublin, ne furent éditées qu'en 1843, alors que le mémoire de Basedow avait paru dans l'intervalle, en 1840.

Par une injustice fréquente dans l'histoire des découvertes, cette affection porte aujourd'hui le nom de *maladie de Graves* et de *maladie de Basedow*. Or, c'est *maladie de Parry* qu'il faudrait dire. Le passage suivant juge sans appel cette question de priorité. « Il est une maladie, dit Parry, que j'ai vue cinq fois coïncider avec une dilatation apparente du cœur et qui, je pense, n'a pas été signalée sous ce rapport par les écrivains médicaux ; c'est l'augmentation de la glande thyroïde. Le premier cas que j'ai observé est celui d'une femme de 37 ans, au mois d'août 1786. Six ans auparavant, elle avait eu un rhumatisme qui lui avait laissé des palpitations. Celles-ci étaient devenues excessives ; chaque systole cardiaque secouait tout le thorax ; le pouls battait 156 fois par minute, plein, dur, irrégulier et inter-mittent par intervalles. La malade n'avait ni toux ni cyanose, mais des accès d'étouffement accompagnés de sensation de constriction et de dou-leurs sternales. Au bout de trois mois, une saillie du corps thyroïde apparut au niveau du cou et atteignit des dimensions exagérées. Les artères caro-tides étaient distendues, les yeux saillants hors de leurs orbites, l'aspect

A. Souques.

général de la malade, celui d'une agitation et d'une anxiété singulières. Les règles s'étaient supprimées. » N'est-ce pas, en quelques phrases concises, une description irréprochable? Tout y est, et la fameuse triade symptomatique des anciens auteurs : goitre, tachycardie, exophtalmie, et même certains symptômes accessoires.

Cette description, celles de Graves et de Basedow, restèrent ignorées, chez nous jusqu'à l'année 1856, où la première observation française fut publiée par Charcot, alors chef de clinique, qui devait la connaissance du goitre exophtalmique à un étudiant étranger à qui il donnait des leçons.

Je me bornerai à rappeler ici la célèbre discussion qui, en 1860, à l'Académie de Médecine, mit aux prises d'un côté Trousseau, défenseur de la nouvelle maladie, et de l'autre Bouillaud, Piorry et Beau ; l'étude du tremblement et des formes frustes, faite par Pierre Marie ; les vues de Gauthier (de Charolles) et de Möbius sur la pathogénie ; les recherches de Gilbert Ballet et d'Enriquez sur la reproduction expérimentale de cette affection. Chemin faisant, je citerai les principaux auteurs qui ont contribué à écrire son histoire. Cette histoire est loin d'être achevée : il existe encore beaucoup de lacunes et d'hypothèses, tant dans l'étiologie que dans la pathogénie et l'anatomie pathologique de la maladie de Parry.

SYMPTOMATOLOGIE

Je prendrai comme modèle de description la *forme typique* et réserverai un chapitre spécial aux *formes frustes*.

I. GOITRE EXOPHTALMIQUE TYPIQUE

Il s'agit, le plus souvent, d'une jeune femme chez laquelle surviennent insidieusement des palpitations, des bouffées congestives, des modifications de caractère. Peu à peu la glande thyroïde augmente de volume, les yeux deviennent saillants, du tremblement apparaît, le tout accompagné d'insomnie, de sueurs abondantes, d'aménorrhée, de troubles digestifs, d'amaigrissement, etc...

Dans ce complexus symptomatique, il importe de distinguer les *signes primordiaux* : tachycardie, goitre, exophtalmie, tremblement, des *signes secondaires*. Voyons, d'abord, les premiers qui constituent la tétrade classique.

Signes primordiaux.

A) ***Troubles cardio-vasculaires.*** — Ces troubles constituent presque toujours le premier signe de la maladie, toujours son signe essentiel et prédominant.

Le plus commun est la *tachycardie*. Il s'agit généralement d'une simple augmentation de fréquence, les battements du cœur restant réguliers. On compte, au repos, 100 à 140 battements; on peut en trouver 200 et même davantage, si bien qu'ils peuvent être incomptables. Il y a pourtant des cas authentiques où le cœur bat au-dessous de 100. La tachycardie basedowienne est sujette à de grandes et rapides variations : exagérée surtout au début par les émotions, plus tard par la station debout et davantage encore par les efforts physiques, elle est diminuée par le décubitus horizontal et par le sommeil. Gallavardin a signalé son maximum matinal.

Il faut distinguer la tachycardie, souvent ignorée du sujet, des *palpitations* dont se plaignent si fréquemment les malades. Il est des cas où les palpitations occupent le premier plan, et s'accompagnent d'oppression,

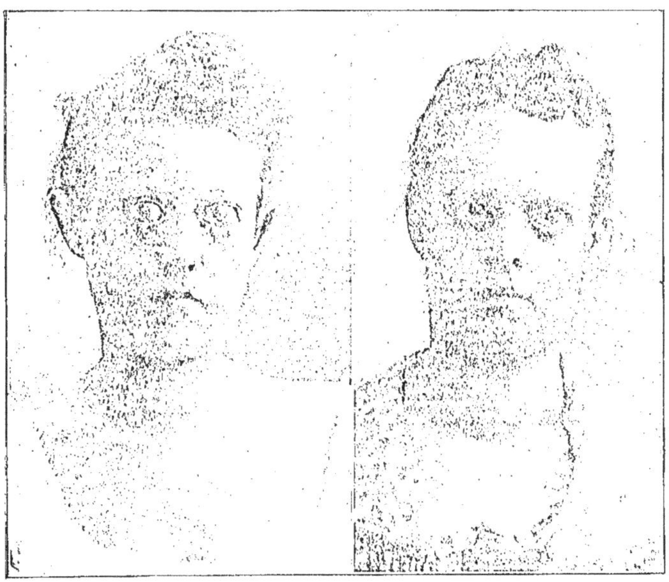

Fig. 1 et 2. — Goitre exophtalmique.
Le goitre est plus marqué chez l'une des malades et l'exophtalmie chez l'autre.

d'angoisse, de douleurs angineuses dans le domaine du cubital. Tantôt le choc précordial est peu violent, quoique l'angoisse soit extrême, tantôt il est intense, comme si le cœur allait éclater, et cela sans désordres fonctionnels. En règle générale, la force et la fréquence des battements vont de compagnie.

La tachycardie basedowienne est permanente, en dépit des variations déjà signalées. Peut-elle être paroxystique? Il est établi qu'au cours de leur tachycardie permanente, les basedowiens peuvent présenter des épisodes paroxystiques. Plusieurs observateurs considèrent même certaines tachycardies paroxystiques dites essentielles comme une forme fruste de maladie de Graves.

L'arythmie avec pouls inégal et irrégulier, passagère ou durable, est très

A. SOUQUES.

rare. Elle peut exister sans malaises ou s'accompagner d'une asystolie inquiétante. Je signale, pour mémoire, quelques cas de bradycardie spontanée due à l'atrophie de la thyroïde et à la coexistence d'un myxœdème.

A la palpation de la région précordiale, on perçoit ordinairement un choc brusque et plus ou moins violent qui, joint à la voussure fréquente de cette région, peut faire penser à une hypertrophie du cœur. Mais ce n'est qu'une apparence due à l'énergie du choc cardiaque, au soulèvement très étendu de la pointe, à l'ébranlement du thorax, bref à l'exagération seule de la secousse cardiaque.

La percussion montre que la matité du cœur n'est pas augmentée, au début. Plus tard, son augmentation est assez fréquente, mais elle ne signifie pas hypertrophie du cœur. Il s'agit, au contraire, de dilatation fonctionnelle. En effet, l'éréthisme calmé, le cœur reprend souvent son volume, montrant ainsi qu'il n'y avait pas de lésions permanentes et que tout se bornait à une dilatation pure et simple, comme dans le cœur forcé. En fait, cette dilatation cardiaque se rencontre assez souvent. Kocher, qui a examiné le volume du cœur dans 80 cas de goitre exophtalmique, l'a trouvé 40 fois normal et 35 fois augmenté dans sa matité absolue. Schulze, qui a étudié 50 malades, a trouvé la matité augmentée dans la moitié des cas, l'augmentation portant tantôt sur l'ensemble, tantôt sur le cœur gauche, plus rarement sur le droit. Il y a donc, environ dans la moitié des cas, augmentation de volume, indépendante de toute lésion valvulaire et capable de disparaître, si le goitre exophtalmique guérit. La radioscopie fait voir qu'il y a souvent une dilatation hypertrophique, atteignant d'abord le ventricule gauche. On conçoit qu'à la longue la dilatation puisse entraîner une hypertrophie vraie.

A l'auscultation, on entend, dans la moitié des cas, des souffles dont l'interprétation est parfois difficile. Ce sont des souffles systoliques, rudes ou doux, de la base ou de la pointe, le plus souvent fonctionnels, cardio-pulmonaires, par dilatation cardiaque. Ils disparaissent quand la maladie guérit à l'exception de ceux qui sont liés — la chose est assez rare — à une lésion orificielle organique.

Dans quelques cas sévères de maladie de Parry, il existe des troubles cardiaques menaçants, une véritable asystolie avec stases viscérales, œdèmes, ascite qui aggravent d'autant plus le pronostic que les médicaments usuels restent souvent inefficaces.

Parfois, on a constaté à l'autopsie une véritable lésion du cœur. C'est une lésion surajoutée, indépendante du goitre exophtalmique et relevant probablement de la cause qui a produit celui-ci, à savoir du rhumatisme articulaire aigu, par exemple.

A côté de ces symptômes cardiaques, il convient de placer les *troubles vasculaires*. Le *pouls*, écho du cœur, est fréquent comme les battements du cœur, cela va sans dire. La compression des yeux peut le ralentir. D'après Sainton, le réflexe oculo-cardiaque, qu'il a recherché dans 17 cas, était net dans 12 cas. Dans 2 cas, le pouls n'était pas modifié; dans 2, le réflexe de positif devenait négatif; enfin dans 1 cas, il y eut augmentation de fréquence du pouls. Le pouls paraît faible, mou et contraste avec l'énergie et la violence des battements, non seulement du cœur, mais aussi des *gros vaisseaux* du cou et de la tête. Ceux-ci sont animés de pulsations fortes et visibles à distance; ils sont élargis, surtout au niveau des ramifications, sinueux, et cela sans qu'il y ait trace d'artério-sclérose. Ces violentes pulsations qui s'observent aux carotides, aux temporales, déterminent parfois un tremblement rythmique de la tête. D'autre fois, les artères du cou et des tempes présentent une expansion diffuse qui pourrait faire croire à un anévrisme. La palpation de la région carotidienne fait percevoir un thrill manifeste, et son auscultation un souffle continu avec renforcement. Les gros vaisseaux placés près de l'aorte thoracique ne participent pas toujours à cet éréthisme des artères cervicales et céphaliques. Ainsi l'aorte abdominale peut battre de façon normale, mais il n'est pas rare que l'éréthisme s'y étende, ainsi qu'au tronc cœliaque. Il ne semble pas que la propagation descende jusqu'aux iliaques et aux fémorales. Assurément, l'énergie des battements cardiaques est un facteur de cet éréthisme vasculaire. Mais la force des contractions du cœur ne semble pas suffire pour expliquer les phénomènes observés, dit Stokes, qui invoque l'autonomie des circulations locales et fait intervenir l'excitation nerveuse sur les gros vaisseaux eux-mêmes.

Les artères viscérales sont assez souvent le siège de cette excitation circulatoire, d'où la tendance aux hémorrhagies, la présence du pouls capillaire, la fréquence des rougeurs et des pâleurs, du dermographisme, des érythèmes passagers, des troubles vaso-moteurs, des oscillations de la pression sanguine. La pression artérielle, considérée comme basse jusqu'ici, serait, d'après Gallavardin, toujours légèrement augmentée, ce qui, par parenthèse, est en contradiction avec les recherches des physiologistes qui, en injectant à des animaux des extraits de goitre basedowien, ont vu une chute de la pression sanguine.

Quel est l'*état du sang?* On a signalé, comme signe précoce, une légère anémie, mais cette anémie n'a aucune relation directe avec le goitre exophtalmique. En effet, dans la plupart des cas, les hématies et l'hémoglobine ne sont pas altérées, même à la période cachectique; il est fréquent de trouver, chez les jeunes basedowiennes, plus de cinq millions d'hématies par millimètre cube. Par contre, la *formule leucocytaire* serait souvent modifiée. Pour Kocher, cette modification est constante et peut servir à établir le diagnostic dans les cas frustes, et à fixer le pronostic, selon qu'elle disparaît ou persiste après la thyroïdectomie; elle est caractérisée par des variations typiques dans les rapports numériques des leucocytes: augmentation des mononucléaires et diminution des polynucléaires. Il s'agit presque toujours d'une lymphocytose pouvant aller jusqu'à 60 pour 100, aux dépens des polynucléaires neutrophiles qui peuvent baisser jusqu'à 40 pour 100. Le nombre de ces polynucléaires, qui est, en général, de 5000 par millimètre cube, pourrait descendre jusqu'à 2000 (leucopénie neutrophile). Au contraire, les lymphocytes (gros mononucléaires compris), qui varient normalement de 1500 à 2000, pourraient monter jusqu'à 5000. De même, les éosinophiles sont augmentés et peuvent atteindre le chiffre de 8 pour 100. Cette mononucléose spéciale, à laquelle Kocher fait jouer un

A. Souques.

rôle capital, a été retrouvée par d'autres observateurs. Mais sa constance, ainsi que sa valeur diagnostique et pronostique, a été fortement contestée. Plusieurs auteurs l'ont observée dans l'acromégalie et dans le myxœdème. Von Hösslin ne l'a pas retrouvée dans plusieurs cas très nets de goitre exophtalmique, ni dans certains cas d'abord douteux mais ultérieurement confirmés de cette affection. Il l'a, par contre, rencontrée chez de nombreux sujets n'ayant aucun signe du goitre exophtalmique. Pareillement, Haliegan, Marañon, qui ont vu cette lymphocytose dans la moitié des cas de goitre simple, en contestent la valeur diagnostique.

On s'est demandé qu'elle était l'origine de cette mononucléose ? On a incriminé soit les organes lymphatiques (surtout les ganglions voisins de la thyroïde), soit le thymus qui sont si souvent hypertrophiés et en état de suractivité. Il est certain que l'hypertrophie lymphatique et l'hypertrophie thymique, qu'on désigne sous le nom d'état lymphatique et d'*état thymico-lymphatique*, sont très communes. Mac Callum a même signalé la production fréquente de follicules lymphoïdes dans la thyroïde des basedowiens. On a admis, en conséquence, l'existence de relations entre la maladie de Parry et l'état thymico-lymphatique. Pour Lampé, la lymphocytose basedowienne relèverait du thymus dont la sécrétion spécifique agirait directement sur le système lymphatique. On l'aurait vue disparaître à la suite de la thymectomie. Pour Kocher, au contraire, elle relèverait de l'hyperthyroïdisme et servirait de critérium dans les thyroïdectomies basedowiennes, sa disparition signifiant guérison du goitre exophtalmique.

Pour en finir avec l'état du sang, je signalerai que Kottmann et Lidsky ont constaté un ralentissement de la rapidité de la coagulation sanguine. D'autre part, Lampé déclare que le contenu en sucre du sang est souvent élevé mais il ajoute que cette glycémie ne s'accompagne pas de glycosurie. Enfin, Deutsch et Köhler, Lampé et Fuchs ont trouvé des ferments antithyroïdiens dans le sérum des basedowiens. Les résultats, presque toujours négatifs avec le corps thyroïde normal, ont toujours été positifs avec les goitres basedowiens. On a, de même, souvent obtenu des résultats positifs avec l'ovaire et avec le thymus, comme permettait de l'espérer la fréquence des troubles ovariens et de l'hypertrophie thymique. La réaction d'Abderhalden serait, a-t-on dit, même plus utile, pour déceler l'hypertrophie du thymus, que la percussion et que la radioscopie.

B) *Goitre.* — Le goitre débute, en général, d'une manière si insidieuse qu'il passe inaperçu jusqu'au jour où l'augmentation de volume de la thyroïde oblige les malades à élargir le col de leurs vêtements. Il peut arriver cependant, à titre exceptionnel, que son début soit rapide et que son apparition se fasse en quelques jours, en quelques heures même, a-t-on dit. Que son début soit lent ou rapide, le développement ultérieur du goitre se fait, le plus souvent, par poussées successives.

Son volume est très variable : généralement modéré, il peut être gros, moins pourtant que dans les goitres simples ; parfois, il est petit. Le goitre peut même faire défaut à la vue, soit que la glande ne soit réellement pas grosse, ce qui ne serait du reste pas une preuve de son fonctionnement normal, soit que, cachée derrière le sternum, elle ne fasse pas saillie. Dans ce dernier cas, la radioscopie peut permettre de se rendre compte du volume véritable de l'organe. Sur 147 cas de maladie de Graves, Murra a trouvé le goitre 51 fois petit, 29 fois considérable, 1 fois énorme et 8 fois invisible (dans 5 de ces derniers cas, il y avait eu antérieurement augmentation de volume de la glande). Kocher affirme qu'il a toujours constaté une augmentation de volume de la thyroïde et qu'à ses yeux il n'y a pas de maladie de Parry sans hypertrophie de cette glande. C'est, du

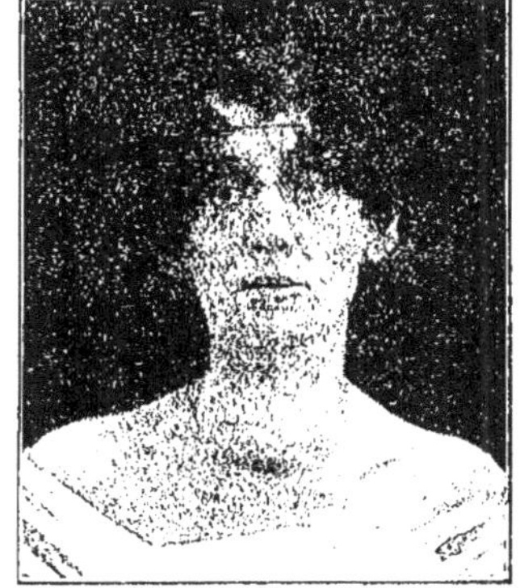

Fig. 3. — Goitre de volume moyen sans exophtalmie appréciable.

reste, plus souvent un gonflement, un élargissement de la base du cou qu'une tumeur véritable. Ce gonflement de la glande est généralement diffus et régulier, l'isthme étant partie prenante ; il est symétrique, encore que, dans un tiers des cas environ, il prédomine sur un lobe, particulièrement sur le droit. A la palpation, le goitre offre une consistance qui varie suivant son ancienneté. Au début, la thyroïde est élastique, résistante, relativement molle ; plus tard, elle devient dure et résistante. La palpation fait souvent percevoir un frémissement vibratoire et un mouvement d'expansion systolique de la glande, qu'il faut distinguer du soulèvement dû aux battements carotidiens. A l'auscultation, on peut entendre des souffles vasculaires, continus ou discontinus, surtout aux pôles de la thyroïde, et variant d'intensité pendant le cours de la maladie.

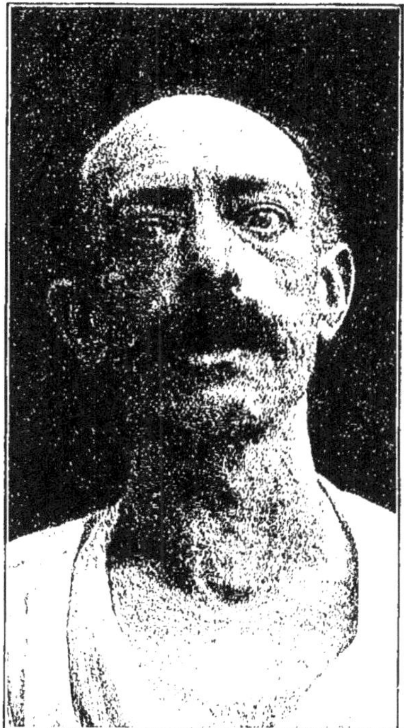

Fig. 4. — Goitre de petit volume avec exophtalmie notable.

L'évolution du goitre est variable. Le plus souvent, il subit des poussées

A. SOUQUES.

consécutives, par exemple, à l'exaltation des troubles cardio-vasculaires, au molimen menstruel, aux émotions, aux fatigues physiques. Parfois, arrivé à un certain volume, il reste immuable ; d'autrefois, enfin, il rétrocède. On admet que, dans quelques cas, le gonflement pur et simple de la thyroïde peut se compliquer d'altérations anatomiques définitives, si bien que le goitre persisterait, même si les autres signes de la maladie disparaissaient un jour.

Le goitre basedowien n'entraîne ordinairement aucun trouble de compression. Les malades se plaignent quelquefois d'une gêne et d'une légère constriction à la base du cou. Si le goitre est volumineux, et s'il subit une forte poussée, on peut voir survenir, à titre exceptionnel, des phénomènes de compression de la trachée ou du récurrent, capables de devenir alarmants : accès de suffocation, cyanose, angoisse, troubles de la voix, etc. Le goitre basedowien, pour Kocher, ne saurait déterminer de sténose trachéale ; si des signes de sténose se montrent, c'est qu'il existait déjà antérieurement un goitre vulgaire.

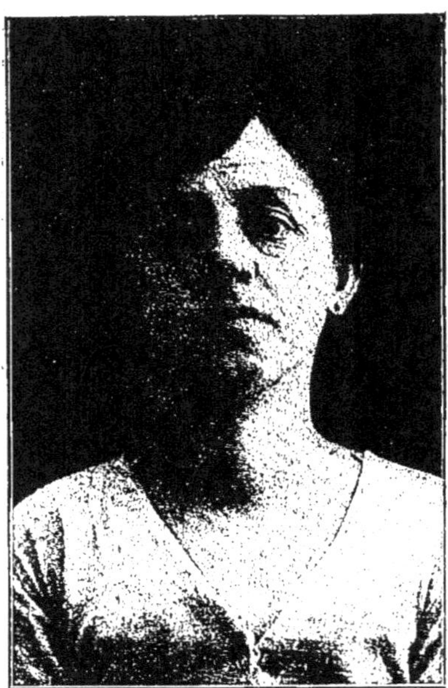

Fig. 5. — Goitre de gros volume avec légère exophtalmie. Le goitre prédomine du côté droit.

C) **Troubles oculaires.** — L'exophtalmie est un signe relativement tardif ; elle apparaît, d'ordinaire, après la tachycardie et en même temps que le goitre ou après lui. Lorsque, par aventure, elle constitue le signe initial, elle peut faire songer aux tumeurs de l'orbite et, si elle est unilatérale, offrir d'énormes difficultés de diagnostic. C'est, en tout cas, un signe capital et extraordinairement tenace, qui a servi à qualifier la maladie. Sous ce nom d'exophtalmie, on décrit, du reste, deux choses distinctes, le plus souvent associées mais non nécessairement en rapport l'une avec l'autre : la protrusion des globes oculaires et l'élargissement de la fente palpébrale.

La *protrusion ou exorbitis* consiste en une saillie des yeux, qui, sauf dans quelques rares cas aigus, se développe lentement, insidieusement, si bien qu'elle est tout d'abord remarquée par l'entourage du malade. Tantôt légère, et dans ce cas il faut regarder le sujet de profil pour s'en rendre compte, tantôt modérée, elle est parfois si marquée qu'elle peut, pendant le sommeil, laisser à découvert la sclérotique et l'insertion des muscles droits. Elle peut même, exceptionnellement, devenir extrême, amener la luxation de l'œil et nécessiter une suture des paupières. Jointe à l'élargissement de la fente palpébrale et à *l'éclat brillant du regard*, elle donne à la physionomie tantôt un air d'étonnement ou d'effroi, tantôt une expression de colère ou d'égarement tragique.

En général, la saillie des globes oculaires est bilatérale et égale. Mais ni la bilatéralité ni l'égalité ne sont constantes. Ainsi, au début, l'inégalité n'est pas rare. Quant à *l'unilatéralité*, elle est loin d'être exceptionnelle, puisque, il y a quelques années, Worms et Hamant ont pu en retrouver 112 cas dans la littérature. Quand elle est unilatérale, l'exorbitis l'est généralement d'emblée et le reste pendant toute la durée de la maladie; elle peut pourtant, dans quelques cas, devenir ultérieurement bilatérale. Elle garde une certaine fixité, et on peut dire que ses variations d'un jour à l'autre sont exceptionnelles. Il est pourtant possible, bien que cela soit rare, que la protrusion unilatérale soit le reliquat d'une exorbitis bilatérale disparue d'un côté. Fr. Müller a voulu établir un parallélisme entre le côté de l'exor-

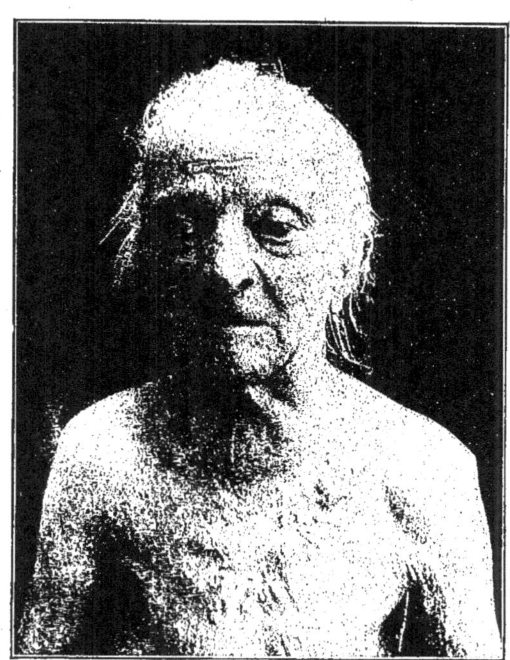

Fig. 6. — Goitre basedowifie avec exophtalmie surtout unilatérale, ayant déterminé des phénomènes de compression (crises dyspnéiques et dilatation varicoïde des veines thoraciques.)

bitis et celui où l'hypertrophie thyroïdienne prédomine. Mais cette relation est très contestable. Ainsi, Sattler, qui a réuni 109 cas d'exorbitis unilatérale, n'en retient qu'un petit nombre où l'état de la glande est explicitement noté; dans 17, le goitre était plus marqué du côté de la protrusion de l'œil; dans 6, il l'était plus du côté opposé. Donc, il n'y a pas là de règle mais bien une coïncidence apparemment fortuite.

A l'origine, l'exophtalmie peut subir des variations; elle peut même être réduite dans une certaine mesure par la pression. Mais, à la fin, elle reste fixe et irréductible.

A. Souques.

L'agrandissement de la fente palpébrale, encore qu'il puisse en rester indépendant, est très souvent associé à la protrusion des globes. En règle générale, il y a parallélisme entre l'ouverture de la fente et la saillie des yeux. Mais le degré de cette ouverture ne permet pas toujours de juger le degré de la saillie oculaire : un agrandissement marqué peut faire penser à une exorbitis énorme qui n'existe pas ; et, par contre, une exorbitis incontestable peut être masquée par un défaut d'agrandissement de l'ouverture des paupières. Il faut, du reste, savoir que la largeur de la fente palpébrale varie extrêmement suivant les sujets normaux, et que son agrandissement n'est pas l'apanage des basedowiens. Chez les basedowiens, l'agrandissement de la fente tient à une rétraction notable de la paupière supérieure, qui empêche, pendant le sommeil, la sclérotique d'être totalement recouverte. Tel est le phénomène qu'on désigne sous le nom de *signe de Stellwag*, et qui peut être unilatéral, dans les cas d'exorbitis unilatérale. Je dois ajouter que, sous ce même nom, on désigne aussi un tout autre phénomène, à savoir la rareté des battements palpébraux. Normalement, on compte, par minute, trois à dix battements de la paupière supérieure. Or, dans la maladie de Parry, tout clignement peut manquer durant quelques minutes. C'est là un signe fréquent qu'on

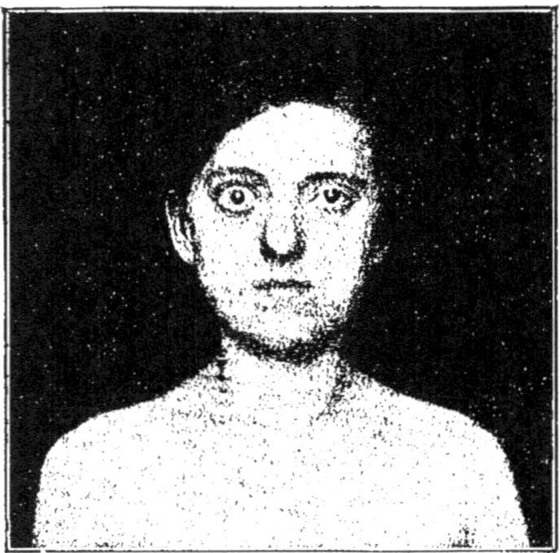

Fig. 7. — Goitre exophtalmique avec exorbitis unilatérale. (Photographie due à l'obligeance de MM. Ch. Achard et Thiers.)

trouve dans la moitié ou dans le tiers des cas de goitre exophtalmique.

Sous le nom *de signe de de Graefe*, on désigne un défaut d'harmonie entre les mouvements des globes oculaires et ceux des paupières supérieures. Dit-on au malade de regarder en bas, la paupière supérieure ne suit pas le mouvement du globe et reste en retard ; lui dit-on de regarder en haut, tantôt la paupière remonte plus vite que le globe, tantôt le globe remonte sans être accompagné par la paupière. Cette dissociation ne dépend pas de la saillie des yeux. On la rencontre, en effet, dans les cas frustes sans exorbitis appréciable ; et elle peut manquer dans l'exorbitis la plus typique. On pourrait même constater ce signe chez des gens sains, spécialement chez certains névropathes, si l'on en croit Sharkey Seymour, Wilbrand et Sänger. Il est vrai que Sattler affirme ne l'avoir jamais rencontré en dehors du goitre exophtalmique. Ce signe peut être unilatéral, dans le cas d'exorbitis unilatérale.

Joffroy a appelé *signe du frontal* un défaut de synergie entre le muscle frontal et les muscles releveurs de la paupière supérieure et du globe. Normalement, dans le regard en haut, le front se plisse en même temps que les yeux s'élèvent. Chez les basedowiens, il ne se riderait pas ou le ferait avec retard.

Le *signe de Möbius* n'est autre chose qu'une parésie de la convergence. Fait-on fixer un objet qu'on rapproche lentement, on constate qu'un œil — exceptionnellement les deux — diverge vite en dehors, de telle sorte que l'objet n'est plus vu que par un seul œil, ce qui, par parenthèse, fait que la diplopie ne se produit pas ici. Il importe de faire remarquer que ce phénomène peut se voir dans les cas de myopie accentuée, et qu'il est nécessaire de corriger la myopie avant de conclure à une insuffisance basedowienne de la convergence. Il y a toujours insuffisance de la convergence, déclare Sattler, quand on a plus de 10 D. On pourrait même trouver cette insuffisance chez des individus sains, entachés de névropathie, à la suite d'un épuisement nerveux.

Il faut signaler ici la *dilatation pupillaire*, signe très rare, encore que plus fréquent que le *myosis*. Pour la plupart des auteurs, les pupilles sont normales dans la maladie de Graves. De Graefe n'a jamais vu de mydriase sur 200 cas de goitre exophtalmique. Sattler l'aurait vue 2 fois sur 91 cas. Gildemeester aurait vu une fois une pupille dilatée au début et rétrécie plus tard. Sainton et Rathery ont dépouillé 230 cas de maladie de Parry et trouvé 10 cas de mydriase, 2 cas de myosis et 2 cas d'inégalité pupillaire; ils citent un cas personnel d'inégalité à bascule. Par contre, Cléret considère la mydriase comme habituelle. Il serait utile, pour trancher cette question, d'examiner les malades à diverses reprises, car il peut y avoir des variations dans le cours de la maladie.

Sainton a attiré l'attention sur l'existence de *secousses nystagniformes* qu'il a trouvées environ dans la moitié des cas de goitre exophtalmique. Il s'agit, dit-il, d'un nystagmus horizontal, rapide, peu ample, intermittent et parfois continu, rarement spontané, presque toujours provoqué par la position latérale externe du regard et cessant dès que le regard reprend sa direction normale. De même nature que le tremblement, ce nystagmus n'a de rapport ni avec l'exorbitis, ni avec les autres signes oculaires. Il diminue ou disparaît avec l'amélioration des symptômes basedowiens, en particulier du tremblement.

On a signalé, dans quelques cas, tantôt une sécrétion exagérée des larmes avec épiphora, survenant souvent par crises, dans le sommeil, et tantôt une sécheresse des yeux par diminution de la sécrétion lacrymale.

Topolansky a noté un symptôme oculaire précoce, caractérisé par une circulation vasculaire spéciale dans la partie antérieure du globe oculaire, sous la forme d'une bande large de 2 à 3 millimètres, près de la cornée, et correspondant aux quatre muscles droits, Il en résulterait une espèce de figure cruciforme, qui disparaîtrait lorsque l'exophtalmie s'accentue.

Les *troubles oculaires fonctionnels* font habituellement défaut. Cependant, il en existe quelquefois, d'ordre mécanique. Ainsi, quand la protrusion est extrême, il s'ensuit des tiraillements des muscles droits qui peuvent gêner la mobilité de l'organe. D'autre part, l'élargissement de la fente palpébrale

A. SOUQUES.

14

et l'occlusion incomplète des yeux laissent l'œil sans protection contre l'air
et les poussières, et il peut en résulter du larmoiement, de la conjonctivite,
de la kératite, avec érosion, ulcération, perforation de la cornée et fonte
de l'organe par panophtalmie. Mais cela est exceptionnel, et il est possible
d'éviter ces complications par la tarsorraphie.

L'acuité visuelle reste normale, mais les modifications de forme et de
rapport de l'appareil oculaire peuvent entraîner quelques troubles visuels, à
savoir une certaine difficulté à fixer les objets petits, ce qui gêne la lecture
et la couture. On a encore relevé parfois une excitabilité de la rétine,
sous forme de photophobie, de mouches volantes, de sensations lumineuses.
Le fond de l'œil est normal. On a rarement noté de l'hypérémie papillaire,
de l'injection de la choroïde ou des battements de l'artère centrale de la
rétine, en relation avec l'éréthisme de la circulation cardio-cérébrale.

Nous ne sommes pas encore bien fixés sur la pathogénie de l'exophtalmie basedowienne. On a invoqué l'œdème rétro-oculaire, la dilatation
des vaisseaux de l'orbite, l'augmentation du tissu graisseux rétro-bulbaire.
Krauss défend la théorie de l'œdème rétro-oculaire et invoque, à l'appui,
l'œdème palpébral, observé souvent par Sänger, qui fait saillir le sillon
palpébro-malaire. Pour Eppinger, la saillie de ce sillon relèverait, non de
l'œdème, mais de l'augmentation du tissu adipeux. La dilatation des vaisseaux de l'orbite, propulsant le globe, est inadmissible, comme nous le
verrons plus loin. Quant à l'augmentation du tissu graisseux rétro-bulbaire,
c'est une vue de l'esprit que les autopsies n'ont pas confirmée. Reste une
théorie, la théorie musculaire, la plus vraisemblable, reposant sur l'action
du muscle lisse de Müller et de l'aponévrose orbitaire. Le muscle de Müller
s'étend d'une commissure à l'autre et du bord du tarse au fornix. D'autre
part, l'aponévrose de Tenon, constituée par du tissu fibreux et par des fibres
musculaires lisses, embrasse le pôle postérieur de l'œil et se rattache au
rebord orbitaire par des ailerons infiltrés de fibres lisses. Tous ces muscles
lisses sont innervés par le sympathique. L'excitation de l'aponévrose de
Tenon rejette en avant la capsule rétro-bulbaire et projette ainsi l'œil, tandis que sa paralysie le fait rentrer dans l'orbite. De son côté, la contraction du muscle de Müller empêche les paupières de se fermer et s'oppose,
en même temps, à l'action du releveur palpébral, qui est en relation intime
avec le muscle de Müller ; il s'ensuit que la synergie du releveur avec les
muscles droits supérieur et inférieur est troublée, en particulier dans les
mouvements d'abaissement. Cette théorie musculaire explique, non seulement l'exorbitis, mais encore les signes de Stellvag et de Graefe.

D) **Tremblement**. — Le tremblement est un signe précoce et presque
constant du goitre exophtalmique. Il est caractérisé par des oscillations,
petites, rapides et régulières, comme le montre le tracé pris, chez une de
mes malades (fig. 8), par M. Tournay. Existant au repos, égal dans la
station debout et dans la position couchée, peu exagéré par les mouvements
intentionnels, il l'est visiblement par les émotions. Ses oscillations sont
rapides (8 à 10 par seconde) et rappellent, à cet égard, celles du tremblement alcoolique, dont elles se distingueraient par ce fait que, la main dans

l'attitude du serment, par exemple, les doigts ne sont pas agités de secousses individuelles, comme dans l'alcoolisme, mais le sont simultanément, en conséquence du tremblement du reste du membre. Cette distinction est parfois difficile à faire. Le tremblement basedowien est, d'ordinaire, généralisé à tout le corps, sauf aux muscles de la face, mais il est plus marqué aux mains et à la tête.

Pour constater celui des mains, il suffit de faire étendre et écarter les doigts; celui des membres inférieurs, d'appliquer ses propres mains (qui perçoivent les secousses communiquées) sur les épaules du malade dressé sur la pointe des pieds. Pour le rendre visible à des spectateurs, à distance, il convient de placer sur les mains ou sur la tête une feuille de papier, ou de longs plumets qui amplifient les oscillations.

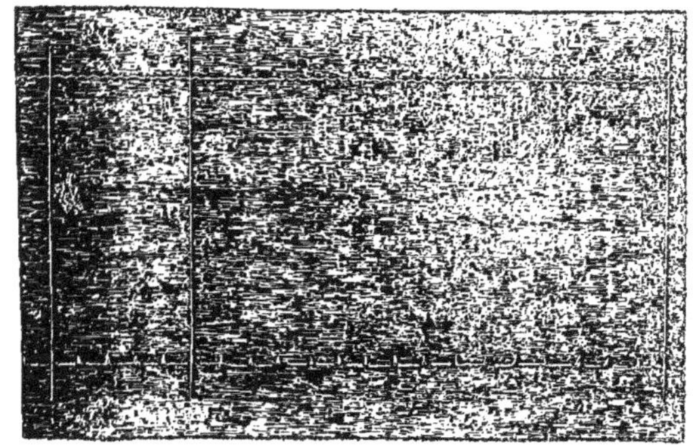

Fig. 8. — *Tremblement basedowien.*
La ligne horizontale supérieure, finement ondulée,
indique le tracé du tremblement.

Signes secondaires.

Tels sont les signes primordiaux du goitre exophtalmique. Il faut maintenant passer en revue les *signes secondaires*, en les étudiant didactiquement dans chaque appareil.

Système nerveux. — On a signalé un certain nombre de *troubles moteurs* : paralysies des muscles des yeux ou de la face, hémiplégies, paraplégies, contractures, convulsions épileptiques, tétanie, chorée, etc., dont l'origine basedowienne est plus que contestable. Dans la *paraplégie dite basedowienne*, il s'agit d'une parésie plus ou moins marquée, sans troubles sensitifs, ni vésico-rectaux, sans troubles des réflexes ; son signe saillant est la faiblesse des membres inférieurs et le dérobement des jambes, survenant de temps en temps pendant la marche. C'est de l'*asthénie*; ce n'est pas une paraplégie proprement dite.

Les *troubles sensitifs* se manifestent sous forme de névralgies ou sous forme d'hyperesthésies viscérales, spécialement d'angoisse rétro-sternale avec irradiation vers l'épaule et le bras gauche, rappelant de tous points l'angine de poitrine ; de douleurs gastriques et intestinales, rappelant les crises du tabes.

Les *troubles psychiques* méritent une mention spéciale. Au premier plan, il faut placer l'excitation et l'agitation, l'irritabilité, l'instabilité et l'émo-

A. SOUQUES

tivité. Les basedowiens présentent souvent une activité insolite, un besoin maladif de se déplacer, d'agir, de parler; des modifications du caractère, qui devient inquiet, irritable, difficile; des sautes brusques d'humeur que rien ne justifie, allant de l'excitation à la dépression; des angoisses et de l'anxiété. En général, les troubles de l'équilibre psychique en restent là. Mais il est des cas où ils s'accentuent et où on assiste à l'éclosion de véritables psychoses, désignées sous le nom générique de *folie basedowienne*. Ce sont, le plus souvent, des accès de manie isolés ou alternant avec des accès de dépression. Plus rarement, il s'agit d'états mélancoliques avec des idées de suicide. Il faut dire cependant que les psychoses sont vraiment rares dans le goitre exophtalmique. Leur pathogénie a soulevé de vives discussions. Pour certains auteurs, ce serait des troubles basedowiens; pour d'autres, ce ne serait que des associations morbides, des complications accidentelles survenant sur un terrain favorable aux psychoses. Quoi qu'il en soit, ces psychoses peuvent précéder le goitre exophtalmique ou le compliquer; dans ce dernier cas, elles en aggravent le pronostic.

Les *troubles vaso-moteurs* sont fréquents. Ce sont tantôt des *sueurs* généralisées ou localisées : dans le premier cas, on peut en voir même dans des régions qui ne transpirent pas d'habitude; dans le second, elles se limitent à la tête, au cou, au thorax, aux extrémités, même à un côté du corps. Ces sueurs sont abondantes et se montrent parfois par accès, surtout à la suite d'excitations psychiques. Cette diaphorèse rend la peau moite, douce, veloutée, et diminue sa *résistance électrique*, diminution à laquelle on avait autrefois accordé une importance excessive. Il est à noter, par contraste, que la peau des basedowiens est quelquefois sèche et ne transpire pas. Ce sont tantôt des *bouffées congestives*, subites et rapides, vers le cou et la tête, des *rougeurs* pouvant aller jusqu'à la cyanose. A ces bouffées doivent se rattacher les *sensations de chaleur*, qui se montrent par accès, comme chez les parkinsonniens, et sans élévation de la température centrale. On a pourtant cité des cas avec une élévation thermique de 2 ou 3 degrés, pendant quelques heures par jour. Il ne s'agirait là, ni pour Trousseau, ni pour Bertoye, de véritable fièvre, mais de simples troubles de calorification. Mais il faut se méfier de ces poussées thermiques et se demander si elles ne sont pas symptomatiques d'une infection plus ou moins latente, d'une tuberculose concomitante, par exemple. Le goitre exophtalmique est, en effet, une maladie apyrétique. Je signalerai, enfin, l'existence possible d'*œdèmes*, se montrant sous la forme aiguë, analogues à l'œdème de Quincke et siégeant à la face (paupières, joues), et, sous la forme chronique, analogues au trophœdème.

Peau. — Du côté de la peau, on a noté des *pigmentations bronzées* anormales, circonscrites ou diffuses. Dans le premier cas, on les voit se localiser à la face, en forme de chloasma ; à la région péri-orbitaire, c'est-à-dire aux paupières (signe de Jellinek, que Sainton a retrouvé 5 fois sur 32 cas de maladie de Graves), au cou, à la poitrine, aux genoux, aux ongles, aux aisselles, aux parties génitales. Dans le second, la pigmentation, avec ou sans participation des muqueuses, est généralisée et, comme dans les observations de Moutard-Martin et Malloizel, Boinet, Étienne, Siredey et Mlle de Jong, rappelle la maladie d'Addison. Pour expliquer ces pigmentations, on a incriminé le sympathique. Dans un cas d'Achard, la pigmentation était survenue après la résection bilatérale du sympathique cervical. Il est possible, d'ailleurs, que l'intoxication thyroïdienne perturbe les fonctions des surrénales. Il faut noter, cependant, que dans le cas de Siredey et de Jong, il n'y avait aucun signe d'insuffisance surrénale.

Il convient de mentionner ici le *vitiligo*, qui se verrait surtout au cou et à la nuque ; l'*urticaire* persistante, le *prurit*, la *pelade*, la *sclérodermie*. Il se peut que la dysthyroïdie, associée ou non à des troubles de l'appareil utéro-ovarien, soit la cause de quelques cas de pelade. Quant à la sclérodermie, il est certain qu'on l'a vue survenir, assez souvent, dans le cours du goitre exophtalmique, surtout dans ses formes frustes, soit que celui-ci la précédât, soit qu'il la suivît. On ne saurait incriminer l'hyperthyroïdie, puisque la sclérodermie peut aussi se montrer au cours de l'insuffisance thyroïdienne. Il y a, néanmoins, des rapports entre les deux affections, comme semble le montrer l'amélioration de la sclérodermie par l'opothérapie thyroïdienne. C'est plutôt à la dysthyroïdie qu'il faut songer et à son action sur le sympathique.

Quant à l'*alopécie* : chute des cheveux, de la barbe, des cils et sourcils, des poils du corps, elle est fréquente : Sattler l'a constatée dans un quart des cas. La repousse du système pileux, consécutivement à la guérison ou à l'amélioration du goitre exophtalmique, semble bien montrer les rapports étroits de cette alopécie avec cette dernière affection.

Appareil génito-urinaire. — Au cours du goitre exophtalmique, il existe, chez la femme, des troubles génitaux très fréquents. Sans s'arrêter à l'atrophie des parties génitales et des seins, signalée dans quelques observations, on peut dire que, dans les cas sévères, l'*aménorrhée* est presque constante. Dans les cas légers, il y a, ou rareté et irrégularité des règles, ou diminution de l'écoulement menstruel. Il est naturel que la stérilité puisse s'ensuivre. Mais la grossesse est possible chez les basedowiennes : il en est qui avortent et il en est qui accouchent à terme. On s'est souvent demandé si la grossesse exerçait une influence favorable ou défavorable sur le goitre exophtalmique. Pour les uns, elle favorise la guérison ; pour les autres, elle aggrave la maladie. On a pu citer des faits authentiques pour appuyer l'une et l'autre opinion. Il semble que l'accouchement et la lactation aient une influence fâcheuse sur la maladie de Parry.

Chez l'homme, les troubles génitaux, s'ils existent, sont mal connus. On a noté tantôt l'agénésie, tantôt l'exaltation du sens génésique, et trouvé parfois des testicules petits.

Du côté de l'appareil urinaire, il faut mentionner :

1° La *polyurie* avec urines claires, qui peut aller jusqu'au diabète insipide, incident rare ;

2° L'*albuminurie* passagère, surtout post-digestive, accompagnant parfois les crises cardio-vasculaires :

A. SOUQUES.

3° La *glycosurie diabétique* et la *glycosurie simple*. Le plus souvent, c'est le goitre exophtalmique qui précède le diabète, mais parfois c'est le diabète qui commence ; d'autres fois, il y a apparition simultanée des deux. Dans la statistique de Sattler, qui réunit 56 cas, dont 40 ont pu être étudiés au point de vue de l'ordre d'apparition, on voit que le goitre exophtalmique a précédé dans 25 cas, le diabète dans 6, et que dans 8 cas il y eut apparition simultanée. Le taux de sucre est généralement élevé ; la glycosurie tenace, grave, parfois parallèle aux poussées basedowiennes. Il ne faut pas oublier que la coexistence de ces deux affections est chose rare ; on ne la rencontrerait que dans 2 ou 3 pour 100 des cas. S'agit-il là d'une association fortuite ou bien y a-t-il un diabète d'origine basedowienne? Chez les diabétiques, il n'est pas rare d'observer une augmentation de volume de la glande thyroïde et des sueurs abondantes. De même, chez les basedowiens, on peut rencontrer de la polyurie, de l'amaigrissement et des troubles digestifs. L'association de ces deux affections ne serait peut-être pas toujours fortuite et on pourrait invoquer alors l'action des hormones thyroïdiennes sur la sécrétion pancréatique et hépatique.

Du reste, la fréquence relative de la *glycosurie alimentaire* dans le goitre exophtalmique semble montrer que la régulation de sucre est troublée chez les basedowiens. Cette glycosurie, qui se voit surtout dans les cas de grand amaigrissement, ne se rencontre pas dans les cas guéris. On la trouverait, d'après Strauss, dans 1/6 des cas. D'après cet auteur, la *galactosurie alimentaire* serait, au contraire, très commune (18 fois sur 22) et ne se retrouverait avec cette fréquence que dans les maladies du foie. Cela ne tendrait-il pas à prouver que le foie est plus souvent touché qu'on ne pense, chez les basedowiens? Je rappellerai ici qu'on a signalé l'ictère comme signe accessoire du goitre exophtalmique.

H. Claude, A. Baudoin et R. Porak ont montré que l'injection sous-cutanée d'extrait hypophysaire provoque de la glycosurie chez les basedowiens. Il y aurait là, pour ces auteurs, un moyen biologique de diagnostic, particulièrement intéressant dans les cas frustes de goitre exophtalmique.

Goetsch a fait voir, en 1918, que l'injection hypodermique d'un demi-milligramme d'adrénaline, qui chez les sujets normaux ne produit aucun trouble morbide, détermine chez les hyperthyroïdiens des modifications de la pression artérielle et du rythme cardiaque (hypertension et tachycardie) sans parler d'autres troubles fonctionnels et vaso-moteurs. L'auteur américain a trouvé cette réaction positive dans tous les cas de goitre exophtalmique et d'adénome non dégénéré de la thyroïde, et négative dans les goitres colloïdes. L'*epinephrin test* serait un moyen clinique et d'explorer l'activité fonctionnelle de la glande thyroïde et d'établir le diagnostic de goitre exophtalmique dans certains cas difficiles. Confirmée en partie par Wearn, par H. Claude et Mlle Bernard, la valeur de l'épreuve de Goetsch a été infirmée par Lueders qui n'a obtenu que des résultats négatifs dans le goitre exophtalmique. Aussi demande-t-il que la recherche de l'hypertension et de la tachycardie soit complétée par la recherche de la glycosurie, qui aurait une tout autre importance. On sait, depuis les recherches de Blum, que l'injection soit d'extrait de capsule surrénale, soit d'adrénaline, provoque la glycosurie. L'étude du test de Goetsch, complétée par celle de la *glycosurie adrénalinique*, a été reprise par plusieurs observateurs, par Marcel Garnier et S. Bloch, par P. Sainton, Schulmann et Justin Besançon, en France. Il paraît résulter de leurs recherches que la glycosurie adrénalinique se voit ordinairement chez les basedowiens, mais qu'on peut la rencontrer dans d'autres affections. Si bien que sur ce chapitre, comme sur le chapitre de la glycosurie par injection d'extrait hypophysaire, de nouvelles expériences seraient nécessaires pour en tirer des applications certaines au diagnostic de la maladie de Parry.

Appareil digestif. — Les troubles de cet appareil sont importants. Je citerai l'hypersécrétion salivaire remplacée parfois par la sécheresse de la bouche ; l'appétit inégal et capricieux, tantôt exagéré, tantôt diminué ; des troubles dyspeptiques intenses et rebelles ; des gastralgies accompagnant souvent des palpitations de cœur, et enfin deux signes plus caractéristiques : les *vomissements* et la *diarrhée*.

Les vomissements se voient dans 15 pour 100 des cas environ. Ils surviennent souvent à jeun et consistent en matières aqueuses et glaireuses ; ils se font souvent sous forme de crises (communes dans les formes vagotoniques) qui rappellent celles du tabes. Beaucoup plus commune est la diarrhée. On la constate dans un bon tiers des cas. Elle est parfois le premier symptôme de la maladie de Graves. Accompagnée ou non de coliques, elle est généralement paroxystique, rarement permanente. Elle se montre sous forme de selles fluides, plus ou moins bilieuses, surtout matinales, sans raison plausible : quatre ou cinq selles par jour durant un ou plusieurs jours ne sont pas exceptionnelles ; elles peuvent être plus fréquentes et prendre l'aspect cholériforme. Cette diarrhée singulière, qui apparaît et disparaît brusquement, résiste aux médications usuelles. Si elle est modérée, l'appétit est conservé, parfois exagéré, et la maladie n'est pas aggravée. Si elle se répète fréquemment, elle assombrit le pronostic du goitre exophtalmique. On a cité, à l'occasion de poussées basedowiennes, des crises entéralgiques, des crises d'entérite muco-membraneuse et la possibilité de selles grasses, survenant souvent sans diarrhée, dans les cas où il y a des troubles de la résorption graisseuse.

Wolpe, qui a étudié le chimisme gastrique dans 25 cas de goitre exophtalmique typique ou fruste, déclare qu'il a le plus souvent trouvé de l'hypochylie et de l'achylie (diminution de l'acidité, du taux de la pepsine et de l'acide chlorhydrique libre ou combiné). Dans les cas invétérés, il a même vu l'atrophie des glandes de la muqueuse stomacale. Pour lui, les troubles de l'activité intestinale et de la défécation seraient ordinairement d'origine stomacale et tiendraient à l'insuffisance du suc gastrique ; il en voit la preuve dans ce fait que le régime carné amènerait la diarrhée et que le régime non carné ne la produirait pas. Cet abaissement de l'activité sécrétoire de l'estomac relèverait, en dernière analyse, du poison basedowien. Je rappellerai que Marañon a signalé l'existence de crises d'hyperchlorhydrie qu'il attribue à l'hyperthyroïdie.

A. Souques.

Appareil respiratoire. — Il faut mentionner d'abord la dyspnée mécanique due à la sténose trachéale ou à la paralysie des adducteurs, par compression de la trachée ou des récurrents, et ensuite la dyspnée due à la bronchite hypérémique et à la congestion pulmonaire par affaiblissement du myocarde. En dehors de ces deux espèces de dyspnée, il faut rappeler les crises d'oppression survenant, sans signes stéthoscopiques, à la suite des crises de tachycardie, avant d'insister sur certains troubles respiratoires spéciaux, essentiellement caractérisés par l'accélération de la respiration et la difficulté de l'élargissement inspiratoire du thorax (signe de Louise Bryson). Les respirations sont fréquentes, courtes, superficielles, et s'entrecoupent de mouvements inspiratoires rares, profonds, suspirieux, séparés des précédentes par des pauses de quelques secondes. Les malades se plaignent d'avoir l'haleine courte et présentent souvent une toux sèche et fatigante. Ils ne peuvent respirer profondément et élargir normalement la cage thoracique.

Minor a insisté sur la fréquence de la respiration saccadée. Presque dans tous les cas, affirme-t-il, l'expiration est saccadée, et l'inspiration l'est aussi dans quelques cas. Le nombre de saccades est indépendant des battements du cœur. Parfois ces saccades ne se constateraient que dans les expirations lentes. Cette respiration particulière relève-t-elle du tremblement des muscles intercostaux, du diaphragme ou des cordes vocales? Quoi qu'il en soit, elle ne serait pas pathognomonique de la maladie de Parry, car on pourrait la trouver dans d'autres affections.

État général. — Fréquemment, la nutrition est troublée, et ses troubles, indépendants de l'état du tube digestif, entraînent l'*amaigrissement* et l'*asthénie*. Ils sont souvent précoces et peuvent apparaître soit brusquement, soit lentement; dans les cas graves, ils dominent la scène. L'amaigrissement peut se développer sous forme de crises; en général, il accompagne l'aggravation des symptômes nerveux. Il va de pair avec une asthénie profonde qui peut conduire à l'impotence. Cette asthénie se manifeste, à l'origine, par des dérobements brusques des membres inférieurs pendant la marche; elle est l'élément fondamental de ce qu'on a décrit sous le nom de paraplégie basedowienne.

Pour expliquer cet amaigrissement, on a pu penser à un trouble dans l'assimilation. Il s'agit, au contraire, de désassimilation, de fonte rapide de la graisse et des hydrates de carbone d'abord et ensuite de celle des albuminoïdes. Cette fonte est la conséquence d'une exagération générale des échanges et des processus d'oxydation. Dans les cas légers, la perte de poids qui en résulte peut être compensée par une augmentation de nourriture, et le sujet ne maigrit pas. Dans les cas graves, par contre, la compensation n'est pas possible, et l'amaigrissement s'ensuit. L'exagération des processus d'oxydation pourrait se révéler par une élévation de la température, mais cette élévation, rare et peu marquée, ne se voit guère, à un léger degré, que dans les cas graves.

Il y a donc des modifications profondes dans le métabolisme chez les basedowiens. Aux États-Unis, on a fondé sur l'étude du métabolisme base-

dowien une méthode de diagnostic et de traitement. Les médecins américains désignent sous le nom de *basal-metabolism* le taux le plus faible des
échanges et le minimum de production de chaleur chez un individu à jeun
et au repos. Ce taux et ce minimum peuvent être déterminés par le calori-
mètre et par l'étude chimique de la désassimilation des tissus (oxygène
absorbé, acide carbonique exhalé). Ils ont été fixés pour l'homme et pour la
femme.

Or, chez les basedowiens, le métabolisme basal serait augmenté du tiers
dans les cas légers, de la moitié dans les cas moyens et du double dans les
cas graves. On utilise le test du « basal-metabolism » pour reconnaître les
cas frustes, et pour guider le traitement.

Évolution.

En se fondant sur la marche et la durée de l'affection, on peut décrire au
goitre exophtalmique une *forme aiguë* et une *forme chronique.*

Dans la *forme aiguë*, qui est très rare et que je signale en passant, on voit
la maladie se constituer en quelques jours. Cette forme est caractérisée
essentiellement par une tachycardie constante et un amaigrissement rapide
et énorme. Le goitre manque souvent et les signes oculaires sont d'ordinaire
à peine esquissés. Il y a fréquemment de la fièvre, une grande tuméfaction
de la rate, de l'ictère, de la glycosurie. C'est cette forme grave qui fait penser à une tuberculose ou à un néoplasme latent, et qui se termine souvent
par la mort, encore que la guérison puisse s'y observer et la maladie passer
à la chronicité.

Dans la *forme chronique*, qui fait l'objet de ce chapitre, le début est
généralement annoncé par une tachycardie qui peut passer inaperçue, ou
par des palpitations qui ne vont pas toujours avec un pouls notablement
accéléré. A ce moment, on constate souvent une fatigue rapide, déterminée
plus par le travail intellectuel que par les efforts physiques, une sensation
de chaleur insolite, de la tendance aux sueurs, une insomnie rebelle, des
modifications du caractère qui devient quinteux et inquiet. Ce sont souvent
les troubles subjectifs qui amènent le malade chez le médecin. Le goitre
apparaît généralement plus tard et se manifeste, à l'origine, par une sensation de plénitude ou de pression à la base du cou ; c'est vers cette même
époque que l'entourage du malade remarque la saillie des yeux.

Le début de cette forme peut être annoncé non par les troubles cardiaques,
mais par le goitre ou l'exophtalmie, soit successivement, soit simultanément, ou bien par des symptômes secondaires . aménorrhée, phénomènes
nerveux variés, troubles digestifs. Bref, il n'y a aucune règle formelle
dans l'ordre d'apparition, ni dans l'ordre de succession des symptômes basedowiens.

Une fois confirmée, la forme chronique évolue *par poussées*, à la suite
d'émotions, de fatigues physiques, de flux menstruel, etc. Dans certaines
de ces poussées paroxystiques, les symptômes basedowiens sont très
accusés : augmentation marquée de la thyroïde, accélération considérable
de la tachycardie, saillie exagérée des yeux, angoisse respiratoire extrême,

A. Souques.

asystolie par dilatation du cœur. L'aspect du malade peut devenir effrayant avec son exorbitis, ses battements du cou, sa cyanose du visage, son anxiété, et sa vie peut être en danger. Mais, le plus souvent, ces paroxysmes se calment en quelques heures. Leur répétition aggrave la maladie, et, dans les cas sévères, l'aboutissant est une cachexie rapide. Je dois dire que, dans les cas bénins qui sont les plus nombreux, l'exaltation cardio-vasculaire demeure modérée et ne provoque pas de crise redoutable.

La *durée* du goitre exophtalmique, dans sa forme chronique, est variable. Une durée d'un an est extrèmement rare. La maladie dure généralement plusieurs années : trois, six, dix ans et même davantage, avec des périodes de bien-être relatif et des épisodes d'aggravation passagère.

Dans les cas fréquents qui prennent une évolution favorable, les symptômes décroissent peu à peu. L'amélioration est annoncée par le retour des règles, la diminution de la tachycardie, du goitre, de l'exophtalmie et par l'atténuation des signes nerveux. Progressivement, la maladie guérit. Mais il en reste, le plus souvent, des vestiges, sous la forme d'une tuméfaction légère du cou, d'un cœur instable, d'une protrusion peu accusée des yeux, d'un certain éclat du regard, d'un léger déséquilibre nerveux. Cette sorte de guérison est la règle.

Il est exceptionnel de voir le goitre exophtalmique amener la mort par cachexie progressive. Le plus souvent, la mort est due à une complication telle que la tuberculose pulmonaire. Mais, dans les cas aigus, ou dans les poussées aiguës des formes chroniques, la mort peut résulter directement d'une intoxication thyroïdienne. Alors l'exaltation cardio-vasculaire se complique de troubles gastro-intestinaux, d'amaigrissement rapide, d'asthénie profonde, parfois d'hémorragies, d'albuminurie et d'ictère. Le marasme ne tarde pas à apparaître avec son cortège d'œdèmes, et la mort devient inévitable, du fait des progrès de la *cachexie basedowienne*, du fait de l'asphyxie dyspnéique ou de l'asystolie lente par épuisement du myocarde.

II. GOITRES EXOPHTALMIQUES FRUSTES

Les aspects cliniques de la maladie de Parry varient à l'extrême, et il est impossible de les énumérer tous. En se fondant sur la durée, il faut distinguer les *formes aiguës* des *formes chroniques*, comme je viens de le faire, à propos de l'évolution de la maladie.

Parmi les formes chroniques, on peut, en envisageant l'importance et le nombre des symptômes présents, décrire une *forme typique*, que j'ai prise comme modèle de description, dans laquelle on rencontre tous les signes cardinaux et un plus ou moins grand nombre de signes secondaires, et des *formes frustes*, dans lesquelles un ou plusieurs de ces signes cardinaux font défaut. Parmi ces formes frustes, sans parler du *goitre exophtalmique unilatéral*, déjà mentionné, il faut faire une place spéciale aux *goitres basedowifiés*, au *cœur goitreux*, au *Basedow iodique*, au *Basedowoïde*, à *certaines névroses cardiaques*. A d'autres égards, si on voulait tenir compte des caractères que le sexe, l'âge, l'hérédité peuvent imprimer à la maladie, on devrait consacrer quelques lignes au *goitre exophtalmique de l'homme et de l'enfant,* et à la *forme hérédo-familiale.* J'y reviendrai plus loin. De même, il serait intéressant de souligner les *formes vagotoniques* et les *formes sympathico-toniques,* les associations de la maladie de Parry avec le myxœdème, le tabes, etc.

Les formes frustes sont très communes. Que l'on suppose, par exemple, *l'absence de l'exophtalmie ou du goitre,* l'absence de ces deux symptômes, et l'on aura imaginé des *formes frustes* que la clinique se charge de réaliser. Dans un cas, le diagnostic sera facile ; dans l'autre, il sera malaisé, et c'est dans celui-ci que « le cortège des symptômes secondaires », comme disait Trousseau, prendra de l'importance pour le diagnostic.

A) **Goitre basedowifié.** — Depuis les travaux de Pierre Marie, l'apparition de

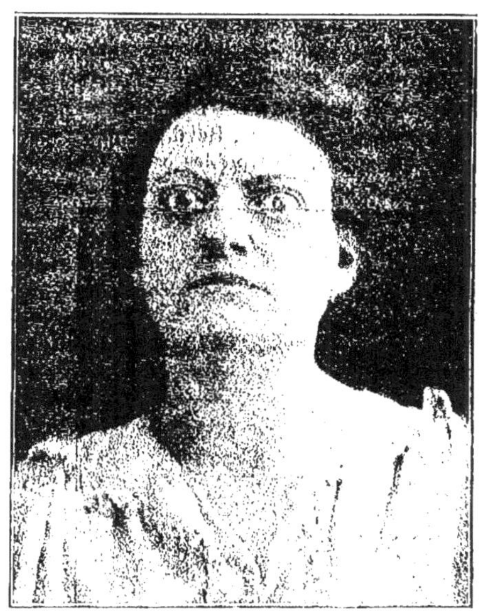

Fig. 9. — Forme fruste : exophtalmie sans goitre.

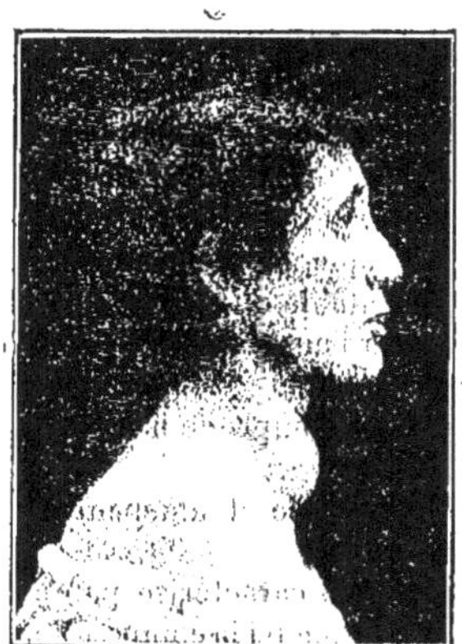

Fig. 10. — Forme fruste : goitre sans exophtalmie.

signes basedowiens, survenant au cours d'un goitre simple, est chose bien connue. D'après Mikulicz et Reinbach, on constaterait ces signes dans la moitié des goitres. Le fait est, en tout cas, fréquent dans les pays goitrigènes. Le plus souvent, il s'agit d'un goitre vulgaire qui, de longues années après son début, s'accroît brusquement et se complique de tachycardie. La cause de cet accroissement subit peut rester ignorée : c'est souvent à la suite d'une maladie infectieuse, d'une grossesse, d'une opération sur la thyroïde, de l'ingestion de préparations thyroïdiennes ; parfois sous une influence climatérique mal déterminée. A la tachycardie ne tardent pas à s'ajouter des symptômes secondaires : troubles psychiques, excitation du système nerveux. Les symptômes oculaires sont moins accusés que dans le goitre exophtalmique typique. Quant au goitre, il présente souvent des noyaux durs,

A. SOUQUES.

fibreux, cartilagineux même. En général, le goitre basedowifié conserve une symptomatologie fruste, effacée, sauf en ce qui concerne les troubles psychiques, ordinairement intenses, mais il n'est pas exceptionnel de lui voir une symptomalogie basedowienne typique.

B) *Cœur goitreux*. — Dans le cœur goitreux (Kropfherz des Allemands), étudié par Rose, Kraus, Revilliod, Minnich, Kocher, Léon Bernard et Cavadias, il s'agirait de troubles cardiaques survenant chez les goitreux et en rapport avec des perturbations de la sécrétion thyroïdienne. Ces perturbations déterminent d'abord de la tachycardie, des palpitations dont se plaignent beaucoup les malades et, plus tard, de la dilatation passagère du cœur. Kraus en distingue plusieurs types :

1° Un type cardio-vasculaire atténué, caractérisé par une tachycardie modérée, le pouls atteignant rarement 100 à 140 ; par des crises de palpitations avec sensation de dyspnée et d'angoisse. Plus tard, l'éréthisme des gros vaisseaux s'accentue. Les yeux sont brillants mais non saillants, les pupilles larges. Il peut y avoir du tremblement, des sueurs modérées, un peu d'excitabilité psychique, tous phénomènes moins nets que dans le goitre exophtalmique typique ;

2° Un type plus accusé, avec augmentation fréquente de la matité cardiaque et parfois hypertrophie véritable du cœur gauche, constatée à l'autopsie.

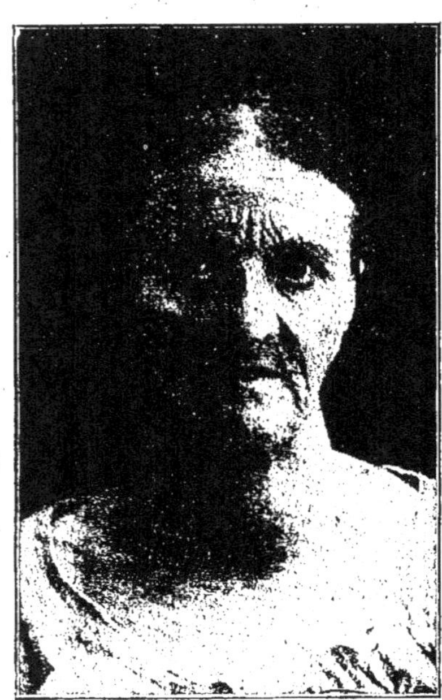

Fig. 11. — Goitre basedowifié.

De ces deux types cliniques, relevant de l'hyper ou de la dysthyroïdie, il faut séparer les cas où le goitre agit mécaniquement et comprime la trachée et les nerfs pour déterminer :

3° Un type dyspnéique dû à la sténose de la trachée et amenant de l'asystolie par dilatation du cœur droit ;

4° Un type nerveux, dû à la compression des nerfs et caractérisé par de la tachycardie, de l'exorbitis et de la mydriase unilatérale (si la compression est unilatérale).

Ce cœur « goitreux » a été décrit dans les goitres simples, spécialement dans les goitres parenchymateux. Je me demande si son autonomie est bien légitimé et s'il ne s'agit pas là uniquement de goitre basedowifié. La discussion est permise pour les types dyspnéique et nerveux d'origine mécanique, mais les types cardio-vasculaires atténués ou non, d'origine thyréotoxique, qui sont les plus fréquents, relèvent incontestablement, à mon avis, du goitre basedowifié.

C) *Cancer thyroïdien basedowifié.* — Au cours d'un cancer de la thyroïde, on peut voir apparaître un syndrome basedowien, parfois si complet et si net que la malignité de la tumeur passe inaperçue, du vivant du malade, et n'est reconnu qu'après l'examen histologique.

D) *Basedow iodique.* — Rilliet et Trousseau, Jannin, Gautier avaient remarqué depuis longtemps que l'iode et ses préparations pouvaient provoquer, chez certains goitreux, des phénomènes basedowiens. C'est à ces faits que Kocher a proposé de donner le nom de *Basedow iodique* (Iodbasedow). Il est avéré que la médication iodée peut déterminer des symptômes basedowiens chez les goitreux (et même, semble-t-il, chez certains sujets normaux), comme cela résulte des observations de Romheld et Wolfsohn, Lépine, Ledoux et Tisserand. Après l'ingestion de petites doses d'iode, on a vu survenir des signes analogues à ceux que produit l'abus des préparations thyroïdiennes : inappétence, diarrhée, amaigrissement rapide et énorme, augmentation du goitre, tachycardie, excitation psychique, tremblement, etc. Mais, pour que ces phénomènes se produisent, il faut un goitre antérieur, ou, tout au moins, une prédisposition particulière. En effet, les syphilitiques traités en si grand nombre par l'iode ne présentent jamais de signes basedowiens, et, d'autre part, les symptômes de l'iodisme classique ne rappellent pas le Basedow iodique.

Comment expliquer ce Basedow iodique ? On sait que la thyroïde a des affinités pour l'iode et qu'il y a des protéides iodés dans cette glande. La thyroïde fixerait normalement l'iode en circulation et l'emmagasinerait après l'avoir transformé en iodothyrine. L'absorption d'iode minéral par un goitreux ou par un sujet prédisposé au basedowisme provoquerait des phénomènes d'anaphylaxie iodique et déterminerait une dysthyroïdie basedowigène. Quoi qu'il en soit, la conclusion est qu'il faut surveiller prudemment l'emploi de l'iode chez de tels sujets. Du reste, le pronostic du Basedow iodique est favorable : il suffit de supprimer la cause pour faire cesser les accidents.

E) *Cœur irritable. Névroses cardiaques.* — Jusqu'ici nous avons vu la tachycardie survenue chez des goitreux, ce qui facilitait singulièrement le diagnostic de ces formes frustes. Mais on peut voir des formes frustes sans goitre et sans exophtalmie. « La présence ou l'absence du goitre et de l'exophtalmie, écrit Pierre Marie, n'a qu'une importance secondaire, car ni l'une ni l'autre ne sont nécessaires pour caractériser la maladie. »

On s'est demandé si certains *cœurs irritables*, caractérisés par de la tachycardie, des palpitations avec angoisse, des modifications du caractère devaient entrer dans le cadre de la maladie de Graves, ou rester dans celui des névroses cardiaques pures. Le problème est très difficile. Aschner affirme

A. Souques.

qu'on peut le résoudre avec une injection d'adrénaline : les névroses cardiaques pures ne réagissent pas, tandis que celles qui relèvent d'une intoxication thyroïdienne réagissent par des palpitations, de la tachycardie, de la mydriase, de la glycosurie, etc. Dans certains cas de cœur irritable, l'origine thyroïdienne pourrait être affirmée, d'après Lian, par l'existence d'une hyperesthésie de la région thyroïdienne, par la constatation du signe de de Graefe et par la recherche du métabolisme. H. Claude, A. Baudouin et R. Porak, en injectant à des basedowiens des extraits hypophysaires, ont obtenu une augmentation de pression et un prompt ralentissement du pouls. Ils pensent que le résultat (positif ou négatif) de ces injections permettrait de rattacher aux états basedowiens certaines tachycardies et d'en détacher certaines névroses vasomotrices dues à d'autres causes qu'à l'état basedowien. Je rappellerai ici que plusieurs auteurs considèrent certains cas de *tachycardie paroxystique, dite essentielle,* comme une forme fruste du goitre exophtalmique et fondent leur opinion sur les améliorations obtenues par la radiothérapie du corps thyroïde.

F) *Basedowoïdes.* — Stern désigne sous ce nom des malades ayant de la tachycardie associée à des troubles de l'émotivité et de la vaso-motricité. Il s'agit, d'ordinaire, d'hommes, dégénérés héréditaires, fils de basedowiens ou de psycho-névropathes, qui présentent des palpitations et une tachycardie paroxystique avec angoisse, survenant brusquement et disparaissant de même. On trouve chez eux une émotivité extrême, datant de l'enfance, et des troubles nerveux et mentaux de toute sorte. Les phénomènes basedowiformes sont extrêmement atténués chez ces malades. Aussi Stern sépare-t-il les *basedowoïdes* des syndromes basedowiens. Certains d'entre eux, cependant, qui ont un petit goitre, une exophtalmie légère, du tremblement, doivent faire retour aux formes frustes du goitre exophtalmique. Il est impossible, au demeurant, de tracer la limite des formes frustes et de dire où elles commencent et où elles finissent.

III. ASSOCIATIONS MORBIDES

Je me bornerai à mentionner ici la coexistence du goitre exophtalmique avec les insuffisances thyroïdienne, parathyroïdienne, ovarienne, thymique, surrénale, pancréatique et hypophysaire, avec l'ostéomalacie et le tabes. Je reviendrai, plus loin, sur quelques-unes d'entre elles.

Le *myxœdème* se présente en coexistence avec le goitre exophtalmique dans deux conditions. Dans la première, c'est la maladie de Parry qui est antérieure et qui se complique, à un moment donné, d'œdème dur avec sécheresse de la peau, chute des cheveux et des poils, hypothermie, apathie, somnolence. Dans la seconde, qui est très rare, c'est le myxœdème qui est antérieur. Dans le premier cas, les tablettes thyroïdiennes influencent favorablement l'association morbide.

La *tétanie,* fonction de l'insuffisance parathyroïdienne, coexiste quelquefois, mais rarement, avec le goitre exophtalmique. Elle est, avant tout, la conséquence de la thyroïdectomie, et elle se montre sous une forme aiguë,

qui conduit rapidement à la mort, si on n'y pare pas à temps. D'après
Chwostek, la *myasthénie* serait due à une hypersécrétion des parathyroïdes.
On peut rencontrer assurément, dans la maladie de Graves, des signes
d'asthénie, mais rien ne prouve qu'il s'agisse de myasthénie proprement
dite. Quand il y a myasthénie proprement dite, ce qui est très rare, on peut
admettre une pure coïncidence. L'hyperplasie des parathyroïdes ne s'accompagne pas, fait remarquer Erdheim, de myasthénie, et rien ne prouve
jusqu'ici que celle-ci soit liée à un trouble de la fonction parathyroïdienne.

Dans les pays à goitre, l'*ostéomalacie* est assez fréquente. Beaucoup d'ostéomalaciques descendent de goitreux, et, chez beaucoup d'entre eux, on
constate des signes d'hyper ou de dysthyroïdie, tels que tremblement,
sueurs, diarrhée. On a parfois rencontré, d'autre part, quelques signes
d'ostéomalacie dans le goitre exophtalmique. Mais, somme toute, on ne
connaît guère qu'une douzaine de cas de coexistence de ces deux affections.

On a beaucoup insisté jadis sur l'association du *tabes* et de la maladie de
Parry, le goitre précédant le tabes ou le suivant. Son apparition au cours
du tabes était expliquée par la participation du bulbe et de la protubérance
au processus tabétique, à l'époque où le goitre exophtalmique était considéré comme une névrose bulbo-protubérantielle. Il semble bien aujourd'hui
qu'il s'agisse là d'une association fortuite, et que les deux affections évoluent parallèlement, avec leur individualité propre. Le seul lien qui pourrait les relier serait la syphilis atteignant et le système nerveux et la
glande thyroïde. Dans un travail assez récent, Curschmann a signalé l'existence de signes basedowiens intermittents (exophtalmie, gonflement thyroïdien, etc.) chez des tabétiques, concurremment avec des crises gastriques.
Au début, le syndrome basedowien disparut en même temps que les crises,
mais, plus tard, l'exophtalmie et le gonflement thyroïdien persistèrent. Il
considère ce syndrome comme l'expression d'une altération du sympathique cervical.

On a signalé enfin, comme coexistant plus ou moins souvent avec le
goitre exophtalmique, l'épilepsie, l'hystérie, la chlorose. Il s'agit là de
coïncidences pures sur lesquelles il serait superflu d'insister.

DIAGNOSTIC

Je serai bref sur ce chapitre, la question ayant été déjà traitée, chemin
faisant. Dans la forme typique, le diagnostic s'impose d'emblée. Il est difficile, par contre, dans certaines formes frustes et dans les formes aiguës.

Dans les *formes aiguës*, en effet, on pense souvent à la *tuberculose* ou au
cancer. Dans les *formes frustes*, si l'exophtalmie, par exemple, est unilatérale, le diagnostic avec les *tumeurs de l'orbite* peut être très malaisé.
Lorsque, au contraire, c'est le goitre qui l'emporte il faut discuter la possibilité d'un *goitre simple* et des diverses *tumeurs de la thyroïde*. De même,
quand les troubles cardiaques sont seuls, le diagnostic avec *l'hypertrophie*
et les *lésions orificielles du cœur*, les *névroses cardiaques pures*, peut offrir
des difficultés presque insurmontables. C'est alors qu'il faut s'appuyer sur

A. Souques.

le cortège des phénomènes secondaires, sur le métabolisme basal, sur les tests dont j'ai déjà parlé, et sur les résultats de la radiothérapie thyroïdienne.

ANATOMIE PATHOLOGIQUE

I. CORPS THYROIDE

Il y a déjà longtemps qu'on avait constaté, dans la glande thyroïde des anciens basedowiens, des lésions de cirrhose hypertrophique et de sclérose interlobulaire. Mais ce n'est que dans ces derniers temps qu'on a décrit l'*hyperplasie épithéliale* de cette glande, comme le substratum anatomique du goitre exophtalmique. Ces modifications de la thyroïde ont été étudiées par de nombreux auteurs, par Greenfield, Murray, Halsted, Mac Callum, Rubens-Duval, Wilson, Zander, A. Kocher, G. Roussy et J. Clunet. Il importe, du point de vue histologique, de distinguer le goitre basedowien typique et récent du goitre basedowien typique et ancien, d'une part, et des goitres basedowifiés, d'autre part.

A) ***Goitre basedowien typique et récent.*** — Dans ce goitre, on constate l'existence d'une structure épithéliale homogène, étendue à toute la glande. La belle planche en couleurs ci-contre, empruntée à l'important travail de MM. Gustave Roussy et Jean Clunet, montre bien les principaux caractères des lésions basedowiennes, à savoir :

1° L'*hypertrophie et la prolifération des cellules acineuses*, qui tendent à devenir cylindriques et à former des végétations réduisant ou oblitérant la lumière des acini. A côté d'acini aux parois tapissées de cellules cylindriques proliférantes, on voit, en effet, de nombreuses travées pleines ;

2° Les *altérations de la colloïde* qui est plus rare, plus fluide, et moins colorable.

Explication de la Planche

Fig. 1. — Aspect lobulé, limité par du tissu conjonctif coloré en jaune par le safran. Dans la presque totalité de la préparation, les acini ont un contenu ductile, colorable en rose pâle par l'éosine. Dans la partie inférieure du dessin, la colloïde est rétractile, rose foncée, et présente en bas et à gauche des fissures produites par le rasoir. Dans beaucoup d'acini, végétations papillomateuses. Au centre et en haut, volumineux amas lymphoïde typique à centre clair.

Fig. 2. — Volumineux amas éosinophiles avec ébauche de formations acineuses en haut et à droite. Etat vacuolaire des protoplasmas cellulaires (spongiocytose) surtout net dans la partie supérieure et gauche de l'acinus. Au-dessus et à droite de l'amas éosinophile, périphérie d'un follicule lymphatique. Au-dessous acini basedowiens typiques, contenant de la colloïde granuleuse.

Fig. 3. — Au centre, acinus basedowien typique à colloïde pâle, ductile. En bas et à droite, acinus complètement vide par dissolution de la colloïde dans les réactifs. Entre ce dernier acinus et l'acinus central, travées pleines. Remarquer que, dans les divers acini, les cellules thyroïdiennes sont hautes, cylindriques, à noyau le plus souvent basal.

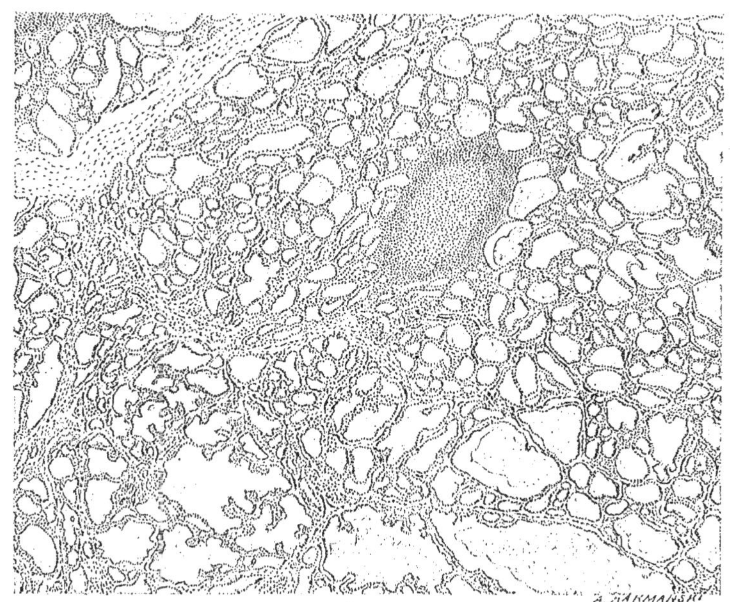

Fig. 1

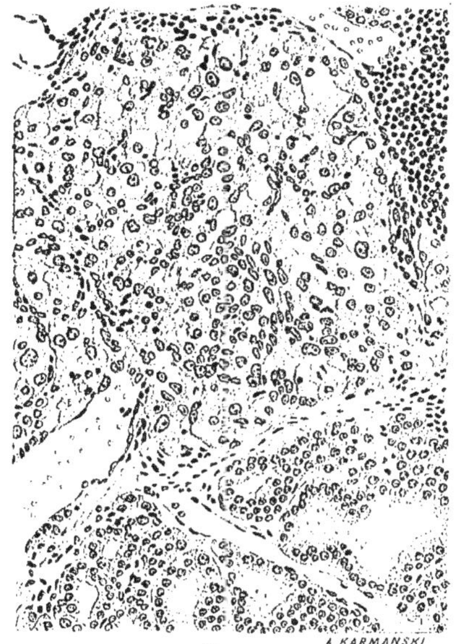

Fig. 2

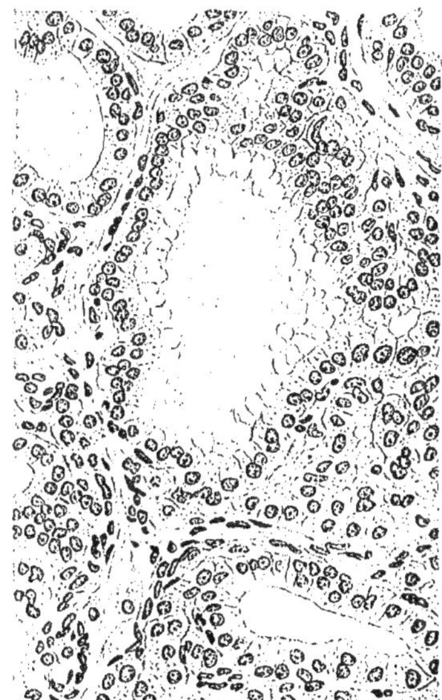

Fig. 3

Masson et Cᵢₑ, Éditeurs

(d'après G. Roussy et J. Clunet)

A ces modifications histologiques, constantes ou presque constantes, il faut ajouter la présence fréquente d'*îlots éosinophiles* et d'*éléments lymphoïdes* ordonnés en follicules ou disposés en traînées.

D'autre part, il importe de spécifier que le tissu conjonctif ne présente pas de prolifération notable et que les vaisseaux n'offrent pas d'altérations appréciables.

B) *Goitre basedowien typique et ancien.* — Ici, surtout si le goitre a été traité, on trouve, à côté des lésions d'hyperplasie épithéliale et des altérations de la colloïde, les lésions conjonctives et vasculaires du goitre simple, comme si ce dernier était venu compliquer un goitre basedowien primitif.

C) *Goitre basedowifié.* — On rencontre, *par îlots*, et l'hyperplasie des cellules cylindriques tendant à former des végétations papillaires intra-acineuses, et la colloïde rare, ductile et mal colorée ; bref, des images histologiques analogues à celles du goitre basedowien typique. Mais, je le répète, ces lésions sont circonscrites ou perdues dans les lésions scléreuses du goitre vulgaire. Dans les *vieilles thyroïdites*, qui se sont basedowifiées, on trouve les mêmes îlots d'hyperplasie épithéliale acinienne.

Ces îlots en voie d'hyperplasie semblent les témoins anatomiques de la transformation clinique d'un goitre simple en goitre basedowien.

Deux questions se posent, au sujet de cette hyperplasie épithéliale. D'abord, est-elle *primitive?* On avait déjà avant la guerre, et on a surtout depuis, cité des faits cliniques tendant à prouver que, à la suite d'émotions, le goitre exophtalmique s'était développé si rapidement que cette hyperplasie n'avait pas eu le temps de se produire. Le système nerveux aurait été primitivement atteint, et l'hyperplasie thyroïdienne serait secondaire à l'atteinte de ce système. Mais cette question de l'influence des émotions sur le déterminisme du goitre exophtalmique est loin d'être tranchée. Je vais y revenir plus loin. La seconde question qui se pose est celle-ci : ces lésions épithéliales sont-elles *pathognomoniques?* Oui, affirment les uns, qui déclarent qu'on peut, sur une coupe de corps thyroïde, faire le diagnostic de maladie de Graves; non, disent les autres, qui soutiennent que ces lésions peuvent se voir dans les goitres simples. Simmonds, qui leur accorde pourtant une grande importance, dit qu'elles se rencontreraient dans 75 pour 100 de goitres basedowiens et dans 15 pour 100 de goitres simples. Wilson, qui, à la clinique des frères Mayo, a étudié comparativement 1208 goitres basedowiens et 515 goitres simples, a rencontré cette hyperplasie épithéliale dans 90 pour 100 de goitres basedowiens et dans 1 pour 100 de goitres simples. Il faut avouer que la presque constance de ces lésions dans la maladie de Parry est très impressionnante. Si on se rappelle que, chez l'animal, les régénérations consécutives à l'ablation d'une partie notable de la thyroïde présentent les mêmes images histologiques : hypertrophie et hyperplasie de l'épithélium, ductilité de la colloïde, il est permis de conclure que, dans le goitre exophtalmique, les lésions thyroïdiennes consistent en une hyperplasie parenchymateuse.

A. SOUQUES.

15

II. GLANDES ENDOCRINES

On a signalé des altérations anatomiques dans diverses glandes endo-crines, autres que la thyroïde : altérations du thymus, isolées ou plus souvent associées à une hypertrophie des ganglions lymphatiques; de la *surrénale* (région médullaire), du *pancréas* (îlots de Langerhans), des *ovaires*, des *parathyroïdes*, etc.

Plusieurs auteurs font jouer à ces lésions glandulaires un rôle important dans le déterminisme de quelques symptômes basedowiens. J'y reviendrai au chapitre de la pathogénie; je ferai simplement remarquer ici que ces lésions des glandes endocrines sont inconstantes.

III. SYSTEME NERVEUX

Autrefois, en raison de l'origine nerveuse qu'on supposait au goitre exophtalmique, on recherchait avec soin et on notait avec persévérance les lésions du système nerveux.

Dans le *cerveau* on signalait des foyers de ramollissement ou d'hémor-rhagie, des kystes, des angiomes, des scléroses, au niveau des tubercules quadrijumeaux, des pédoncules, du cervelet, du thalamus, du quatrième ventricule, de la protubérance, du lobe occipital, etc. Dans le *bulbe*, Mendel mentionnait l'atrophie du corps restiforme et du faisceau solitaire; E. Cohen, Pierre Marie et Marinesco, etc., des lésions de même siège. En rapprochant ces lésions des expériences de Filehne, de Durdufi et Bienfait, qui détermi-naient un syndrome analogue au goitre exophtalmique par la destruction du corps restiforme, il semblait logique de placer la lésion de la maladie de Graves dans le bulbe. Aujourd'hui, la plupart des auteurs ne voient dans ces altérations — du reste inconstantes — du cerveau et du bulbe que des coïncidences ou que des reliquats de troubles circulatoires vulgaires.

Dans la *moelle*, la dégénérescence des cordons postérieurs, du faisceau de Gowers, des faisceaux pyramidaux et cérébelleux, relevée par divers obser-vateurs, n'est plus regardée aujourd'hui que comme une complication fortuite.

Enfin, dans le *sympathique*, plusieurs auteurs signalaient l'hypertrophie des ganglions du sympathique cervical, ou son atrophie, ou sa calcification. Au microscope, on constatait diverses altérations des cellules ganglion-naires : pigmentation, infiltration graisseuse, modifications du noyau, etc. Il faut ajouter que des observateurs très compétents n'ont souvent rien vu d'anormal dans ce système. J'en dirai autant du *pneumogastrique*, trouvé altéré par certains et normal par d'autres. Ces altérations inconstantes et probablement secondaires du sympathique et du vague rappelleraient, d'après Aoyagi, les images fournies par les intoxications.

ÉTIOLOGIE

Le goitre exophtalmique est un syndrome qui relève de causes multiples.

L'influence étiologique du *sexe* est hors de contestation. Ce syndrome est beaucoup plus fréquent *chez la femme* que chez l'homme, encore que les avis diffèrent extrêmement sur la fréquence comparée dans les deux sexes. Tandis que certaines statistiques déjà anciennes donnent 1 homme pour 4 femmes, d'autres disent 1 pour 49. Les statistiques récentes offrent un moins grand écart. Celles de Daubresse, de Puzin, de Pic et Bonnamour, établies avec des faits appartenant à divers auteurs, montrent que le rapport serait de 1 à 9. Celle de Buschan, qui porte sur 980 cas, indique 175 hommes et 805 femmes. Les statistiques *personnelles* ont plus de valeur. Celle de Mendel et Tobias comprend 282 cas (40 hommes et 242 femmes) et compte 1 homme pour 6 femmes. Sur 101 cas que j'ai observés personnellement, il y a 8 hommes et 93 femmes, c'est-à-dire 12 femmes pour 1 homme. Pour expliquer cette prédominance féminine, on met en avant le tempérament plus névropathique de la femme, la plus grande fréquence du goitre chez elle

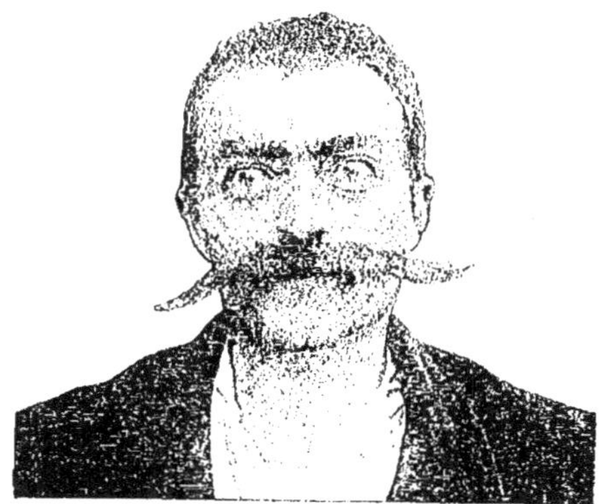

Fig. 12. — Goitre exophtalmique chez un homme. Le goitre, petit et dur, n'est pas visible sur la photographie.

et surtout l'influence spéciale des modifications physiologiques et pathologiques de son appareil génital. On sait, en effet, que la menstruation, la grossesse, la ménopause, les affections utéro-ovariennes provoquent souvent un gonflement de la thyroïde. Dalché et Leclerc ont vu des symptômes basedowiens survenir au moment des premières règles. *Chez l'homme*, la maladie de Parry se greffe fréquemment sur un goitre simple préexistant; néanmoins, elle serait plus rarement fruste que chez la femme. Le syndrome basedowien s'y présenterait au grand complet, avec exaltation des troubles nerveux et psychiques; il évoluerait rapidement et son pronostic serait grave. Mendel et Tobias affirment, au contraire, que son pronostic est tout à fait favorable.

On peut voir apparaître le goitre exophtalmique à tout *âge*. Chez la femme, c'est surtout entre 15 et 30 ans; entre 20 et 40 ans, chez l'homme. Mais on peut le voir survenir en deçà ou en delà de ces limites. Il est cependant rare *chez l'enfant* au-dessous de 15 ans; on l'a pourtant vu à 4 ans et même à 2 ans 1/2. Dans l'enfance, il survient souvent à la suite de la chorée,

A. SOUQUES.

dont on sait les relations avec le rhumatisme articulaire aigu; il est, le plus souvent, de courte durée et atténué (peu d'exophtalmie et de tremblement). Il est à noter qu'avant 15 ans et après 40 ans les formes frustes paraissent plus communes qu'entre 15 et 40 ans, période de prédilection du goitre exophtalmique typique.

La *prédisposition* joue un rôle important. Certains sujets y sont prédisposés par l'*hérédité*. Tantôt il s'agit d'hérédité similaire : il y a des familles où cette maladie est commune et se transmet surtout par les femmes, comme le prouvent certains exemples remarquables. Tantôt il s'agit d'hérédité dissemblable, c'est-à-dire de tares névropathiques chez les ascendants : neurasthénie, épilepsie, hystérie, vésanie, etc. Ce sont des familles à maladies nerveuses. L'École de Vienne admet que les individus prédisposés au goitre exophtalmique sont des fils de nerveux, nerveux eux-mêmes, dont le système nerveux est aisément excitable, et ayant l'habitus thymico-lymphatique. Je reviendrai plus loin sur ce sujet. On dit même qu'il est des races prédisposées et que les climats ne seraient pas sans influence : ainsi, la maladie de Graves, rare au Japon et aux Indes, serait commune dans l'Allemagne du Nord.

La préexistence *d'un goitre ancien vulgaire* est loin d'être rare, et la démonstration des goitres basedowifiés est amplement faite. Beaucoup de médecins déclarent que la maladie de Parry est plus fréquente dans les pays à goitre, mais le fait n'est pas universellement admis.

Parmi les autres causes du goitre exophtalmique, il importe de citer les *maladies infectieuses* qui atteignent si fréquemment la thyroïde. On a vu un syndrome basedowien survenir à la suite du rhumatisme articulaire aigu, qui amène le gonflement douloureux de la thyroïde avec une fréquence telle que H. Vincent décrit ce gonflement rhumatismal sous le nom de « signe thyroïdien » ; à la suite de la fièvre typhoïde, de la grippe, de la scarlatine, de la coqueluche, de la pneumonie, de la tuberculose, de la syphilis, etc. Les observations de Gilbert et Castaigne, de Laignel-Lavastine et Bloch, de Hufnagel, etc. ont mis en relief le rôle important de la tuberculose. Cozette a même rapporté trois cas de goitre exophtalmique observés chez trois vaches reconnues tuberculeuses à l'autopsie. On sait, du reste, depuis les recherches de Roger et Garnier, que la glande thyroïde est presque constamment lésée chez les tuberculeux. D'après Abrahams, la syphilis serait parfois la cause de la maladie de Basedow; la guérison de certains goitres basedowiens, à la suite d'un traitement antisyphilitique, en fournit la preuve.

Je citerai enfin, pour mémoire, les *fatigues*, les *excès*, les *traumatismes*.

Les cas de maladie de Graves survenus à la suite de traumatismes du cou et du thorax sont très rares. Je n'insisterai pas mais je m'attacherai plus longuement au rôle des *émotions* si souvent incriminées.

L'apparition presque subite du goitre exophtalmique est souvent signalée à la suite des préoccupations pénibles, à la suite surtout des frayeurs vives et des grands ébranlements nerveux. On a cité des cas apparus en quelques semaines, en quelques jours, en un jour, en quelques heures même.

Les faits observés dans la dernière guerre ont-ils fourni la démonstration de l'origine émotive du goitre exophtalmique? Gustave Roussy affirme qu'aucun fait démonstratif, indiscutable, n'a été apporté en faveur de cette origine.

La plupart des médecins français et étrangers, qui ont écrit sur le goitre basedowien de guerre, en sont au contraire convaincus, et ils n'hésitent pas à l'expliquer par l'influence de l'émotion sur le sympathique, que l'altération du sympathique seule suffise, ou que cette altération provoque une dysthyroïdie secondaire.

Cette manière de voir peut s'appuyer sur les expériences de Cannon et de ses élèves. Cannon et de la Paz ont examiné le sang efférent des surrénales, chez l'animal effrayé et obtenu avec ce sang les mêmes réactions qu'avec l'adrénaline. Les émotions violentes stimuleraient les glandes adrénaliniques, d'où l'hypersécrétion de ces glandes ; cette hypersécrétion agirait effectivement sur le sympathique thoraco-abdominal qu'elle mettrait en hypertonie.

Quoi qu'il en soit, le dernier mot n'est pas dit, à mon avis, sur le rôle des émotions vives dans le déterminisme du goitre exophtalmique. Il est certain que des émotions agissent sur les sécrétions endocriniennes, mais il n'est pas prouvé qu'elles soient à elles seules capables de déterminer la maladie de Parry. On peut se demander si la glande thyroïde n'était pas déjà altérée antérieurement à l'émotion.

PATHOGÉNIE

Basedow fit d'abord du goitre exophtalmique « un trouble circulatoire et une dyscrasie sanguine » liés à des scrofules cachées, et plus tard, une anémie « voisine de l'anémie chlorotique ». Trousseau, Virchow, de Graefe s'élevèrent contre cette théorie dyscrasique et contre ces rapports avec la chlorose. Depuis lors, les théories émises sur la pathogénie de cette maladie ont incriminé soit le système nerveux, soit le système endocrinien (et particulièrement la glande thyroïde).

I. THÉORIE NERVEUSE

C'est Koeben qui, le premier, en 1855, mit en cause le système nerveux, à savoir la *compression du sympathique cervical* par le goitre. Piorry accepta cette pathogénie mécanique et y ajouta la compression des vaisseaux du cou, d'où la stase sanguine qui, selon lui, expliquait l'exophtalmie.

A cette théorie tout anatomique, les recherches de Cl. Bernard sur le sympathique cervical apportèrent bientôt l'appui de la physiologie. Ces recherches établissaient, en effet, que, si la section d'un sympathique cervical produisait la dilatation des vaisseaux du cou et de la face du même côté, le rétrécissement de l'ouverture palpébrale et de la pupille, et l'énophtalmie, l'excitation du même nerf déterminait, au contraire, la contraction des vaisseaux, la dilatation de la pupille, l'agrandissement de la fente palpébrale, l'exophtalmie. Aran s'empara de ces recherches, et, comparant ces

A. SOUQUES.

résultats expérimentaux avec les signes de la maladie de Parry, fit de celle-ci un *trouble du système sympathique cervical.*

A un examen superficiel, cette théorie semblait expliquer les symptômes du goitre exophtalmique, mais une étude approfondie faisait éclater les discordances entre les symptômes basedowiens et les troubles expérimentaux. Si le goitre exophtalmique était fonction d'une excitation du sympathique on comprenait bien l'exophtalmie et la tachycardie, mais on ne comprenait pas pourquoi la pupille restait normale chez les basedowiens. De nouvelles expériences de Cl. Bernard ayant montré que le sympathique cervical contenait deux ordres de filets nerveux : les filets oculo-pupillaires et les filets vaso-moteurs, qui n'avaient pas la même origine médullaire, on admit, pour parer à l'objection précédente, que les uns étaient excités et les autres paralysés, sinon dans le cordon cervical du sympathique, du moins dans leurs centres médullaires propres. Mais, outre qu'il paraissait difficile de concevoir un processus morbide capable d'exciter et de paralyser en même temps la moelle, l'atteinte paralysante ou excitante des filets oculo-pupillaires devait amener forcément le myosis ou la mydriase. Or, tout le monde s'accordait à considérer les pupilles comme *normales* dans le goitre exophtalmique. Ce désaccord entre la clinique et l'expérimentation fit abandonner momentanément la théorie du sympathique. Du reste, les lésions de ce nerf n'étaient pas constantes, dans les autopsies.

Entre temps, une opinion nouvelle se fit jour, qui admettait une *atteinte simultanée du sympathique et du vague au niveau du bulbe,* centre commun de ces deux nerfs. Il y eut même un moment où la paralysie du vague parut tout expliquer à elle seule. Il faut avouer que les lésions du bulbe constatées à certaines autopsies et que les expériences de Filehne donnaient quelque vraisemblance à cette opinion. Il est vrai d'ajouter que ces lésions bulbaires, inconstantes du reste, étaient considérées par beaucoup d'observateurs comme d'ordre banal. Aussi ne parlait-on que de *névrose bulbaire.*

Abadie a essayé de remettre en honneur, en la modifiant, la théorie du sympathique. Pour lui, tous les symptômes basedowiens relèvent d'une *excitation permanente des seules fibres vaso-motrices du sympathique cervical, ou de leurs noyaux d'origine.* Sous cette excitation, les artères carotides et thyroïdiennes s'ectasient, la glande thyroïde ainsi plus irriguée s'hypertrophie, les vaisseaux rétro-bulbaires se dilatent et déterminent l'exophtalmie. La tachycardie est, cela va de soi, la conséquence naturelle de cette excitation. Quant aux phénomènes basedowiens secondaires, ils dépendraient de la suractivité de la thyroïde qui déverserait dans le sang une substance toxique. Il suffit, pour ruiner cette interprétation, d'objecter que la section du sympathique cervical, pratiquée plusieurs fois chez l'homme pour un but thérapeutique, diminue l'exophtalmie. Cette section, qui produit une vaso-dilatation incontestée, devrait augmenter l'exophtalmie ; or, elle la fait disparaître. Au surplus, l'exophtalmie ne dépend pas d'un phénomène de vaso-dilatation ; elle paraît liée à l'action du muscle de Müller et de l'aponévrose de Tenon, dont l'excitation détermine la saillie des globes oculaires.

Cette interprétation erronée d'Abadie mise de côté, comment peut-on concevoir la *théorie de l'excitation du sympathique*? Cette excitation explique nettement deux des grands symptômes basedowiens, à savoir la tachycardie et l'exophtalmie. Elle pourrait même expliquer le gonflement de la thyroïde. En effet, pour Fr.-Franck et Hallion, les fibres sympathiques qui viennent du territoire cardio-aortique peuvent produire la dilatation des vaisseaux thyroïdiens, laquelle amènerait consécutivement l'hypertrophie de la glande. Morat et Briau ont obtenu également la vaso-dilatation des vaisseaux thyroïdiens par l'excitation du sympathique au-dessous du ganglion cervical inférieur.

En faveur de la théorie du sympathique, on a invoqué, d'une part, les bons résultats obtenus dans le goitre exophtalmique par la sympathicectomie, et, d'autre part, la constatation, dans certaines autopsies, de lésions de pachypleurite ou d'adénopathies excitant le sympathique cervical au niveau ou au-dessous du ganglion cervical inférieur, ainsi que cela résulte des faits cités par Laignel-Lavastine, Cléret, etc.

La grosse objection faite à cette théorie de l'excitation, c'est que la pupille reste normale, alors qu'elle devrait être dilatée, si cette théorie était vraie. On a cependant signalé des faits de mydriase. Cléret considère même la mydriase comme habituelle; il a pu obtenir, chez le chien, dans deux expériences sur quatorze, un syndrome basedowien durable par l'excitation chronique du ganglion cervical inférieur. Bref, le dernier mot n'est pas encore dit sur l'état de la pupille dans la maladie de Graves.

En attendant, on peut affirmer que le sympathique doit être atteint, sinon primitivement, du moins secondairement, à un moment du cycle pathogénique, et que son atteinte détermine la plupart des symptômes basedowiens.

Tous les organes internes sont innervés d'une part par le sympathique proprement dit ou *sympathique thoraco-abdominal* et par les *parasympathiques* (particulièrement par le vague).

Il y a des poisons qui, comme la *pilocarpine*, accroissent le tonus du vague et sont *vagotones*; ils provoquent la contraction de la pupille, des rougeurs, des sueurs, de la salivation, des mouvements péristaltiques du tube digestif, ainsi que cela ressort des expériences de Falta et Rudinger, d'Eppinger et Hess. Il en est d'autres qui, comme l'*adrénaline*, accroissent le tonus du sympathique et sont *sympathicotones*; ils provoquent de la mydriase, de l'exophtalmie, de la tachycardie, de la polyurie, de la glycosurie. Les auteurs précédents ont montré que les basedowiens se comportent différemment vis-à-vis de la pilocarpine et de l'adrénaline. Les uns réagissent à la pilocarpine et sont dit *vagotoniques*; les autres à l'adrénaline et sont dits *sympathicotoniques*. D'une façon générale, tous les basedowiens réagissent à ces deux poisons, mais chez les uns les réactions à l'adrénaline prédominent, tandis que chez les autres ce sont celles à la pilocarpine. On pourrait, à cet égard, distinguer trois formes de maladie de Graves : la *forme sympathicotonique*, la *forme vagotonique*, la forme *vago* et *sympathicotonique à la fois*. Les principaux signes sympathicotoniques ou d'excitation du sympathique sont, je le répète, l'exophtalmie, la mydriase, la tachycardie, la glycosurie alimentaire; les principaux signes vagotoniques sont le myosis, les rougeurs, les sueurs, la salivation, les troubles digestifs.

A. Souques.

Falta, Eppinger et Rudinger ont montré, d'autre part, que les extraits thyroïdiens, tout en agissant sur le vague, ont une action prédominante sur le sympathique. Les extraits de thymus, au contraire, tout en agissant sur le sympathique, exercent une influence prépondérante sur le vague. Il en résulterait que les formes sympathicotoniques du goitre exophtalmique, qui sont les plus communes, relèveraient avant tout de la thyroïde, et que les formes vagotoniques, qui sont extrêmement rares, dépendraient du thymus. La thyroïdectomie ou la radiothérapie thyroïdienne conviendrait donc aux premières, la radiothérapie thymique et la thymectomie aux secondes.

À l'état normal, selon l'école de Vienne, il existerait deux catégories d'individus. Les uns ont le système vague en état d'excitabilité exagérée ; ce sont des individus « vagotoniques », chez lesquels les poisons végétaux, tels que la pilocarpine, agissent fortement, et chez lesquels les poisons qui excitent le sympathique demeurent sans action. Les autres, qui sont spontanément « sympathicotoniques », ont, par définition, un système sympathique en état d'excitabilité exagérée ; autrement dit, les poisons « sympathicotropes », qui excitent le sympathique, l'adrénaline par exemple, agissent énergiquement chez eux, tandis que les poisons « vagotropes », qui, aux doses ordinaires, excitent le vague, restent sans action. Sous ces termes de vagotonie et de sympathicotonie, on peut, il me semble, sans entrer dans les détails, reconnaître le tempérament nerveux, la « prédisposition névropathique » chère aux anciens auteurs. Les individus qui, à l'état normal, sont sensibles à l'adrénaline, restent généralement réfractaires à la pilocarpine, et réciproquement.

II. THÉORIE THYROIDIENNE

En 1886, Gauthier (de Charolles) invoqua, pour expliquer le goitre exophtalmique, *un trouble primitif de la sécrétion thyroïdienne, aboutissant à la production de substances nuisibles*, qui agissent sur les centres nerveux et déterminent ainsi les symptômes cliniques. Möbius reprit plus tard cette théorie autotoxique et affirma également l'existence d'une lésion thyroïdienne primitive qui aboutissait à *une hypersécrétion glandulaire*. Gauthier avait dit vice et Möbius disait excès de sécrétion.

La théorie thyroïdienne de la maladie de Parry repose sur des arguments cliniques, thérapeutiques et anatomo-pathologiques, à savoir : sur l'apparition fréquente de symptômes basedowiens, au cours d'un goitre vulgaire ; sur le développement d'un syndrome basedowien consécutivement à l'ingestion de glande thyroïde ou de préparations thyroïdiennes ; sur l'amélioration ou la guérison du goitre exophtalmique par la thyroïdectomie ou la radiothérapie du corps thyroïde ; sur l'existence de lésions spéciales, constantes ou à peu près constantes, dans la glande thyroïde des basedowiens, lésions qu'on tend à regarder comme le substratum anatomique de la maladie de Graves. D'autre part, la méthode expérimentale fournit, elle aussi, des arguments en faveur de la théorie thyroïdienne. Gilbert Ballet et Enriquez, en injectant du suc thyroïdien normal sous la peau, ont provoqué, chez les moutons, particulièrement chez les jeunes, un syndrome passager, caractérisé par de la tachycardie avec tremblement, de l'amaigrissement, de la fièvre, de la torpeur, et pouvant aboutir à la mort. Ils concluent de leurs expériences que le goitre exophtalmique résulte d'une exagération de la sécrétion thyroïdienne.

Beaucoup d'auteurs contemporains admettent l'existence d'une hypersécrétion, d'une *hyperthyroïdie*. Ils se fondent sur l'opposition qu'il y a entre le goitre exophtalmique et le myxœdème (dû manifestement à une hyposécrétion thyroïdienne); sur l'aspect hyperplasique des cellules acineuses, dont il a été question plus haut; sur l'apparition d'un syndrome basedowien à la suite d'ingestion exagérée ou prolongée de préparations thyroïdiennes ou de glande thyroïde normale, ainsi qu'en témoignent les observations de Béclère, de Boinet, de Natthaft, de Cavazzani, de Khoury, etc. Ces observations, très impressionnantes, sorte d'expérimentation chez l'homme, constituent un argument puissant en faveur de l'hyperthyroïdie. Kocher, de son côté, identifie le goitre exophtalmique avec l'hyperthyroïdisme; et, pour certains auteurs, cette affection ne serait qu'une forme clinique des hyperthyréoses.

A cette théorie de l'hyperthyroïdie, on a fait de nombreuses objections et opposé la *dysthyroïdie*. Oswald, Klose, Lampé et Liesegang, Donath, Gley, etc., ont défendu l'ancienne opinion de Gauthier (de Charolles). Si, dit-on, il y avait hypersécrétion, on devrait trouver de l'iode en excès dans la thyroïde, chargée de sécréter et d'emmagasiner l'iode. Or, Embden et Südeck n'en ont pas trouvé en excès. Donath, de son côté, affirme que l'iode n'est pas décelable dans l'urine des basedowiens, ce qui devrait être s'il y avait hyperthyroïdie, c'est-à-dire sécrétion exagérée d'iode. D'autre part, Klose déclare que l'administration de glande thyroïde saine à des chiens ne produit rien qui ressemble aux syndromes basedowiens, tandis que l'injection de suc thyroïdien basedowien provoque un complexus assez typique : fièvre élevée, tachycardie, sueurs, albuminurie, glycosurie, exophtalmie même, tous phénomènes qui, il est vrai, disparaissent en six jours. Les expériences avec le suc du goitre simple ne détermineraient rien de semblable. L'auteur ajoute qu'il a obtenu le même complexus basedowien avec des injections intraveineuses d'iodures. Et il conclut que le syndrome basedowien relève d'une dysthyroïdie, d'une part, et, d'autre part, que ce syndrome et l'intoxication iodique sont une même chose. Asher et Barbera auraient enfin obtenu un syndrome basedowiforme en injectant du sérum de malades basedowiens.

En somme, on n'a pu reproduire le goitre exophtalmique par l'ingestion de thyroïde saine. Du reste, ni G. Ballet et Enriquez, ni d'autres physiologistes n'avaient reproduit intégralement la maladie de Parry; ils n'avaient déterminé qu'un tableau symptomatique plus ou moins approchant. L'hormone thyroïdienne, sortie de l'organisme, n'a peut-être plus ses qualités vivantes. D'autre part, contrairement à Klose, des physiologistes, comme Schönborn et comme Gley, n'ont pu reproduire le goitre exophtalmique avec le suc de goitre basedowien. Ils n'ont obtenu que des troubles cardio-vasculaires et respiratoires, identiques à ceux obtenus avec le suc de goitre simple. Marbé a étudié les propriétés biologiques du sérum des basedo-

A. SOUQUES.

wiens et les a comparées à celles d'un animal hyperthyroïdé expérimentalement ; ses études semblent montrer que l'état humoral n'est pas le même dans les deux cas et que la sécrétion thyroïdienne des basedowiens, au lieu d'être une sécrétion normale exagérée quantitativement, est plutôt une sécrétion altérée qualitativement.

Contre l'hyperthyroïdie, on a encore fait valoir que le contraste entre le myxœdème et le goitre exophtalmique est bien moins complet qu'on ne dit, que l'opothérapie thyroïdienne a amélioré quelques cas de goitre exophtalmique, que ce dernier peut coexister avec le myxœdème et que le myxœdème peut apparaître à la suite d'une résection peu étendue de goitre basedowien. On a encore objecté que l'apparition de signes basedowiens peut précéder de longtemps le goitre. On pourrait répondre, il est vrai, que le volume de la thyroïde n'a qu'une importance médiocre, cette glande pouvant paraître de volume normal et être vraiment en état d'hyperthyroïdie. On a objecté, enfin, la persistance de certains signes basedowiens après la disparition du goitre. Mais on a fait observer que l'hypersécrétion a pu altérer électivement le bulbe, de telle manière que l'altération survécut à la disparition du goitre.

En réalité, on en est réduit aux hypothèses et aux contradictions sur ce sujet. Il en sera ainsi tant qu'on ne connaîtra pas le suc thyroïdien, c'est-à-dire le principe ou les principes actifs de cette sécrétion. Jusque-là, il semble impossible de trancher péremptoirement la question de l'hyperthyroïdie ou de la dysthyroïdie, sans compter que les deux processus peuvent intervenir successivement ou simultanément, rien ne s'opposant à ce qu'il y ait à la fois dysthyroïdie et hyperthyroïdie.

III. THÉORIE THYMIQUE

Les rapports du goitre exophtalmique avec le thymus, étudiés d'abord par Bonnet, puis par Thorbecke et Capelle, sont fondés sur la persistance ou l'hypertrophie de cette glande, à l'autopsie des basedowiens. On sait que la régression du thymus commence normalement à la puberté et est achevée vers l'âge de vingt-cinq ans, et que, passé cet âge, on ne trouve pas de thymus chez les individus qui n'ont pas de goitre. L'hypertrophie thymique étant aussi commune dans le goitre simple que dans le goitre basedowien, on ne peut déduire de sa constatation qu'une chose, à savoir, l'existence de rapports entre la thyroïde et le thymus. Ou bien le goitre détermine l'hypertrophie du thymus, ou, inversement, celle-ci détermine celui-là ; ou bien encore, l'hypertrophie de la thyroïde et l'hypertrophie du thymus sont deux effets d'une même cause.

La fréquence de l'hypertrophie thymique chez les basedowiens (trouvée dans 75 pour 100 des cas) a amené les observateurs à se demander si le thymus jouait un rôle dans la maladie de Parry. Il y a des auteurs qui, comme Hart, prétendent que l'hypertrophie du thymus est la cause du goitre basedowien. Cette opinion paraît en accord avec les expériences de Bircher. Cet expérimentateur a implanté, dans l'abdomen de cinq chiens, des fragments frais de thymus hypertrophié qui provenaient, non de sujets basedowiens, mais bien d'individus atteints de sténose thymique, et a obtenu un syndrome basedowien : exophtalmie, signe de Graefe, tachycardie, tremblement, glycosurie alimentaire, lymphocytose et, plus tard, goitre durable. Malgré ces expériences, dont les résultats d'ailleurs n'ont pu être reproduits par Gebele, l'origine thymique du goitre basedowien n'a pas été acceptée, à cause des cas de maladie de Graves dans lesquels l'hypertrophie du thymus fait défaut.

L'hypertrophie thymique coexiste, généralement, avec une hyperplasie du tissu lymphoïde. Paltauf a décrit, sous le nom de *status thymico-lymphaticus*, un état constitutionnel caractérisé par l'hyperplasie du tissu lymphoïde et du thymus (avec aplasie ou hypoplasie généralisée des organes), qui marque une prédisposition au goitre exophtalmique. Mais cet état thymico-lymphatique constitutionnel ne paraît être qu'une vue de l'esprit. La coexistence de l'hypertrophie du thymus et de l'hypertrophie du système lymphatique semble la conséquence des troubles de la sécrétion thyroïdienne, de sorte que l'hypertrophie thymique dépendrait, en dernière analyse, de l'hypertrophie thyroïdienne. Si le thymus hypertrophié ne joue pas de rôle dans la détermination du goitre exophtalmique, en général, il n'est pas impossible qu'il ait quelque influence sur certaines formes de cette affection. Les extraits de thymus, tout en agissant sur le sympathique, auraient une action prédominante sur le vague ; il s'ensuivrait que l'influence du thymus se bornerait aux formes vagotoniques, qui sont très rares. C'est dans ces formes, du reste, que la thymectomie aurait donné des résultats favorables.

IV. THÉORIES THYRO-OVARIENNE, THYRO-HYPOPHYSAIRE, THYRO-SURRÉNALE

Il n'est pas exceptionnel de voir une ou plusieurs glandes endocrines (ovaire, surrénale, etc.) autres que la thyroïde participer au complexus basedowien. Leur participation se traduit, en clinique, par la présence de certains symptômes secondaires, tels que l'aménorrhée, les pigmentations cutanées, etc. Elle s'explique par les corrélations interglandulaires qui relient les glandes endocrines entre elles, et, dans le cas présent, par l'action de la sécrétion thyroïdienne, viciée dans sa qualité ou sa quantité, sur l'ovaire, la surrénale, etc. Toutes les théories pluriglandulaires laissent le rôle capital à la thyroïde. Il est de règle que sa perturbation soit initiale. Les auteurs qui admettent que la perturbation thyroïdienne peut être secondaire à la perturbation primitive d'une autre glande endocrine, déclarent que la thyroïde, atteinte comme par induction, ne tarde pas à occuper le premier plan et à devenir, par hyper- ou par dysthyroïdie, le foyer producteur des principaux symptômes basedowiens. Mais je me demande si, dans ces cas, l'atteinte initiale de la thyroïde n'a pas passé inaperçue et si, en fait, ce n'est pas la thyroïde qui est toujours la première intéressée.

1° *Théorie thyro-ovarienne.* — Cette théorie repose sur quelques faits cliniques. On connaît l'hypertrophie thyroïdienne de la puberté, de la

A. Souques.

menstruation, de la grossesse, de la ménopause, etc. Cette hypertrophie pourrait amener une dysthyroïdie qui déterminerait, à son tour, le goitre exophtalmique. Sanderson, Perrin et Blum, Jayle et Dalché ont cité des exemples de maladie de Graves consécutifs à l'ovariotomie ou à l'hypoovarie. Dans ces cas, le syndrome basedowien serait effacé : tachycardie modérée, exophtalmie légère ou absente, goitre peu marqué, bouffées congestives, etc. A l'appui de cette théorie, on a signalé des cas de goitre exophtalmique améliorés ou guéris par l'opothérapie ovarienne. Mais Vinay a fait remarquer que ce goitre exophtalmique, consécutif à une insuffisance ovarienne, s'observe surtout chez des femmes ayant présenté antérieurement des lésions thyroïdiennes.

2° ***Théorie thyro-hypophysaire.*** — Salmon a signalé quelques faits exceptionnels pouvant faire supposer que le goitre exophtalmique pourrait avoir une origine hypophysaire. On a également mentionné quelques cas d'acromégalie coexistant avec une hypertrophie de la thyroïde. On a rappelé que, dans l'enfance, le basedowien avait souvent une taille élevée, ce qui a fait penser à la participation de l'hypophyse, et que, à la suite de la thyroïdectomie, l'hypophyse pouvait s'hypertrophier. D'autre part, on aurait vu l'opothérapie hypophysaire améliorer le goitre exophtalmique (Salmon, Renon et Delille, Parisot.) Mais tout cela est bien peu probant.

3° ***Théorie thyro-pancréatico-surrénale.*** — L'École de Vienne admet l'existence de relations étroites entre la thyroïde, les surrénales et le pancréas. Eppinger, Falta et Rudinger affirment que la sécrétion thyroïdienne et la sécrétion surrénale exercent une influence excitante l'une sur l'autre, et que les sécrétions thyroïdienne et pancréatique se modèrent l'une l'autre. Autrement dit, dans l'hyperthyroïdie, il y a hypersécrétion du système chromaffine et hyposécrétion du pancréas. L'hypersécrétion d'adrénaline exciterait le sympathique et le vague, et produirait la tachycardie, l'exophtalmie, le tremblement, les sueurs, les troubles vaso-moteurs. L'hyposécrétion du pancréas expliquerait la fréquence de la glycosurie dans le goitre exophtalmique. C'est là une hypothèse ingénieuse, mais qui paraît infirmée par certains faits. Les cas ne sont pas rares où l'adrénaline est en quantité normale dans le sang des basedowiens, où l'hypertrophie des surrénales fait défaut et est même remplacée par de l'atrophie. « Les expériences présentement acquises, dit Gley, ne paraissent être en faveur ni de la théorie de l'action renforçante de la thyroïde et des surrénales, ni de la théorie de l'action inhibitrice réciproque du pancréas et des surrénales. »

Telles sont les principales théories émises sur la pathogénie du goitre exophtalmique. Peut-on les concilier?

Beaucoup de médecins, et non des moindres, considèrent encore la maladie de Parry comme une *névrose* qui entraînerait des modifications de la sécrétion thyroïdienne. Les raisons que j'ai indiquées plus haut semblent bien montrer que cette affection relève d'une lésion thyroïdienne primitive. En acceptant la théorie thyroïdienne, il est possible d'accorder au système nerveux et aux glandes endocrines le rôle et l'importance qui leur reviennent.

Dans la thyroïde basedowienne, il se forme des poisons capables d'exercer une action analogue à celle des poisons végétaux dont j'ai déjà parlé, et d'agir soit exclusivement, soit principalement sur le sympathique ou sur le vague. Qu'un individu prédisposé, ou, si l'on veut, spontanément vagotonique présente, un jour, une lésion thyroïdienne, on conçoit qu'il puisse se produire chez lui par dysthyroïdie une excitation vagotrope ; il en résultera une forme de goitre exophtalmique où les sueurs et la diarrhée prédomineront. Inversement, qu'on suppose un sujet de constitution sympathicotonique atteint de lésion thyroïdienne et de dysthyroïdie, il pourra en résulter une forme basedowienne sympathicotrope avec exophtalmie, tachycardie, etc... Il est aisé de concevoir que, à côté de ces deux formes vagotonique et sympathicotonique, il puisse exister une forme mixte, de beaucoup la plus commune, qui sera à la fois vago et sympathicotrope.

Cette conception expliquerait pourquoi les basedowiens ne présentent pas tous la même symptomatologie. Elle rend, en outre, à la prédisposition névropathique et au système nerveux, particulièrement au sympathique et au parasympathique, un rôle pathogénique de premier ordre. La sécrétion thyroïdienne, troublée qualitativement ou quantitativement, ou des deux manières, intoxique le système nerveux, avant tout le sympathique et le vague, et détermine chez les sujets prédisposés (sympathicotoniques ou vagotoniques) les symptômes basedowiens primordiaux. Les poisons thyroïdiens perturbent, en outre, le fonctionnement des autres glandes endocrines, soit directement, soit par l'intermédiaire des vaso-moteurs, et provoquent des phénomènes ovariens, thymiques, surrénaliens qui ne relèvent qu'indirectement de la thyroïde.

Bref, l'origine thyroïdienne primitive du goitre exophtalmique donne à la thyroïde le rôle initial, mais laisse au système nerveux et aux glandes endocrines un rôle très important. Elle n'est nullement en opposition avec les données étiologiques générales que nous possédons sur cette maladie. S'agit-il, en effet, de thyroïdites anciennes, de cancers, de goitres basedowifiés ? La thyroïdite ou la tumeur étant antérieures à la maladie de Graves, il est naturel qu'elles déterminent, à un moment donné, une dys- ou une hyperthyroïdie qui provoquera le syndrome basedowien. S'agit-il de goitre exophtalmique paraissant consécutif aux altérations d'une glande endocrine autre que l'ovaire, par exemple ? J'ai déjà dit que les faits de cet ordre étaient contestables, comme interprétation. Un trouble ovarien peut paraître primitif, c'est-à-dire antérieur au goitre basedowien, et lui être en réalité postérieur et consécutif. On ne peut juger, en effet, des fonctions de la thyroïde sur le volume ou sur les apparences de la glande. S'il était démontré que la thyroïde a été atteinte consécutivement, il faudrait reconnaître qu'elle ne tarde pas à prendre le premier rang et à provoquer directement, par ses sécrétions, les principaux symptômes du goitre exophtalmique. S'agit-il, enfin, de maladie de Parry attribuée à une action nerveuse directe ou réflexe : émotion, affection nasale, etc.? Il est permis de supposer que la thyroïde était déjà touchée, d'une façon latente, lorsque l'action

A. Souques.

nerveuse, directe ou réflexe, est survenue, et que celle-ci n'a fait que donner un coup de fouet au thyroïdisme latent et le révéler. Dans les cas où une telle supposition ne paraîtrait pas possible, il faudrait admettre que l'action nerveuse a provoqué une dilatation des vaisseaux thyroïdiens, laquelle, par surirrigation, a déterminé des troubles de la sécrétion thyroïdienne. Cette sécrétion thyroïdienne troublée, réagit, à son tour, sur le système nerveux et les autres glandes endocrines, et il s'établit ainsi un cercle vicieux d'actions et de réactions réciproques qui aboutit au syndrome basedowien.

En résumé, il faut que le corps thyroïde participe au processus pour que le goitre exophtalmique survienne, qu'il soit atteint le premier, ce qui est la règle, ou qu'il soit frappé secondairement, ce qui est discutable. Il joue toujours le rôle essentiel : dans le premier cas, il est d'emblée, et dans le second — intercalé qu'il est dans le cycle morbide à la manière d'un multiplicateur — il devient vite le foyer producteur des principaux phénomènes basedowiens.

TRAITEMENT

Il y a des basedowiens qui guérissent spontanément. Il y en a qui guérissent à la suite d'un repos relatif (cessation des occupations habituelles) ou absolu (alitement prolongé), de pratiques quotidiennes d'hydrothérapie, d'un séjour dans un climat de moyenne altitude. Mais, dans la majorité des cas, il est nécessaire d'instituer un traitement médical ou chirurgical proprement dit.

I. TRAITEMENT MÉDICAL

Je passerai en revue les médicaments ordinaires le plus souvent employés ayant de parler de l'opothérapie et de la radiothérapie.

A) *Traitements médicamenteux.* — La plupart des médicaments employés visent un symptôme ou un groupe de symptômes, et ne s'adressent pas à la cause.

Pour calmer l'excitabilité nerveuse des basedowiens, on a conseillé les bromures, la valériane, etc... Contre le tremblement, on a vanté la belladone et la jusquiame; contre l'insomnie, le chloral, le véronal, etc...; contre l'insuffisance avec dilatation du cœur droit, la digitale. Trousseau la conseillait même contre la tachycardie permanente; mais je dois dire qu'elle peut avoir des effets dangereux, lorsque le myocarde est intact et que l'innervation du cœur est seule troublée. Il convient, dans ces cas, d'en rejeter l'emploi ou de n'en user qu'avec modération, car elle peut provoquer des troubles gastriques et favoriser le collapsus. On a parfois conseillé l'iode et les iodures, mais il est prudent, à mon avis, de s'en abstenir, même dans les goitres basedowifiés. Je passe sur l'aconit et l'antipyrine dirigés contre les névralgies, le chlorure de calcium insuffisamment expérimenté, le fer et l'arsenic qui peuvent être dangereux. Lancereaux et Paulesco ont préconisé le sulfate de quinine, à cause de son action vaso-constrictive. L'ergot de seigle a été essayé pour le même motif. Chibret (de Clermont-Ferrand) et Babinski ont prescrit le salicylate de soude dont ils ont obtenu de bons résultats. Il faut l'ordonner à dose modérée, tous les jours, et cela pendant des mois, en ayant soin de l'interrompre de temps en temps. Les bons résultats obtenus tiennent, ou à l'origine rhumatismale de certains goitres exophtalmiques, ou à toute autre cause.

Les médecins viennois, ayant remarqué une analogie d'action entre certains poisons végétaux et les poisons basedowiens, ont songé à neutraliser l'action de ces derniers sur le système nerveux. Il y a deux poisons végétaux : l'atropine et l'ergotine, qui paralysent, le premier, le vague, et le second, le sympathique. Gowers, Mackenzie, Eppinger disent avoir obtenu de bons effets de l'atropine. Möbius, au contraire, déclare qu'il n'en a retiré aucun avantage. Pour juger de l'efficacité de l'atropine, il importerait de choisir les formes vagotoniques avec vomissements, diarrhée, sueurs, malaises subjectifs. On a pareillement essayé l'ergotine dans les formes sympathicotoniques et obtenu des résultats contradictoires. Cette thérapeutique neutralisante n'est pas encore au point.

B) *Opothérapie.* — Faut-il donner les extraits thyroïdiens? Si on en a retiré parfois des avantages, il est certain que cette méthode a produit des accidents. Gauthier (de Charolles) la limite aux goitres basedowifiés, aux goitres basedowiens tendant au myxœdème, à ceux qui sont consécutifs aux infections. Si on juge opportun de recourir à l'opothérapie thyroïdienne, même ainsi limitée, il faut le faire avec une extrême prudence et user de doses faibles.

La théorie de l'hyperthyroïdie, c'est-à-dire de cette espèce d'intoxication de l'économie par un excès de sécrétion thyroïdienne, devait conduire à la recherche d'une sérothérapie. On supposa que, dans le sérum des myxœdémateux — le myxœdème relevant sûrement d'une hypothyroïdie — il pourrait exister une antitoxine capable de neutraliser la toxine circulant dans le sang des basedowiens. Gilbert Ballet et Enriquez avaient injecté avec succès, aux basedowiens, du sérum de chien éthyroïdé. Möbius employa, plus tard, le sérum de mouton éthyroïdé, additionné d'acide phénique. Enfin, Hallion prépara, sous le nom d'*hémato-éthyroïdine*, un produit glycériné contenant le sang total du cheval éthyroïdé depuis plus d'un mois. Cette sérothérapie a souvent donné des résultats excellents. Ainsi, Sainton a réuni 221 cas de maladie de Parry, traités par cette méthode, et trouvé 175 améliorations, 23 guérisons et 23 insuccès ou aggravations.

Si on a de bonnes raisons pour soupçonner que le goitre exophtalmique, survenu à la puberté, à la ménopause, au cours d'une grossesse, etc., a des rapports avec une hypoovarie, ou si les règles sont supprimées, on peut recourir à l'opothérapie ovarienne. De même, on peut recourir à l'opothérapie surrénale, si, chez des basedowiens, on constate des troubles surrénaux. On aurait, dans quelques cas, obtenu des résultats satisfaisants de l'opothérapie hypophysaire. Quant aux essais d'opothérapie thymique, ils n'auraient pas donné jusqu'ici des effets concordants. S'il y a tétanie, les extraits parathyroïdiens sont indiqués. Il ne faut pas oublier que l'opothé-

A. SOUQUES.

rapie demande à être surveillée de près et qu'elle doit être interrompue de temps en temps.

C) *Radiothérapie*. — Laissant de côté l'ancienne électrisation du sympathique cervical, que la théorie sympathique du goitre exophtalmique avait fait naître, je ne parlerai ici que de la radiothérapie thyroïdienne qui occupe actuellement la première place dans le traitement de cette affection. Les irradiations de la glande thyroïde ont donné jusqu'ici des résultats supérieurs à ceux de toutes les autres médications. Aussi ont-elles été érigées, par quelques auteurs, en traitement exclusif. Il faut employer des rayons pénétrants, bien dosés et bien filtrés, les employer à doses modérées, à raison d'une séance hebdomadaire, afin d'éviter la radiodermite. Il n'est pas exceptionnel que les premières séances provoquent une exacerbation des symptômes basedowiens, surtout si on fait des séances trop rapprochées, et si on emploie de fortes doses. S'il s'agit d'un goitre congestif, mou et récent, dix ou douze séances suffiront; si, au contraire, il s'agit d'un goitre ancien datant d'une ou plusieurs années, il faudra de longs mois pour obtenir un succès souvent partiel. C'est dans les goitres rapides et graves que les succès sont le plus brillants. Les formes frustes sont plus rebelles que les formes typiques.

Les symptômes basedowiens le plus améliorés sont l'irritabilité, l'émotivité, l'insomnie, la tachycardie, le tremblement, l'état général. L'appétit revient vite, l'amaigrissement disparaît, les forces renaissent, les règles se rétablissent. Ce sont le goitre lui-même et les troubles oculaires qui résistent le plus à la radiothérapie; il y a pourtant des cas où ces symptômes sont favorablement modifiés. Schüler et Romberg ont obtenu par la radiothérapie 50 pour 100 de guérisons complètes et 25 pour 100 d'améliorations évidentes. On a cité des statistiques encore plus heureuses. Jusqu'à plus ample informé, la radiothérapie doit être le traitement de choix pour les goitres basedowiens. Il faut faire cependant quelques réserves, en ce qui concerne les goitres basedowifiés.

Il y a avantage à porter le rayonnement pénétrant au delà de la région thyroïdienne, de manière à irradier la région sternale supérieure, et à atteindre le thymus ou les thyroïdes aberrantes. Il semble que ce procédé donne une amélioration plus rapide que les irradiations limitées au corps thyroïde.

Aux États-Unis, l'étude du métabolisme chez les basedowiens régit le traitement. Il est établi que l'alitement diminue de 10 pour 100 le métabolisme basal, que la radiothérapie amène une pareille diminution, ainsi que la ligature d'une artère thyroïdienne. On commence par recourir à l'alitement et à la radiothérapie. Si, sous cette influence, le métabolisme basal ne baisse pas de 20 pour 100, on recourt au traitement chirurgical, à la thyroïdectomie partielle ou à la ligature des artères thyroïdiennes. Si le métabolisme basal augmente malgré l'alitement, il y a là une contre-indication à la thyroïdectomie d'emblée. On lie alors une artère thyroïdienne supérieure, et plus tard, quand le métabolisme a diminué, on pratique la thyroïdectomie partielle.

II. TRAITEMENT CHIRURGICAL

Il est clair qu'il ne faut pas recourir d'emblée à l'opération, conseillée par quelques chirurgiens, sous le prétexte que, la cause résidant dans la thyroïde, la thyroïdectomie s'impose, et que les cas anciens sont peu favorables à l'acte opératoire. Pour accepter une pareille conduite, il faudrait que le traitement médical ne réussît jamais et que le chirurgical fût toujours sans danger. Or, le traitement médical guérit ou améliore l'immense majorité des goitres exophtalmiques et donne au moins autant de succès que le chirurgical. Les résultats fournis par l'opération sont, d'autre part, souvent peu durables et les récidives précoces ou tardives ne sont pas exceptionnelles. Et puis la thyroïdectomie n'est pas un acte inoffensif; même entre des mains expérimentées, elle peut être suivie de mort. La vie des basedowiens n'étant pas plus courte que celle des autres personnes, les décès opératoires constituent une perte directement imputable à la thyroïdectomie. Tant que la supériorité du traitement chirurgical ne sera pas démontrée et que les décès post-opératoires seront fréquents, la thyroïdectomie devra céder le pas au traitement médical.

Mais, lorsque le traitement médical a échoué, on peut opérer. Faut-il opérer indirectement tous les goitres basedowiens? De bons esprits pensent qu'il ne faut pas réserver l'intervention aux goitres basedowifiés. Quand peut-on opérer? Les avis sont divisés sur ce point : trois mois, six mois, un an après l'échec du traitement médical.

A) *Méthodes opératoires.* — L'opération porte soit sur la thyroïde, soit sur le sympathique cervical.

1° *Opération sur la glande.* — J'ai déjà signalé la méthode suivie par les médecins américains. Je passerai sur l'*exothyropexie*, imaginée par Poncet, qui a donné des résultats déplorables et qui est, je crois, complètement abandonnée, pour ne citer que la ligature des artères thyroïdiennes et la thyroïdectomie partielle.

a) *Ligature des artères seules.* — Cette méthode consiste à lier les thyroïdiennes supérieures des deux côtés et l'inférieure d'un côté. Il est des cas où ces ligatures ont suffi à amener l'amélioration.

b) *Thyroïdectomie avec ou sans ligature des artères.* — Il s'agit de thyroïdectomie partielle, bien entendu. Pour éviter la tétanie et le myxœdème, il est indispensable de laisser en place une portion notable de la thyroïde. On n'a pourtant de succès que si l'ablation est assez étendue.

Riedel enlève, en une seule fois, un lobe thyroïdien, l'isthme et les deux tiers de l'autre lobe.

Kocher combine la ligature des artères avec la thyroïdectomie : il lie d'abord une artère supérieure, du côté où la vascularisation paraît la plus forte; quinze jours après, si l'amélioration n'est pas survenue, il lie l'autre thyroïdienne supérieure, et, si l'amélioration ne se montre pas au bout de quelques semaines, il excise la moitié de la glande.

Il est une autre méthode, souvent employée, qui consiste à enlever la

A. Souques.

moitié de la glande, isthme compris, et à lier l'artère thyroïdienne supérieure du côté laissé en place, soit immédiatement, soit plus tard.

2° *Résection du sympathique cervical.* — Préconisée par Jaboulay, cette opération est pratiquée aujourd'hui par Jonnesco, qui recommande la résection bilatérale du sympathique cervical et de ses trois ganglions supérieur, moyen et inférieur. Ces deux opérateurs en ont obtenu de bons résultats. Il est vrai que Garré, Kocher, Curtis n'ont rien obtenu de pareil. Jonnesco affirme que cette opération est facile et sans dangers. La plupart des chirurgiens sont loin d'être de cet avis, particulièrement pour ce qui concerne l'exérèse du ganglion cervical inférieur.

Cette opération améliorerait l'exophtalmie, les troubles nerveux et l'état général, le plus souvent d'une façon temporaire. Les symptômes cardiovasculaires ne disparaîtraient qu'après l'ablation du ganglion cervical inférieur. Quant aux autres symptômes, ils ne seraient pas modifiés. Lenormant a réuni 76 cas ainsi traités, les cas de Jonnesco et de Bulacesco compris, et relevé 28 guérisons, 29 améliorations, 7 insuccès et 12 morts. Cette forte mortalité a fait rejeter la sympathicectomie par la plupart des chirurgiens.

B) *Résultats.* — Il est difficile d'apprécier les résultats de la thyroïdectomie. D'abord, la méthode employée n'a pas été toujours la même. Ensuite, les chirurgiens ne donnent pas tous le même sens aux termes amélioration et guérison. Aussi les statistiques diffèrent-elles notablement. Lenormant, qui a rassemblé dans la littérature médicale un grand nombre de cas de thyroïdectomie, les divise en deux groupes : dans l'un, comprenant 669 cas, il s'agit de guérison ou de grande amélioration; dans l'autre, composé de 237 cas, on trouve les améliorations légères, les échecs et les morts. Il en ressort que, sur 4 cas traités opératoirement, il y a 3 succès et 1 échec. Les statistiques personnelles offrent un plus grand intérêt. Ainsi pour ce qui concerne les guérisons, d'après les statistiques de dix-sept chirurgiens, celle de Garré, la moins favorable, n'en donne que 14 pour 100, tandis que celle de Kocher en montre 76 pour 100. Les mêmes écarts se rencontrent, pour ce qui concerne les améliorations. Il importerait, du reste, de savoir si les résultats ont été passagers ou durables. Or, trop souvent, les opérés n'ont pas été suivis assez longtemps.

Si les mots de guérison et d'amélioration prêtent justement à la critique, le terme de mort opératoire ou post-opératoire ne souffre aucune contestation. Ici, les statistiques vont de celle de Curtis : mortalité de 27 pour 100 à celle des frères Mayo : 0 pour 100, en passant par celle de Köcher qui indique 3 à 4 décès pour 100. Il est nécessaire de faire remarquer ici que la méthode employée et l'expérience personnelle du chirurgien entrent grandement en ligne de compte, et que la mortalité diminue au fur et à mesure que la technique se perfectionne. Jusqu'ici la mortalité moyenne oscille entre 3 et 7 pour 100. La mort survient pendant la narcose ou après l'opération.

A la suite de l'opération, on voit, généralement, apparaître une phase de thyroïdisme aigu, transitoire ou aboutissant à la mort par collapsus cardiaque. Elle est caractérisée par une tachycardie extrême, des sueurs profuses, de l'agitation, de l'anxiété, des vomissements, de la diarrhée, des bouffées congestives. Si la mort doit s'ensuivre, le pouls d'une fréquence excessive devient irrégulier, la dyspnée intense avec cyanose de la face, œdème des jambes, hypertrophie du foie, ictère, etc... Pour expliquer cette mort, on avait incriminé la résorption du suc thyroïdien à la suite de manipulations sur la glande. Cette hypothèse tombe devant les cas de mort survenus chez les basedowiens à la suite d'opérations sur l'ovaire, le sein, etc... On a incriminé l'hypertrophie du thymus, mais à tort, car il est avéré que le thymus n'est pas toujours hypertrophié dans les cas mortels. Quoi qu'il en soit, on a proposé de substituer l'anesthésie localisée à l'anesthésie généralisée, surtout quand le cœur est sérieusement atteint.

Dans les cas heureux, à la suite de l'opération, on voit généralement disparaître les troubles nerveux, l'amaigrissement et la tachycardie, encore que l'instabilité du pouls persiste souvent. On voit aussi, assez fréquemment, disparaître l'aménorrhée, les troubles digestifs, les sueurs, les bouffées congestives, le tremblement, mais la guérison complète et définitive se voit très rarement. En effet, l'exophtalmie persiste indéfiniment. Dans les cas anciens, quand il y a dilatation du cœur, la tachycardie elle-même peut persister. Aussi Köcher conseille-t-il d'intervenir de bonne heure. C'est avec des interventions précoces, et pour des cas non typiques, du reste, qu'il a pu fournir la statistique favorable dont j'ai déjà parlé.

En terminant, je signalerai les résultats heureux obtenus, dans quelques cas de goitre exophtalmique, par la *thymectomie*. Il est encore impossible, vu sa rareté, de juger cette opération. Il semble que l'ablation du thymus, combinée avec la thyroïdectomie unilatérale, puisse produire de bons effets, en empêchant les accidents post-opératoires.

Quoi qu'il en soit, avant de recourir à l'intervention chirurgicale, il faut essayer la radiothérapie.

A. SOUQUES.

PATHOLOGIE DES GLANDES PARATHYROIDES

Par le docteur P. HARVIER

Professeur agrégé à la Faculté de Médecine

I. — ANATOMIE, HISTOLOGIE ET PHYSIOLOGIE GÉNÉRALES

L'histoire des glandes parathyroïdes est de date récente. En 1880, Sandstroem, d'Upsala, découvre, chez l'homme et les animaux, de chaque côté des lobes thyroïdiens, deux paires de glandes, qu'il propose de dénommer « glandulæ parathyroïdæ ». Gley, en 1891, indique l'importance physiologique de ces organes. Moussu démontre ensuite l'existence d'une fonction parathyroïdienne.

I. — ANATOMIE [1]

Il existe chez l'homme, de chaque côté de la ligne médiane, deux parathyroïdes : une supérieure ou thyro-parathyroïde, une inférieure ou thymo-parathyroïde.

Elles se présentent comme des corpuscules ovalaires, arrondis ou réniformes, plus ou moins aplatis, de consistance plus molle que le tissu thyroïdien.

Leur couleur, blanchâtre, presque transparente chez le nouveau-né, varie du jaune orange au rouge chez l'adulte. Elle tranche suffisamment sur celle des tissus voisins, pour qu'on puisse, avec un peu d'habitude, différencier les parathyroïdes des glandes thyroïdes accessoires, des ganglions lymphatiques et des lobules graisseux.

Leur volume varie de celui d'un grain de mil à celui d'une lentille.

Leurs dimensions moyennes chez l'adulte sont de 6 mm. de longueur sur 4 mm. de largeur et 2 mm. d'épaisseur.

La parathyroïde supérieure est située au voisinage de l'artère thyroïdienne inférieure et du nerf récurrent. Elle répond, en général, à l'union du tiers supérieur et des deux tiers inférieurs du corps thyroïde, la droite étant située un peu plus bas que la gauche.

La parathyroïde inférieure a une situation moins fixe : on la rencontre

1. Consulter sur l'anatomie des Parathyroïdes le récent travail de H. Lorin. *Journal de Chirurgie*, t. XVIII, n° 5, nov. 1921.

ordinairement à l'union du tiers moyen et du tiers inférieur, sur la face latérale du corps thyroïde, mais parfois il faut la chercher au pôle inférieur de cet organe, ou entre celui-ci et la trachée.

Les parathyroïdes peuvent être incluses dans le corps thyroïde : ce sont les *parathyroïdes internes.*

Il existe des parathyroïdes *accessoires* (Pepere), incluses dans le thymus ou dans la graisse rétro-sternale, et des parathyroïdes *aberrantes*, logées dans le médiastin antérieur, au-dessous du corps thyroïde.

Les parathyroïdes sont des dérivés branchiaux, qui naissent de bourgeonnements apparaissant sur la paroi des 3e et 4e fentes branchiales.

Aux dépens de la troisième fente se développent : d'une part, sur la face ventrale, le thymus; d'autre part, sur la face dorsale, la parathyroïde externe ou thymo-parathyroïde.

Sur la face ventrale de la quatrième fente naît l'ébauche thyroïdienne latérale et, sur sa face dorsale, la parathyroïde interne ou thyro-parathyroïde.

L'embryologie explique ainsi non seulement la topographie normale ou anormale de ces glandes, mais leur inclusion dans des organes de voisinage et leur distribution erratique possible, depuis l'extrémité supérieure du pharynx jusqu'à la pointe du thymus.

II. — HISTOLOGIE

La parathyroïde présente la structure générale des glandes à sécrétion interne. Elle est constituée par une capsule conjonctive d'enveloppe, de laquelle se détachent de fines cloisons contenant des capillaires sanguins et lymphatiques, dont la paroi est en contact intime avec les cellules glandulaires.

Depuis Sandstroem, les histologistes décrivent deux types de cellules parathyroïdiennes : les unes, les plus nombreuses, petites, à noyau rond, à protoplasma réduit, renferment une quantité variable de granulations; les autres, moins abondantes, sont disséminées au milieu des précédentes et présentent un protoplasma qui contient de nombreuses granulations réfringentes.

Les cellules du premier type sont désignées sous le nom de *cellules principales, cellules chromophobes, cellules fondamentales* (Pepere). — Celles du second type sont indifféremment appelées *cellules oxyphiles, cellules chromophiles, cellules éosinophiles.*

I. *Cellules principales*. — De forme polyédrique par pression réciproque, disposées entre les mailles du tissu conjonctif et immédiatement bordées par des capillaires à parois très minces, elles présentent un noyau régulier, généralement arrondi, prenant avec intensité l'hématéïne, au point qu'il est difficile d'en entrevoir la structure nucléaire, et un protoplasma clair, non coloré par les réactifs, si bien que le noyau apparaît libre au milieu de la cellule (Erdheim).

Les cellules principales peuvent se présenter sous plusieurs aspects :

a) *Cellules claires et sans protoplasma*. — Le noyau semble libre dans la cellule, mais les limites cellulaires sont nettement visibles.

P. Harvier.

b) *Cellules à protoplasma homogène ou granuleux.* — Alternant irrégulièrement avec les précédentes, de dimensions égales, elles ont un noyau
également foncé, mais contiennent un protoplasma, soit homogène, hyalin,
soit finement granuleux, occupant toute l'étendue de la cellule ou existant
seulement sous forme de collerette autour du noyau.

Ces deux aspects correspondent vraisemblablement à des étapes différentes de la sécrétion cellulaire. A l'état normal, les cellules glandulaires
sont représentées par des éléments avec ou sans cytoplasma ; l'absence de
protoplasma répond sans doute à une phase de repos, et sa présence à une
phase d'activité glandulaire. Sur un même sujet, on peut voir, dans toutes
les glandes, des cellules munies de protoplasma, ou des cellules alternative-
ment claires et à protoplasma homogène ou granuleux. Enfin, une ou deux
glandes parfois renferment seulement des cellules claires.

II. *Cellules chromophiles.* — Elles se présentent sous deux types
faciles à distinguer :

Un premier type est constitué par des cellules, de dimensions égales aux
cellules fondamentales, dont elles ne se distinguent que par l'affinité puissante pour l'éosine de leur protoplasma, d'apparence homogène. — Le
second type est représenté par des cellules, plus volumineuses, à protoplasma composé de fines granulations éosinophiles.

Ces cellules sont beaucoup moins abondantes que les précédentes. Elles
se présentent isolées au milieu d'un groupe de cellules principales, ou
sont réunies en agglomération de trois ou quatre. Elles manquent parfois.
On les observe même chez les nourrissons (Harvier), du moins à l'état pathologique, et chez les enfants à partir de 10 ans (Erdheim et Getzowa). Elles
sont d'autant plus nombreuses que le sujet est plus âgé.

Types glandulaires. — La plus ou moins grande abondance du tissu
conjonctif dans la glande réalise trois principaux types glandulaires :

Un type compact, correspondant à la glande de l'enfant et de l'adolescent,
dans lequel les cellules sont juxtaposées en travées épaisses, largement
anastomosées, séparées par un mince réseau conjonctif.

Un type réticulé ou *semi-compact,* observé surtout chez l'adulte, dans
lequel des travées longues et grêles, rarement anastomosées, sont séparées
par des vésicules adipeuses et du tissu conjonctif, contenant les vaisseaux
sanguins.

Un type lobulé ou diffus, répondant à la glande des vieillards, dans
lequel le tissu conjonctif et graisseux constitue des cloisons volumineuses,
qui divisent la masse épithéliale en îlots secondaires et réalisent autant de
lobules.

Produits de sécrétion glandulaire. — Plusieurs produits de sécrétion
ont été découverts dans les cellules parathyroïdiennes.

1° *Colloïde.* — La colloïde, absente chez le nouveau-né, augmente avec
l'âge. Elle se présente sous forme de gouttelettes ou de plaques amorphes,
de réaction acidophile, visibles, soit à l'intérieur des cellules chromophiles,
soit dans leur intervalle, au centre d'une travée cellulaire, soit encore dans
les capillaires sanguins ou lymphatiques.

Son origine est très discutée. L'opinion de Benjamins, qui la considérait comme un produit de désintégration cellulaire, ne paraît pas acceptable, car la colloïde est disposée entre des travées de cellules absolument saines, qui ne présentent aucun signe de dégénérescence. Pepere admet que la colloïde est un produit de sécrétion des cellules chromophiles, qui, la sécrétion achevée, reprennent le type de cellules fondamentales. Cette dernière hypothèse seule permet d'expliquer la présence de colloïde aussi bien entre les cellules principales qu'entre les cellules chromophiles.

La nature de cette colloïde est inconnue. Elle ne paraît pas comparable à celle de la thyroïde. Elle ne se collecte pas au centre de formations vésiculaires et ne contient jamais de débris cellulaires. Par analogie avec ce qu'on sait de la sécrétion thyroïdienne, on pense que la colloïde des parathyroïdes est déversée dans la circulation sanguine.

2° *Iode.* — Gley a démontré l'existence de l'iode dans les parathyroïdes. Cette substance y serait plus abondante, toutes proportions gardées, que dans le corps thyroïde lui-même. L'opinion de Gley est contestée par Chenu et A. Morel. D'ailleurs la nature de l'iode parathyroïdien, son origine comme son mode d'évacuation sont inconnus.

3° *Glycogène.* — Le glycogène a été signalé par Pétersen dans les parathyroïdes normales. On le constate surtout dans les cellules fondamentales, qui lui doivent leur aspect clair particulier. Guizetti, von Verebely, Kœnigstein, Yanase ont confirmé ces constatations.

4° *Graisse.* — Les réactifs appropriés mettent en évidence, dans les cellules principales, des granulations graisseuses (graisses neutres et phosphorées), dont le rôle est encore incomplètement élucidé. Pepere admet que les graisses interviennent dans l'absorption des sécrétions cellulaires et facilitent leur passage dans le torrent circulatoire.

III. — PHYSIOLOGIE

A Gley revient l'honneur d'avoir indiqué le premier, en 1891, l'importance physiologique des parathyroïdes. Sa conception était cependant erronée, car pour lui la parathyroïde n'était qu'une glande thyroïde accessoire, susceptible de suppléer la glande thyroïde principale et de se transformer en tissu thyroïdien.

Moussu, combattant la théorie de Gley, dans une série de travaux échelonnés de 1892 à 1899, démontra l'existence d'une fonction parathyroïdienne entièrement distincte de la fonction thyroïdienne. Tous les travaux ultérieurs ont confirmé sa manière de voir.

L'ablation expérimentale des parathyroïdes détermine des accidents différents, suivant qu'elle est complète ou partielle, c'est-à-dire suivant que toutes les glandes ou seulement un certain nombre d'entre elles ont été détruites.

1° **Insuffisance parathyroïdienne complète** [1]. — L'extirpation totale et complète des quatre glandes entraîne chez les animaux deux ordres

1. Consulter pour l'étude détaillée de l'insuffisance parathyroïdienne expérimentale la monographie de L. Morel. *Les Parathyroïdes*, 1912, Hermann, édit., p. 73 et suivantes.

P. HARVIER.

d'accidents mortels : d'une part des accidents de tétanie, d'autre part des accidents toxiques.

a) **Accidents tétaniques.** — « Le chien de 2 à 3 ans, qui a subi la parathyroïdectomie ne présente immédiatement aucun symptôme clinique. Les accidents débutent le 2ᵉ jour. A ce moment, il semble triste, inquiet, s'agite et se plaint. Il ne mange pas, mais boit abondamment. Les urines sont rares, les fèces exceptionnelles.

« Du 2ᵉ au 3ᵉ jour, il accuse une absence de souplesse particulière, un tremblement fugace et menu, analogue à celui des chevaux piqués par une mouche, de légères secousses musculaires en éclair, du tremblement fibrillaire de la langue.

« Les accidents entrent alors dans la période d'état.

« L'animal prend un aspect misérable, s'isole dans un coin sombre, semble souffrir beaucoup, pousse des cris dès qu'on le touche. La raideur se précise, parfois au point de l'empêcher de marcher; le tremblement se généralise et devient plus fréquent et plus ample. Des convulsions le jettent à terre, tantôt les pattes raides et la nuque en extension, tantôt agité de mouvements cloniques désordonnés, les pattes battant l'air, la face grimaçante. A ce moment, la respiration se précipite, le cœur s'accélère et la température monte. L'accès se prolonge plusieurs minutes et le chien, dont la conscience était au moins obnubilée, revient à lui, se relève, abruti, mais plus souple et fait quelques pas en titubant. L'accès est terminé.

« Mais il reparaîtra au bout de quelques heures, spontanément ou sous l'influence d'excitations diverses (mouvement, lumière, bruit, attouchement). Puis les accès croissent en nombre et en intensité, ils tendent à se rapprocher, à devenir subintrants.

« L'animal vers le 8ᵉ jour arrive ainsi à la période terminale, très amaigri et très faible. Il répand une odeur infecte. Les accès sont moins violents, mais plus fréquents. Couché sur le flanc, le chien, la gueule ouverte, sanglante, laisse pendre sa langue violacée. Il se refroidit progressivement et asphyxie. La respiration, rare et profonde, devient irrégulière, une courte période de contracture en extension succède aux convulsions, puis l'animal meurt sans se débattre. La mort survient en moyenne le 9ᵉ jour (L. Morel). »

b) **Accidents toxiques.** — Les accidents tétaniques ne sont pas la seule manifestation de l'insuffisance parathyroïdienne. Certains animaux succombent, après parathyroïdectomie, dans un même espace de temps, sans avoir présenté de tétanie.

Chez le chien parathyroprivé, les manifestations tétaniques peuvent être suspendues par différents médicaments (antipyrine, chloral, bromure, sels de calcium) et cependant l'animal succombe, après les délais habituels, dans un état de cachexie marquée. Derrière les manifestations nerveuses de l'insuffisance aiguë, se dissimule en effet une auto-intoxication profonde, que met en évidence l'étude du métabolisme.

Deux théories ont été proposées pour expliquer ces accidents, la théorie calcique et la théorie toxique :

1° *Théorie calcique.* — A la suite des travaux de J. Loeb (1900) sur le rapport entre l'appauvrissement de l'organisme en sels de calcium et l'hyperexcitabilité neuro-musculaire, Mac Callum et Vœgtlin, en 1909 émirent cette idée que les parathyroïdes contrôlent le métabolisme du calcium dans l'organisme.

Dans l'insuffisance parathyroïdienne, le calcium est excrété en excès et l'hyperexcitabilité neuro-musculaire consécutive se traduit par la tétanie. D'après ces auteurs, les glandes parathyroïdes règlent le métabolisme du calcium, comme le pancréas règle celui du glucose, et la tétanie ne serait qu'un « diabète calcaire ». Expérimentalement, Frouin, Parhon et Urechie ont constaté, chez les animaux parathyroprivés, que l'injection intrapéritonéale d'une solution de chlorure de calcium retarde et même atténue les accidents nerveux, tandis que l'injection de chlorure de sodium précipite et même aggrave ces accidents.

Trendelenburg et Gœbel (¹), utilisant le cœur isolé de la grenouille pour apprécier le degré de concentration du sérum sanguin en ions de calcium, ont constaté que le cœur de grenouille, immergé dans du sérum de chat rendu tétanique après thyro-parathyroïdectomie, présente des contractions d'amplitude beaucoup plus faibles que dans le sérum de chat normal. Cette action du sérum persiste pendant toute la durée de la tétanie et disparait avec la guérison de celle-ci.

Kramer, Kummer, puis Röhmer (de Strasbourg) et tout récemment Lestocquoy (²), considèrent la diminution du taux du calcium dans le sérum sanguin comme un des critères biologiques les plus importants de la maladie. Le taux du calcium libre, non combiné aux protéines, est notablement abaissé dans les formes de tétanie manifeste, et il existe, le plus souvent, un certain parallélisme entre l'intensité des manifestations cliniques et l'importance du déficit calcaire. Cependant cette hypocalcémie n'est pas absolument constante. D'autre part, la médication calcique, en particulier l'ingestion de chlorure de calcium, en ramenant à des chiffres normaux le taux du calcium dans le sang, fait disparaître les manifestations de la tétanie, tandis que l'ingestion de citrate de soude ou de citron (Kummer) ou de phosphate de soude (Röhmer), en précipitant le calcium sous forme de sels insolubles, déclanche, chez les prédisposés, l'accès de tétanie.

Mais les deux objections suivantes ont été faites à la théorie calcique :

1° La parathyroïdectomie n'est pas toujours suivie d'une excrétion exagérée du calcium ;

2° Dans certaines maladies, la tuberculose en particulier, la décalcification est souvent considérable et prolongée, sans qu'on voie survenir de symptômes tétaniques ou convulsifs.

b) Théorie toxique. — La théorie toxique a été soutenue, simultanément avec la précédente, par Pfeiffer et Mayer, Berkeley et Beebe, etc.

Les accidents de la parathyroïdectomie sont de nature toxique : des expériences irréfutables de Ughetti et di Mattei, de Fano et Zanda, Joseph et Meltzer, démontrent l'existence d'une toxémie parathyroprive.

Un animal est saigné en pleine tétanie. On pratique ensuite une injection

---

1. *Archiv für Experim. Path. und Pharmacolog.* T. LXXXIX, février 1921.
2. Lestocquoy. *Etude du métabolisme du calcium dans la tétanie. Th. Paris*, 1924.

P. Harvier.

intraveineuse d'eau salée, et les symptômes tétaniques cessent, pendant une durée de huit à vingt heures. Or, la saignée diminuant la teneur du sang en calcium, et l'injection d'une solution de chlorure de sodium augmentant, d'après Lœb, l'hyperexcitabilité nerveuse, (puisque le sodium est l'antagoniste du calcium), la tétanie devrait augmenter, au lieu de disparaître.

Il y a là une contradiction troublante et l'on comprend plus facilement, si l'on admet à l'origine des accidents tétaniques la présence d'un poison tétanisant, que la saignée, qui soustrait à l'organisme une partie de ce poison et que l'injection d'eau salée, qui dilue ce qui en reste, atténuent, au moins pour quelque temps, ses effets toxiques.

Différents auteurs ont cherché à déterminer la nature des poisons mis en circulation par la suppression des parathyroïdes. Fronin (1909) attribue les symptômes de l'insuffisance parathyroïdienne à une *intoxication carbamique*. L'élimination urinaire de l'acide carbamique augmente après la parathyroïdectomie et l'intoxication par le carbamate de soude reproduit en partie les accidents de tétanie. Cl. Jacobson est arrivé à des conclusions analogues.

L. Morel (1911) pense que l'*acidose* est l'aboutissant fatal de la parathyroïdectomie, suivie ou non de tétanie ; que les facteurs, qui favorisent ou entravent le développement de l'acidose, précipitent ou ralentissent l'évolution de l'insuffisance parathyroïdienne ; et qu'il existe un rapport étroit entre le degré d'acidose et la survie des animaux parathyroïdectomisés. Cette acidose est démontrée par l'étude du métabolisme : l'examen des urines met en évidence une élimination excessive de l'azote, des sels minéraux (Ca, Mg et S) et d'acides diacétique et lactique. Dans le sang, le taux de l'ammoniaque s'accroît progressivement. Les animaux présentent, en outre, une diminution considérable du pouvoir de fixation du dextrose.

Noël Paton et Findlay ([1]), à la suite d'une série de recherches très importantes, ont conclu que la tétanie est due à une intoxication par la *guanidine*, produit du métabolisme azoté. Les injections de guanidine déterminent, chez différents animaux, de la raideur, des secousses musculaires, des tremblements et une hyperexcitabilité neuro-musculaire, analogue à celle de la tétanie. Chez les chiens atteints de tétanie, ces auteurs ont trouvé, dans le sang et dans les urines, une augmentation considérable du taux de la guanidine. Ils ont constaté également, chez les enfants atteints de tétanie, une excrétion urinaire de ce produit double de la normale. Il est intéressant de noter que les sels de calcium atténuent les symptômes de l'intoxication par la guanidine, comme ils atténuent ceux de la tétanie. N. Paton et Findlay aboutissent à cette conclusion que les parathyroïdes neutralisent le métabolisme de la guanidine.

La théorie calcique et la théorie toxique ne seraient pas, d'ailleurs, exclusives l'une de l'autre, si l'on s'en rapporte aux expériences de Fuhner, d'après lesquelles le tissu musculaire ne se laisse pas pénétrer par une solution de guanidine, lorsqu'on ajoute à celle-ci une trace de sel de calcium.

---

1. N. Paton et Findlay. *Journ. of exp. Physiol.* Vol. X, 1917, p. 203.

Ajoutons, pour terminer, que, contrairement aux conclusions de L. Morel, un certain nombre d'auteurs (Grant et Goldmann, Collyi et Bakus, Porges, Freudenberg et György, Mac Cann) attribuent un rôle considérable à l'*alcalose sanguine*, dans la pathogénie de la tétanie. Lesné, Turpin et Guillaumin admettent également que l'alcalose sanguine est, avec la diminution du taux de l'ion calcium, la caractéristique du processus humoral, qui, chez les spasmophiles, favorise l'hyperexcitabilité du système nerveux.

Que conclure de tous ces travaux contradictoires?

L'intoxication carbamique, l'acidose ou l'alcalose sanguine ne sont vraisemblablement qu'une manifestation de l'empoisonnement parathyroprive et n'expliquent pas la cause de cet empoisonnement.

Les poisons supposés du métabolisme intermédiaire sont-ils normalement détruits dans les parathyroïdes ou neutralisés par les sécrétions parathyroïdiennes? Ou bien les parathyroïdes exercent-elles un contrôle indirect sur le métabolisme, par l'intermédiaire d'un autre organe, le foie par exemple? Il est difficile de répondre actuellement. Toutefois, plusieurs auteurs ont attiré l'attention sur la déchéance des fonctions antitoxiques du foie, qui suit immédiatement l'ablation des parathyroïdes, et c'est, en définitive, à la défaillance fonctionnelle du foie (') qu'ils attribuent les accidents parathyroprives.

Nos connaissances sur la nature du poison tétanisant sont donc encore bien incertaines.

Nous savons seulement qu'il s'agit d'un poison à localisation nerveuse et non musculaire. Mac Callum, puis Biedl ont démontré que chez un animal en état de tétanie, les secousses musculaires cessent dans les membres énervés.

Nous ignorons la localisation exacte de la lésion nerveuse qui engendre la tétanie. Nous savons seulement que la maladie n'est pas interrompue par l'ablation de l'écorce cérébrale (Horsley) ni par la section des racines postérieures. Mais, après section de la moelle, les contractures disparaissent dans la partie du corps, qui correspond au segment inférieur de la moelle.

2° **Insuffisance parathyroïdienne incomplète.** — Des considérations qui précèdent, nous pouvons donc conclure avec certitude que l'extirpation complète et totale des quatre parathyroïdes entraîne chez les animaux des accidents mortels. Les cas expérimentaux, qui échappent à cette règle, s'expliquent par une ablation incomplète ou par l'existence de parathyroïdes accessoires, dont l'autopsie fait la preuve.

Vassale et Generali ont montré que la conservation d'une seule glande suffit à assurer la survie de l'animal.

L'ablation de trois glandes détermine généralement un état d'insuffisance parathyroïdienne grave, qui rétrocède au bout d'un temps variable, mais l'animal présente ensuite une série de troubles, qui ne témoignent que d'une insuffisance parathyroïdienne relative.

Dans les jours qui suivent la parathyroïdectomie partielle, l'animal ne

1. L. MOREL et RATHERY. Le foie du chien parathyroprivé. *Journal de Phys. et Path. gén.* Sept. 1912, p. 90.

P. HARVIER.

manifeste aucun malaise ni aucun trouble apparent de la santé. Il est en état de *tétanie latente*. Les troubles morbides ne surviennent qu'à la suite d'une cause occasionnelle : fatigue musculaire (Vershaeten et Vanderlinden), alimentation carnée excessive, anesthésie, surtout gestation et allaitement. Vassale et ses élèves ont établi que la gravidité d'une part, l'allaitement d'autre part, déterminent, chez les femelles en état d'insuffisance parathyroïdienne relative, l'éclosion d'accidents tétaniques graves et souvent mortels.

Il est vraisemblable d'admettre, pour expliquer ces accidents, que la fonction antitoxique des parathyroïdes sur les poisons du métabolisme est gravement troublée par le fait de l'ablation de deux glandes et que tout facteur, exagérant ou troublant les échanges, rompt l'équilibre et détermine une insuffisance thyroïdienne complète.

Le déficit parathyroïdien, révèle, en outre, à côté des *fonctions antitoxiques* des glandes parathyroïdes, une *fonction trophique* importante. En effet, à la suite d'une parathyroïdectomie partielle, on observe des troubles de nutrition à évolution chronique, précédés ou non de symptômes convulsifs. Chez les animaux jeunes, cette opération entraîne un arrêt de développement, la chute du système pileux (observations d'Iselin sur le rat, d'Harvier sur le lapin et le chat). Gley et Morel ont constaté des ulcérations cutanées, et Erdheim, des altérations dentaires et le développement d'une cataracte chez le rat. Les sécrétions parathyroïdiennes paraissent ainsi jouer un rôle important dans la nutrition et dans le développement des organes ectodermiques.

Les travaux d'Iselin ([1]) ont encore mis en évidence le rôle des parathyroïdes dans l'accroissement et la nutrition de l'os. A la suite d'expériences de parathyroïdectomie partielle pratiquées sur des rats, il a pu remarquer un retard dans l'évolution du squelette de ces animaux, retard accompagné d'altérations de la moelle osseuse. Canal a noté le ralentissement de la guérison des fractures. Des expériences subséquentes ont établi que le processus de consolidation des fractures est nettement retardé chez le jeune chat partiellement parathyroïdectomisé. Enfin, L. Morel, de son côté, a constaté qu'indépendamment de la teneur en calcium de l'alimentation, la médication parathyroïdienne augmente, du simple au double, l'accroissement de l'os chez les animaux jeunes.

1. Iselin. *Deutsch. Zeitsch. f. Chir.*, Paris, 1908, p. 397.

II. — PATHOLOGIE DES GLANDES PARATHYROIDES

L'étude des glandes parathyroïdes n'est sortie du domaine expérimental que depuis quelques années. Plusieurs affections, de pathogénie jusqu'ici mal connue ou insoupçonnée, ont été rapportées, souvent sans raisons suffisantes d'ailleurs, à des altérations des fonctions parathyroïdiennes.

Il est encore impossible aujourd'hui d'homologuer les troubles de la fonction parathyroïdienne à ceux mieux connus de la fonction thyroïdienne par exemple et l'on ne saurait décrire actuellement une hyper- ou une hypo-parathyroïdie avec autant de netteté qu'on décrit un syndrome d'hyper- ou d'hypo-fonctionnement thyroïdien.

Nous adopterons pour l'étude de la pathologie des glandes parathyroïdes la division suivante :

I. Le syndrome d'insuffisance parathyroïdienne réalisé en clinique par *certaines* tétanies :

a) La tétanie post-opératoire.

b) Les tétanies médicales.

II. Les relations hypothétiques entre certaines affections et les troubles de la fonction parathyroïdienne.

III. Les modifications ou altérations des parathyroïdes dans les maladies.

IV. Les tumeurs des glandes parathyroïdes.

P. Harvier.

INSUFFISANCE PARATHYROIDIENNE ET TÉTANIE
POST-OPÉRATOIRE

Historique. — Ce sont les chirurgiens qui ont réalisé, sans s'en douter, sur l'homme lui-même, les premières expériences de tétanie parathyroprive. Il suffit, pour s'en convaincre, d'examiner les suites opératoires de strumectomies, qu'un certain nombre d'entre eux ont pratiquées.

C'est Nathan Weiss qui, en 1880, observa le premier des manifestations tétaniques, après l'extirpation de trois goitres, pratiquée à la Clinique de Billroth, et dès 1883, il réunissait 13 cas de tétanie post-opératoire épars dans la littérature.

J.-L. et A. Reverdin (1882) et Kocher (1883) firent connaître la *tétanie strumiprive* ou *myxœdème aigu opératoire*, qu'ils considéraient comme la manifestation aiguë immédiate de la suppression de la fonction thyroïdienne, alors que le myxœdème banal en constituait la manifestation chronique tardive. Et, pour éviter ces deux ordres de troubles, ces auteurs concluaient à la nécessité de laisser, au cours de toute intervention portant sur le corps thyroïde, une portion suffisante de la glande. Cependant, malgré ces précautions opératoires, les accidents tétaniques n'étaient pas toujours évités à la suite de l'ablation de certains goitres.

Tandis que les malades thyroïdectomisés par Kocher, à Berne, présentaient des troubles cachectiques, les malades opérés par Billroth, à Vienne, mouraient de tétanie.

Les recherches des physiologistes établirent ensuite que les accidents aigus, rapidement mortels, étaient dus, non pas à l'ablation du corps thyroïde, mais à la destruction des parathyroïdes. Ce fut Pineles qui, opérant en 1906 sur le singe anthropoïde, démontra que, si les parathyroïdes ne sont pas lésées, l'animal supporte, sans accident, l'ablation des huit-neuvièmes du corps thyroïde. Ainsi fut expliquée la dualité du *myxœdème, maladie thyroprive* et de la *tétanie, maladie parathyroprive.*

Étiologie. — La tétanie post-opératoire est donc due à la suppression anatomique ou fonctionnelle des parathyroïdes. Les constatations anatomiques d'Erdheim, de Bield, de V. Eiselsberg en Allemagne, de Benjamins en Angleterre, de Pool, Halsted, Mayo en Amérique, etc., ont mis hors de doute cette proposition et les rapports intimes des parathyroïdes et du corps thyroïde expliquent la fréquence de la tétanie, consécutive aux ablations *totales* du corps thyroïde.

Bien qu'aujourd'hui la thyroïdectomie totale soit abandonnée, la tétanie post-opératoire est encore observée à la suite de thyroïdectomie partielle (Pineles, Erdheim, Reichel, Friedeim, etc...). Bruns a vu la tétanie succéder à l'énucléation d'une nodosité goitreuse. Kocher a observé une tétanie mortelle, après ligature des 4 artères thyroïdiennes et Kopp a fait des constatations analogues, après ligature de trois et même de deux artères. Aussi les chirurgiens se sont-ils efforcés de régler une technique opératoire, qui respecte les parathyroïdes au cours des interventions sur le corps thyroïde.

La fréquence de la tétanie post-opératoire a beaucoup diminué, et cependant, malgré l'habileté du chirurgien, malgré la précision de la technique employée, la tétanie peut être inévitable, soit qu'il existe une absence congénitale d'une ou plusieurs glandes, une aplasie glandulaire, ou un état d'insuffisance fonctionnelle de glandes normales en apparence, soit que les parathyroïdes se nécrosent, à la suite de nombreuses ligatures vasculaires, au cours de l'exérèse de tumeurs malignes.

Symptômes. — Nous rappellerons brièvement la description clinique de ces accidents post-opératoires.

Ils surviennent, quelques heures après l'intervention, ou tardivement du 4e au 6e jour.

Annoncée ordinairement par des fourmillements, des élancements ou des tiraillements douloureux dans les membres, la tétanie se manifeste par des crises de contractures toniques, douloureuses, localisées symétriquement aux membres supérieurs, en particulier aux doigts, qui prennent l'attitude de la « main d'accoucheur ».

Les doigts sont le plus souvent contracturés en flexion dans la paume de la main, le pouce en adduction forcée, la main en flexion sur l'avant-bras. La flexion de l'avant-bras sur le bras en adduction est plus rare.

Les contractures peuvent atteindre aussi le membre inférieur (pied équin ou varus équin), et se généraliser au tronc, au cou, plus rarement à la face.

L'hyperexcitabilité nerveuse est mise en évidence par la recherche du signe de Trousseau et du singe de Chvostek. L'exploration électrique des nerfs décèle les réactions caractéristiques de la tétanie.

Ces contractures surviennent spontanément ou sont provoquées par le bruit, les mouvements actifs ou passifs. Elles sont courtes ou prolongées, de quelques minutes à 48 heures, et se répètent fréquemment, à quelques heures d'intervalle, ou sont séparées par des rémissions de plusieurs jours.

A l'examen, on constate, pendant la crise, une contracture douloureuse des muscles, qui résistent à l'extension passive. Les réflexes sont normaux ou vifs. Il existe des troubles anesthésiques et des phénomènes vasomoteurs, de rougeur et d'œdème, au niveau des articulations.

Les accès de contractures sont fréquemment accompagnés de fièvre élevée (40-41°) et d'accélération du pouls, de dyspnée intense, de salivation, de vomissements, de diarrhée, tous symptômes d'ordre toxique.

La tétanie opératoire peut guérir spontanément, d'une façon complète (35 pour 100). Fait intéressant, elle peut passer à l'état chronique : les crises s'espacent, mais persistent pendant des années. Kocher l'a vue ainsi associée au myxœdème.

La mort, quand elle survient, est due à un spasme glottique, ou phréno-glottique, ou encore à l'asphyxie progressive.

La tétanie post-opératoire ne se présente pas toujours sous cette forme classique. Il existe des *formes convulsives* (Fr. Hochwart), caractérisées par des accès de convulsions cloniques ou toniques, rappelant les crises d'épilepsie jacksonienne, entrecoupées de périodes d'accalmie, et des *formes*

P. Harvier.

frustes ou *latentes*, qu'on ne peut mettre en évidence que par la recherche de l'hyperexcitabilité neuro-musculaire.

Traitement : a) *Préventif*. — Pour éviter les accidents de tétanie post-opératoire, les chirurgiens modernes ont réglé divers procédés de thyroïdectomie, qui tous respectent les parathyroïdes (¹). Le principe consiste à éviter toute manœuvre d'exérèse, de dénudation ou de ligatures vasculaires dans le voisinage de ces glandes.

b) *Curatif*. — Lorsque la tétanie succède à une intervention portant sur le corps thyroïde, existe-t-il un traitement curatif?

Deux ordres de médications sont à retenir :

1° *Médication symptomatique*. — Indépendamment du bromure et du chloral, dont l'action antispasmodique peut être utilisée, la médication calcique a été employée avec succès par Mayo et Mac Grath, Müsser, Meltzer, Halsted, etc.... Le mode d'action des sels de calcium est d'ailleurs discuté : les uns pensent que l'ion calcique exerce une action sédative sur les centres nerveux; les autres admettent que le traitement calcique se comporte comme une médication anti-toxique, qui neutralise les substances nocives, mises en circulation dans l'organisme, par suite d'une insuffisance de la fonction parathyroïdienne.

Les sels solubles (lactate et surtout chlorure) en ingestion, à la dose quotidienne de 2 à 6 gr. *pro die*, sont les plus employés.

Les bons effets de la médication calcique ont été reconnus dans toutes les variétés de tétanie : tétanie infantile (Netter, Röhmer), tétanie de l'adulte.

Fr. Sacki, puis Rathery(²), ont utilisé avec succès le chlorure de calcium en injections intraveineuses.

Les *rayons ultra-violets*, d'après Sachs et Woringer(³), sont susceptibles de guérir rapidement la tétanie, sans adjonction d'aucune autre médication. Sous l'influence de ces irradiations, le taux du calcium sanguin se relève dans des proportions considérables.

2° *Médication spécifique*. — Elle comprend l'opothérapie et la greffe parathyroïdienne.

L'opothérapie parathyroïdienne, sous forme d'ingestion de glandes fraîches ou d'injection d'extrait parathyroïdien, a fait disparaître les accidents chez les opérés de Mac Callum, Pool, Halsted, etc.... Il est bon d'ajouter toutefois que, dans la plupart des cas opératoires, guéris par l'opothérapie, l'ablation des parathyroïdes n'avait été que partielle. L'action de l'opothérapie n'étant que temporaire, et supprimant momentanément les accidents, qui réapparaîtraient sans une nouvelle dose, on peut supposer que, sous son influence, les glandules respectées subissent une hypertrophie compensatrice, qui leur permet, à un moment donné, d'assurer la fonction.

La greffe parathyroïdienne, lorsqu'elle réussit, présente sur l'opothérapie l'avantage d'un résultat définitif. Son étude technique a été mise au point

---

1. Consulter à ce propos : DELORE et ALAMARTINE. *Revue de Chirurgie*, 1910, n° 9; — DE QUERVAIN. XLI° Congrès allemand de Chirurgie, avril 1912.

2. FR. SACKI. *Medizin. Klinik*. T. XVIII, n° 36, 3 sept. 1922. — RATHERY. *Bull. et Mém. Soc. méd. des Hôp. de Paris*, 1924.

3. WORINGER. *C. R. Soc. Biolog.*, 1923, p. 1160.

dans une note de L. Morel([1]). La greffe a été suivie chez l'homme de succès encourageants. Elle peut être faite dans deux circonstances différentes : *a*) Immédiatement, au cours même de l'intervention, après qu'on a constaté qu'une ou plusieurs glandules ont été extirpées. L'auto-greffe doit être faite, séance tenante, dans le parenchyme thyroïdien et elle a toutes les chances de réussir. Cette circonstance est assez rare. *b*) Tardivement, lorsque sont apparus les accidents de tétanie. La difficulté est alors moins dans la tech- nique de la greffe que dans le choix du greffon. Les expériences physio- logiques ont montré que, pour la réussite d'une greffe, la parenté entre le sujet qui donne le greffon et celui qui le reçoit doit être aussi étroite que possible. L'hétéro-greffe est vouée à l'insuccès, tandis que l'homo et surtout l'auto-greffe réussissent plus souvent. Or, comme dans cette deuxième éven- tualité d'intervention tardive, l'auto-greffe est impossible, on est réduit à chercher le greffon sur un autre individu. Les chirurgiens ont recueilli le transplant sur le cadavre, immédiatement après la mort, en choisissant de préférence des sujets morts accidentellement, et ont pratiqué la greffe, soit dans le tissu cellulaire sous-cutané de la paroi abdominale, soit dans la rate, soit dans le tibia. Nous citerons les résultats favorables de Pool, Czerny, Von Eiselsberg, Kocher, Garré, Danielsen, etc.... En remplacement de la greffe prélevée sur le cadavre, dont la récolte n'est pas irréprochable, il n'est pas illusoire de prévoir la possibilité de greffes saines, le jour où la conservation des tissus vivants en dehors de l'organisme sera devenue d'une pratique courante.

1. L. Morel. La greffe parathyroïdienne. *Arch. gén. de Chirurgie*, 1912. T. VI. p. 512.

P. Harvier.

INSUFFISANCE PARATHYROIDIENNE
ET TÉTANIES MÉDICALES

Si la tétanie post-opératoire peut être considérée comme l'expression la plus pure de l'insuffisance parathyroïdienne, est-on autorisé également à rapporter les autres formes de tétanie à un déficit de cette même fonction glandulaire?

Dans ce chapitre de critique pathogénique, nous n'envisagerons, dans leurs rapports avec l'insuffisance parathyroïdienne, que les principales formes étiologiques de la maladie, c'est-à-dire la tétanie infantile, la tétanie d'origine gastro-intestinale, la tétanie en rapport avec la fonction maternelle (grossesse, accouchement, allaitement), la tétanie d'origine infectieuse, la tétanie professionnelle.

Un premier point paraît incontestable, c'est *l'identité clinique des différents types de tétanie humaine*, mise en évidence par Pineles.

Le signe capital de la tétanie, même des formes les plus frustes, est *l'hyperexcitabilité galvanique des nerfs*. Rappelons qu'elle consiste dans la possibilité d'obtenir des contractions musculaires à la fermeture du pôle négatif (N. F. C.) avec des courants d'intensité très faible, inférieure à I^{ma} (signe d'Erb.). L'hyperexcitabilité se retrouve aussi à l'ouverture du courant positif (P. O. C.) et à l'ouverture du courant négatif (N. O. C.).

A côté de l'hyperexcitabilité électrique, prend place l'hyperexcitabilité mécanique des nerfs (signe de Chvostek-Weiss) et des muscles (signe de Trousseau).

L'hyperexcitabilité neuro-musculaire, à son degré le plus élevé, se manifeste spontanément : soit par des *contractures* généralisées ou localisées aux extrémités (main d'accoucheur, spasme carpo-pédal) aux muscles du larynx, (spasme glottique), soit par des *convulsions*, qui constituent l'éclampsie.

Or, tous ces symptômes, qui expriment en somme, à des degrés divers, l'hyperexcitabilité du système neuro-musculaire, s'observent dans toutes les formes de tétanie, quelle qu'en soit l'origine.

Les contractures, localisées ou généralisées, intermittentes ou permanentes, de même que les manifestations convulsives, ont été notées dans la tétanie opératoire ou idiopathique.

Le spasme de la glotte, manifestation fréquente de tétanie chez l'enfant, n'est pas exceptionnel dans la tétanie de l'adulte (Pineles).

Les modifications de l'excitabilité électrique, étudiées surtout dans la tétanie de l'enfance, ont été constatées dans la tétanie post-opératoire et dans la tétanie gastrique (Fr. Hochwart et Hoffmann).

Il n'est pas jusqu'aux troubles trophiques (chute des cheveux, des ongles, cataracte) décrits par les auteurs français (Hérard, Fleurot) dans la tétanie infantile, qui n'aient été observés dans la tétanie post-opératoire (Leischner).

Ajoutons, enfin, que, chez les animaux thyro-parathyro-privés, on retrouve non seulement les manifestations bruyantes (contractures et convulsions), mais encore l'hyperexcitabilité électrique des nerfs et les troubles trophiques.

C'est l'identité entre la symptomatologie des différentes formes de tétanie idiopathique et celle de la tétanie chirurgicale (dont la cause évidente est la destruction des parathyroïdes), qui devait conduire à rapporter les premières à une insuffisance parathyroïdienne.

Existe-t-il, en faveur de l'origine parathyroïdienne des tétanies, d'autres arguments que ceux qui s'appuient sur des analogies cliniques?

A. — Tétanie infantile.

L'origine parathyroïdienne de la tétanie infantile est-elle démontrée par des constatations anatomiques?

A l'autopsie des enfants, ayant présenté pendant la vie des manifestations tétaniques, on peut observer soit des lésions, soit des anomalies anatomiques des glandes.

1° ***L'apoplexie et les hémorragies parathyroïdiennes***, signalées par Erdheim, puis par Petersen, ont été étudiées par Yanase, Harvier, Strada, Haberfeld, Auerbach.

Elles peuvent être visibles à l'œil nu, lorsqu'elles sont nombreuses ou très étendues, sous forme de points noirs à la périphérie de la glande. Mais, lorsqu'elles sont discrètes, elles ne sont reconnaissables qu'à l'examen histologique.

Elles se présentent alors sous plusieurs aspects :

L'hémorragie peut être constituée par un afflux de globules rouges, en plein parenchyme. Ces hématies constituent des foyers irréguliers, tantôt nombreux et volumineux, occupant presque toute l'étendue de la glande, tantôt discrets et siégeant seulement à la périphérie.

Parfois ces foyers apoplectiques forment de véritables kystes hématiques, immédiatement limités par des cellules parathyroïdiennes normales ou subnormales.

Si l'hémorragie est de date ancienne, les globules rouges sont détruits en partie et perdent leur hémoglobine et le foyer sanguin est envahi par des leucocytes chargés de pigment ferrique. On retrouve ce pigment dans le tissu conjonctif périphérique et parfois dans les cellules endothéliales des vaisseaux voisins.

Dans d'autres cas, les hémorragies sont plus diffuses et s'infiltrent entre les travées épithéliales qu'elles compriment ou dissocient.

Ces hémorragies s'observent rarement dans les quatre glandes, parfois dans trois, le plus souvent dans une ou deux seulement.

La fréquence des hémorragies parathyroïdiennes dans la tétanie infantile est établie par les constatations suivantes : Yanase chez 37 enfants présentant des manifestations de tétanie évidente ou latente, constate 22 fois ces hémorragies, soit dans 59 pour 100 des cas. Harvier, sur 21 observations de tétanie ou d'états tétanoïdes, constate 7 cas d'hémorragies, soit dans 33 pour 100 des cas. Auerbach les trouve 17 fois sur 20 sujets tétaniques, soit dans la proportion de 85 pour 100.

P. Harvier.

La cause de ces hémorragies est encore inconnue. Erdheim les attribuait à l'asphyxie des nouveau-nés, mais des observations postérieures ont établi leur existence chez de nombreux enfants, mis au monde naturellement, sans la moindre manœuvre obstétricale. Les infections ou intoxications expérimentales diverses ne produisent que des congestions banales, et non des hémorragies des parathyroïdes (Harvier).

2° *La sclérose de la glande* a été observée dans quelques cas. Qu'elle soit généralisée ou qu'elle soit localisée à une partie seulement du parenchyme, elle est constituée par de larges faisceaux conjonctifs comprimant les travées. Celles-ci, atrophiées, ne renferment plus que de rares cellules principales, réduites à leur noyau et, çà et là, des éléments actifs, sous forme de cellules chromophiles.

3° *Des anomalies anatomiques des parathyroïdes* ont été constatées dans un certain nombre d'autopsies.

Lundborg, puis Chvostek avaient émis l'hypothèse que la tétanie, chez les enfants, pouvait être due soit à une hypoplasie, soit à une anomalie congénitale des parathyroïdes. Harvier a constaté, chez 7 enfants atteints de tétanie ou d'états tétanoïdes, des anomalies de nombre (3 et même 2 glandes) et de volume (atrophie macroscopique), coexistant avec des altérations glandulaires.

Ces différentes lésions et ces anomalies des parathyroïdes ne sauraient cependant être considérées comme la cause déterminante de la tétanie. On a pu les constater, en effet, chez des enfants qui n'avaient jamais présenté de symptômes tétaniques (Harvier, Auerbach, Strada) : il n'y a donc pas, entre les lésions parathyroïdiennes que nous venons de décrire et la tétanie infantile une relation fatale de cause à effet. Tout ce qu'on peut affirmer, c'est que ces lésions constituent une cause prédisposante et préparent un terrain favorable à l'éclosion des symptômes tétaniques, du fait qu'elles suppriment une certaine étendue de parenchyme glandulaire et créent ainsi une insuffisance parathyroïdienne relative. A la faveur de certaines intoxications ou de certaines infections, cette insuffisance de relative qu'elle était, peut devenir absolue, et c'est alors qu'apparaîtrait la tétanie.

On a opposé à la théorie parathyroïdienne de la tétanie divers arguments anatomiques et thérapeutiques.

Les premiers résultent des travaux de Thiemisch, Ravenna, Bliss et Dorgensen. Ces auteurs n'ont constaté, chez certains enfants morts de tétanie, aucune lésion des parathyroïdes et ils en ont tiré des conclusions, à notre avis téméraires, sur le véritable rôle des parathyroïdes dans la tétanie infantile. L'examen microscopique est parfois impuissant à nous renseigner avec certitude sur la valeur fonctionnelle d'une glande, et l'on sait, par exemple, que l'origine thyroïdienne du crétinisme, qui est cependant indiscutable, n'a jamais pu être démontrée par l'étude histologique.

Une deuxième catégorie d'arguments, ceux-ci d'ordre thérapeutique, opposés à la théorie parathyroïdienne, sont puisés dans la constatation faite par certains expérimentateurs de l'inefficacité de l'opothérapie parathyroïdienne dans un grand nombre de cas de tétanie. Ces arguments ne sont, pas plus que les précédents, irréfutables. Le fait que le traitement par l'opothérapie spécifique se montre inefficace, n'est pas spécial à la tétanie : on le retrouve dans la maladie d'Addison et nul ne songe à nier, pour cette cause, l'origine surrénale indiscutable et démontrée du syndrome addisonien.

En résumé, il faut, en ces matières encore mal connues, se garder des conclusions prématurées ou des généralisations hâtives. Dans l'état actuel de nos connaissances, nous ne pouvons pas conclure, d'une manière absolue, à l'origine exclusivement parathyroïdienne, de la tétanie infantile. Mais ce que nous pouvons dire, c'est que, dans un certain nombre de cas, cette affection peut être rattachée à des lésions ou à des anomalies des parathyroïdes [1].

B. — Tétanie gastro-intestinale.

Elle n'a guère été reproduite expérimentalement. Les documents anatomiques sont rares. Dans trois cas de tétanie gastro-intestinale, Erdheim trouve les parathyroïdes intactes. Mac Callum (1905), chez un sujet âgé mort de tétanie gastrique, trouve cinq glandes augmentées de volume, présentant des signes histologiques d'hyperplasie. Mais ces observations ne sont pas absolument probantes, car les accidents de tétanie pourraient fort bien s'expliquer par l'action de substances toxiques d'origine gastrique ou intestinale , sans qu'il soit besoin d'invoquer l'influence d'une insuffisance parathyroïdienne.

C. — Tétanie maternelle.

Les travaux de Vassale et de ses élèves ont établi l'action de la gravidité et de l'allaitement sur la fonction parathyroïdienne.

La destruction partielle des parathyroïdes au cours de la gestation, de même que l'état de gravidité chez des femelles, ayant subi une destruction partielle des parathyroïdes (en état d'insuffisance relative, mais jusque-là bien tolérée), déterminent l'évolution d'une tétanie grave et souvent mortelle. L'influence de l'allaitement est analogue à celle de la gestation.

A ces constatations expérimentales, d'autres auteurs ont ajouté des constatations nécropsiques, qui démontrent l'existence d'anomalies ou de lésions parathyroïdiennes dans certaines tétanies gravidiques à forme éclamptique. Pepere, étudiant les parathyroïdes dans 4 cas d'éclampsie, constate, dans 3 cas, l'absence de deux glandules. Dans le quatrième, une des glandes présentait une dégénérescence kystique, tandis que les trois autres étaient normales.

Zanfrognini trouve, dans un cas d'éclampsie, deux glandes parathyroïdes seulement. Haberfeld note, dans un autre cas, une atrophie des glandes. Erdheim, Schmorl, constatent des hémorragies parathyroïdiennes.

---

1. Dans notre Thèse parue en 1909, nous avions déjà formulé les conclusions suivantes : 1° Dans les formes légères (états tétanoïdes et tétanies latentes), les parathyroïdes présentent des modifications ou des lésions, qui paraissent justifier de l'insuffisance glandulaire dans 25 pour 100 des cas.

2° Dans les formes sévères, l'insuffisance glandulaire semble plus nette et plus fréquente : 75 pour 100 des cas.

P. HARVIER.

D'autre part, contrairement à ce que nous avons vu se produire dans la tétanie infantile l'opothérapie parathyroïdienne semble donner des résultats excellents dans les accidents de tétanie gravidique. Vassale, Stradivari, Zanfrognini, etc..., reconnaissent l'incontestable efficacité de cette médication.

On peut donc admettre, chez certaines femmes, l'existence d'une insuffisance parathyroïdienne relative ou même latente, qui est aggravée par une infection, par une intoxication exogène ou endogène (insuffisance hépatique ou rénale) au cours de la grossesse, par un surcroît de fatigue musculaire, au moment de l'accouchement, ou par les déperditions minérales, qui suivent l'allaitement. L'équilibre est alors rompu et les accidents de tétanie aiguë éclatent. Parmi ces accidents tétaniques, la forme éclamptique est la plus fréquemment observée.

L'analogie saisissante entre l'éclampsie parathyroïdienne expérimentale de la femelle gravide et l'éclampsie spontanée de la femme enceinte a fait supposer à certains auteurs, à la suite de Vassale, l'origine parathyroïdienne de l'éclampsie. On ne saurait admettre cette théorie sans réserves : il est certain que l'éclampsie n'est pas due toujours à une insuffisance parathyroïdienne.

D. — Autres tétanies.

L'origine parathyroïdienne des autres tétanies reste douteuse et discutable.

Dans la *tétanie infectieuse* des adultes, les examens histologiques font défaut. Carnot et Delion ont constaté, chez une femme tuberculeuse et atteinte de tétanie, une tuberculose caséeuse d'une des glandes, mais n'ont pu trouver chez cette malade toutes les parathyroïdes. Winternitz (1909) a publié une observation analogue.

La *tétanie professionnelle* des cordonniers, des tailleurs, des charpentiers, décrite par Fr. Hochwart ne saurait être actuellement attribuée à l'insuffisance parathyroïdienne. Les constatations anatomiques faisant défaut, seule l'analogie clinique qu'elle présente avec les tétanies dont l'origine parathyroïdienne paraît certaine ou probable, pourrait être invoquée à l'appui de cette pathogénie. Or, cet argument est insuffisant pour entraîner la conviction.

Cordier(¹) a publié récemment une observation de *tétanie spontanée* chez un adulte, à l'autopsie duquel il découvrit un hématome de la gouttière pharyngo-laryngée. Des coupes en série montrèrent la destruction d'une des glandes par l'hématome et, dans l'autre glande, de larges hémorragies. Les parathyroïdes internes ne purent être retrouvées.

1. *Soc. Méd. des Hôp. de Lyon*, séance du 9 mars 1920.

RELATIONS HYPOTHÉTIQUES ENTRE CERTAINES AFFECTIONS ET LES TROUBLES DES FONCTIONS PARATHYROIDIENNES.

I. — Épilepsie.

Deux ordres d'arguments, thérapeutiques et anatomiques, ont été invoqués en faveur de l'origine parathyroïdienne de certaines épilepsies.

Vassale, Munaron, Parhon et Golstein ont traité des épileptiques par la parathyroïdine avec des résultats inconstants : cependant, dans quelques cas, l'amélioration fut très nette.

Claude et Schmiergeld, Schmorl, étudiant les glandes vasculaires sanguines d'épileptiques, ont trouvé au niveau des parathyroïdes, des lésions appréciables de nécrose, d'hémorragies, de sclérose, ou une transformation adipeuse, en même temps qu'une tendance à la transformation chromophile des cellules et à l'exagération de la production colloïdale. La glande thyroïde présentait aussi des lésions d'atrophie, de sclérose, des altérations des cellules vésiculaires, et des modifications de la fonction colloïdo-poïétique.

L'épilepsie, étant considérée actuellement comme un syndrome traduisant une susceptibilité particulière de l'écorce cérébrale à réagir, soit à des intoxications endogènes ou exogènes, soit à des perturbations humorales, il est possible qu'un trouble de la sécrétion parathyroïdienne (ou thyroïdienne), passager ou plus ou moins durable, constitue la cause déterminante de *l'attaque épileptique.* C'est ainsi seulement qu'on peut expliquer, à notre avis, que certains cas d'épilepsie aient été améliorés par l'opothérapie parathyroïdienne ou thyroïdienne. Mais cette interprétation n'est pas une démonstration de l'origine parathyroïdienne de l'épilepsie.

II. — Idiotie.

G. Herbert Clark([1]) pense qu'une variété spéciale d'idiotie peut être déterminée par l'insuffisance parathyroïdienne. Son opinion est fondée sur l'observation de deux enfants, chez lesquels les troubles ont débuté peu de temps après la naissance (4 mois chez l'un, et un an chez l'autre). Ces enfants étaient atteints de débilité mentale; ils ne parlaient pas, ne s'intéressaient à rien, ne marchaient pas, et présentaient en outre des accès de contracture tonique et des secousses fibrillaires des membres. Il n'existait chez eux aucun signe de myxœdème, ni de tétanie vraie (ni phénomène de Trousseau ou de Chvostek, ni signes électriques). De petites doses d'extrait parathyroïdien amenèrent la prompte guérison de cette arriération mentale particulière.

1. *The Glascow Med. Journal*, oct. 1920. Comby. *Archives de Méd. des Enfants*, mai 1921, n° 5.

P. Harvier.

III. — Maladie de Parkinson ([1]).

Lundborg en 1904 considérait la maladie de Parkinson comme un syndrome d'hypoparathyroïdie, et l'opposait à la myasthénie, syndrome d'hyperparathyroïdie. Ce rapprochement lui fut suggéré par l'étude d'une famille de paysans, chez laquelle il observa 18 cas de myoclonie et 5 cas de paralysie agitante. Il établit alors une relation entre la myoclonie et la maladie de Parkinson, en s'appuyant sur leurs caractères communs : altération de l'appareil neuro-musculaire, évolution progressive vers la cachexie, fréquence, dans la myoclonie, de la rigidité musculaire et d'une attitude du corps, semblable à celle qu'on observe dans la maladie de Parkinson.

Les constatations thérapeutiques et anatomiques ultérieures ne semblent pas avoir confirmé cette hypothèse.

L'opothérapie parathyroïdienne n'a été suivie de succès qu'entre les mains de Berkeley ([2]). Parhon et Golstein, Roussy et Clunet ont obtenu des résultats nuls ou mauvais.

Les résultats des examens anatomiques ne sont guère favorables non plus à cette théorie. Seul Berkeley a observé, dans un cas, des lésions de sclérose partielle des parathyroïdes. Mais les constatations des autres auteurs sont discordantes. Erdheim, de l'examen de 3 cas, Thompson, de l'examen de 9 cas, concluent à l'absence de signes histologiques d'hypoplasie glandulaire. Tandis que Alquier trouve seulement une infiltration graisseuse anormale des glandes, sans signes d'hyperplasie, Roussy et Clunet constatent au contraire, dans 4 autopsies, des parathyroïdes en état d'hyperplasie, augmentées de volume et très riches en cellules chromophiles et éosinophiles. Il est difficile d'établir entre ces dernières constatations histologiques et la paralysie agitante une relation de cause à effet. En tout cas, si le syndrome parkinsonnien était déterminé par une lésion glandulaire, il faudrait admettre qu'il est dû à un hyperfonctionnement parathyroïdien et non, comme le voulait Lundborg, à une insuffisance glandulaire. L'opinion soutenue à ce propos par H. Claude, à savoir que ces modifications glandulaires ne sont peut-être que l'expression d'une réaction de défense organique contre un processus d'auto-intoxication ou encore une hyperplasie compensatrice d'une insuffisance d'autres glandes, nous paraît plus rationnelle.

J. Gauthier a repris récemment l'étude des rapports de la maladie de Parkinson avec les altérations glandulaires et voici ses conclusions : la paralysie agitante peut être envisagée comme une dystrophie endocrinienne, aboutissant à une intoxication endogène, et qui se fixe sur une région déterminée des centres nerveux (région sous-thalamique, *locus niger* de Sœmmering) là où les physiologistes localisent le siège du tonus musculaire, et où les anatomo-pathologistes ont trouvé des lésions bien circonscrites.

1. Lundborg. *Deustche Zeitsch. f. Nervenheilk.* Bd XXVII, 1904, p. 217; — Parhon et Goldstein. *Presse Médicale*, 1910, n° 65; — Roussy et Clunet. *Archiv. de Méd. expériment.*, n° 3, 1910; — J. Gauthier. *Th. Lyon*, 1912-1913. Pathogénie et étiologie de la paralysie agitante; — Alquier. *Gaz. des Hôp.*, 1909.
2. Berkeley. The Use of parathyroïd glands for paralysis agitans. *Medical News*, 2 déc. 1905.

Précisant la pathogénie, et étudiant le mécanisme de cette endo-intoxication à localisation nerveuse, J. Gauthier pense que l'origine en est dans une insuffisance thyro-parathyroïdienne, d'où fuite du calcium et par suite excitation du système nerveux et en particulier du tonus musculaire, puisque le calcium est un sédatif nerveux. La maladie de Parkinson serait, en définitive, la conséquence d'un trouble du métabolisme calcique, d'un diabète calcaire, que confirmerait l'étude des urines.

Cette conception pathogénique est fort ingénieuse, mais n'a pas été confirmée.

IV. — Maladie de Basedow.

Moussu, ayant observé un cas de basedowisme amélioré par l'opothérapie parathyroïdienne, considéra la maladie de Basedow comme la manifestation d'une insuffisance des parathyroïdes. Mais, les extraits parathyroïdiens n'ont dans la majorité des cas, aucune action sur les symptômes basedowiens.

Humphry a constaté, dans plusieurs cas de goitre exophtalmique, l'infiltration graisseuse des parathyroïdes, mais par contre, Erdheim, Benjamins, Mac Callum n'ont observé, dans d'autres cas, aucune lésion importante de ces glandes. Clunet, dans un cas de cancer thyroïdien basedowifié, a noté une hyperplasie évidente des glandes parathyroïdes.

Les observations cliniques d'association de la tétanie au goitre exophtalmique (Marinesco, Dupré et Guillain) ne sauraient être considérées comme des arguments en faveur de la théorie parathyroïdienne de la maladie de Basedow. Il s'agit là de syndromes associés d'origine glandulaire différente.

En somme, aucun fait précis n'autorise à considérer la maladie de Basedow comme la conséquence de troubles de la fonction parathyroïdienne.

V. — Myxœdème.

Ce qui précède s'applique au myxœdème. Personne aujourd'hui ne se refuse à considérer le myxœdème comme le type de l'insuffisance thyroïdienne. Rappelons que Brissaud avait cru discriminer dans le myxœdème deux ordres de symptômes imputables, l'un à l'insuffisance thyroïdienne, l'autre à l'insuffisance parathyroïdienne et il avait distingué un myxœdème complet, d'origine thyro-parathyroïdienne, répondant à l'idiotie myxœdémateuse, et un myxœdème incomplet, d'origine uniquement thyroïdienne, différent du précédent par l'absence de troubles intellectuels et de troubles génitaux. Il avait ainsi implicitement posé la question d'une association fonctionnelle possible entre le corps thyroïde et les parathyroïdes.

Or, toutes les observations anatomiques[1], cliniques et expérimentales ont permis de conclure à une dissociation anatomique et fonctionnelle des deux glandes et à l'intégrité des parathyroïdes dans le myxœdème congénital et acquis.

---

1. Observations anciennes d'Erdheim, Maresch, Pencker; observations récentes de Roussy et Clunet (1911).

P. Harvier.

VI. — Ostéopathies.

De nombreuses observations cliniques et expérimentales ont mis en évidence, depuis longtemps, l'action ostéogénétique de la glande thyroïdienne. Les recherches expérimentales de A. Canal[1] et de L. Morel[2] ont établi qu'une partie du rôle ostéogénétique du système thyroïdien devait être attribuée aux glandes parathyroïdes.

a) Ostéomalacie. — Le rôle des parathyroïdes dans l'ostéomalacie a été signalé par Erdheim, à la suite de ses expériences de parathyroïdectomie sur le rat, qui furent suivies de troubles de la calcification dentaire. — En 1907[3] il réunissait huit observations d'ostéomalacie, dans lesquelles l'examen macroscopique et histologique des parathyroïdes avait été pratiqué : Dans deux cas, 3 glandes étaient normales, la dernière très volumineuse (formant tumeur et centuplée de volume) présentait des lésions hyperplasiques très nettes.

Dans quatre autres cas, les glandes n'étaient pas augmentées de volume, mais présentaient des foyers hyperplasiques plus ou moins nombreux. Dans les deux derniers, les glandes étaient normales et ne présentaient que des lésions banales.

Schmorl[4], la même année, rapporte 4 cas d'ostéomalacie. Histologiquement, dans trois de ces cas, les glandes étaient normales. Dans le dernier, une des glandes était quadruplée de volume, en état d'hyperplasie généralisée.

Enfin Strada[5] trouve, dans un cas, deux parathyroïdes normales et deux autres de volume considérable, également en état d'hyperplasie accentuée.

Ces constatations anatomiques sont difficiles à interpréter. Cependant Erdheim, s'appuyant encore sur des considérations cliniques (coexistence de la tétanie et de l'ostéomalacie) pense qu'il peut y avoir une relation entre la fonction parathyroïdienne et l'ostéomalacie. Quelle est cette relation? — L. Morel écrit à ce propos : « Il y a probablement un rapport *indirect* entre la fonction antitoxique parathyroïdienne et l'apparition de l'ostéomalacie. La fonction antitoxique normale des parathyroïdes peut, à un moment donné, être mise en éveil par la mise en circulation des poisons (ovariens ou de toute autre provenance) de l'ostéomalacie. Dans ces conditions, l'état d'hyperplasie, dans lequel on trouve presque constamment les parathyroïdes au cours de l'ostéomalacie, traduirait l'effort de ces glandes pour se maintenir à la hauteur de leur rôle antitoxique. Lorsque, malgré cette hyperplasie glandulaire, la fonction parathyroïdienne antitoxique est débordée, l'insuffisance parathyroïdienne se manifeste cliniquement par

---

1. A. Canal. *Gaz. deg. osped. e dell. cliniche*, XXX, 93, 5 août 1900.
2. L. Morel. *C. R. Soc. Biologie*, 18 déc. 1909, 29 janv. 1910, 13 mai et 24 juin 1911. *Archives gén. de Chirurgie*, mars 1910.
3. Erdheim. *Sitzungsberichte der Math. Naturwissenschaftlichen Klasse der K. Akad. des Wissenchaften*. CXVI, 3, 1907.
4. Schmorl. *Münch. Medis. Wochenschrift*, 5 mars 1907, n° 10, p. 404.
5. Strada. *Pathologica*, 15 juillet 1909. T. I, n° 16, p. 423.

l'apparition de la tétanie et par une recrudescence de symptômes ostéo-malaciques » ([1]).

b) Rachitisme. — Bien que les parathyroïdes soient considérées comme l'organe régulateur du métabolisme calcique, la théorie parathyroïdienne du rachitisme n'est pas démontrée. D'ailleurs, la décalcification n'est pas la seule caractéristique des lésions rachitiques. L'examen histologique ne montre, le plus souvent, aucune lésion des glandes parathyroïdes chez les enfants rachitiques, indemnes de manifestations spasmophiliques ou tétaniques. Enfin, l'expérimentation n'a jamais pu reproduire, par destruction partielle des parathyroïdes, des altérations même comparables à celles du rachitisme.

VII. — Intoxication urémique.

D'après Rémond et Minvielle ([2]) l'ablation des glandes parathyroïdes aggraverait notablement les effets de la néphrectomie.

D'une série de recherches cliniques, ces auteurs ([3]) ont conclu récemment que le traitement parathyroïdien permet de combattre l'intoxication urémique, en diminuant le taux de l'urée sanguine et en abaissant la constante d'Ambard.

VIII. — Parathyroïdes et mort subite.

Le rôle des parathyroïdes dans la pathogénie de la mort subite chez l'enfant n'est pas encore élucidé. Mais déjà existent quelques observations qui permettent de le discuter.

Triboulet, Ribadeau-Dumas et Harvier ([4]) ont publié une observation de mort subite chez un nourrisson hérédo-syphilitique âgé d'un mois. L'étude histologique des glandes montra d'importantes altérations des surrénales, des lésions gommeuses de l'hypophyse, des hémorragies du corps thyroïde et des parathyroïdes. Les hémorragies étaient au maximum au niveau de ces dernières, qui renfermaient aussi des tréponèmes.

Grosser et Betke ([5]), à l'autopsie de 5 nourrisssons morts subitement, ne trouvèrent aucune lésion, en dehors d'hémorragies exclusivement localisées à toutes les glandes parathyroïdes.

Il n'est pas prouvé que ces hémorragies parathyroïdiennes soient seules responsables de la mort subite chez ces nourrissons. Toutefois, ces dernières constatations imposent l'examen obligatoire des parathyroïdes, au même titre que celui des autres glandes vasculaires sanguines, à l'autopsie des enfants morts subitement.

1. L. Morel. *Loc. citat.*, p. 507.
2. *Acad. de Médecine*, janvier-avril 1917.
3. *Gaz. des Hôp.*, 1921, n° 41.
4. Triboulet, Ribadeau-Dumas et Harvier. Mort imprévue chez un nourrisson hérédo-syphilitique. Lésions des glandes vasculaires sanguines. *Bull. Soc. Pédiatrie*, 20 avril 1909, p. 177.
5. Grosser et Betke. *Münch. Med. Wochensch.*, 4 oct. 1910, p. 2077.

P. Harvier.

LÉSIONS DES PARATHYROÏDES DANS LES MALADIES

Les glandes parathyroïdes présentent, dans les différentes maladies, des modifications ou des altérations multiples : transformation chromophile des cellules glandulaires, transformation pseudo-vésiculaire des travées cellu-laires, hypersécrétion colloïdale, ces dernières modifications paraissant témoigner d'une augmentation de l'activité glandulaire.

En sens opposé et correspondant soit à un état d'épuisement fonctionnel, soit à des lésions définitives, on peut observer des foyers d'apoplexie ou des hémorragies diffuses, une sclérose partielle ou totale, de l'infiltration graisseuse, diverses altérations nucléaires.

Les parathyroïdes paraissent le plus souvent indemnes dans les affections suivantes : rougeole, broncho-pneumonie, tuberculose, athrepsie.

Elles sont modifiées ou lésées dans les gastro-entérites infantiles graves, la scarlatine, la diphtérie, le tétanos, la syphilis héréditaire. Dans cette dernière, en particulier, la sclérose semble constante et les hémorragies fréquentes ([1]).

Mironesco ([2]), à l'autopsie de deux cas de manie pellagreuse, a trouvé les parathyroïdes externes, en état de dégénérescence graisseuse. Les cellules épithéliales restées reconnaissables étaient infiltrées de fines granulations graisseuses. Il existait de plus une hyperplasie du tissu conjonctif.

Babonneix et Harvier ([3]) ont observé des lésions des glandes parathy-roïdes dans trois cas de tétanos subaigu : augmentation du nombre de cellules éosinophiles et présence de substance colloïde acidophile en dehors des cellules, dans les espaces vésiculaires et même dans les vaisseaux.

Carnot, Rathery, Dumont ([4]), examinant les glandes vasculaires sanguines, dans un cas d'acromégalie compliqué de diabète, ont constaté des altérations de toutes les glandes vasculaires sanguines, surrénales, thyroïde et parathy-roïdes. Ces dernières étaient nettement hyperplasiées : les cellules éosino-philes, finement granuleuses, considérablement augmentées de volume, étaient groupées en gros îlots, surtout à la périphérie de la glande.

Laignel-Lavastine et Pruvost ([5]), dans un cas de leucémie embryonnaire subaiguë, ont suivi dans les glandes parathyroïdes les progrès de l'infiltra-tion leucémique, qui, presque nulle dans une glande, naissante dans une autre, était très nette dans la troisième. Celle-ci très volumineuse compre-nait une partie supérieure glandulaire, contenant des acini avec des gouttes de colloïde et quelques cellules chromophiles et une partie inférieure, présentant une infiltration de cellules embryonnaires. Ces deux parties étaient séparées par de gros kystes colloïdes.

La transformation éosinophile d'une plus ou moins grande partie de la

---

1. Voir, pour les détails complémentaires, Harvier. *Thèse Paris*, 1909, p. 101-127.
2. Mironesco. *C. R. Soc. Biologie*, 1908, p. 515.
3. Babonneix et Harvier. *C. R. Soc. Biologie*, 3 avril 1909, p. 585.
4. Carnot, Rathery et Dumont. *Bull. et Mém. S. méd. Hôp.*, Paris, 2 mai 1913, p. 921.
5. Laignel-Lavastine et Pruvost. *Idem*, 14 nov. 1913, p. 537.

glande, d'après Laignel-Lavastine et Duhem([1]), est constante dans la démence sénile et existe chez un tiers des paralytiques généraux.

Des lésions spécifiques ont été constatées, chez des tuberculeux, par Carnot et Delion, par Pepere. Ce dernier auteur a également noté, chez des tuberculeux, deux cas de dégénérescence amyloïde.

TUMEURS DES GLANDES PARATHYROIDES

Ces tumeurs constituent, dans le plus grand nombre des cas, des trouvailles d'autopsie.

Kohn, Benjamins, Pepere ont décrit des *kystes colloïdes* histologiques ou reconnaissables à l'œil nu, intra-parathyroïdiens ou en partie saillants à l'extérieur de la glande. Ce sont des kystes à contenu colloïde, dont la paroi est tapissée de cellules parathyroïdiennes fondamentales.

On sait aujourd'hui, à la suite des travaux de Langhans, qu'un certain nombre de goitres ont une origine parathyroïdienne. Bérard et Alamartine([2]), remaniant la classification des tumeurs thyroïdiennes, pouvaient, en 1912, réunir 30 observations de tumeurs des glandes parathyroïdes.

Encore appelées *parastrumes de Langhans* ou *parathyroïdomes*, elles comprennent à la fois des tumeurs bénignes et des tumeurs malignes.

A. — Tumeurs bénignes.

1º *Localisation*. — Elles sont extra ou intra-thyroïdiennes.

1º **Parastrumes extra-thyroïdiennes.** — Elles sont, pour la plupart, juxta-thyroïdiennes, siégeant en dehors du corps thyroïde, soit au-dessous du pôle inférieur du thyroïde (obs. de Erdheim, Pepere, Claude et Schmiergeld), soit en arrière d'un lobe latéral, et développées aux dépens des parathyroïdes externes.

D'autres se rencontrent assez loin du corps thyroïde, soit dans la région carotidienne (obs. de Walther), soit dans le médiastin (obs. de Makaï) et sont formées aux dépens des parathyroïdes aberrantes.

Ces tumeurs ont un volume variant de celui d'une petite cerise à celui d'une grosse orange.

Elles sont nettement limitées et encapsulées, et ne sont nullement adhérentes aux organes voisins : leur énucléation est facile.

2º **Parastrumes intra-thyroïdiennes.** — Celles-ci au contraire occupent le parenchyme thyroïdien, au voisinage de la capsule périphérique.

Elles prennent la forme d'une tumeur ovalaire ou arrondie, également bien limitée, encapsulée, et facilement énucléable, d'une consistance ferme, d'une couleur blanchâtre, jaunâtre ou brunâtre, qui contraste avec la teinte rouge du parenchyme thyroïdien qui l'enveloppe.

---

1. Laignel-Lavastine et Duhem. *Ann. de Méd.*, 1920, p. 409.
2. Bérard et Alamartine. Les glandules parathyroïdes et leurs tumeurs. *Lyon chirurgical*, 1909, t. I, p. 721 et Contribution à l'étude de la classification anatomique des tumeurs thyroïdiennes. *Revue de Chirurgie*, 1912, t. XLV, p. 583.

P. Harvier.

Ces tumeurs se développent vraisemblablement aux dépens des parathyroïdes internes, dont un certain nombre d'observateurs (Getzowa, Claude et Schmiergeld, Harvier, etc...) ont montré l'inclusion dans le corps thyroïde.

Les adénomes fœtaux, décrits par Wölfler et développés, d'après lui, aux dépens de formations thyroïdiennes embryonnaires, ne sont probablement, d'après Bérard et Alamartine, que des parathyroïdomes intra-thyroïdiens.

2° *Structure*. — Ces tumeurs présentent la structure des glandes parathyroïdes normales : stroma conjonctif donnant à la glande un aspect compact, réticulé ou lobulé et cellules se présentant sous les deux types de *cellules fondamentales*, à protoplasma clair, formé de vacuoles, contenant du glycogène et de *cellules oxyphiles*, renfermant des granulations fortement teintées par l'éosine, disposées en amas, répartis irrégulièrement au milieu des cellules précédentes.

La colloïde se présente, dans ces tumeurs, sous forme de gouttes ou de masses entre les travées de cellules fondamentales ou disposée au milieu de formations pseudo-vésiculaires.

Ces tumeurs, véritables adénomes parathyroïdiens, ne se distinguent, en somme, de la glande normale que par l'abondance des cellules chromophiles.

Dans d'autres circonstances, la tumeur est constituée uniquement par des cellules fondamentales : ce sont les tumeurs décrites par Kocher sous le nom de *goitres à glycogène*.

On peut voir aussi des tumeurs kystiques, pseudo-vésiculaires, des cysto-adénomes à cellules cylindriques, dérivant du canal central de Prenant.

Enfin, plus rarement, la tumeur parathyroïdienne est *mixte*, formée de tissu parathyroïdien et thyroïdien entremêlés.

B. — Tumeurs malignes.

Un certain nombre d'observations établissent l'existence de parathyroïdomes malins ou *cancers parathyroïdiens*. Telles sont celles de Benjamins : tumeur de la région carotidienne droite; de Kocher : goitre plongeant, entraînant des troubles de compression, avec métastases dans les ganglions médiastinaux et le poumon; de Langhaus : néoplasmes parathyroïdiens, avec propagation aux muscles et récidive dans l'omoplate; de De Quervain : néoplasme parathyroïdien de la région carotidienne; récidive et généralisation terminale.

Ces différentes tumeurs n'ont aucune histoire clinique. Elles n'ont jamais été diagnostiquées qu'après examen histologique. Elles ont toujours été confondues avec des goitres nodulaires plongeants ou avec des néoplasmes thyroïdiens.

OPOTHÉRAPIE PARATHYROIDIENNE

Technique. Posologie. — Nous avons suffisamment insisté, à propos pe la tétanie post-opératoire, sur la *méthode des greffes*, ses indications et ses résultats.

L'injection d'extrait parathyroïdien a été recommandée par Vassale, qui prépare, à l'Institut de Milan, un extrait injectable de parathyroïde de bœuf.

La *parathyroïdine de Vassale* est un extrait fluide de glande de bœuf, utilisé en Italie et en Allemagne, à la dose de 60 à 120 gouttes par jour.

L'ingestion de glande fraîche est préconisée par certains auteurs (Lowenthal). La difficulté de reconnaître ces glandes aux abattoirs fait préférer à ce mode d'administration les extraits desséchés du commerce, moins actifs d'ailleurs.

L'extrait sec de glande parathyroïde est utilisé, en France, à des doses variant de 2 à 5 milligr. qui peuvent être portées progressivement jusqu'à 0 gr. 10, 0 gr. 20 et même 0 gr. 50. — Il est utile de commencer le traitement par des doses faibles, de le prolonger pendant un certain temps (10 à 20 jours) et de séparer les périodes de traitement par des périodes de repos.

Indications. Résultats. — Le champ thérapeutique de l'opothérapie parathyroïdienne est assez restreint, car les notions que nous possédons actuellement sur l'emploi des extraits parathyroïdiens sont peu nombreuses.

a) *Dans la tétanie infantile*, l'administration des extraits parathyroïdiens a donné des succès à Maut et Shaw. Marinesco a fait disparaître par l'opothérapie les crises de tétanie et l'hyperexcitabilité électrique, chez une malade de 18 ans, atteinte de goitre exophtalmique et de tétanie intermittente. Par contre, Escherich n'a jamais obtenu que des résultats douteux.

Pool, Brauhm, Holsted ont employé l'opothérapie dans la tétanie post-opératoire et en ont constaté de bons effets.

Fr. Hochwart n'a retiré aucun bénéfice de l'opothérapie (parathyroïdine de Vassale) dans la tétanie des adultes. Par contre Rossisky, et plus récemment Cordier ont obtenu, avec les extraits parathyroïdiens, un amendement des signes cliniques de la maladie.

2° *Dans l'éclampsie*, Vassale et ses élèves, qui considèrent cette affection comme une manifestation de l'insuffisance parathyroïdienne, soutiennent que le traitement opothérapique s'y impose et donne des résultats remarquables.

3° *Dans les néphrites*, Quadré assure que l'extrait parathyroïdien est hypotenseur et accroît l'élimination de l'acide urique, de l'azote et des chlorures, si bien que son emploi serait justifié dans les néphrites avec hypertension et rétention chlorurée.

4° *Dans l'épilepsie*, Maamé (de Turin) affirme que l'opothérapie aurait une action incontestable, surtout dans les formes légères.

5° *Dans la maladie de Parkinson* les résultats sont discordants. Berkeley, Massaglia, Alquier ont obtenu des améliorations plus ou moins accentuées, mais toujours passagères, le tremblement réapparaissant dès qu'on cessait la médication. Par contre, Parhon et Goldstein, Roussy et Clunet n'ont observé aucune action nette. Dans quelques cas, l'opothérapie semble même avoir aggravé les symptômes de la maladie.

P. Harvier.

PATHOLOGIE DU THYMUS

Par LOUIS BORY

Le thymus est vraiment un mystérieux organe. Malgré d'innombrables travaux, nous ne possédons pas encore de notion nette sur la nature et le degré d'utilité de ses fonctions, sur la nature même de ses éléments constituants et par suite sur la valeur des réactions dont ils peuvent être le siège sous l'influence des maladies.

Manifestement destiné aux besoins d'une croissance rapide, il n'est pas cependant absolument indispensable à ce but; du moins des fonctions vicariantes peuvent facilement suppléer à son absence ou son insuffisance.

Malgré sa structure lymphoïde apparente, il ne réagit pas cliniquement à la façon des ganglions et les manifestations pathologiques dont il est la cause trouvent leur explication beaucoup mieux dans la topographie, les rapports de l'organe que dans notre science actuelle de sa structure et de ses fonctions. Il n'est pas inutile néanmoins d'en donner un court résumé.

Généralités. — Organe cervico-thoracique, le thymus siège à la partie supérieure du médiastin antérieur, derrière le manubrium et le corps du sternum; bordé latéralement par la plèvre médiastine, il recouvre par sa surface postérieure le péricarde et l'origine des gros vaisseaux. Sa capsule eur est fortement adhérente.

Il est formé de deux lobes, droit et gauche, simplement accolés. Leurs extrémités supérieures, linguiformes, ne remontent dans le cou que de un centimètre environ et n'atteignent qu'exceptionnellement la glande thyroïde.

Il est fort difficile de fixer le poids moyen de l'organe; car il dépend non seulement de l'âge, mais encore de l'état de la nutrition. On peut le fixer schématiquement, d'après Olivier(¹) à 4 gr. dans les premiers jours de la vie, avec des écarts de 2 à 7 gr. et dire que le poids augmente chaque année de 2 gr. environ jusqu'à la troisième année. Pendant les deux premières années de la vie, tout thymus qui dépasse 15 gr. est un thymus hypertrophié (Olivier).

Le thymus est une glande vasculaire sanguine, à sécrétion interne, comme la glande thyroïde, à laquelle elle est reliée par ses connexions vasculaires.

La structure de la glande thymique est délicate à interpréter :

1. E. Olivier. Anatomie topographique et Chirurgie du thymus. *Th. de Paris.* Steinheil 1911.

Chaque lobe est constitué par des lobules élémentaires, formés eux-mêmes de deux zones : l'une, périphérique ou corticale, sombre, dense, est subdivisée en follicules, analogues à ceux des ganglions lymphatiques; l'autre, centrale ou médullaire, est claire, indivise et tachetée de formations spéciales, les corpuscules de Hassal.

Dans la *Zone corticale*, les follicules, bien limités et distincts les uns des autres du côté de la périphérie, communiquent librement du côté de la zone médullaire avec les éléments de celle-ci. Leur structure est celle des follicules sombres des ganglions et des follicules de Malpighi de la rate. En outre des éléments lymphoïdes activement multipliés (lymphocytes, mononucléaires de diverses tailles) on trouverait, d'après Ghika (¹) quelques éléments myéloïdes (leucocytes granuleux neutrophiles et éosinophiles; hématies nucléées). Tous ces éléments sont développés dans les mailles étroites d'un réticulum fibrillo-cellulaire.

Dans la *Zone médullaire*, plus claire parce que les cellules lymphoïdes y sont beaucoup plus rares, le réticulum devient plus apparent et ne donne plus l'impression d'un tissu de soutien pur et simple : il est formé de cellules à noyau volumineux clair, à protoplasme ramifié et anastomosées les unes avec les autres par leurs prolongements; dans leurs mailles très irrégulières se logent des mononucléaires de diverses tailles et quelques rares éléments myéloïdes (myélocytes et polynucléaires neutrophiles, hématies nucléées, myéloplaxes; exceptionnellement myélocites et polynucléaires éosinophiles, mastzellen).

Çà et là, tranchent par leur teinte plus sombre les *Corps concentriques* ou *Corpuscules de Hassal*, petites masses arrondies de 16 à 20 μ de diamètre, capables en s'agglomérant d'atteindre de grandes dimensions, jusqu'à 180 μ. Leurs parois épaisses sont formées de grandes cellules à noyau vésiculeux, à protoplasme abondant, imbriquées les unes sur les autres, plus ou moins fusiformes et disposées en rangées concentriques comme les écailles d'un bulbe d'oignon.

Au centre de ces cellules aplaties est une large cellule, en apparence atteinte de dégénérescence granuleuse, parfois colloïde ou muqueuse. L'ensemble rappelle les globes épidermiques des cancers pavimenteux lobulés ou spino-cellulaires. C'est autour des vaisseaux sanguins que siègent avec prédilection ces corpuscules.

D'après Hammar, ils représentent une hypertrophie des cellules du réticulum thymique et sont probablement l'expression morphologique de son activité fonctionnelle. Ils n'existent pas sur des fœtus de trois mois (Roger) à une époque où la glande a une structure en apparence exclusivement lymphoïde, mais ils sont parfaitement constitués dans les trois derniers mois de la vie intra-utérine.

Contrairement aux opinions anciennes qui accordaient au thymus la signification surtout d'un organe lymphoïde, on tend aujourd'hui à reconnaître une importance plus considérable au réticulum cellulaire dense, véritable glande épithéliale, dont les corpuscules de Hassal seraient la formation adulte et sécrétoire. Il n'est pas jusqu'aux lymphocytes thymiques

1. Gнıка. Études sur le thymus. *Th. de Paris*, juillet 1901.

Louis Bony.

18

qu'on n'ait considérés comme pouvant être de nature épithéliale (Maurer et Stœhr).

Actuellement le thymus nous apparaît comme un *organe épithélial traversé par des lymphocytes* [1]. Il est possible que ceux-ci viennent y chercher au contact des éléments spécifiques du réticulum les substances ou les propriétés dont ils iront faire profiter l'organisme au cours de leurs migrations.

PHYSIOLOGIE ET PATHOLOGIE EXPÉRIMENTALE

Les fonctions du thymus ne sont encore que soupçonnées. Le rôle de cet organe paraît d'ailleurs complexe et se trouve soumis aux lois de synergie qui réunit toutes les glandes à sécrétion interne dans un système où le rôle exact de chacune est difficile à définir avec précision. Pour aucune d'elles cette difficulté n'est plus appréciable que pour le thymus, en raison du caractère transitoire, en apparence au moins, de ses fonctions et des variations constantes de leur importance aux divers stades de sa croissance ou de sa régression.

L'étude de ses fonctions a été faite par les procédés classiques de l'extirpation, de la greffe et de l'analyse chimique.

L'extirpation paraît être *a priori* le procédé de choix pour l'étude d'un organe, auquel on peut logiquement attribuer un rôle essentiel dans le développement de l'organisme, dans sa morphogenèse et dont l'absence doit entraîner par suite des troubles évidents. Or chez les enfants éthymés, on n'observe guère de troubles de la croissance; on en pourrait conclure que le thymus est un organe inutile chez l'homme. Il n'en est rien; car chez l'enfant la thymectomie n'est jamais totale. Chez l'animal, il est difficile d'enlever entièrement tous les lobules glandulaires, les thymus accessoires, les glandes qui peuvent jouer un rôle vicariant.

Comme le dit Matti [2], les faits expérimentaux négatifs ne sauraient servir de preuve décisive de la nullité du rôle du thymus, en regard de la grande quantité des expériences positives.

Or elles ont d'autant plus de chances d'être positives qu'on les fait sur des animaux plus jeunes, avant que les glandes compensatrices aient pu atteindre un degré suffisant d'activité.

Dans ces conditions, l'expérience démontre le rôle incontestable du thymus dans la régulation des phénomènes qui dirigent la croissance et la morphogenèse.

1° Influence du thymus sur la nutrition générale et le développement des os. — Les effets de la thymectomie totale expérimentale portent surtout sur la nutrition générale et le développement du squelette. Voici, d'après les expériences concluantes de Tarulli et Lo Monaco, Roger et

1. Consulter C. HART. Thymus-studie. II. Die thymus elemente. *Arch. f. patholog. Anatomie und Physiologie.* CCX, p. 255-277, 1912.
2. H. MATTI. Physiologie und Pathologie der thymusdrüse (20 fig. et 14 planches). *Ergebnisse der inneren Medizin und Kinderheilkunde*, t. X, 1913, p. 1 à 145. Bibliographie très importante.

Ghika, Basch, Ranzi et Tandler, Klose et Vogt, Hart et Nordmann, Lucien et Parisot, Matti..., le tableau symptomatique de l'athymie expérimentale, provoquée chez le chien par l'extirpation aussi absolue que possible de la glande (¹). On peut distinguer trois phases dans l'évolution de cette maladie :

Une phase latente (Klose et Vogt);

Une phase dystrophique ;

Une phase cachectique.

Phase latente. — Pendant les quatre premières semaines, l'aspect d'un chien éthymé ne diffère pas sensiblement de celui d'un chien normal : l'animal augmente de poids régulièrement, moins vite cependant que les témoins, en retard sur eux presque dès le début.

Phase dystrophique. — Au bout d'un mois commence à s'établir un tableau symptomatique tout à fait frappant.

La courbe de poids continue à s'accroître, malgré le retard du développement, pendant un temps qui varie entre deux et six mois (Klose et Vogt), deux et neuf mois (Matti). Cependant apparaissent des troubles du développement squelettique et de l'état général.

Les chiens éthymés commencent à devenir moins vifs, plus faciles à fatiguer; leurs réactions à tous égards sont lentes et paresseuses; une grande faiblesse musculaire se manifeste dans les membres, surtout les membres postérieurs et va en s'accroissant au point que les animaux ne peuvent plus guère se tenir sur leurs pattes.

En même temps les membres se déforment et prennent des attitudes anormales en raison de la myasthénie et du retard de développement des extrémités osseuses : les épiphyses sont gonflées; les extrémités antérieures sont déformées en varus typique; les postérieures sont anormalement fléchies dans toutes leurs jointures (hanche, genou, cou-de-pied) et se trouvent en adduction forcée.

Une attitude caractéristique est la coexistence avec le valgus d'une hyper-extension de la main et du pied telle que les animaux éthymés posent non seulement les éminences thénar du pied et de la main, mais encore tout le pied et toute la main à plat sur le sol.

Le crâne, par suite du retard de son développement en longueur, est court et ramassé, ce qui donne à l'animal une apparence inintelligente, sans qu'on puisse cependant parler d'une altération véritable de l'intelligence.

Phase cachectique. — Bientôt la courbe de poids commence à décroître; la maladie entre alors dans la phase cachectique, caractérisée par un état extraordinaire d'hypotrophie et une perte de forces considérable, irrémédiablement progressive. La mort survient dans un temps qui varie entre deux mois et demi et dix-neuf mois.

MM. Roger et Ghika avaient depuis longtemps noté ce caractère de la

---

1. M. H. COUTIÈRE a pratiqué cette opération chez de très jeunes poulets; elle détermine une légère tendance au gigantisme, avec troubles trophiques cutanés, diminution du volume des testicules et résistance moins grande aux infections intercurrentes *Acad. de Médecine*, séance du 28 octobre 1915).

LOUIS BORY.

maladie expérimentale sur le chat et le lapin. Une de leurs expériences les plus typiques avait été faite sur un chat âgé de 15 jours. Après extirpation complète du thymus, l'animal qui pesait 485 gr. augmenta de poids pendant 22 jours, atteignant 635 gr. (Un animal de la même portée, gardé comme témoin, pesait alors 890 gr.). A partir de ce moment, l'opéré maigrit progressivement; il succomba dans une cachexie profonde, au bout du 55ᵉ jour : il pesait alors 450 gr. tandis que le poids du témoin atteignait 1090.

En résumé l'athymie expérimentale se traduit par des troubles graves de la nutrition générale avec arrêt du développement des os, leur ramollissement, leur déformation, le gonflement des épiphyses, entraînant la formation de véritables chapelets rachitiques. L'analogie avec le rachitisme est d'autant plus digne de remarque que les points de vue radiologique et microscopique la confirment (Matti). A la base de ces altérations osseuses se trouve sans doute une insuffisante assimilation de la chaux : nombre d'auteurs ont constaté l'excrétion exagérée de chaux chez les animaux éthymés; Soli a remarqué que les œufs de poule privées de thymus ont une coque très peu calcaire.

De ces effets les plus apparents de la thymectomie on ne peut malheureusement pas conclure que le thymus joue un rôle primordial ou unique, dans le développement du squelette; car d'autres organes y contribuent (surtout les glandes thyroïdes et parathyroïdes; accessoirement l'hypophyse, les glandes sexuelles, les surrénales) : c'est une synergie fonctionnelle de plusieurs glandes à sécrétion interne qui dirige le cours normal du développement des os et plus généralement de l'ossification.

2° **Le thymus, organe hématopoïétique** (?) — La structure si spéciale du thymus qui le rapproche, à un stade avancé de son évolution, des organes lymphoïdes; le fait qu'on a pu noter, après la thymectomie, des modifications sanguines surtout leucocytaires; enfin l'existence à l'état normal d'hématies nucléées; ont fait admettre par certains que le thymus devait jouer un rôle dans l'hématopoïèse; c'est en réalité plus théoriquement admis que pratiquement démontré.

Un grand nombre d'auteurs ont constaté, après la thymectomie, la diminution du nombre des globules rouges et de la teneur en hémoglobine (Tarulli et Lo Monaco) et différents degrés de leucocytose (Abelous et Billard, Carbone, Friedleben, Tarulli, Cosentino...); mais des recherches plus récentes semblent montrer qu'il s'agit là de modifications sanguines postopératoires. Pour ce qui est de l'hématopoïèse, il est possible que des globules rouges nucléés apparaissent *accidentellement* dans la glande (Ghika, Schaffer); mais ceci ne suffit pas à faire admettre la participation *normale* de l'organe à la formation des globules rouges. Pour ce qui est de la leucopoïèse, la question est plus difficile à trancher; elle est étroitement liée à l'idée qu'on se fait de la nature histologique de la glande elle-même : les petites cellules du thymus, nous l'avons vu, ne diffèrent des lymphocytes par aucun caractère essentiel; dans les conditions normales elles prolifèrent abondamment et s'échappent dans les voies lymphatiques; anormalement l'exode peut devenir plus considérable. Malgré cette apparence lymphoïde le thymus est un organe lymphoïde très particulier, dont les réactions ne sont pas parallèles à celles des autres organes du même groupe, des ganglions lymphatiques en particulier : certaines causes (saignées, poisons sanguins...) qui entraînent une suractivité fonctionnelle des ganglions, provoquent au contraire l'involution accidentelle du thymus (Braunschweig et Petrone); d'autre part on n'a jamais observé une hypertrophie légitime de l'appareil lymphatique après la thymectomie.

On a seulement noté assez souvent après cette opération l'hypertrophie et la multiplication des follicules de la rate (Lucien et Parisot); mais il existe une synergie glandulaire entre les deux organes, puisque, réciproquement, Lauenbach, Klose et Vogt ont constaté l'hypertrophie du thymus après l'extirpation de la rate.

3° *Le rôle protecteur du thymus* n'est pas mieux démontré. Les animaux éthymés paraissent, il est vrai, moins résistants que des animaux normaux à l'action de certains microbes ou toxines; mais il n'y a rien dans ce fait qui soit spécial au thymus.

4° *L'action sur le système cardio-vasculaire* est également discutée, car elle est loin d'être spécifique. Svehla et, après lui, une série d'auteurs, ont obtenu par l'injection intra-veineuse d'extrait thymique une baisse de la pression sanguine et une accélération du pouls; mais cette action hypotensive est commune à beaucoup d'extraits d'organes. L'augmentation constante de l'adrénaline du sang dans ces conditions (Adler) s'explique aisément par l'action compensatrice des surrénales. L'action vaso-dilatatrice de l'extrait thymique (Yohoyama) est corrélative de son action hypotensive.

5° *Corrélations fonctionnelles du thymus.* — La physiologie n'a pas réussi à démontrer l'existence d'une véritable sécrétion interne de l'organe; elle n'a pas mieux éclairé ses relations fonctionnelles.

Aucun organe glandulaire ne réagit d'une façon spécifique à l'ablation du thymus. Cependant, la diminution passagère du poids des glandes sexuelles apparaît assez constante chez les animaux éthymés (Vallorta et Soli, Hart et Nordmann, Lucien et Parisot); mais, comme le font remarquer ces deux derniers auteurs, le phénomène est plus probablement en rapport avec le retard général de l'évolution de l'organisme qu'avec l'existence d'une relation fonctionnelle entre les deux organes. Les résultats expérimentaux sont d'ailleurs fort disparates.

Il en est de même pour l'état de la thyroïde à la suite de l'extirpation du thymus. Hypertrophiée pour certains (Briedl, Cadéac, Guinard, Gley...), indifférente ou atrophiée pour d'autres (Blumenreich et Jacoby, Jeandelize, Lucien et Parisot, Mac Lennan...) elle serait histologiquement altérée d'après Matti, Mac Lennan, dans le sens de l'hyperfonctionnement et aurait un aspect microscopique analogue à celui qu'on trouve dans la maladie de Basedow. Des expériences assez curieuses de Gudernatsch, confirmées par

Louis Bory.

Basch(¹) semblent bien démontrer le rôle complémentaire des deux glandes dans le développement de l'individu. Prenant trois groupes de têtards également développés, ils plongeaient ceux du premier groupe dans une solution nutritive préparée avec du thymus, ceux du deuxième dans une solution de corps thyroïde, ceux du troisième dans une solution de foie. Les premiers se développaient luxurieusement, dépassant de beaucoup leurs frères des autres groupes; mais, au bout d'un certain temps, leur croissance se ralentissait et leur métamorphose se faisait avec un retard frappant. Au contraire ceux qui étaient nourris avec la thyroïde étaient en retard sur les autres pour les dimensions, mais très en avance pour leur différenciation. On pouvait faire rattraper le temps perdu à ce point de vue aux têtards du premier groupe, en les plongeant dans la solution thyroïdienne. Il serait donc logique de conclure que le thymus intervient activement dans les premiers mois de la vie pour favoriser la croissance si rapide de cette période et que la thyroïde intervient surtout pour modeler les formes.

On a assez fréquemment noté l'hyperplasie des surrénales après la thymectomie et réciproquement l'hyperplasie du thymus après l'extirpation des surrénales. La légère augmentation du poids de l'hypophyse après la thymectomie (Soli, Matti) ne suffit pas à faire admettre le rôle vicariant ou la corrélation fonctionnelle de cette glande avec le thymus. Le foie subit toujours une importante augmentation de poids après la thymectomie (Lucien et Parisot, Matti); il est difficile de l'expliquer.

Il faut sans doute attribuer à ces synergies fonctionnelles et à leur action sur le métabolisme basal, l'action favorable que différents auteurs ont signalée, dans le Psoriasis d'irradiations rœntgéniennes stimulantes sur le thymus et les glandes surrénales, ou plus exactement les régions de ces glandes (Walter Brock, Guarneri, Gawalowski, Lévy-Franckel et Juster)(²).

L'INVOLUTION DU THYMUS

On sait depuis longtemps que le thymus ne garde pas toute la vie la grosseur qu'il a chez le nouveau-né. Contrairement aux autres parties de l'organisme, il ne s'accroît parallèlement à lui que de façon temporaire et régresse ensuite tandis que les autres parts de l'organisme continuent à s'accroître. A cette régression spontanée, normale, on donne le nom d'*involution physiologique*. Elle peut être précoce ou retardée, sous l'influence de causes accidentelles : dans le premier cas, on. lui donne depuis Hammar le nom d'*involution accidentelle*; quand la régression tarde à se faire ou ne se fait pas, on parle de *persistance du thymus*.

---

1. K. Basch. Beziehung d. thymus zur Schilddrüse. *Z. f. exp. Pat. u. Ther.*, XII, p. 180, 1913.
2. Lévy-Franckel, Juster, Cottenot et Jean. Recherches sur le Psoriasis et résultats obtenus par le traitement endocrinien et l'irradiation des glandes vasculaires sanguines. *Bull. de la Soc. française de Dermatologie*, 8 novembre 1923.

I. *L'involution physiologique* est un phénomène constant dans la série des vertébrés, depuis le poisson jusqu'à l'homme, sauf chez les batraciens, les animaux hibernants ou à vie souterraine.

Bien que la date du début de l'involution varie grandement avec les auteurs, la majorité d'entre eux admet avec Hammar qu'elle se place au moment de la puberté : d'après Hammar, le thymus atteint et conserve le maximum de son poids entre 11 et 15 ans ; à partir de ce moment il commence à décroître ; voici les chiffres moyens donnés par l'auteur. De 11 à 15 ans : 37 gr. 52 ; de 16 à 20 ans : 25 gr. 58 ; de 56 à 65 ans : 7 gr. 08 ; de 65 à 75 ans : 6 gr.

Comme on le voit, le thymus, dans les conditions normales, persiste jusqu'à un âge avancé ; il n'est donc pas justifié, dit Hammar, de parler de la persistance du thymus comme d'une anomalie.

Macroscopiquement, le processus régressif consiste dans l'envahissement progressif de l'organe par un tissu adipeux qui prend la place du tissu propre lentement résorbé ; d'où une diminution lente de volume de l'organe et une coloration jaunâtre qui se prononce de plus en plus.

A 25 ou 50 ans on ne retrouve plus le thymus qu'à l'état de vestige, au milieu de la graisse du médiastin antérieur ; mais sa disparition n'est jamais complète ; Sappey, Waldeyer ont établi depuis longtemps que ces vestiges persistent jusqu'à l'âge le plus avancé ; on y reconnaît, enfouies dans leur masse graisseuse, des formations adénoïdes, foyers latents de la fonction thymique, qui persiste ainsi, insignifiante, dans la précautionneuse attente d'une occasion susceptible de nécessiter sa reviviscence.

Microscopiquement, les descriptions de l'involution sont très variables ; on en trouvera le détail dans la monographie, déjà citée, de Matti ; ces variantes paraissent tenir à l'existence de types structuraux différents du thymus humain aux divers âges de la vie post-fœtale.

Hammar en distingue cinq :

1° Dans l'enfance (de 0 à 10 ans) le parenchyme est riche ; les lobules sont épais et séparés par des traînées grêles de tissu conjonctif interlobulaire ; l'écorce forme la partie prédominante du parenchyme.

2° A la puberté (11 à 15 ans) le tissu conjonctif se dessine plus nettement : les lobules sont plus lâches, mais ne montrent aucune atrophie. Hammar présume que l'augmentation rapide du poids de l'organe à cette période est due surtout à une augmentation de l'écorce ; il pense encore que ce type structural, qui coïncide avec l'apparition des phénomènes caractéristiques de la puberté, n'est pas strictement limité à la période indiquée ; le type suivant peut donc se rencontrer aussi au milieu de cette période.

3° A l'adolescence (16 à 20 ans) les follicules de l'écorce sont petits, arrondis et séparés par des cloisons conjonctives épaisses formant de larges incisures. Le tissu conjonctif interlobulaire est également plus riche.

4° A la maturité (jusqu'à 45 ans) il se produit une transformation du tissu intralobulaire en tissu graisseux ; les lobules sur lesquels les follicules de l'écorce font de petites saillies rondes paraissent écartés les uns des autres par des masses graisseuses plus ou moins marquées suivant les individus ; ils semblent ainsi plus ou moins atrophiés.

Louis Bory.

5° Dans le type sénile, les tractus médullaires sont réduits de façon frappante, comme laminés ; les follicules ronds se rapetissent jusqu'au moment où la limite entre la moelle et l'écorce a disparu aux environs de 60 ans.

Ces divers types peuvent être modifiés, quand l'involution accidentelle vient s'associer à l'involution normale ; les deux formes d'involution peuvent donc coexister sur la même glande.

Les détails histologiques plus précis donnés par Hammar n'ont guère été modifiés par les recherches consécutives, celles en particulier de Dudgeon, de Pflücke, de Ronconi (qui insiste sur le maintien à tous les âges des formations épithéliales caractéristiques), enfin de Pappenheim, qui les résume ainsi :

Pendant l'adolescence et les premiers temps de la maturité, on constate une disparition du parenchyme ; la moelle et l'écorce sont clairement différenciées, mais la structure folliculaire de l'écorce commence déjà à diminuer ; le stroma est relativement plus riche, les cloisons sont plus épaisses, une quantité variable de graisse commence à se développer dans le voisinage des vaisseaux, la tunique musculaire des vaisseaux s'accroît ; à partir de ce moment survient une régression progressive du parenchyme : Les lobules deviennent irréguliers, la limite cortico-médullaire s'efface ; les cellules du réticulum deviennent nettement visibles par suite de la disparition des petites cellules ; les corpuscules de Hassal commencent aussi à régresser et apparaissent nombreux par suite de la diminution du reste du parenchyme ; le tissu conjonctif incline à la dégénération hyaline, les cellules oxyphiles disparaissent. La quantité de graisse diffère suivant les cas et doit être en rapport avec l'opulence graisseuse générale de l'individu. Dans la vieillesse, les restes de l'organe sont composés principalement d'éléments du réticulum ; des corpuscules de Hassal s'y trouvent encore, en nombre variable, contrairement à l'opinion de Letulle, Lortat et Thaon.

II. ***L'involution accidentelle*** est la propriété qu'a le thymus de diminuer rapidement de volume, sous l'influence de divers troubles, de ceux surtout qui atteignent la nutrition générale ; on peut dire que le thymus est le meilleur témoin de l'état de cette nutrition.

Il est à remarquer cependant que le thymus ne réagit pas toujours par la régression avec atrophie aux diverses maladies ; c'est ainsi que dans le même genre de maladie on peut trouver la glande tantôt atrophiée, tantôt normale et parfois même, quoique plus rarement, hyperplasique ; c'est le cas par exemple dans la diphtérie, l'érysipèle, la variole, le purpura, la tuberculose chronique, la syphilis. M. Marfan, rapprochant les deux états, atrophie scléreuse et hyperplasie, les considère comme pouvant relever de causes semblables.

Certains sujets réagissent vivement, de façon durable, aux infections et intoxications ; « ils réagissent, pourrait-on dire, de façon efficace et leur thymus s'hypertrophie comme feraient d'autres glandes ; d'autres sujets au contraire n'ont que des réactions avortées, le tissu actif de la glande s'épuise vite, il ne prolifère plus et le tissu fibreux tend à prendre sa place ». On concevrait donc que, suivant une loi générale, l'atrophie puisse succéder à un stade hypertrophique. D'après J. Wiesel (¹) le parallèle établi par M. Marfan avec les autres glandes est injustifié, qu'il veuille désigner sous cette expression d' « autres glandes » les ganglions lymphatiques ou les glandes endocrines : le thymus n'est pas un ganglion lymphatique et d'autre part dans les infections et les intoxications l'hypertrophie du thymus est très souvent isolée.

Quoi qu'il en soit, l'involution accidentelle du thymus n'est pas à considérer toujours comme une chose anormale, pathologique. Par exemple, *l'involution périodique des animaux hivernants* paraît être une involution accidentelle par inanition, survenant normalement chez ces animaux ; de même Henderson a montré que l'involution normale chez les jeunes vaches est très accélérée si elles deviennent pleines. Ces réserves faites, voyons dans quelles circonstances s'observe l'involution accidentelle du thymus.

a) **Atrophie scléreuse précoce** du thymus (Marfan).

Chez beaucoup d'enfants du premier âge, qui succombent, très amaigris, à la suite d'une longue maladie, on peut trouver le thymus atrophié et ne pesant guère plus de deux ou trois grammes. Dans ce cas la glande est dure, fibreuse, rouge ; on y voit des vaisseaux dilatés et parfois de petites hémorragies.

Au microscope, on constate un développement excessif du tissu fibreux interlobulaire et, suivant le degré des lésions, on distingue tous les intermédiaires entre la sclérose légère avec congestion et hyperplasie cellulaire et la sclérose extrême avec disparition des corpuscules de Hassal. L'atrophie scléreuse, état pathologique, est ainsi bien différente de l'atrophie graisseuse, état physiologique, qui relève de l'involution normale de la glande (L. Tixier).

C'est surtout dans l'athrepsie qu'on observe cette atrophie scléreuse. Farret, élève de Marfan, paraît avoir le premier décrit cette coïncidence, vérifiée depuis par maints auteurs. Lucien (²) a trouvé chez les athrepsiques un poids moyen du thymus égal à 0,97 : le plus gros thymus ne dépassait pas 2 gr. 50 ; le plus atrophique ne pesait que 0,05. Sur ces faits on a édifié une théorie hypothymique de l'athrepsie, syndrome causé par l'insuffisance de la fonction endocrine de l'organe. Mais, le thymus seul n'est pas atrophié dans l'athrepsie ; et ce peut être aussi bien l'effet que la cause de cet état. Toutes les maladies profondément cachectisantes du jeune âge peuvent déterminer pareille atrophie (Marfan, Mlle Feldzer (³).

b) **L'involution du jeûne et de l'inanition** est à rapprocher de la précédente. Elle a surtout été étudiée expérimentalement par Jonson ; au bout de 4 semaines, la baisse rapide du poids a atteint le trentième du poids de l'organe chez les animaux de contrôle. Plus importante que la diminution de poids absolu est la baisse de valeur du parenchyme : après 31 jours de jeûne elle ne représentait plus que 1/500ᵉ de la valeur du parenchyme des animaux de contrôle.

1. Wiesel. Pathologie der thymus. *Ergebnisse v. Lubarsch Ostertag*, 15 Jahrg, 2 Abth, 1911, s. 416.
2. Lucien. Thymus et Athrepsie. *C. R. Soc. de Biologie*, n° 12, p. 540, 1908.
3. Mlle Feldzer. Le Thymus des Athrepsiques. *Th. de Paris*, 20 janvier 1910.

Louis Bory.

Les recherches histologiques montrent que cette involution accidentelle dépend en première ligne d'un exode massif de lymphocytes par les voies lymphatiques, tandis que les mitoses dans les lymphocytes restants sont notablement réduites, d'où raréfaction des lymphocytes thymiques. Tout le parenchyme prend ainsi une apparence entièrement épithéliale. Dans un dernier stade la dégénérescence des cellules du réticulum abaisse encore la valeur parenchymateuse de l'organe. Que de meilleures conditions nutritives surviennent, les phénomènes inverses se produisent : une immigration massive de lymphocytes paraît se faire à partir des vaisseaux centrolobulaires ; ces lymphocytes augmentent de nombre par division mitotique; l'écorce et la moelle confondues se différencient à nouveau et finalement le thymus peut reprendre sa structure et son poids normaux.

Il est à remarquer que dans cette variété d'involution, le thymus diminue de façon extraordinairement plus rapide que ne pouvait le laisser supposer la diminution simultanée du poids du corps.

c) L'involution des maladies infectieuses, surtout celle des maladies chroniques telle que la tuberculose, tient sans doute à leur retentissement sur la nutrition générale. Nous aurons à revenir sur l'état du thymus dans les infections. Mais dès à présent nous ferons remarquer que l'involution est la réaction la plus fréquente de l'organe à ces maladies, ce qui éloigne vraiment de l'idée qu'on pourrait se faire du thymus « organe lymphoïde ».

D'après Pappenheim, il n'y a pas d'autre différence entre les deux variétés d'involution, normale et accidentelle, qu'une question de degré : la première s'établit lentement et uniformément, la structure essentielle des lobules est à peine altérée; dans les conditions pathologiques, la régression est plus rapide, plus intense, moins uniforme.

d) L'involution par Roentgénisation, étudiée par Heinecke, Rudberg, Pigache et Béclère, Pigache et Worms, Arella, Aubertin et Bordet, Regaud et Crémieux, peut se résumer ainsi d'après ces auteurs :

L'application d'une dose suffisante de rayons X fait subir au thymus du chat une involution caractérisée essentiellement par la régression rapide et très prononcée du parenchyme lobulaire. Le maximum de cette action est atteint vers le 12e ou 15e jour; puis le parenchyme se reconstitue, et du 25e au 30e jour l'organe récupère sa structure normale.

Les phases histologiques de cette perturbation parenchymateuse sont : la destruction pycnotique des lymphocytes (Rudberg), dont les débris sont englobés par les cellules du réticulum et dissous par elles, ce qui donne à l'organe une apparence plus nettement épithéliale; plus tard, si l'irradiation est renouvelée, une dégénération étendue des cellules du réticulum et la transformation conjonctive de l'organe. Les corpuscules de Hassal, plus résistants à l'irradiation que le reste du parenchyme, apparaissent de ce fait plus nombreux ; aux stades ultérieurs de la rœntgénisation, ils disparaissent complètement.

Regaud et Cremieux ([1]) ont constaté un fait dont l'importance théorique

1. CL. REGAUD et CRÉMIEUX. Sur la formation temporaire de tissu myéloïde dans le Thymus, pendant l'involution de cet organe consécutive à l'action des rayons X. *C. R. Soc. de Biologie*, séance du 3 mai 1913, p. 960, t. LXXIV.

est considérable : Pendant les modifications parenchymateuses ci-dessus résumées, le tissu conjonctif du thymus subit aussi des modifications consirables et l'une des plus remarquables consiste dans l'édification d'un *tissu myéloïde.*

Le tissu conjonctif est tout d'abord envahi par des lymphocytes, qui se transforment bientôt en éléments de transition, se multiplient par karyokinèse et donnent naissance à trois séries divergentes de cellules : myéloleucocytes, erythroblastes, mégacaryocytes. On y trouve en outre des cellules éosinophiles spéciales, « éosinophiles à noyau rond », qui existent normalement dans le thymus du chat, mais que l'irradiation fait apparaître en très grand nombre.

La signification de ce tissu myéloïde néoformé est très mystérieuse, car la rœntgénisation ne produit rien d'analogue en dehors du thymus.

Logiquement ces phénomènes paraissent démontrer que le thymus normal est un complexe de deux tissus symbiotiques :

Un tissu lympho-épithélial, prédominant à l'état normal.

Un tissu conjonctif particulier, myélogène, capable de manifester normalement et de façon discrète cette fonction hématopoïétique, comme l'indique la présence de globules rouges nucléés dans le thymus de l'homme et de divers mammifères.

L'HYPERPLASIE DU THYMUS

L'hypertrophie du thymus (Basedow-Thymus, goitre thymique) est la seule affection de cette glande qui constitue un ensemble anatomo-clinique véritable.

Tantôt elle existe à l'état isolé : C'est le « Status thymicus » pur des auteurs allemands ; tantôt elle existe associée à une hypertrophie généralisée du système lymphoïde, avec pâleur de la peau, rareté des poils, développement exagéré du pannicule adipeux, le développement insuffisant des glandes génitales et des organes annexes : C'est le « Status Thymolymphaticus » de Paltauf, Escherich.

ANATOMIE PATHOLOGIQUE

Le thymus peut être hypertrophié, comme nous le verrons, pour des raisons variées ; mais la cause de beaucoup la plus commune de cette hypertrophie, dans la première enfance surtout est une altération d'apparence banale que Marfan a proposé d'appeler « l'hyperplasie simple du thymus ».

État du thymus. — Le thymus hyperplasié n'est pas forcément augmenté de volume ; mais, même dans ce cas, la glande apparaît congestionnée, rouge plus ou moins foncé (au lieu de la teinte rose gris normale) et de consistance plus ferme. Le plus souvent ces modifications coïncident avec l'hypertrophie de l'organe, qui, sur la coupe, paraît gorgé de suc.

Tout thymus qui pèse 15 grammes ou plus, d'après Marfan, est un

Louis Bory.

thymus hypertrophique. Très exceptionnellement cette hypertrophie peut atteindre des chiffres élevés (100 et 200 grammes).

Le thymus hypertrophié peut comprimer les organes voisins et s'étrangler lui-même au détroit du thorax. On voit alors, à l'autopsie, après incision dégageant le bord supérieur du manubrium, le thymus, gros et étranglé, jaillir en quelque sorte de la profondeur, sous la forme d'une masse rouge brun, en arrière et au-dessus de la fourchette sternale.

On peut dès ce moment voir si l'organe étranglé comprime et étrangle lui-même la trachée. Puis on enlève le plastron sterno-costal et, sans toucher au thymus, on peut se rendre compte de l'étendue de ses connexions et des troubles qu'il a pu ainsi déterminer, par compression sur le vivant.

Au microscope, l'hypertrophie du thymus apparaît le plus souvent comme la conséquence d'une « hyperplasie simple » qui multiplie, sans aucune modification, les éléments constitutifs de la glande normale.

C'est le *tissu lymphoïde* qui apparaît particulièrement hyperplasié ; les lymphocytes sont abondants et serrés ; ils sont cependant partiellement remplacés par de grands mononucléaires ; d'autres ont pris l'aspect de macrophages.

Presque toujours des éléments de tissu myéloïde sont mélangés aux éléments lymphoïdes normaux, en quantité plus appréciable qu'à l'état normal.

Quant au *tissu épithélioïde* du thymus, son hyperplasie se traduit par la multiplication des cellules du réticulum en certains points ; par l'existence par endroits de cellules épithélioïdes groupées en amas ou en bandes plus ou moins sinueuses ; par des modifications assez variables des corpuscules de Hassal : Gros ou petits, nombreux ou rares, ils subissent parfois une dégénérescence hyaline, colloïde ou graisseuse ; plus rarement ils deviennent kystiques.

Le *tissu conjonctif interstitiel* ne réagit guère. Il est exceptionnel qu'on observe de la sclérose. Le fait est cependant possible, comme en fait foi l'observation de d'Œlsnitz, Prat et Boisseau, où l'hypertrophie était due à un épaississement considérable de travées périlobulaires ; mais le fait que le parenchyme était réduit d'autre part à l'état de vestige enlève à ces variétés d'intumescence le caractère hyperplasique que réalise seule l'hypertrophie du parenchyme lobulaire. Ce sont-là, pourrait-on dire, de véritables « involutions hypertrophiques » qui ne sauraient rentrer dans le cadre de l'hyperplasie simple du thymus, au point de vue anatomique, mais peuvent en revêtir néanmoins la symptomatologie.

Si le tissu conjonctif ne réagit guère dans l'hyperplasie simple (l'épaississement des parois artérielles parfois noté relève du processus cirrhotique exceptionnel que nous venons de signaler et est probablement d'origine syphilitique), les vaisseaux de l'organe n'en sont pas moins dilatés, gorgés de sang. Le thymus hyperplasié est toujours le siège d'une hypérémie considérable, qui ne saurait être jugée sur le cadavre ; c'est sur le vivant qu'elle est à considérer. On oublie trop généralement que le goitre thymique, comme le goitre thyroïdien, est une tumeur vasculaire.

État des autres organes. — *La constitution thymo-lymphatique.* —

A. Pallauf a eu le mérite de faire remarquer que l'hypertrophie du thymus est souvent associée à des modifications de l'organisme portant surtout sur l'ensemble du tissu lymphoïde, et constituant un véritable tempérament, une diathèse thymo-lymphatique, souvent, sinon toujours, responsable des accidents de mort subite, généralement attribués à l'action isolée du thymus hypertrophique.

En plus des troubles de l'état général, signalés plus haut, cette diathèse est anatomiquement caractérisée par les troubles ou coïncidences morbides que voici :

A) *L'Hyperplasie lymphoïde :* Du thymus, de la rate, des divers groupes ganglionnaires (cou, aisselle, mésentère....), des amygdales, des follicules lymphoïdes du naso-pharynx, de la base de la langue, de la paroi intestinale. Ces réactions histologiques ganglionnaires sont sans aucun doute de l'ordre des réactions dues à une inflammation chronique.

B) *L'Aplasie vasculaire :* Il s'agit surtout de l'aplasie aortique, portant aussi bien sur l'aorte que sur ses branches et caractérisée tant par l'étroitesse de la lumière vasculaire que par la minceur remarquable de ses parois.

Le cœur est tantôt anormalement petit, plus souvent au contraire hypertrophié et dilaté, surtout le ventricule gauche.

C) *L'état du système chromaffine :* Dans la constitution thymo-lymphatique, il existe, d'après Wiesel, une hypoplasie des glandes surrénales, qui porte en premier lieu sur les couches chromaffines de cet organe, mais peut être constatée également en dehors des surrénales, dans les éléments du système adrénalinien.

Cependant, l'état thymique pur s'accompagne au contraire presque constamment d'une hypertrophie de ces organes chromaffines (Wiesel, Hedinger).

D) *La coexistence de troubles rachitiques :* D'après Marfan, le type morbide décrit par Pallauf est parfaitement réel, mais chez les jeunes enfants, il coexiste toujours avec des déformations rachitiques et il y a lieu de le considérer comme une des formes du syndrome rachitique, celle à laquelle Marfan a donné le nom de « rachitisme gras ». Dans sa conception, développée par du Castel, l'hypertrophie du thymus et des organes lymphoïdes observée en pareil cas est due à la même cause qui détermine le rachitisme, par réaction générale des tissus hémopoïétiques, de la moelle osseuse en particulier.

Cette coexistence pourrait cependant être invoquée en faveur d'une origine thymique du rachitisme, si nous comparons le tableau clinique à celui produit expérimentalement par l'extirpation du thymus. On ne peut manquer de remarquer le paradoxe d'un syndrome rachitique coexistant aussi bien avec l'absence du thymus qu'avec son hyperplasie ; mais de l'hypertrophie d'un organe on ne peut conclure forcément à l'exagération de ses fonctions ; il est même possible que l'hypertrophie lymphoïde nuise à la fonction épithéliale spécifique et la supprime au même titre que la thymectomie.

E) *L'état du corps thyroïde :* Très souvent dans l'état thymo-lymphatique, la glande thyroïde est augmentée de volume. Cette hypertrophie est moins constante dans l'état thymique pur où l'on peut constater au contraire son atrophie.

Louis BORY.

On a noté la coïncidence fréquente de l'état thymique pur et de l'état thymo-lymphatique dans la maladie de Basedow. Dans 12 cas d'Hedinger de mort thymique chez des nouveau-nés, on trouve citée sept fois l'hypertrophie thyroïdienne. Sur 22 cas d'hypertrophie thyroïdienne ou de goitre vrai des nouveau-nés, Matti a trouvé 19 cas d'hypertrophie du thymus. Des faits analogues ont été signalés chez les adultes par Glück, Wiens, Rössle, Hart....

Dans un travail d'ensemble, Capelle a réuni dans la littérature jusqu'en 1908 soixante cas de Basedow non douteux avec autopsie : 79 pour 100 des cas montraient une hyperplasie du thymus. Capelle pense, d'après ses statistiques, que l'hyperplasie thymique est un facteur de gravité dans un cas de maladie de Basedow et contre-indique son traitement opératoire. Matti a augmenté de 133 cas la statistique de Capelle et a trouvé dans 74 pour 100 des cas un thymus hyperplastique.

ÉTIOLOGIE

Il ne paraît pas douteux que l'hyperplasie puisse être un mode de réaction du thymus à toutes les infections ou intoxications et soit ainsi comparable, sans identité véritable, à l'hyperplasie lymphoïde que toutes ces causes peuvent déterminer. Mais, en dehors de ces faits qui paraissent correspondre aux états lymphatiques ou thymo-lymphatiques des enfants gras, rachitiques et anémiques, où l'hypertrophie thymique n'est apparemment qu'une réaction morbide concomitante, il subsiste toute une catégorie de faits, concernant l'hyperplasie simple, pure, du thymus (status thymicus pur) où la cause première de cette entité morbide nous échappe complètement et ne nous laisse même aucune raison de penser qu'elle est d'origine inflammatoire. En le supposant, on pourrait se demander si la syphilis et la tuberculose n'y auraient point quelque part ; nous reviendrons plus loin sur cette question.

S'agit-il d'une infection spécifique ? Rien ne permet de le penser. A ce propos citons les expériences négatives de Luzzati dans sa recherche d'un antigène dans le thymus hyperplastique.

ÉTUDE CLINIQUE

Souvent aucun trouble ne révèle pendant la vie l'hyperplasie du thymus ; l'autopsie seule la fait découvrir, que l'enfant soit mort d'une affection intercurrente ou qu'il ait succombé de façon brusque ou rapide, sans autre cause apparente que cette hypertrophie.

Signes fonctionnels. — Ce sont des signes fonctionnels, dus à la compression des organes voisins (surtout trachée et gros vaisseaux), qui extériorisent généralement l'hypertrophie du thymus.

Tantôt il s'agit d'un nourrisson qui, depuis sa naissance, a de façon continue une respiration bruyante et difficile. Un bruit de cornage, du tirage, de la cyanose faciale traduisent ou accompagnent cette dyspnée, qui peut s'exagérer, sous forme d'accès de suffocation quelquefois mortels, ou s'amender, pour reparaître, après des périodes de rémission plus ou moins longues.

Tantôt il s'agit d'un jeune enfant, habituellement bien portant, dont la respiration, à l'occasion de pleurs ou de cris ou même spontanément, devient tout à coup laborieuse, bruyante, accompagnée de tirage, de congestion et de cyanose de la face.

Dans l'un et l'autre cas les symptômes qui attirent l'attention sont la dyspnée et la cyanose.

1° **La Dyspnée** thymique revêt deux formes particulièrement bien décrites par M. Marfan.

Une forme continue paroxystique.

Une forme intermittente paroxystique.

Dans le premier cas, c'est une dyspnée chronique avec paroxysmes.

« Elle débute ordinairement dans les premières semaines ou dans les premiers mois de la vie et dure, en général, jusqu'à la fin de la seconde année. L'enfant qui en est atteint fait entendre en respirant un bruit qu'on désigne sous le nom de cornage ou sous celui de stridor et qui ressemble en réalité à un râle un peu grave et un peu humide ». Il s'entend aux deux temps de la respiration, mais prédomine à l'inspiration ; il s'exagère généralement pendant le sommeil et diminue quelquefois dans la position verticale.

Intense ou légère, cette dyspnée s'accompagne habituellement de la déformation respiratoire du thorax à laquelle on donne le nom de tirage et dont les modalités sont très variables: tantôt, comme dans le croup, il est sus et sous-sternal, avec parfois dépressions sus-claviculaire et intercostales ; tantôt il se traduit par un retrait, un affaissement, à chaque inspiration, des côtes inférieures, qui forment ainsi un sillon profond rétrécissant le diamètre transversal du thorax, agrandissant au contraire son diamètre antéro-postérieur. Dans cette situation, les contractions du diaphragme refoulent en avant les viscères abdominaux ; le sternum est projeté en avant, de sorte que le creux épigastrique, au lieu de se déprimer, fait saillie dans l'inspiration (Barbier). Parfois on peut constater, au moment de l'expiration, une voussure localisée du plastron sterno-costal, semblant modeler une tumeur sous-jacente (Méry et Parturier). D'Oelsnitz a observé une déformation analogue apparaissant au contraire pendant l'inspiration. D'après M. Marfan, ces formes spéciales et variées de tirage tiennent à la coexistence du rachitisme et au ramollissement des côtes qui en dépend ; il les a décrites en 1896 sous le nom de « tirage rachitique » et montré que chez le rachitique, la déformation respiratoire apparaît à l'occasion d'une dyspnée même légère.

Modérés tant que l'enfant reste tranquille ou dans la position assise, le tirage et le cornage s'exagèrent terriblement au cours d'accès paroxystiques, particulièrement fréquents pendant la nuit: Tout à coup la respiration s'accélère ; l'enfant suffoque, se cyanose, son facies exprime l'angoisse la plus vive ; on a l'impression d'une mort prochaine, et, de fait, elle peut survenir en quelques instants par asphyxie rapide ou subitement dans une syncope. D'autres fois, la crise s'atténue au bout de quelques instants,

Louis Bory.

parfois seulement au bout de plusieurs heures et la respiration recouvre un calme relatif.

Un des caractères de la dyspnée thymique est l'intégrité de la voix aussi bien pendant les paroxysmes qu'en dehors d'eux.

Lorsque les paroxysmes existent seuls sans la dyspnée permanente intercalaire, ils constituent la deuxième forme, intermittente, de la dyspnée thymique. Dans ce cas, l'accès paroxystique survient le plus souvent la nuit, réveillant brusquement l'enfant qui fait entendre un bruit de cornage intense, tire violemment avec angoisse et se cyanose avec rapidité. La mort peut survenir à ce premier accès.

Qu'ils constituent des manifestations, isolées ou paroxystiques, les accès sont provoqués parfois par des causes inappréciables ; le plus souvent cependant ils succèdent à des cris de colère, à des pleurs, au décubitus horizontal, ce qui explique leur fréquence nocturne ; à l'hyperextension de la tête, telle que la réalise souvent le décubitus ou mieux l'examen de la gorge : on a attribué à cette cause la mort rapide d'enfants dont on rejetait trop violemment ou trop longtemps la tête en arrière pour faciliter l'exploration de la gorge.

Dyspnée et accès sont très influencés par toutes les causes susceptibles de provoquer une poussée congestive du thymus (maladies infectieuses, rougeole, diphtérie, maladies des voies respiratoires). Les enfants atteints de cornage thymique ont fréquemment de la bronchite et chaque poussée de bronchite exagère le cornage et la dyspnée. Souvent la bronchite se complique de congestion pulmonaire ou de broncho-pneumonie, qui font succomber le malade (Marfan).

Il est tout à fait exceptionnel d'observer la dyspnée thymique chez des enfants âgés ou des adultes. On l'observe surtout chez de jeunes enfants âgés de moins de deux ans ; elle disparaît ou s'atténue vers la fin de la seconde année, moins par suite de la régression physiologique du thymus que par suite de l'élargissement du détroit supérieur du thorax et de la plus grande résistance des anneaux de la trachée.

2° **Cyanose. Troubles circulatoires.** — La Cyanose de la face tient d'une part à la gêne respiratoire, d'autre part surtout à la compression des gros vaisseaux, en particulier des veines de la base du cou.

Elle est accompagnée de la distension des veines du cou, de la turgescence des creux sus-claviculaires, de la tension de la grande fontanelle.

Comme la dyspnée, ces troubles circulatoires sont intermittents ou au contraire continus, mais légers, avec renforcement au moment des paroxysmes dyspnéiques ; « alors les veines du cou deviennent énormes, la fontanelle se bombe, la face devient violette, l'enfant tombe dans une torpeur demi-comateuse due à la congestion cérébrale, son corps se couvre de sueurs ; le cœur est tumultueux, parfois il cesse de battre. Au bout d'un instant, l'enfant revient à lui ; la cyanose et la turgescence des veines diminuent. Mais dans certains cas l'accès est rapidement mortel ; ailleurs, il est suivi d'un œdème pulmonaire suraigu qui entraîne une terminaison fatale. » (Marfan).

Bien qu'accompagnant généralement le cornage et la dyspnée thymique.

ces troubles cyanotiques peuvent cependant exister seuls et faire penser à une affection congénitale du cœur.

3° **Signes accessoires.** — Nous avons dit que *l'absence de modification de la voix et de la toux* constituent un signe négatif important en faveur de l'hypertrophie du thymus. L'aphonie a été cependant signalée par Ehrhardt ; la thymectomie la fit disparaître en moins de temps que les autres symptômes, dyspnée, cornage et tirage.

Le spasme essentiel de la glotte, qui coexiste quelquefois avec l'intumescence du thymus n'a aucun lien direct avec elle.

Les *Troubles de la déglutition* sont rares en dehors des crises dyspnéiques. Dans un cas d'Hinrichs, l'enfant mettait une heure à vider son biberon ; ce trouble disparut après la thymectomie. La gêne de la déglutition existait également dans 2 cas de M. Veau.

Signes physiques. — L'examen physique des sujets atteints des troubles précédents peut seul permettre de leur attribuer une origine thymique.

L'hypertrophie du thymus donne lieu aux symptômes des tumeurs du médiastin antérieur, avec des caractères particuliers tenant au siège et aux rapports du thymus.

1° **Inspection. Palpation.** — Dans certains cas, ces deux procédés d'exploration ont permis de constater une *voussure permanente*, asymétrique, à la hauteur de la poignée du sternum et des deux premiers cartilages costaux (Myers, d'Oelsnitz). Plus fréquemment, il existe une *tuméfaction de la fossette sus-sternale* (Rehn) et, par la palpation de cette région, nombre d'auteurs ont déclaré avoir éprouvé *la sensation d'une masse thymique :* c'est une impression rapide, se produisant seulement au moment de l'expiration. Cette tuméfaction, de consistance molle, disparaît en effet pendant l'inspiration profonde et se montre surtout dans l'expiration forcée, au moment des cris et des efforts de toux. Ce signe, décrit par Rehn, est d'appréciation délicate ; M. Marfan fait remarquer d'ailleurs que chez tous les enfants atteints de dyspnée violente avec tirage, comme dans le croup, on voit une dépression inspiratoire et un soulèvement expiratoire du creux sus-sternal ; il est juste d'ajouter qu'en pareil cas on ne doit pas, à moins d'une coïncidence, sentir de tumeur molle faisant saillie à cet endroit.

Les signes les plus sûrs de l'hypertrophie du thymus sont donnés par la percussion et l'examen radioscopique.

2° **Percussion.** — Normalement, dans les premières années de la vie, la loge thymique correspondrait à une zone de matité, révélée par la percussion de la région manubrienne. La percussion légère permettrait de reconnaître, en allant de la région sous-claviculaire à la ligne médio-sternale : une zone sonore, correspondant au poumon ; une zone de matité relative, correspondant au thymus et au poumon interposé ; une zone de matité absolue, correspondant au thymus seul. Cette dernière serait relativement aisée à délimiter : ses contours figurent à peu près, d'après Blumenreich, un triangle à base supérieure répondant au bord supérieur du manubrium, à sommet inférieur situé un peu à gauche de la ligne médiane, à la hauteur de la deuxième côte ; latéralement cette matité ne dépasse jamais le bord

Louis Bory.

droit du sternum ; elle peut dépasser le bord gauche de 6 millimètres. Le bord droit de la matité serait facile à délimiter, en raison de sa contiguïté avec une large surface de son pulmonaire ; à gauche le voisinage de la matité cardiaque la rendrait plus confuse.

En réalité, d'après M. Marfan, on ne trouve pas normalement, sur le manubrium, de zone de matité vraiment absolue, mais seulement une zone étroite de matité relative ; de sorte que la constatation d'une matité absolue, bien nette, occupant tout ou partie de la région manubrienne, surtout si elle dépasse les bords du sternum (à gauche en particulier), décèle presque à coup sûr une hypertrophie du thymus. Malheureusement ce signe peut manquer ; on a pu voir des cas indubitables d'hypertrophie thymique, où la matité faisait défaut.

La variété des renseignements fournis par la percussion tient vraisemblablement à l'inégal empiètement des bords antérieurs des poumons (Cruchet) ou à la distension variable des gros vaisseaux veineux. Ceux-ci en effet, par leur contact direct avec la paroi, donnent lieu normalement, par la percussion du plastron sterno-costal, à une matité débordant le sternum, prédominante à gauche et se continuant sans transition avec celle du cœur (Nobécourt et Tixier, d'Oelsnitz) ; cette matité est révélée par une percussion légère et n'est pas absolue ; aussi quand la percussion forte donne nettement un son mat dans une zone dépassant notablement les limites habituelles, surtout à gauche, on peut conclure à l'existence, sous le sternum doublé des gros vaisseaux, d'un thymus hypertrophié.

On ne saurait confondre pareille matité avec celle que donne bien rarement en avant l'intumescence des ganglions trachéo-bronchiques. Ceux-ci donnent lieu a une matité plus basse que la matité thymique et prédominant habituellement à droite.

Seul le goitre plongeant des nouveau-nés peut donner lieu vraiment aux mêmes signes fonctionnels et physiques que l'hypertrophie du thymus ; mais il semble peu compatible avec la vie et l'exploration de la région cervicale permet de reconnaître aisément l'origine thyroïdienne de la compression.

3° **Autres procédés d'exploration.** — Le *tubage* et la *trachéotomie*, tentés parfois pour parer d'urgence aux accidents respiratoires ont pu occasionnellement montrer, par l'échec de la médication, que l'obstacle n'était pas au larynx et siégeait probablement plus bas, sur la trachée. De fait, le tubage avec un tube long ou la trachéotomie suivie de l'introduction d'une canule longue ont pu amener parfois un soulagement immédiat et faire penser à l'obstacle trachéal créé par une hypertrophie thymique.

Dans un cas, rapporté par Jackson, la *trachéoscopie* a permis de voir la trachée fortement déprimée sur plusieurs centimètres dans sa portion rétrosternale. D'après Guisez, la trachéoscopie serait relativement simple et d'un secours utile tant au diagnostic qu'à la thérapeutique, car l'introduction du trachéoscope effectue un véritable tubage de la trachée et facilite la respiration. Ce ne peuvent être là néanmoins que des pratiques exceptionnelles.

4° **Radioscopie.** — Actuellement, le diagnostic de l'hypertrophie du thymus fait essentiellement partie du domaine de la radiologie, qui domine même la thérapeutique, puisqu'elle se substitue, en atrophiant l'organe, aux méthodes sanglantes d'extirpation.

La radioscopie paraît supérieure à la radiographie pour l'appréciation des caractères de l'ombre thymique, bien définis par les études d'Hochsinger, Barbier, Marfan, Ferrand et Chatelin, d'Oelsnitz et Paschetta.

Normalement, le thorax d'un nourrisson placé de face derrière l'écran radioscopique, projette sur celui-ci une *ombre médio-thoracique* dont les limites dessinent la silhouette d'une bouteille ou d'un flacon à long col,

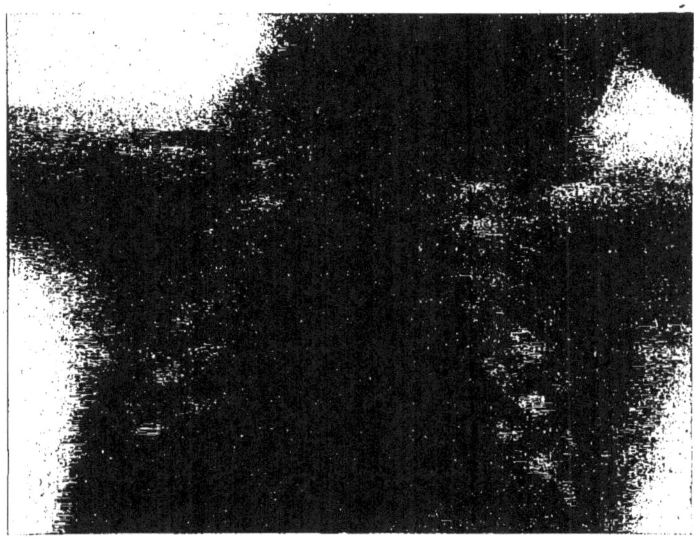

Fig. 1. — Hyperplasie du thymus. Radiographie du service de M. le Professeur Marfan.
(Due à l'obligeance du Dr Blechmann, chef de clinique.)

dont la portion élargie, plus étalée à gauche, représente l'ombre du cœur ; le col (*ombre supra-cardiaque*) s'étend de la première ou deuxième vertèbre dorsale à la quatrième ou cinquième et ses limites latérales ne s'écartent que très peu de la colonne vertébrale : il correspond donc aux ombres sternale et vertébrale superposées et non débordées latéralement par l'ombre des vaisseaux et du thymus normal, qui se confond avec elles. Entre le col et le corps de la bouteille existe en général une partie légèrement rétrécie. En résumé, l'ombre thymique n'est pas visible à l'état normal, car elle ne déborde pas l'ombre sterno-vertébrale et se confond avec elle (Schéma 1).

En cas d'hypertrophie du thymus, l'ombre thymique déborde de chaque côté l'ombre sternale : on constate un élargissement de la partie supérieure de l'ombre médio-thoracique, qui elle-même devient plus opaque ; l'ombre déborde plus à gauche qu'à droite ; le bord gauche de l'ombre médio-sternale figure ainsi une courbure convexe, saillante à gauche, qui contraste

Louis Bory.

avec la forme normalement concave en dehors des bords de cette image
(Sch. 2).

Le bord droit conserve quelquefois la concavité normale; d'autrefois il
devient rectiligne ou convexe (Sch. 3). La saillie plus forte du bord gauche
donne lieu, par la rencontre avec le bord correspondant de l'ombre cardiaque, à la production d'une encoche plus ou moins accusée, donnant à

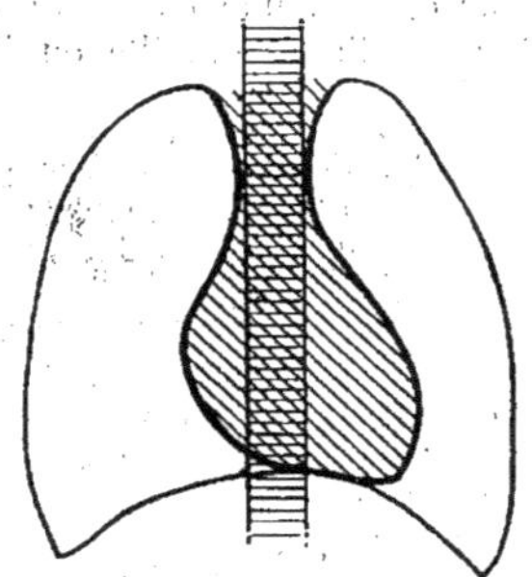

Schéma 1. — Ombre thymo-cardiaque normale.

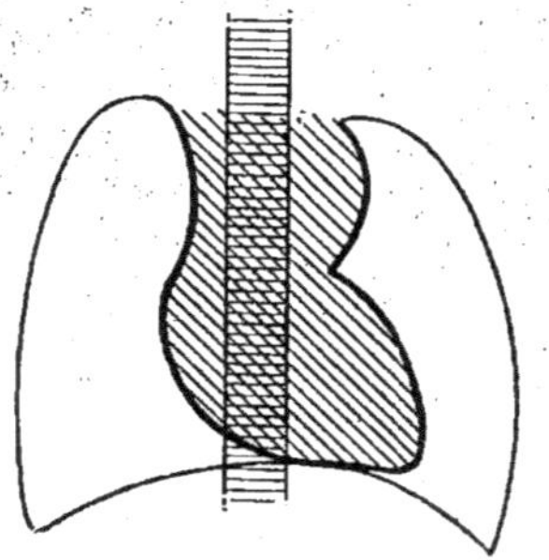

Schéma 2. — Hypertrophie du thymus.   Schéma 3. — Hypertrophie du thymus.
          Type 1.   Type 2.

Schémas 1 à 3. — *Schémas radioscopiques des thymus normal et hypertrophique.*
Hachures transversales = ombre vertébrale; hachures obliques = ombre thymo-
cardiaque.

l'ensemble de l'ombre médiastinale la forme d'une brioche ou d'un bonnet
phrygien. Cette encoche tend à disparaître au moment de l'expiration
(d'Oelsnitz).

En résumé, l'ombre du thymus hypertrophié est sensiblement médiane;
déborde latéralement, plus à gauche qu'à droite, l'ombre sterno-vertébrale;
surmonte toujours l'ombre cardiaque et fait corps avec elle: le plus souvent
il est impossible d'établir entre elles une limite de différenciation, car
l'ombre thymique est intense, égale dans toute son étendue, compacte
comme l'ombre cardiaque; enfin l'encoche de son bord gauche contribue à
lui donner une forme assez caractéristique.

Malgré ces caractères, la radioscopie expose à des erreurs qu'il faut savoir éviter.

La technique doit tout d'abord être toujours rigoureusement la même. Il faut bien s'assurer du parallélisme de la plaque (ou de l'écran), du sujet et de l'ampoule (Hochsinger). Celle-ci ne doit pas être située trop près.

Dans l'adénopathie trachéo-bronchique, l'ombre médio-thoracique a la même forme générale, mais l'élargissement de l'ombre supra-cardiaque est marqué plus bas, à la hauteur des 5ᵉ et 6ᵉ vertèbres dorsales; d'autre part, au contour de cette ombre, plus saillante à droite, s'adjoignent des ombres surajoutées, d'intensité différente, de contours imprécis, de forme variable, qu'un examen attentif permet généralement de reconnaître avec assez de facilité sur l'écran radioscopique.

L'agrandissement de l'ombre radioscopique supra-cardiaque (accompagnée ou non de l'extension de la matité manubriale) peut être le seul symptôme révélateur de l'hypertrophie du thymus.

FORMES CLINIQUES ET DIAGNOSTIC

Deux facteurs variables donnent lieu aux divers aspects cliniques de l'H. thymique :

d'une part la forme générale des manifestations morbides;

d'autre part la prédominance de l'un des symptômes fonctionnels le plus accusés : dyspnée, cyanose.

1° *Formes d'après l'allure générale.* — A) Les *formes à manifestations continues*, coupées de paroxysmes, sont les plus faciles à reconnaître, et les plus communes.

B) Les *formes silencieuses à manifestations intermittentes* ont été, comme les précédentes, décrites avec la dyspnée thymique qui est le principal symptôme révélateur de la difformité.

C) Les *formes frustes* ont été décrites par d'Oelsnitz. Elles sont caractérisées par un ensemble de réactions cliniques légères, discrètes, mobiles, fugaces, qui ne s'imposent pas à l'attention, mais demandent au contraire à être recherchées; ce sont les « petits signes de l'hypertrophie du thymus. » (d'Oelsnitz).

« En pareil cas, le jeune enfant est moins vif et se trouve dans un léger état de *torpeur*. Par moments, l'oreille saisit un léger bruit respiratoire et cette *ébauche de stridor* peut être provoquée par certaines modifications dans la position de l'enfant.

Les téguments de la face sont d'une *teinte légèrement cyanotique*, qui s'accentue de façon anormale lors des pleurs et des cris. Sous la peau, par places, apparaissent des veines anormalement visibles qui, sur les tempes et le cuir chevelu, peuvent être franchement saillantes. La fontanelle est quelquefois tendue anormalement et cette *hypertension de la fontanelle*, au même titre que tous les symptômes précédents, semble devoir être rapportée à une gêne plus ou moins marquée dans la circulation en retour. »

Dans ces cas, comme dans les précédents, la percussion et surtout les

Louis Bory.

investigations radiologiques confirment l'origine thymique des troubles observés.

Pareilles formes de l'hypertrophie du thymus peuvent évoluer sans troubles plus marqués jusqu'à l'involution de la glande. Cependant, leur bénignité apparente peut être trompeuse, car elles aboutissent parfois de façon inattendue à des accidents graves et mortels.

D) *Formes latentes.* Souvent le thymus hypertrophié reste absolument latent et insoupçonné, jusqu'au jour où le hasard d'un examen le fait découvrir. Il faut donc prêter son attention à tous les signes les plus frustes, les « petits signes » de la maladie. Au reste, la latence de ces formes peut être brusquement interrompue par l'apparition d'un accident grave ou mortel.

2° **Formes symptomatiques.** — Ce sont les plus intéressantes au point de vue du diagnostic de l'affection; car les principales difficultés de ce diagnostic tiennent dans la détermination de l'origine des troubles fonctionnels observés. Deux ordres d'accidents doivent dans les deux premières années de la vie faire songer à une hypertrophie thymique : la dyspnée, la cyanose. Suivant que la compression porte de préférence sur la trachée ou sur les deux vaisseaux, l'un des deux symptômes est prédominant, donnant lieu à l'existence de deux formes, la forme dyspnéique, la forme cyanotique.

A) *Forme dyspnéique.* — Les caractères que nous avons attribués à la dyspnée thymique (bruyante, stridoreuse, avec paroxysmes) expliquent qu'il soit parfois malaisé de la différencier des autres respirations bruyantes, chroniques ou paroxystiques, des nourrissons.

a) *Les dyspnées chroniques*, le cornage chronique peuvent relever de plusieurs causes : l'hypertrophie du thymus, les malformations vestibulaires laryngées, l'adénopathie trachéo-bronchique, les végétations adénoïdes. C'est donc à tort qu'on désigne encore quelquefois sous le nom de stridor laryngé congénital, leur attribuant ainsi une pathogénie univoque, toutes les respirations bruyantes apparues chez le nourrisson dès la naissance ou peu après. Le stridor est loin d'être exclusivement une affection laryngée. Nous pouvons en distinguer les quatre variétés suivantes :

Le stridor thymique : il est inspiratoire et expiratoire, mais avec prédominance à l'inspiration; s'exagère pendant le sommeil, dans la position horizontale, l'hyperextension de la tête; ne s'accompagne pas de troubles vocaux; se complique souvent de paroxysmes menaçants, avec tirage, cyanose.

Le stridor trachéo-bronchique est rare, les ganglions étant rarement assez volumineux chez le nouveau-né pour amener une compression suffisante de la trachée ou d'une grosse bronche. Ce stridor ganglionnaire aurait pour caractère essentiel de prédominer ou même de ne s'entendre qu'à l'expiration (Variot, Guinon).

Le stridor laryngé, plus exactement dénommé vestibulo-laryngé (Variot), est dû à une malformation de l'orifice supérieur du larynx: il est exclusivement inspiratoire, s'accompagne de paroxysmes calmés par le tubage et qui sont plus rares et moins intenses que ceux de l'hypertrophie du thymus; il a comme caractère commun avec le stridor thymique de s'atténuer progressivement entre un et deux ans.

Le stridor adénoïdien est dû aux végétations adénoïdiennes du pharynx nasal ; la gêne de la respiration nasale qu'elles provoquent se traduit par un ronflement grave, surtout inspiratoire, qui apparaît ou s'exagère la nuit pendant le sommeil. Les caractères de ce ronflement, sa disparition ou son atténuation par l'occlusion des narines, l'ouverture permanente de la bouche, l'exploration du cavum font aisément reconnaître sa cause.

M. Marfan signale encore quelques causes exceptionnelles de cornage chronique du nourrisson, qui peuvent faire croire à tort à l'existence d'un thymus hypertrophié ; tels sont les cas de rétrécissement congénital de la trachée (Mousseus, des Ménards), d'angiome du médiastin (Terrien et Bodolec), d'abcès froid d'origine vertébrale (Hotz).

b) *Les dyspnées paroxystiques.* Lorsqu'on se trouve en présence d'un enfant, non pas sujet à une gêne respiratoire continue, mais en proie à un accès de cornage brusquement survenu, sans dyspnée antérieure continue, il faut songer à un thymus hypertrophié et en rechercher les moindres signes, surtout si d'autres accès analogues sont déjà survenus. Il sera aisé d'éliminer un accès de laryngite striduleuse, ou le simple enrouement d'une laryngite aiguë, un accès d'asthme, la gêne respiratoire amenée par le développement d'un abcès rétro-pharyngien, enfin un accès de spasme glottique, *laryngo-spasme* de la première enfance : longtemps, à la suite de Kopp, ce spasme a été attribué à l'hypertrophie du thymus et connu sous le nom d'asthme thymique ; on sait aujourd'hui qu'il est une manifestation de l'état spasmogène, de la spasmophilie, qui semble être elle-même sous la dépendance d'un trouble sécrétoire des glandules parathyroïdiennes. L'accès de spasme glottique est d'ailleurs assez particulier ; « le sujet qui en est atteint fait entendre une sorte d'inspiration musicale, assez semblable à un gloussement de poule : il se cyanose ; parfois sa respiration s'arrête un instant et il devient noir ; mais cette apnée est très courte, la respiration reparaît après quelques secondes, d'abord gloussante, puis silencieuse. » (Marfan.)

B) *Forme cyanotique.* — La cyanose d'origine thymique est rarement isolée, elle coïncide généralement avec du cornage et de la dyspnée.

Dans les cas exceptionnels où les troubles cyanotiques sont isolés, les caractères de cette cyanose permettent de la différencier des autres genres de cyanose, en particulier celle des *malformations congénitales du cœur*, de la *bronchite capillaire* ; l'extrême turgescence des veines du cou et de la face, la tension de la grande fontanelle, la tendance syncopale, sont des caractères que la percussion et la radioscopie permettront de rapporter plus sûrement à une compression thymique.

ÉVOLUTION — PRONOSTIC

L'H. du thymus est une affection de la première enfance et, si nul accident ne vient interrompre la vie, on voit ses symptômes fonctionnels s'atténuer, entre la première et la deuxième année et finalement disparaître, au fur et à mesure que la résistance augmentée des cartilages trachéo-

Louis Bory.

bronchiques et l'élargissement de l'orifice supérieur du thorax font disparaître les dangers de compression dans l'espace de Grawitz. L'évolution normale est donc la rétrocession des symptômes par involution physiologique en quelque sorte du thymus hypertrophié. Malheureusement, cette évolution peut être interrompue par des accidents graves entraînant la mort, rapidement ou subitement.

La *mort rapide* est réalisée parfois par l'exacerbation d'un accès de suffocation ; d'autres fois, en pleine santé, apparaît une crise subite de dyspnée accompagnée de tirage intense et de cyanose ; les accidents sont menaçants : on songe à un croup d'emblée, à une laryngite striduleuse, à un corps étranger des voies aériennes ; mais le tubage et la trachéotomie restent sans effet ; l'enfant meurt et son autopsie montre un thymus énorme et congestionné.

La *mort subite* est un accident auquel sont exposés les porteurs d'un gros thymus latent ou révélé ; la mort survient, sans aucun signe prémonitoire, sans être précédée de dyspnée ou de cyanose, subitement, par syncope et l'autopsie ne révèle aucune raison plausible de la mort : le thymus est gros il est vrai, mais il ne paraît exercer de pression sur aucun organe et d'ailleurs l'inexistence de troubles fonctionnels avant le terrible accident le démontrait déjà.

Les adultes sont aussi exposés que les enfants et depuis longtemps a été constatée la persistance du thymus chez de nombreuses personnes mortes subitement, sans autre raison apparente ; rien ne paraît plus mystérieux que le rôle soupçonné de cette glande dans la pathogénie de la mort subite.

Souvent c'est à l'occasion d'un bain [1] que le sujet meurt subitement ; dans d'autres cas il s'agit d'une immersion accidentelle : le sujet, retiré de l'eau avant que l'asphyxie ait pu intervenir, ne peut cependant être rappelé à la vie ; on invoque l'impression violente, la terreur pour expliquer ces phénomènes inhibitoires, mais l'autopsie révèle la persistance du thymus ou son hypertrophie. Tel meurt subitement en dansant, tel autre pendant le coït, ou au cours d'une opération chirurgicale ou d'une anesthésie : quel que soit l'anesthésique, la mort peut survenir aux divers temps de la narcose. C'est à l'hypertrophie du thymus qu'on a attribué les accidents de la narcose dans l'extirpation du goitre simple ou basedowien ou dans l'opération des végétations adénoïdes.

Chez le nourrisson, c'est la nuit surtout que survient brusquement la mort sans aucune raison apparente : « L'enfant se réveille en sursaut, cherche à se dresser ; ses pupilles se dilatent, sa respiration est silencieuse ; il se raidit, se contracte et meurt. » (Marfan).

Ces faits sont quelquefois familiaux : Griffith a vu dans la même famille mourir subitement sept enfants de un à huit mois jusque-là bien portants et porteurs d'un gros thymus, trouvé à l'autopsie.

Deux théories tendent à expliquer la mort subite d'origine thymique : l'une qui incrimine l'état général, lymphatico-thymique ; l'autre qui invoque un état d'hyperfonctionnement local de la glande, ces deux états ayant pour

1. Voir Pulawski. Contribution à l'étude de la mort thymique. *Pr. médicale*, 26 mai 1920, n° 34.

conséquence l'hypersensibilité réflexe du muscle cardiaque. Cette vulnéra-
bilité du cœur serait due, d'après Eppinger et Hess, à l'augmentation de la
vagotonie, c'est-à-dire de la susceptibilité du vague aux excitations. Comme
le fait remarquer Marfan, la diathèse lymphatique de Paltauf peut faire
défaut dans les cas de mort subite, en apparence due à l'hypertrophie du
thymus ; c'est pourquoi beaucoup d'auteurs admettent pour expliquer la
mort l'ancienne explication de Svehla, la théorie de l'hyperthymisation :
l'élaboration en excès par la glande hypertrophiée d'une substance toxique
pour le système nerveux cardiaque crée et entretient un état d'instabilité
cardiaque pouvant aboutir, sous une influence minime, à la syncope mortelle.

A vrai dire, nous ne possédons pas d'explication satisfaisante de cet accident. M. Marfan se demande même s'il n'est pas lié plutôt à des lésions
concomitantes des glandes parathyroïdiennes.

TRAITEMENT

Le traitement de L'H. du thymus est médical, radiologique ou chirurgical.

Médical, il est justifié de l'employer quand rien ne presse, que les accidents sont peu intenses ou que l'âge de l'enfant le rapproche du moment où
le thymus commence normalement à rétrocéder, dans les cas enfin où une
cause déterminante, telle que la syphilis ou même la tuberculose, peut être
invoquée pour expliquer le développement de l'affection. On pourra donc
être amené à instituer tout d'abord un traitement antisyphilitique, qui a
donné à M. Marfan des succès remarquables et, si ce traitement échoue, à
traiter l'état général lymphoïde, le rachitisme enfin si souvent coexistant
(bains salés, arsenic, iode, préparations calciques...). L'arsénobenzol, à
petites doses fréquemment répétées, pourra donc servir avantageusement à
traiter les deux causes déterminantes ci-dessus. M. Marfan a remarqué que
l'ingestion d'adrénaline (deux à quatre gouttes par jour de la solution au
millième) paraissait avoir une action favorable sur l'hyperplasie thymique ;
c'est surtout dans les cas appartenant à la diathèse thymo-lymphatique que
la médication surrénale doit être instituée, puisque cette diathèse est
accompagnée, d'après Wiesel, d'une hypoplasie du système adrénalinien.

En réalité le traitement médical ne peut être qu'exceptionnel ou adjuvant
des traitements radiologique (pour les cas non immédiatement menaçants)
et chirurgical (pour les cas d'urgence).

La *radiothérapie* peut être considérée aujourd'hui comme le traitement
de choix, dans les cas d'intensité moyenne. Nous avons vu comment les
radiations de Rœntgen occasionnaient une involution thymique accidentelle,
qui, pour n'avoir pas généralement un caractère définitif, peut être suffisamment maintenue par des applications judicieusement répétées. Les cas
heureux sont signalés en très grand nombre (Friedlander, Myers, Rachford...) ;
Weil et Péhu, ayant soumis à la rœntgenisation deux enfants porteurs de
volumineux thymus et atteints de troubles dyspnéiques et cyanotiques
graves ont vu diminuer parallèlement, sous l'influence du traitement, la

Louis BORY.

masse thymique et les troubles fonctionnels. D'Oelsnitz a rapporté des cas analogues. Le perfectionnement de la technique et l'emploi, grâce à la puissance plus grande des appareils, de rayons particulièrement durs et pénétrants, permet aujourd'hui d'arriver à des résultats à peu près définitifs.

Lorsque les accidents du gros thymus, violents ou subits, sont immédiatement inquiétants, il convient de ne pas trop s'attarder à la radiothérapie et de recourir d'emblée au *traitement chirurgical*. On pourrait, pour pallier immédiatement aux symptômes asphyxiques, et tout en faisant des inhalations d'oxygène, pratiquer l'intubation avec un tube long, le plus long possible, qui descende au voisinage de la bifurcation trachéale ; mais, comme le fait remarquer Olivier([1]), cette opération n'est certainement pas plus rapide que la thymectomie, est souvent beaucoup plus difficile qu'elle chez les tout jeunes enfants, enfin risque d'être complètement inutile. De même la trachéotomie peut être inutile et est toujours dangereuse.

L'opération de choix (et on n'a dès lors aucune raison de l'ajourner dans les cas où il faut aller vite) est la thymectomie pure et simple, dont MM. Veau et Olivier ont fixé les règles et les indications, en montrant sa supériorité sur l'exothymopexie (Rehn) ou sur la résection du manubrium sternal avec ou sans thymectomie.

La thymectomie doit être subtotale, car on ne peut enlever la totalité du thymus sans amener de troubles graves ; d'ailleurs l'ablation totale est impossible par voie sus-sternale. Elle doit être sous-capsulaire, car le thymus est assez facilement énucléable de sa capsule, ce qui facilite et rend plus bénigne l'intervention : dès que la capsule est ouverte, le thymus fait hernie pendant l'expiration ; on le saisit, on l'énuclée en partie, puis on lie les vaisseaux, qui heureusement l'abordent par son pôle supérieur.

Dans ces conditions, et faite par voie sus-sternale, sans résection préalable du manubrium, la thymectomie est une opération à peu près inoffensive, immédiatement efficace, enfin radicale.

LES ÉTATS INFECTIEUX DU THYMUS

Le thymus est constamment modifié au cours des divers processus infectieux. Tantôt, il apparaît augmenté de volume, gorgé de suc, rouge et congestionné ; il peut même être le siège d'hémorragies sous-capsulaires ou parenchymateuses. D'autres fois au contraire il est pâle et anémié. Souvent enfin l'infection constitue la cause occasionnelle de son involution.

Infections aiguës. — Parmi les infections aiguës, l'érysipèle, la diphtérie, la variole sont celles qui déterminent les altérations les plus prononcées (Roger et Ghika, Hutinel et Tixier). L'étude histologique montre surtout l'importance de la congestion et la prolifération parenchymateuse : les lymphocytes restent, il est vrai, les éléments fondamentaux, mais on observe un nombre plus grand qu'à l'état normal de grands mononucléaires, de

1. E. OLIVIER. Anatomie topographique et chirurgicale du thymus. *Thèse de Paris,* Steinheil, 1911.

formes intermédiaires, de polynucléaires neutrophiles et éosinophiles, enfin de globules rouges nucléés, de myélocytes, de mastzellen. La transformation myéloïde est particulièrement marquée dans la diphtérie, l'érysipèle. Dans la scarlatine les myélocites sont rares et les éosinophiles dominent.

Abcès du thymus. — Un grand nombre de cas décrits sous le nom d'abcès du thymus doivent être rapportés à la syphilis congénitale. Cependant des abcès véritables ont été signalés (Hennig, Schlossmann, Cohn, Planchu et Rendu). Ces collections se développent au cours de pyohémies et de septicémies et sont souvent la raison d'une mort subite ou rapide.

Tuberculose. — La tuberculose primitive du thymus est une éventualité extrêmement rare; le cas de Demme en est cependant un exemple indiscutable : chez une petite fille morte 42 jours après sa naissance, on trouve dans le thymus, sans qu'il y en eut ailleurs, trois petits tubercules renfermant des bacilles.

Plus fréquents sont les cas où la glande est secondairement atteinte au cours d'une tuberculose miliaire généralisée ou d'une pneumonie caséeuse (Wildfang, Jacobi, Hennig, Farret, Roger et Ghika, Dudgeon, Tixier et Feldzer). Elle revêt la forme miliaire ou la forme caséeuse : la première n'est que la localisation d'une granulie; la seconde accompagne le plus souvent la tuberculose des ganglions bronchiques et paraît en rapport avec elle.

Syphilis. — La syphilis du thymus est sans doute plus fréquente, si l'on admet que la syphilis puisse intervenir comme cause déterminante dans l'hypertrophie, simple en apparence, de cet organe.

En dehors de cette éventualité, la syphilis peut réaliser la sclérose diffuse interstitielle, caractérisée par le développement du tissu conjonctif, l'épaississement des parois vasculaires, l'étouffement et l'atrophie du parenchyme; plus rarement il s'agissait de gommes.

Dans quelques cas de syphilis congénitale, on peut rencontrer une forme particulière de lésions, ayant l'apparence d'abcès à contenu purulent verdâtre et connues sous le nom *d'abcès de Dubois*, du nom de l'auteur qui en a publié les trois premiers cas, il y a environ 70 ans, faits confirmés depuis et considérés par certains comme caractéristiques de la syphilis congénitale du thymus. D'autres y voient soit des gommes ramollies, soit un ramollissement cadavérique de la glande, soit des abcès vulgaires. D'après Chiari, ces pseudo-abcès se montrent sous forme de kystes à l'intérieur des corpuscules de Hassal, sous l'influence d'une multiplication rapide du tissu thymique; Schlesinger les considère plutôt comme le produit d'une involution normale partielle, nullement caractéristique de la syphilis. Simmonds n'a pas identifié de pus, mais seulement un liquide séreux, dans les cavités kystiques dont les parois étaient revêtues d'un épithélium pavimenteux stratifié; il admet par suite qu'il s'agit de kystes formés aux dépens des tubes thymiques primitifs et la présence de nombreux spirochètes dans le thymus lui fait admettre leur origine syphilitique.

Louis Bory.

LES TUMEURS DU THYMUS

Comme les infections du thymus, les tumeurs de cet organe n'ont pas d'histoire clinique propre et constituent surtout des entités anatomiques. Les signes des tumeurs thymiques appartiennent au syndrome des tumeurs du médiastin; le diagnostic de l'origine thymique est généralement impossible cliniquement; il est même souvent difficile à l'autopsie de retrouver dans la tumeur les vestiges de thymus, les corpuscules de Hassal permettant d'en identifier l'origine.

On a décrit des *tumeurs kystiques*, uni ou multiloculaires; des *tumeurs épithéliales* tout à fait exceptionnelles : cependant on a signalé des cancers primitifs de la glande (Letulle, Ambrosini, Paviot et Gerest, Eisenstadt, Rubaschow). Dans un carcinome de la région thyroïdienne, Achard et Paisseau ont trouvé de nombreux corpuscules concentriques, preuve qu'un lobe thymique aberrant intra-thyroïdien avait été probablement le point de départ de la tumeur.

Les *tumeurs conjonctives* sont moins rares, surtout le lymphosarcome; d'après Virchow, les lymphosarcomes du thymus se propagent surtout facilement au péricarde, tandis que ceux des ganglions bronchiques se propagent plutôt vers le poumon. Certaines tumeurs de ce groupe ne montrent pas une tendance au développement sans limite; leurs caractères de lymphomes ou de lymphadénomes les a fait désigner par Grandhomme sous le nom de thymomes.

Dans la *leucémie* enfin le thymus peut être le siège de lymphomes susceptibles d'hypertrophier l'organe, parfois d'une manière démesurée.

LES SYNDROMES THYMIQUES ET L'OPOTHÉRAPIE

Envisageant dans leur ensemble les manifestations cliniques ou expérimentales des lésions du thymus, pouvons-nous dégager quelques grands syndromes qui leur correspondent?

D'après les simples données cliniques actuelles, un seul syndrome, nous venons de le voir, se dégage dans l'histoire des affections du thymus, le syndrome asphyxique ou syncopal, lié à son hypertrophie; encore est-il purement mécanique et nullement caractéristique d'une lésion spécifique de l'organe. Cependant l'expérimentation a su reproduire un syndrome d'hypothymie et un syndrome d'hyperthymie, dont la similitude frappante avec certains états morbides de l'homme a fait imaginer le rôle possible du thymus en pareil cas [1].

I. *Syndrome d'hypothymie.* — L'expérimentation a réalisé, par l'ablation totale du thymus, peu après la naissance, sur des carnivores ou des omnivores, une véritable *cachexie thymiprive expérimentale* (Basch, Kloss

1. Cf. L. MOREL. Syndromes thymiques. *Paris Médical,* 17 janvier 1914.

et Vogt, Morel, Matti, Lampé...) évoluant lentement vers la mort et dont les principaux éléments sont :

des déformations osseuses, identiques à celles du rachitisme ;

des troubles psychiques ;

des troubles cachectiques.

On s'est naturellement demandé si quelques états morbides de la pathologie humaine ne relevaient pas d'une origine thymique, d'une insuffisance ou de la suppression du rôle normalement dévolu au thymus.

1° C'est en premier lieu le *Rachitisme* dont quelques-uns ont voulu faire une affection d'origine thymique. Il faut reconnaître qu'en France, tout au moins, cette théorie n'est guère prise en considération, pour cette raison que, contrairement à ce que laisserait supposer l'expérience, le thymus des rachitiques est un thymus volumineux, nullement aplasique ; l'hypertrophie est légère dans le rachitisme vulgaire ; elle peut devenir considérable dans le rachitisme gras (du Castel).

On peut, il est vrai, répondre à l'objection que l'augmentation du volume d'un organe n'est pas une raison de la suffisance ou de l'exagération de ses fonctions ; il est certaines hypertrophies du foie où l'insuffisance de cet organe est évidente. A notre avis, il serait bon de ne pas nier absolument le rôle du thymus dans le rachitisme ; cette dystrophie peut être la conséquence d'insuffisances associées pluriglandulaires (thymus, thyroïde, surrénale).

2° Les mêmes réflexions peuvent s'appliquer à l'*Athrepsie*, que la phase d'amaigrissement, d'hypotrophie, de la cachexie thymiprive expérimentale a permis de considérer comme un trouble d'insuffisance de thymus, par involution prématurée de cet organe. Nous avons vu combien le thymus réagissait par ce procédé à toutes les causes de dénutrition de l'organisme de l'enfant et combien il était difficile de savoir si l'hypothymie apparente est, en pareil cas, une cause ou un résultat.

Une des particularités les plus remarquables de l'état thymiprive est l'existence des troubles psychiques entrevus par Friedleben (1858), notés par K. Basch, décrits par Kloss et Vogt (1910), L. Morel (1911), Lampé (1913). Nous les avons déjà indiqués ; en voici une description plus complète, d'après Morel :

Vers le 5ᵉ ou le 6ᵉ mois, le chien thymiprivé est dans la phase de dépérissement. Parallèlement aux troubles somatiques apparaissent et évoluent les troubles psychiques qui caractérisent l'*idiotie thymiprive*. Le chien, traits détendus, les bajoues flasques, a l'air idiot et semble accablé. Il est lent à entendre et à comprendre la voix, l'appel de son nom. Il est lent à comprendre un geste d'accueil, de menace. Il est lent à reconnaître son écuelle, ses aliments, sa litière. Il mange avec avidité, et sans paraître les différencier, les substances les plus diverses (viande, bois, bouchons, coton). Il perd la faculté d'orientation, s'égare dans le chenil, se heurte à des obstacles évidents. Il présente enfin des perversions variées (mange ses excréments, sa patte, etc..., et, dans un cas de Kloss et Vogt, se ronge la verge.)

Au total les chiens thymiprivés n'ont ni tendances, ni désirs ; ils sont

Louis Bory.

passifs, apathiques, indifférents à tout ; chez eux la déchéance psychique est parallèle à la déchéance somatique.

Comme le fait remarquer Morel, la réalisation expérimentale d'un type d'idiotie par suppression du thymus chez les animaux dont le corps thyroïde est intact a un grand intérêt, si on remarque que 75 pour 100 de ceux des enfants idiots qui ont un corps thyroïde, des méninges et des centres nerveux normaux, n'ont pas de thymus. Il est, il est vrai, classique de dire que, chez l'idiot l'involution thymique est plus rapide que chez l'enfant normal et que le thymus a involué parce que le porteur était idiot et cachectique. C'est là un argument de principe ; l'absence congénitale du thymus peut être considérée plus raisonnablement comme la cause de l'idiotie du sujet.

Cette conclusion de Morel, appuyée sur la connaissance de l'idiotie thymiprive expérimentale, paraît confirmée par des observations cliniques récentes : Lange et Duker observent un enfant de sept mois atteint d'idiotie complète, d'origine inexpliquée ; il meurt et l'autopsie montre un thymus très réduit (un gramme et demi au lieu de 6 à 7 gr., poids moyen à cet âge). A la clinique de Garré, en 1912, on observe un enfant de deux ans absolument normal jusqu'à cet âge ; à ce moment, l'enfant devient idiot, a des troubles nerveux, se cachectise et meurt. On avait conclu pendant la vie au myxœdème, mais l'autopsie montre un corps thyroïde normal et un thymus tout à fait réduit. Lampé en 1913 rapporte les observations de deux idiots qui avaient en outre des troubles osseux rappelant le rachitisme ou l'ostéomalacie ; leur autopsie montre un corps thyroïde normal, mais une aplasie thymique évidente.

On pourrait donc être autorisé à conclure qu'à côté de l'idiotie par aplasie thyroïdienne, il existe une idiotie par aplasie du thymus ; on devra surtout y songer chez les idiots rachitiques, puisqu'ils réalisent le tableau de la cachexie thymiprive expérimentale.

II. *Syndrome d'hyperthymie*. — Par injection d'extrait thymique ou par inclusion dans les tissus d'un thymus étranger (qui, d'ailleurs, se résorbe toujours) on a réalisé chez le chien un état morbide particulier caractérisé par de l'inappétence, de la fatigue, un aspect hirsute (symptômes banaux d'intoxication) et surtout, fait moins banal, une excitabilité particulière des centres nerveux cardiaques, avec abaissement de la pression artérielle, si on a recours à des injections répétées d'extrait thymique. On peut même obtenir la mort en introduisant dans l'organisme animal des fragments de thymus humain hyperplasié (Hart). On pourrait conclure de ces analogies que c'est un syndrome d'hyperthymie, chez l'homme, qui prédispose à la mort subite.

En réalité il n'y a là jusqu'ici qu'une hypothèse : l'existence d'une sécrétion interne thymique, dont l'excès serait toxique, est probable *a priori*, mais n'a jamais été nettement démontrée.

L'Opothérapie thymique (1) nous donne-t-elle quelques indications sur la réalité des deux ordres de syndromes chez l'homme?

1. Castaigne, Gouraud et Parisot. L'opothérapie thymique et parathyroïdienne. *Journ. Médic. français*, 15 mars 1912, p. 129.

Dans le rachitisme, elle a donné à Mettenheimer et Mendel quelques améliorations, que n'ont pas confirmées d'autres auteurs.

Dans l'athrepsie, par contre (Stopato), elle a permis de constater chez 10 enfants de un à deux ans un relèvement des forces, un véritable réveil du développement physique. Blondel a obtenu également d'heureux effets chez 10 nourrissons débiles congénitaux. Mlle Feldzer a obtenu, chez 8 enfants athrepsiques, un relèvement assez important de la courbe du poids.

Bien qu'il ne paraisse y avoir dans ces résultats rien de spécifique, l'opothérapie thymique semble être utile dans les hypotrophies infantiles par l'action stimulante qu'elle exerce sur la nutrition.

On peut employer :

soit la macération de thymus frais de veau ou de mouton, à la dose de 2 à 25 gr. chez l'enfant, de 50 à 100 gr. chez l'adulte;

soit l'extrait aqueux ou glycériné injectable, 1 à 5 cc. en injection hypodermique;

soit l'extrait sec : c'est la forme la plus pratique; on en peut prescrire cinq centigrammes chez le nourrisson et de un à trois grammes chez l'adulte, soit en cachet, soit en suspension dans du lait.

Louis Bory.

[illegible]

[illegible]

[illegible]

[illegible]

[illegible]

[illegible]

PATHOLOGIE
DES GLANDES SURRÉNALES

Par

O. JOSUÉ   'et   Henri GODLEWSKI

Médecin de l'Hôpital de la Pitié.   Ancien Interne-lauréat des Hôpitaux de Paris.

INTRODUCTION

Généralités. — La découverte des glandes surrénales date de l'époque de la Renaissance. Eustache le premier en fait la description.

L'expression de « surrénales » ne doit évoquer que le rapport du voisinage de la glande avec le pôle supérieur du rein ; ces glandes sont en rapports bien plus étroits et constants (Pettit, Giacomini), avec les gros troncs vasculaires (veines cave et rénales).

L'anatomie comparée avait permis à Meckel (1806) d'établir qu'il ne s'agissait pas de « capsules ». La cavité constatée au centre de l'organe dans les autopsies est une transformation cadavérique.

Les « surrénales » depuis les travaux de l'histologiste Ecker en 1846 sont connues comme glandes.

En pathologie humaine, les lésions surrénales et les modalités cliniques qu'elles entraînent ne peuvent être bien comprises sans la double notion préalable de quelques variations anatomiques et physiologiques de ces glandes.

Chez les mammifères, elles sont formées de deux tissus aux propriétés bien différentes; l'un est central (substance médullaire), l'autre est périphérique (substance corticale).

Celle-ci est formée de cellules dont les granulations ont les caractères microchimiques des graisses ou des lipoïdes; la moelle est remarquable par son affinité pour les sels de chrome (Henle, 1865).

Le tableau ci-dessous oppose les caractères détaillés des deux substances

SUBSTANCE CORTICALE LIPOÏDE	SUBSTANCE MÉDULLAIRE CHROMAFFINE
Les amas et cordons cellulaires *de ces deux substances* ont des granulations :	
Colorées par le Sudan III. Réduites par l'acide osmique. Solubles dans le xylol, le chloroforme, l'éther	Avides de colorants nucléaires (hémato xyline, safranine). Colorées en bleu vert par le perchlorure de fer. Colorées en jaune brun par les sels de chrome. Réduisent la solution de chlorure d'or.

O. JOSUÉ et HENRI GODLEWSKI.

Depuis 1872, date de l'important mémoire de von Brünn sur le développement de la surrénale, les opinions relatives à la formation de cette glande diffèrent suivant qu'il est admis ou non que substance corticale et substance médullaire procèdent d'une même ébauche ou de deux ébauches embryonnaires distinctes.

Dans la première hypothèse — *uniciste* — la surrénale apparut d'abord comme un organe de provenance mésenchymateuse (c'était notamment l'opinion de von Brünn). D'autres voulurent au contraire reconnaître à la surrénale une origine épithéliale, soit aux dépens de l'épithélium germinatif (Janosik, Mihalcovicz, Valenti), soit aux dépens de l'appareil sécrétoire initial, pronephros (Semon) ou mésonephros (His, Waldeyer; Hoffmann, Aichel).

L'opinion générale tend aujourd'hui à admettre une origine bien distincte à chacune des deux substances.

En effet au cours du développement, la substance corticale apparaît peu après le corps de Wolff et précédant à peine l'organe génital, située au voisinage de l'éminence génitale — zone surrénale de Soulié.

La substance médullaire est à son origine en étroite connexion avec les cellules ganglionnaires du sympathique.

C'est très tôt au cours du développement que les cellules surrénales jouent un rôle actif dont témoignent leurs granulations et leurs enclaves. Cette activité est plus précoce pour les cellules corticales (deuxième mois du fœtus) que pour les cellules médullaires (quatrième mois). En outre, il semble y avoir chez le fœtus une fonction pigmentaire spéciale.

La disposition anatomique essentielle (écorce et moelle) n'implique pas des corrélations fonctionnelles entre les deux tissus. Dans la série animale, cette disposition ne se retrouve pas constamment, alors qu'on retrouve toujours les caractères biochimiques, lipoïdes de la substance dite corticale des mammifères, chromaffines, de la substance dite médullaire.

Chez les oiseaux, les deux substances sont enchevêtrées et restent toute la vie, ainsi que chez les reptiles, en rapports étroits avec les glandes génitales, persistance intéressante d'une disposition embryonnaire qui attire l'attention sur la synergie des deux organes.

L'individualisation des deux substances (corticale et médullaire) apparaît en remontant dans la série animale. Alors que la substance corticale forme le *corps interrénal* de Balfour chez les Sélaciens (la Raie par exemple), la substance chromaffine est étagée en corpuscules, métamériques ou non, le long des artères pariétales et *au voisinage de la chaîne du grand sympathique*, formant dans leur ensemble les *corps suprarénaux*.

Ainsi les deux tissus de la glande surrénale se retrouvent chez tous les vertébrés, mais tandis que chez les vertébrés inférieurs ils existent à l'état d'organes individualisés, chez les vertébrés supérieurs ces deux tissus sont enchevêtrés en un seul, et chez les mammifères nettement répartis, l'un périphérique ou cortical, l'autre central ou médullaire.

* * *

Il existe chez l'homme une série d'organes rudimentaires de mêmes substances biochimiques que les surrénales et qui constituent les glandes surrénales accessoires.

Les *glandes surrénales accessoires vraies* sont suivant l'expression de Lucien et Parizot des « capsules surrénales en miniature », composées des tissus cortical et médullaire et logées dans les mailles du plexus solaire au voisinage de la glande surrénale proprement dite.

Les *corpuscules corticaux aberrants ou erratiques*, homologues des corps interrénaux des vertébrés inférieurs, ne sont formés que de substance corticale.

Ces restes embryonnaires sont parfois le point de départ de tumeurs spéciales qui constituent les hypernéphromes.

L'anatomie comparée a mis en valeur que les « corpuscules corticaux aberrants » sont d'autant plus nombreux que les glandes surrénales sont relativement petites.

Enfin les *corpuscules chromaffines* ou organes parasympathiques ou *paraganglions*, sont disséminés au voisinage de la chaîne du sympathique et des gros troncs artériels, ce qui se conçoit originellement, cellules chromaffines et sympathiques provenant de la même souche cellulaire.

La valeur fonctionnelle de ces différents paraganglions (glande carotidienne, organe de Zuckerkandl, glande coccygienne de Luschka, paraganglion cardiaque de Wiesel) est singulièrement réduite : ils ont une chromaffinité qui disparaît chez l'adulte par sclérose précoce de l'organe.

** **

De ce résumé embryogénique et anatomique, se dégage la notion de deux glandes bien distinctes (corticale et médullaire), constantes chez les vertébrés, d'origine tissulaire différente, séparées chez les vertébrés inférieurs puis enchevêtrées au cours du développement, jusqu'à prendre la disposition cortico-médullaire chez les mammifères.

Les distinctions fonctionnelles des deux tissus fondamentaux de la surrénale sont aussi caractérisées.

La fatigue musculaire provoque des réactions de la substance corticale (augmentation des enclaves graisseuses) bien étudiées par Bernard et Bigard, alors que la substance médullaire ne réagit pas (Bardin et Bonne). Des faits comparables ont été observés sous l'influence de l'inanition (Bonnamour) comme conséquence probable de l'auto-intoxication.

La grossesse exalte les fonctions adipogénique et pigmentaire de la corticalité. La surrénale peut dépasser quatre ou cinq fois son volume primitif aux dépens de l'écorce, dont Guieysse a le premier constaté les modifications cellulaires d'hypertrophie et d'hyperplasie, principalement dans la zone fasciculée.

L'activité fonctionnelle de la surrénale est réduite chez les animaux hibernants pendant l'hibernation (Baroncini, Bonnamour).

Ainsi certains états physiologiques entraînent de l'hyperactivité glandulaire, d'autres de l'hypoactivité.

O. Josué et Henri Godlewski.

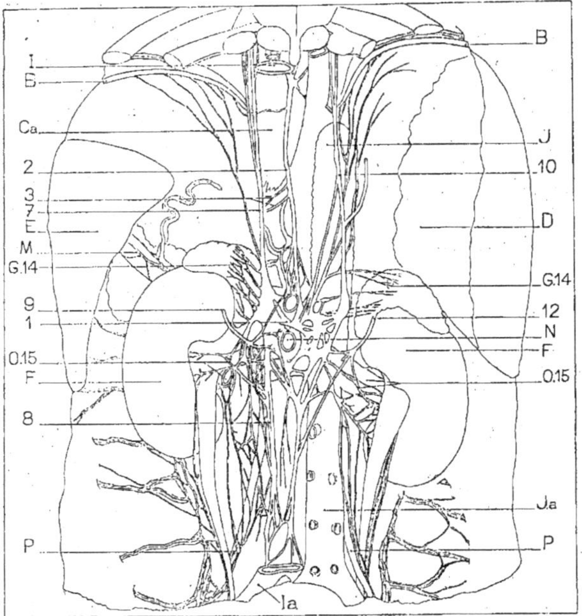

B. Section du diaphragme.

C, a. Extrémité gastrique de l'œsophage.

D. Surface postérieure du foie. Elle est à nu en dehors et au contour.

E. Rate, renfermée sous ses enveloppes.

F, F. Les deux reins vus à découvert, le feuillet fibreux pariétal et la gangue cellulo graisseuse étant enlevés.

G, G. Capsules surrénales.

I. Artère aorte, coupée au-dessous de la huitième vertèbre dorsale pour ne pas masquer les nerfs. Au bas de la figure apparaît l'extrémité de l'artère au point de sa bifurcation en iliaques primitives 1, a.

J-J, a. Veine cave inférieure, vue dans toute sa longueur jusqu'à son entrée dans le sillon du foie.

M. Vaisseaux spléniques.

N. Orifice du tronc de l'artère mésentérique supérieure coupée à la naissance de l'aorte, où elle est environnée par le plexus solaire.

O, o. Artères et veines rénales.

P, P. Veines spermatiques.

1. Plexus solaire vu par sa face postérieure ou aortique. Il représente un amas de ganglions réunis par de nombreux cordons et rameaux nerveux, où aboutissent en haut les doubles cordons des grands sympathiques, des splanchniques et des pneumogastriques, et en bas les cordons abdomino-pelviens des grands sympathiques ; et d'où émergent, autour des artères viscérales, les plexus des nerfs viscéraux qui les accompagnent.

2. Nerfs pneumogastrique, droit et postérieur. Le pneumogastrique, gauche ou antérieur, marqué par les enveloppes, n'est pas vu sur cette figure.

3. Branches qui vont à l'estomac.

7. Cordon gauche thoraco-gastrique du grand sympathique qui se rend dans le plexus solaire.

8. Le même cordon, abdomino-pelvien, qui se continue au-dessous, dégagé du plexus solaire.

9. Terminaison du nerf splanchnique gauche par ses anastomoses avec le plexus solaire, le plexus rénal et le grand sympathique.

10. Cordon droit, thoraco-gastrique, du grand sympathique, qui se rend dans le plexus solaire et se continue au-dessous.

12. Terminaison du nerf grand splanchnique droit. Au-dessus se voit le cordon coupé du petit splanchnique.

14, 14. (G, 14). Nerfs nombreux des capsules surrénales.

15, 15. (O, 15.). Plexus rénaux sur les vaisseaux du même nom.

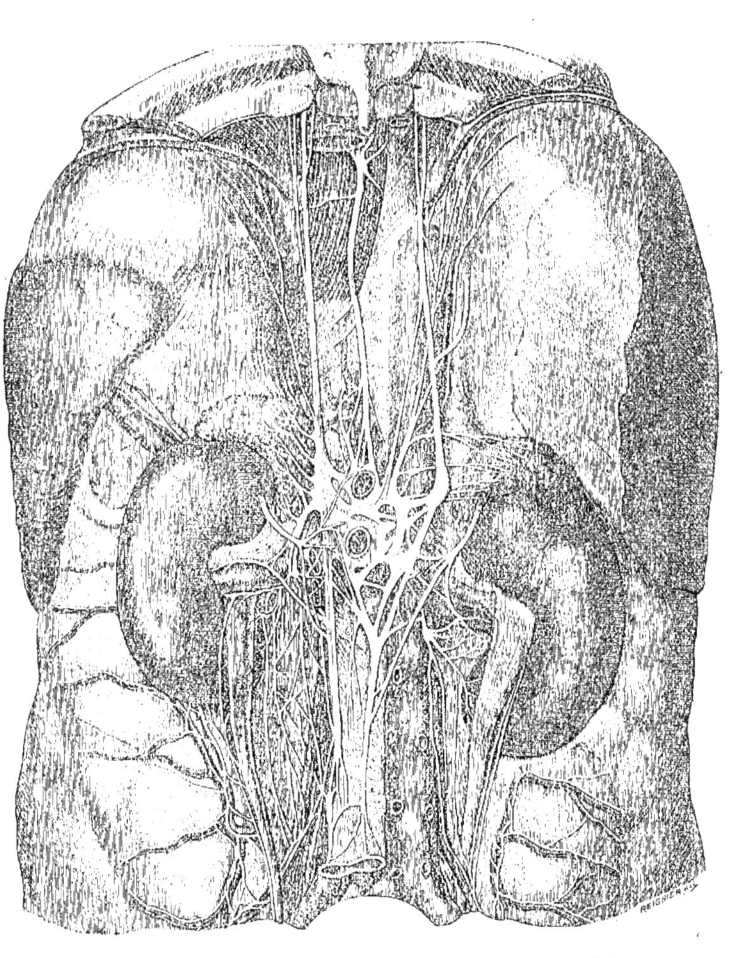

Capsules surrénales : ganglions et nerfs du plexus solaire
vus par le plan postérieur (d'après BOURGERY, CL. BERNARD et JACOB).

Aux différents âges de la vie, l'activité de la surrénale varie. Les fonctions de la substance corticale l'emportent chez le fœtus sur les fonctions de la médullaire.

Après la naissance, on assiste à la dégénérescence et à la disparition des couches les plus profondes de l'écorce, mais jusqu'à l'âge le plus avancé — contrairement à l'atrophie des autres organes — la glande surrénale a « tous les caractères d'une activité fonctionnelle manifeste ».

L'hyperactivité de la glande se traduit par l'adipogénèse et la pigmentation accrue de la couche corticale, caractères qui font défaut dans le cas contraire d'activité réduite. Suivant l'état pathologique de l'individu, la glande surrénale est en état d'hyper ou d'hypoactivité que Bernard et Bigard ont désignées sous les épithètes correspondantes d'hyper et d'hypo-épinéphrie.

Dans chacun de ces états, suivant la localisation de la lésion et suivant son étendue, la glande surrénale sera atteinte dans une ou plusieurs de ses fonctions.

La division schématique d'hyper ou d'hypofonctionnement pathologique de la glande est une division générale, qui elle-même comprend des subdivisions.

En effet chaque syndrome d'hyper ou d'hypofonctionnement surrénal peut être d'hyper ou d'hypofonctionnement de la glande totale, ou d'une des substances corticale ou médullaire seulement.

Ce qu'Addison put identifier d'abord fut le syndrome clinique réalisé par la destruction lente, progressive et massive de l'organe, destruction due à une affection d'une extrême fréquence, la tuberculose, capable d'imprimer par sa nature seule une allure particulière à l'affection.

L'hyperplasie surrénale considérée en tant que substratum d'hyperfonctionnement glandulaire total est capable de donner lieu à des syndromes hypertensifs.

Mais l'hyperplasie localisée corticale donne lieu à des syndromes particuliers, dont on a déjà isolé les caractères (cas de virilisme d'Appert).

* *
*

Ainsi les variations fonctionnelles d'activité des capsules surrénales lésées sont à l'origine de syndromes cliniques, dont le premier a été isolé par Addison et qu'on peut classer en syndromes d'hyper et d'hypofonctionnement glandulaires.

En outre, chaque affection causale est capable d'imprimer son caractère propre au syndrome général du fait des lésions anatomiques particulières qu'elle crée.

Il s'ensuit que l'étude qui va suivre doit logiquement comprendre d'abord l'étude des syndromes surrénaux et ensuite celle des affections diverses de la surrénale, capables de réaliser ces syndromes.

Beaucoup de ceux-ci sont susceptibles d'un traitement opothérapique, dont l'étude générale est la conclusion logique de cet article.

II

SYNDROMES SURRÉNAUX

A. — SYNDROMES D'HYPERFONCTIONNEMENT (HYPERÉPINÉPHRIE)

LE SYNDROME SURRÉNO-VASCULAIRE

Josué a isolé, sous le nom de syndrome surréno-vasculaire un syndrome anatomo-clinique constitué essentiellement par l'hyperplasie surrénale, l'artériosclérose et l'hypertrophie cardiaque [1].

Symptômes.

L'HYPERPLASIE SURRÉNALE qui constitue en quelque sorte le pivot caché du syndrome se traduit par des troubles primordiaux et donne lieu à des manifestations accessoires.

A) *Troubles primordiaux.* — Ce sont :
I. *L'hypertension;*
II. *L'artériosclérose;*
III. *L'hypertrophie cardiaque.*

1. *Hypertension.* — La pression maxima atteint et dépasse 20, 21 centimètres de mercure avec l'appareil de Pachon, la pression minima est également élevée : 12, 15 centimètres de mercure et plus. Parfois l'hypertension ne donne lieu à aucun symptôme fonctionnel. Dans d'autres cas, au contraire, elle occasionne divers troubles : fatigue, inaptitude au travail, épistaxis plus ou moins abondantes qu'il faut se garder d'arrêter trop tôt, car elles constituent une sorte de thérapeutique spontanée en faisant baisser la pression; des accidents graves et même l'hémorragie cérébrale peuvent être la conséquence d'un traitement intempestif. On a signalé des troubles nerveux directement liés à l'hypertension : amaurose, hémianopsie homonyme, hémiplégie, aphasie, convulsions. Ces accidents sont transitoires et disparaissent quand la pression tombe (Vaquez, Pal). La ponction lombaire décèle dans certains cas de petites hémorragies méningées, véritables « épistaxis méningées ». Enfin l'hypertension favorise la rupture d'artères cérébrales déjà lésées et l'hémorragie cérébrale.

L'hypertension serait même une cause de mort subite et Vaquez et Leroy

---

1. Josué. Syndrome surréno-vasculaire. Discussion à propos d'une communication de M. Læderich. *Société médicale des hôpitaux*, 3 juil. 1908, p. 48. — Symphyse cardiaque, syndrome surréno-vasculaire, anévrisme du cœur (avec M. Paillard. *Société médicale des hôpitaux*, 29 janvier 1909, p. 148. — Le syndrome surréno-vasculaire. *Paris médical*, 23 février 1911, p. 287; *Journal médical français*, 15 décembre 1913, p. 510.

O. JOSUÉ et HENRI GODLEWSKI.

ont pu dire que tout malade dont la pression artérielle dépasse 25 à 26 centimètres de mercure est menacé de mourir subitement.

La pression artérielle ne reste pas en général fixe et immuable; elle est au contraire variable, se modifiant dans de larges proportions au cours d'une même journée (Josué et Godlewski). Parfois on observe de véritables poussées d'hypertension, sortes de crises vasculaires (Pal) déterminant des accidents transitoires plus ou moins graves. Dans d'autres cas, la pression se rapproche de la normale pendant des périodes plus ou moins longues.

On sait depuis les recherches d'Oliver et Schœfer, de Cybulski et Seymonowicz, que les extraits surrénaux élèvent la pression artérielle. L'adrénaline agit dans le même sens d'une façon très énergique. Il était donc logique de penser que la suractivité fonctionnelle des surrénales détermine l'hypertension artérielle. Et, en effet, Vaquez a constaté l'hyperplasie de ces glandes à l'autopsie de brightiques qui avaient une tension élevée pendant la vie. L'hypertension peut donc être la conséquence de l'activité exagérée des glandes surrénales.

II. *Artériosclérose.* — Les malades présentent souvent des symptômes d'athérome aortique. L'aorte est plus ou moins dilatée : sa matité est élargie; on la sent battre derrière la poignée sternale, les sous-clavières sont surélevées; à l'écran radioscopique l'ombre aortique est parfois plus large et en général plus foncée que normalement, les battements sont peu distincts quand l'aorte est rigide. On entend un souffle systolique se propageant vers la clavicule droite au point d'auscultation de l'orifice aortique. Ce souffle est lié à la présence de rugosités athéromateuses de la face interne de l'aorte à son origine ou à un rétrécissement aortique. Le deuxième bruit est retentissant quand la pression est élevée; il est clangoreux quand la consistance des valvules sigmoïdes est modifiée. On trouve parfois un souffle d'insuffisance aortique. Ces malades se plaignent souvent de douleurs plus ou moins pénibles sur le trajet de l'aorte; ils sont souvent sujets à des crises d'angine de poitrine.

Les autres artères de l'organisme sont fréquemment atteintes : les temporales et les radiales sont sinueuses et indurées; le pouls radial présente des caractères particuliers que traduit le sphygmographe.

Il n'est pas rare de constater en même temps des manifestations dues à la néphrite interstitielle. Celle-ci est souvent la conséquence de l'artériosclérose; mais elle est aussi une des causes du syndrome surréno-vasculaire. Au petit rein contracté appartiennent les urines claires, abondantes, peu denses, peu ou pas albumineuses, les phénomènes de petite urémie si fréquents chez les malades entachés d'artériosclérose.

III. *Hypertrophie cardiaque.* — L'hypertrophie cardiaque porte surtout sur le ventricule gauche. Elle se reconnaît par les différents modes d'exploration, percussion, phonendoscopie, radioscopie, etc..., sur lesquels nous n'avons pas à insister ici. Il existe en général un bruit de galop gauche.

B) **Troubles accessoires.** — Les troubles accessoires sont :

1° *La glycosurie.* Elle a été d'abord considérée comme peu marquée et passagère. Cependant, il est un certain nombre de diabétiques scléreux et hypertendus chez lesquels l'hyperactivité surrénale est suspectée, surtout depuis les faits mis en lumière à propos du diabète surrénal.

Blum a signalé en 1901 l'existence d'un diabète adrénalinique. Il a montré que l'injection d'adrénaline entraîne une hyperglycémie pouvant atteindre 5 pour 1000 pendant plusieurs heures.

Par injection de glucose, d'adrénaline, d'extraits d'hypophyse ou de pancréas, injections isolées, puis combinées, on observe les effets de ces produits sur la glycémie. Outre l'effet immédiat, l'effet prolongé est à considérer et sa constatation a pour MM. Achard, Ribot et Binet [1] une valeur toute spéciale. Ils l'ont minutieusement observée dans une série d'expériences, dont on retire ces notions rigoureusement précises : l'hyperglycémie provoquée est plus considérable et plus durable par injection intraveineuse de glucose et d'adrénaline associés que celle provoquée par l'addition d'adrénaline seule ou de glucose seul.

L'adrénaline n'augmente pas l'hyperglycémie d'un chien dépancréaté et si chez un chien en insuffisance glycolytique adrénalinique, on injecte de l'extrait pancréatique, on constate que cet extrait inhibe l'action de l'adrénaline.

L'adrénaline (l'extrait d'hypophyse également) seraient des facteurs s'opposant à l'utilisation du glucose ou l'empêchant. Ils ont un rôle antiglycopexique et antiglycolytique. L'extrait pancréatique apparaît comme leur antagoniste.

On peut concevoir que l'adrénaline intervient pour limiter le pouvoir glycolytique du pancréas mais n'a pas d'action antiglycolytique accrue si l'hormone pancréatique fait défaut.

La piqûre du 4e ventricule ne produit pas de glycosurie après ablation des surrénales (André Mayer). Tout se passe comme si normalement la « piqûre diabétique » provoquait une hyperadrénalinémie diabétogène.

2o *L'œdème aigu du poumon.* — Les malades peuvent succomber rapidement à une crise d'œdème aigu du poumon, mais les crises cèdent le plus souvent à la saignée, médication énergique qui permet dans bien des cas de conjurer une issue fatale.

La notion de 'œdème aigu du poumon en clinique et ses relations avec l'hyperfonctionnement surrénal est démontrée à l'autopsie, où on a trouvé de l'hyperplasie de la couche corticale.

Expérimentalement Josué a montré que les extraits de la corticalité déterminent l'œdème aigu du poumon.

Cependant l'adrénaline également détermine de l'œdème aigu du poumon (Bouchard et Claude).

Les travaux de Langlois et Desbouis rendent bien compte des effets opposés sur le tonus vasculaire pulmonaire enregistrés dans de nombreux travaux.

Ces effets dépendent de la dose injectée : à petite dose, l'adrénaline serait

---

1. ACHARD, RIBOT, BINET. Hyperglycémie adrénalinique. *Revue de Médecine*, no 9-10, 1921, p. 447-456.

O. JOSUÉ et HENRI GODLEWSKI.

vasodilatatrice et vasoconstrictive à dose plus forte, pour laquelle « les vaisseaux pulmonaires se contractent, exprimant le poumon comme une éponge ».

Évolution.

Il n'est pas toujours facile de préciser le début de l'évolution du syndrome.

L'hypertension artérielle constitue souvent la première manifestation clinique. Il n'est pas rare que le malade ne présente aucun trouble fonctionnel. C'est par hasard, à l'occasion d'une maladie intercurrente, ou à la suite d'un examen inopiné, comme cela arrive assez souvent chez les médecins, qu'on s'aperçoit que la pression artérielle est élevée.

Dans d'autres cas, le malade présente quelques troubles vagues qui peuvent cependant mettre sur la voie un médecin averti. C'est une lassitude que rien n'explique, c'est une diminution de l'activité fonctionnelle; le travail devient plus difficile, la fatigue est plus précoce. Parfois on observe des symptômes plus nets qui alarment le malade et le conduisent à consulter. Il se plaint de vertiges, d'étourdissements. Ou bien on voit se développer des manifestations névropathiques dont la cause échappe si on ne pense pas à mesurer la pression artérielle. Un sujet, souvent de souche nerveuse, est pris, à un moment donné, de phobies, d'angoisses, de malaises indéfinissables, de lassitude matutinale. On ne sait à quoi attribuer l'apparition tardive de la neurasthénie ; on cherche le surmenage, on pense à des troubles digestifs, on soupçonne un cancer latent si le malade est arrivé à l'âge du cancer; on le soumet à des traitements et à des régimes divers jusqu'au jour où, prenant la tension artérielle, le problème se trouve résolu par la constatation d'une pression supérieure à 19 ou 20 à l'appareil de Pachon.

Dans d'autres cas, c'est l'*artériosclérose* qui marque le début du syndrome, soit par ses localisations aortiques, soit par d'autres localisations. C'est ainsi que les troubles liés aux lésions artérioscléreuses du rein ouvrent souvent la scène : polyurie avec urines peu denses, albuminurie minime et intermittente, dyspnée, céphalée, myosis, manifestations nerveuses diverses. En même temps la pression artérielle s'élève et le syndrome surréno-vasculaire se complète.

Le syndrome débute par l'*hypertrophie cardiaque* dans les cas d'insuffisance aortique purement endocarditique et qui s'accompagnent ultérieurement d'altérations artérioscléreuses de tout le système artériel, qui s'artérialisent suivant le mécanisme exposé plus haut (Josué). Il en est de même dans les cas où l'hypertrophie cardiaque due à d'autres causes, par exemple à la symphyse cardiaque, détermine l'artériosclérose (Paillard et Josué, Lévy-Franckel).

Anatomie pathologique.

A l'examen histologique des surrénales d'athéromateux ([1]), la substance

---

1. Josué. Capsules surrénales, hypertension artérielle, athérome. *Société médicale des hôpitaux*, 12 février 1904, p. 159. — Les capsules surrénales dans trois cas d'athérome artériel. *Soc. méd. des hôp.*, 19 février 1904, p. 172.

corticale présente les modifications suivantes : hyperplasie de la couche glomérulaire, hyperplasie nodulaire, transformation spongieuse de presque toutes, dans un cas de toutes les assises cellulaires de la substance corticale, surcharge pigmentaire de la couche réticulée. La substance médullaire est manifestement hyperplasiée.

Des faits confirmatifs ont été publiés par Kolisko, Manicatide et Jianu Widal et Boidin, Parkes Weber.

De l'action des surrénales en suractivité fonctionnelle, qui déversent l'adrénaline en trop grande quantité dans le sang, résulte un trouble fonctionnel, l'hypertension et des lésions organiques de la paroi vasculaire, l'athérome artériel ([1]).

On considérait en général l'artériosclérose comme une endartérite chronique, lésion irritative, à évolution très lente, caractérisée surtout par l'épaississement de la tunique interne. Il faut en réalité établir une distinction entre les artérites chroniques qui relèvent de processus inflammatoires et les lésions artérioscléreuses ([2]). Celles-ci ne sont nullement inflammatoires, mais elles présentent à la fois un caractère hyperplasique et dégénératif. La paroi des artères malades est plus épaisse que normalement par suite de l'hyperplasie des cellules musculaires et de la lame élastique interne. Cette dernière est dédoublée, par une sorte de clivage, en un certain nombre de lamelles secondaires; les lamelles restent indépendantes dans toute la circonférence du vaisseau ou se réunissent à nouveau après s'être séparées. Entre les lamelles se trouvent du tissu conjonctif en dégénérescence hyaline qui se colore en rouge brillant par le Van Gieson et des cellules musculaires à grand axe parallèle à la direction du vaisseau. La couche musculaire est le plus souvent épaissie; parfois cependant cette couche semble, au contraire, amincie et comme remplacée par les lames élastiques dédoublées. Les cellules musculaires sont fréquemment altérées : le noyau se colore mal, le protoplasma est creusé de vacuoles. Enfin il existe des lésions de dégénérescence graisseuse plus ou moins intenses. On constate, à l'aide de techniques spéciales (méthode de Fischer), la présence de graisse soit à l'état diffus, soit collectée en gouttelettes. Ces altérations siègent le plus souvent au niveau des lamelles élastiques dédoublées, mais on les observe aussi dans la couche musculaire ou dans la tunique interne. Il semble parfois que le tissu élastique lui-même soit remplacé par la graisse.

Les plus fines ramifications des artérioles viscérales sont parfois atteintes. Les cellules musculaires confondues se colorent en jaune brillant par le Van Gieson, elles sont plongées dans une substance réfringente. On trouve aussi de la graisse dans la paroi des artérioles. Cette graisse siège en

---

1. Josué. Pathogénie de l'athérome artériel. *Congrès français de Médecine*, 7ᵉ session, 25 octobre 1904.

2. Josué. L'artériosclérose. Anatomie pathologique et pathogénie. *La Presse médicale*, 17 novembre 1906, p. 745. — Josué. De l'athérome artériel. Discussion à l'occasion d'une communication de M. Loeper sur « les poisons alimentaires et l'athérome ». *Congrès français de Médecine*, 9ᵉ session, 1907, p. 59. — Josué. Athérome artériel et calcification. *Soc. de biol.*, 29 juin 1907, p. 1189. — Josué. Pathogénie de l'artériosclérose. *Soc. de biol.*, 19 octobre 1907, p. 543.

O. Josué et Henri Godlewski.

dedans des cellules musculaires ou de la mince lame élastique interne ; parfois elle envahit les cellules musculaires ou la lumière du vaisseau qu'elle oblitère.

Il n'est pas jusqu'aux capillaires qui ne soient souvent altérés. Les capillaires des glomérules rénaux, par exemple, ont leur paroi épaissie par infiltration d'une substance qui se colore en jaune rosé par le Van Gieson ; ils sont souvent atteints de dégénérescence graisseuse. A un stade plus avancé, ces vaisseaux peuvent disparaître totalement, remplacés par du tissu ayant subi la transformation hyaline.

Comparons les lésions artérioscléreuses, ainsi comprises et nettement séparées de l'endartérite chronique, avec les altérations athéromateuses. L'analogie est évidente. Dans les deux cas, il existe des modifications hyperplasiques du tissu élastique avec dédoublement de la lame limitante interne. Dans l'athérome, les lésions dégénératives sont particulièrement intenses ; elles aboutissent au ramollissement du tissu ; on trouve, comme dans l'artériosclérose, de la dégénérescence graisseuse des éléments constitutifs de la paroi du vaisseau, mais on observe en plus d'autres processus dégénératifs et notamment l'infiltration calcaire qui donne aux lésions un aspect particulier. Le tissu pathologique est localisé entre les lamelles de le membrane élastique interne dédoublée ; celle-ci est déplissée et rigide. Dans l'aorte, les altérations athéromateuses siègent dans la couche élastique et musculaire, couche développée à la limite des tuniques moyenne et interne par un processus hyperplasique. L'identité est presque complète entre les lésions artérioscléreuses et l'athérome ; néanmoins, le processus dégénératif est plus intense dans cette dernière lésion ; de plus, celle-ci s'observe seulement au niveau des artères de calibre.

* * *

Dans l'athérome aortique, les lésions ne sont pas limitées aux foyers de ramollissement et aux plaques calcaires, mais il existe des altérations diffuses de cellules musculaires siégeant aussi bien dans les parties sous-jacentes aux foyers athéromateux que dans les régions plus éloignées ou même dans des artères qui ne présentent que des foyers d'athérome peu nombreux et peu étendus.

Ces lésions des cellules musculaires constituent, avec les altérations que nous avons décrites au niveau du tissu élastique, les premiers stades de l'athérome.

Des lésions analogues des cellules musculaires s'observent dans l'athérome adrénalinique expérimental du lapin.

Quand on examine des artères de moyen calibre atteintes d'athérome, on est frappé de ce fait que les foyers de ramollissement sont relativement beaucoup moins fréquents et moins étendus ; mais, par contre, on trouve plus souvent des plaques calcaires. Celles-ci, toutes proportions gardées, sont beaucoup plus étendues que dans l'aorte. Il n'est pas rare qu'elles entourent, par places, toute la circonférence du vaisseau et le transforment, sur une certaine longueur, en un tube rigide. A l'examen histologique, on ne constate pas de lésions à distance des cellules musculaires comparables à celles observées au niveau de l'aorte. Toutes les régions où les tissus élastique et musculaire sont altérés, subissent rapidement la calcification, en sorte que les cellules musculaires situées en dehors des plaques calcaires paraissent à peu près saines. Il n'est pas exceptionnel de voir la paroi artérielle constituée par une épaisse plaque calcaire tapissée en dehors par une mince couche musculaire normale. On a nettement l'impression qu'en pareil cas la calcification est un processus de défense; elle envahit les régions altérées et empêche la paroi vasculaire de se laisser distendre ou de se rompre sous la pression du sang.

Ainsi qu'il résulte des faits que nous venons d'exposer, la calcification ne constitue pas la lésion primordiale de l'athérome artériel; les cellules musculaires et le tissu élastique présentent des altérations dégénératives multiples, qui peuvent aboutir à la formation de foyers de bouillie athéromateuse.

Cependant une place à part revient à la calcification. Celle-ci est un processus de défense des artères. Les portions du vaisseau ayant subi des lésions dégénératives s'infiltrent de sels calcaires et se transforment en plaques rigides et résistantes qui ne se laissent ni rompre, ni distendre.

*
* *

L'hyperplasie élastique et musculaire, qui est le premier stade des lésions artérioscléreuses, constitue un processus d'adaptation et de défense de la paroi vasculaire. Quand la tension artérielle s'élève, et surtout quand il se produit des changements rapides et fréquents de pression, les tissus élastique et musculaire s'hyperplasient comme s'hypertrophie tout organe qui fonctionne beaucoup. Quand les lésions inflammatoires ou nécrotiques ont déterminé ou ont tendance à déterminer l'affaiblissement de la paroi de l'artère, les tissus élastique et musculaire s'hyperplasient pour maintenir l'intégrité anatomique et fonctionnelle du vaisseau.

Certains poisons sont particulièrement nocifs pour le système artériel; c'est ainsi que l'adrénaline sécrétée en trop grande abondance produit des lésions nécrotiques des cellules musculaires et du tissu élastique des artères : puis survient l'hyperplasie élastique et musculaire de défense, premier stade de l'artériosclérose.

Mais le tissu hyperplasié s'édifie dans des conditions particulières peu favorables, aussi ne tarde-t-il pas à présenter des indices de dégénérescence. Dans les grosses et les moyennes artères, les cellules musculaires et les fibres élastiques même subissent la dégénérescence graisseuse; puis surviennent d'autres transformations qui aboutissent au ramollissement des parties hyperplasiées et à leur transformation en bouillie athéromateuse.

Les parties altérées sont envahies par la calcification. Celle-ci survient soit primitivement, soit dans des foyers déjà ramollis. Elle constitue un nouveau moyen de défense de l'artère qui se laisserait distendre par le sang au niveau des parties dégénérées et ramollies, si les régions altérées dont la

O. Josué et Henri Godlewski.

résistance est amoindrie n'étaient pas consolidées par l'infiltration de sels calcaires.

Dans les petites artères on trouve aussi les modifications hyperplasiques avec processus dégénératifs qui caractérisent l'artériosclérose. Dans les fines ramifications apparaît un nouveau procédé de défense tardive : l'oblitération du vaisseau par thrombose graisseuse.

* * *

Le processus est identique dans l'athérome expérimental. Diverses substances toxiques, et surtout l'adrénaline, possèdent la propriété de déterminer des altérations nécrotiques des éléments élastiques et musculaires de la paroi artérielle.

Mais en même temps surviennent des processus défensifs. Ceux-ci ne sont pas absolument identiques chez l'homme et chez le lapin. Ils sont relativement imparfaits dans l'aorte du lapin, puisque ce vaisseau présente très fréquemment des dilatations anévrismales. L'hyperplasie des tissus élastique et musculaire est inconstante. Mais chez le lapin le véritable processus défensif consiste dans la calcification qui envahit toutes les parties nécrosées et dégénérées, les renforce et les transforme en plaques rigides et résistantes. L'hyperplasie se produit plus lentement, alors que la calcification est un processus d'urgence. Cette dernière envahit souvent des portions ayant déjà subi des dilatations anévrismales; elle les fixe en quelque sorte dans leur forme pour prévenir la rupture.

Les lésions athéromateuses et artérioscléreuses peuvent donc être envisagées, aussi bien chez l'homme que chez le lapin, comme la conséquence des moyens mis en œuvre pour assurer l'intégrité et les fonctions de la paroi des artères. Si les processus sont analogues, on comprend qu'ils ne soient pas absolument identiques dans des espèces animales aussi différentes.

Étiologie.

Nous avons vu que chacun des éléments du syndrome peut déclancher les deux autres et marquer par conséquent le début de la série pathologique. Nous aurons donc à envisager successivement à ce point de vue : a) *l'hyperplasie surrénale*, b) *l'hypertrophie cardiaque* et c) *l'artériosclérose*.

a) *Hyperplasie surrénale.* — L'hyperplasie surrénale peut être due à des intoxications, à des auto-intoxications ou à des maladies infectieuses. Rappelons seulement ici le rôle de l'hypertrophie cardiaque et des lésions artérielles déjà signalé plus haut.

Nos connaissances sur l'influence des intoxications sont incomplètes. Nous savons cependant que certaines substances toxiques qui lèsent les artères déterminent précisément l'hyperplasie surrénale. Il résulte des recherches expérimentales de Léon Bernard et Bigard que divers poisons, parmi lesquels le plomb se trouve en première ligne, provoquent des réactions hyperplasiques dans la substance corticale des capsules surrénales. De plus, Gouget a vu ces organes augmentés de volume chez un lapin intoxiqué par le plomb qui présentait des lésions athéromateuses. Les manifestations du syndrome surréno-vasculaire s'observent fréquemment chez les malades entachés de saturnisme.

L'auto-intoxication déterminée par les lésions rénales constitue une cause importante d'hyperplasie surrénale. On a signalé l'hyperplasie de la couche corticale (Vaquez, Aubertin et Ambard) et de la couche médullaire (Wiesel, Vaquez, Aubertin et Clunet), dans les néphrites chroniques. Expérimentalement, on a déterminé l'hyperplasie des capsules surrénales en lésant les reins ou en injectant de l'urine aux animaux (Dopter et Gouraud, Darré).

Bien plus, Schur et Wiesel auraient décelé l'adrénaline dans le sang des malades atteints de néphrite, soit par la réaction d'Ehrmann (action mydriatique sur l'œil énucléé de grenouille), soit par les réactions chimiques de cette substance. Par contre, on ne pourrait jamais déceler l'adrénaline dans le sang des individus normaux. Cependant il serait nécessaire de reprendre et de contrôler les recherches de Schur et Wiesel malgré les faits confirmatifs qui ont été publiés.

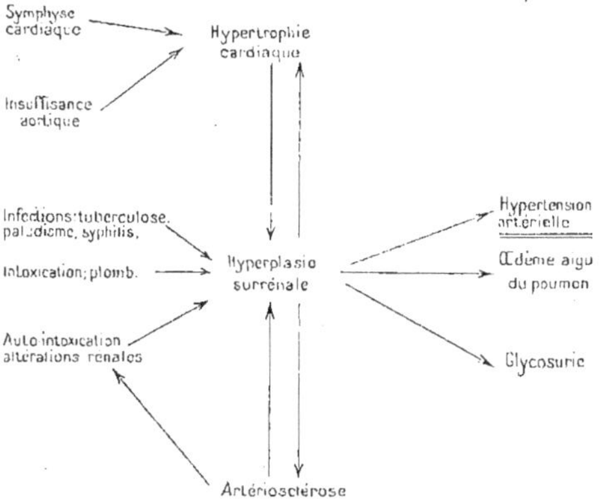

Quoi qu'il en soit, les altérations rénales déterminent incontestablement l'hyperplasie surrénale et de celle-ci dépendent les manifestations du syndrome surréno-vasculaire que l'on voit apparaître au cours des néphrites : hypertension, hypertrophie cardiaque et enfin artériosclérose. Il est démontré en effet, par des observations probantes, que les néphrites chroniques sont susceptibles de causer l'artériosclérose.

Fig. 1.

Nous ne possédons guère de données sur la question de savoir si les maladies infectieuses sont capables d'entraîner l'hyperplasie des glandes surrénales.

Cependant, il est des observations suggestives de syndromes dans lesquels l'hypoépinéphrie est de notion courante, et qui secondairement ont cessé d'évoluer pour faire place à de l'hyperépinéphrie. C'est le cas d'une observation de Chabrol et Haguenau : un ostéomalacique masculin mort après 25 ans de maladie, avait une hyperplasie surrénale bilatérale considérable (la gauche pesait 50 grammes). La couche corticale était riche en lipoïdes et la médullaire était également hyperplasiée.

Ce cas qui semble ne pas cadrer avec l'insuffisance surrénale connue des ostéomalaciques n'est peut-être pas si surprenant, car il semble que le pro-

O. Josué et Henri Godlewski.

cessus décalcifiant ait cessé au bout de cinq ans et eût été suivi d'un processus recalcifiant intense pendant vingt autres années [1].

Josué a cité les cas de tuberculeux avérés, paraissant guéris de leur tuberculose, quand survenait chez eux un syndrome surréno-vasculaire.

Or, les surrénales sont en état de moindre fonctionnement au cours de la tuberculose en évolution. Peut-être la guérison doit-elle être parfois attribuée, dans une certaine mesure, aux réactions fonctionnelles intenses de ces glandes, soit grâce à l'énergie de leur action antitoxique, soit grâce à la mise en circulation de grandes quantités de substances utiles à l'organisme dans la lutte contre le bacille. On peut se demander encore si la glande qui était en état de moindre activité pendant l'évolution tuberculeuse, n'a pas repris ses fonctions, mais en dépassant la mesure, une fois la maladie guérie. Quelle que soit l'interprétation adoptée, le fait subsiste : l'hyperplasie surrénale se développe parfois chez les tuberculeux guéris.

Tout porte à croire que le paludisme et surtout la syphilis que l'on trouve si souvent à l'origine du syndrome surréno-vasculaire déterminent aussi l'hyperplasie des surrénales, mais de nouvelles investigations sont nécessaires pour préciser l'influence de ces maladies.

b) *Hypertrophie cardiaque.* — Le syndrome surréno-vasculaire peut débuter par l'hypertrophie cardiaque. C'est de cette façon que les manifestations du syndrome se sont développées dans l'observation que Josué a publiée avec Paillard. Il s'agit d'un malade à l'autopsie duquel on trouva une symphyse totale du péricarde avec hypertrophie du muscle cardiaque. L'hypertrophie cardiaque avait été le point de départ de l'hyperplasie des capsules surrénales; celle-ci avait déterminé à son tour des lésions athéromateuses de l'aorte et des artères coronaires. De plus, l'artère coronaire antérieure était oblitérée par un caillot formé au niveau d'une plaque athéromateuse ulcérée. Dans deux cas de Lévy-Franckel, on trouve : symphyse avec hypertrophie cardiaque et hyperplasie surrénale, l'une à l'autopsie d'un sujet âgé de dix ans, l'autre, avec athérome aortique en plus, à l'autopsie d'un sujet de quatorze ans. Cette dernière observation est d'autant plus intéressante que l'athérome est très rare chez des sujets aussi jeunes et qu'on ne pouvait expliquer autrement le développement précoce des lésions artérielles. Ajoutons que Lévy-Franckel a noté à la fois l'hyperplasie de la couche corticale et de la couche médullaire des capsules surrénales.

On peut invoquer un mécanisme identique, pour certains cas d'insuffisance aortique (Josué). Un sujet a été atteint, à la suite d'une crise de rhumatisme articulaire aigu d'une insuffisance aortique purement endocardique, sans participation du système artériel. Cette insuffisance aortique a donné lieu à une hypertrophie cardiaque considérable. Au bout de quelques années, les artères périphériques s'allongent et s'incurvent. Elles s'indurent en même temps, deviennent nettement athéromateuses et il n'est pas rare de voir survenir à un moment donné des troubles fonctionnels qui ne laissent aucun doute sur l'apparition de lésions artérielles. Puis

---

1. Chabrol et Haguenau. Un cas d'ostéomalacie. *Soc. méd. des hôp.*, 22 juin 1923.

le tableau se complète, l'hypertrophie cardiaque consécutive à la lésion valvulaire a été le point de départ du syndrome surréno-vasculaire.

c) *Artériosclérose.* — L'artériosclérose peut être primitive, le syndrome se complétant ensuite. En effet, à côté de l'artériosclérose d'origine surrénale, liée à l'hyperplasie glandulaire, il faut faire une place importante aux causes infectieuses, toxiques, autotoxiques et surtout aux troubles rénaux qui peuvent déterminer des altérations primitives du système artériel, car nous ne prétendons pas que l'artériosclérose est toujours d'origine surrénale.

L'artériosclérose peut déterminer l'hyperplasie surrénale et l'hypertrophie cardiaque, soit directement, soit indirectement par l'intermédiaire des lésions rénales.

On sait en effet que l'artériosclérose s'accompagne fréquemment de lésions des reins, comme l'avaient montré Lancereaux, Gull et Sutton, etc.; Josué a précisé, avec Alexandrescu, les caractères histologiques de l'artériosclérose rénale. Or, nous avons vu plus haut que les néphrites occasionnent l'hyperplasie surrénale et c'est précisément dans les cas de reins artérioscléreux, de petit rein contracté, que les modifications des glandes surrénales sont les plus marquées.

Pathogénie de l'artériosclérose.

Les diverses critiques auxquelles a donné lieu la conception de la sclérose artérielle par hyperadrénalisation tombent d'elles-mêmes si on veut bien admettre ce qu'écrivait Gouget en 1912 : « Il n'y a pas plus *une* artériosclérose qu'il n'y a *une* sclérose rénale ou une cirrhose du foie et c'est bien ce qui fait la difficulté d'une étude pathogénique d'ensemble ([1]) de l'artériosclérose. »

Toute pathogénie exclusive est donc vouée à l'erreur : « Il n'y a pas d'explication qui convienne à tous les cas…. L'artériosclérose ne répond pas à un processus univoque » (Gouget).

Tout au plus peut-on ramener ces processus à quelques-uns :

a) la sclérose peut être la conséquence de l'hypertension seule.

En effet, hypertensions permanentes ou répétées, actives ou passives, à grandes oscillations de pression, comme dans l'insuffisance aortique, ou hypertensions intenses et brusques comme celles de l'adrénalinémie expérimentale sont capables « d'amener des ruptures élastiques et musculaires, d'où des foyers de nécrose, suivies d'une hyperplasie réparatrice non seulement des éléments voisins, mais même de la tunique interne » (Gouget).

b) La sclérose résulte d'une toxi-infection.

Les modifications humorales toxi-infectieuses lèsent les tuniques artérielles, comme elles lèsent le foie et le rein. La cicatrisation de ces lésions est le tissu scléreux substitué aux éléments nobles.

Dans un cas comme dans l'autre, l'hypertension intervient. Elle est initiale dans le premier cas, elle est secondaire dans l'autre où elle intervient comme phénomène compensateur du barrage sclérosant.

1. GOUGET. Pathogénie de l'artériosclérose. *Journ. méd. français*, février 1912.

O. JOSUÉ et HENRI GODLEWSKI.

Les agents reconnus comme facteurs de sclérose, agents physiques comme le froid, agents chimiques comme le plomb, le tabac, l'ergot, la digitale, la strophantine sont tous des hypertenseurs puissants par vaso-constriction et plus puissant que tous ceux-ci encore est l'adrénaline « agent type de l'artériosclérose expérimentale ».

Josué a constaté en 1903 qu'on détermine l'athérome aortique chez le lapin par des injections répétées d'adrénaline dans les veines (¹).

L'adrénaline injectée à petites doses répétées pendant longtemps dans les veines du lapin, détermine l'athérome aortique. Fait essentiel, ces lésions de l'aorte se produisent sans traumatisme préalable du vaisseau, sans qu'il soit nécessaire de créer un point d'appel artificiel.

Cette première communication contient l'exposé des nouveaux problèmes qui se posaient : « Ces expériences démontrent que l'adrénaline possède une action toxique particulière sur les artères, capable d'y créer l'athérome. Cette action spéciale est-elle due à l'hypertension artérielle que détermine chaque injection de ce corps dans les veines? Il est certain que nos expériences pourraient être invoquées par ceux qui attribuent une importance primordiale à cette modification statique de l'équilibre circulatoire.

« Mais il est un autre point que je désirerais mettre en lumière. Si l'on envisage que l'adrénaline est un produit de sécrétion des capsules surrénales, on n'est pas loin de penser que ces organes jouent peut-être un rôle important dans la production des lésions athéromateuses. »

L'étude clinique confirme les prévisions expérimentales sur les rapports de l'hypertension et de l'hyperépinéphrie. Dès 1904 (²), et dans de remarquables communications, Vaquez apporta une contribution définitive à la question.

De très nombreux travaux ont mis hors de doute et minutieusement étudié les lésions artérielles par adrénalinémie, lésions que Fischer dénomma *d'artério-nécrose.*

Avec des doses minimes d'adrénaline Braun obtint des altérations semblables à celles de l'artériosclérose humaine. Micsowicz, Hornowski et Nowicki, Szyrokogorow, Pearce et Stanton, V. Otto, ont reproduit avec l'adrénaline l'épaississement de la tunique interne des artères.

Quelques semaines après la communication de Josué, Gouget signalait une hypertrophie considérable de ces capsules chez un cobaye intoxiqué par le plomb et atteint de sclérose aortique. Bernard et Bigart trouvaient de même, à l'examen histologique, des signes de suractivité et de prolifération des cellules capsulaires, dans l'intoxication saturnine expérimentale.

Sur 586 autopsies d'athéromateux, Boinet a noté dans près du tiers des cas des signes d'hypertrophie surrénale (le volume de la glande se montrant parfois triplé) et quelquefois aussi l'hypertrophie des glandules surrénales accessoires. Chez un enfant de deux ans, atteint d'une forte artério-

1. Josué. Athérome aortique expérimental par injections répétées d'adrénaline dans les veines. *Soc. de biol.*, 14 novembre 1905, p. 1374; *La Presse médicale*, 18 novembre 1905, p. 798.

2. Vaquez. L'hypertension. *Soc. méd. des hôp.*, 5 février 1904. — Josué. Sur la pathogénie de l'athérome artériel et de l'hypertension. (A propos d'une communication de M. Vaquez). *Soc. méd. des hôp.*, 5 février 1904.

sclérose, Wiesel a observé une hyperplasie de la substance médullaire des capsules. Enfin les adénomes surrénaux sont relativement fréquents dans la sclérose rénale, comme l'ont montré Pilliet, Letulle, Oppenheim, Aubertin et Ambard, Vaquez, Lemaire, Froin et Rivet, Parkes Weber.

***

Cependant la présence d'un excès d'adrénaline dans le sang est une notion qui n'a pas été admise par tous les physiologistes.

Certes, on savait bien qu'en comprimant la veine surrénale, on observe une chute graduelle de pression artérielle, qui cesse dès que cesse cette compression : la substance responsable de ces modifications du tonus vasculaire provient donc de la surrénale et est lancée dans la circulation générale par la veine surrénale.

Pour vérifier l'effet de l'hypersécrétion d'une glande on peut réaliser la mise en circulation de *ses principes actifs* par compression, exprimant la glande comme une éponge dans ses voies de déversement. C'est ce qui a été fait pour la surrénale par J. Gautrelet qui constate des phénomènes inverses de la compression veineuse surrénale, voit la pression artérielle s'élever et l'amplitude des contractions cardiaques s'exagérer.

Tel est l'effet résumé de l'excès de sécrétion glandulaire.

***

Le même effet est obtenu expérimentalement en injectant à l'animal les sucs glandulaires, soit extraits totaux de la glande, soit extraits chimiquement définis, dont le type est l'adrénaline.

A. — HYPERÉPINÉPHRIE PAR EXTRAITS GLANDULAIRES

L'extrait aqueux de moelle surrénale est hypertenseur intense immédiat, par vaso-constriction artérielle.

Les tracés révèlent également deux autres effets : a) l'un sur le centre respiratoire : respiration moins profonde et arrêt respiratoire; b) l'autre sur le centre cardio-inhibiteur, caractérisé par de la bradycardie sinusale et même du stoppage auriculaire, qui ne se produit pas si les pneumogastriques sont sectionnés ou paralysés par l'atropine.

On peut constater aussi de la tachycardie avec renforcement des contractions ventriculaires. Langley a posé en principe général que l'effet d'une injection d'extrait surrénal est identique à l'excitation des extrémités des nerfs sympathiques de tout le corps.

Toutefois la vaso-constriction est plus marquée dans les artères du territoire splanchnique, tandis qu'elle est peu marquée dans le territoire pulmonaire et cérébral. L'effet sur la circulation coronaire diffère chez l'homme et les autres mammifères. Chez l'homme il y aurait, d'après Barbone, vaso-constriction coronaire alors que chez les bovidés, ainsi que chez le mouton, le porc, il y aurait vaso-dilatation.

O. Josué et Henri Godlewski.

Cependant l'effet vaso-constricteur général de l'extrait médullaire n'est pas obtenu par l'intermédiaire du système nerveux, car on le constate après section du système nerveux central et des nerfs vasculaires. Bien mieux, cet effet est d'autant plus marqué que la section est plus ancienne (et dans le seul territoire des tissus innervés par le sympathique).

L'effet vaso-constricteur est le plus typique, mais il en est d'autres (toujours sur des muscles non soumis à la volonté, innervés par le sympathique). Ainsi l'extrait est vaso-constricteur du pylore, de l'utérus, alors qu'il inhibe les contractions de la vésicule biliaire, de la vessie. Son action sur les muscles lisses de l'orbite a pour effet l'exophtalmie, la dilatation pupillaire. Parmi ces effets glandulaires, citons la sialorrhée chez le chat, l'hypersécrétion gastrique et biliaire, *mais non pancréatique.*

Puisque l'effet de l'injection d'extrait médullaire est semblable à celui obtenu par excitation du sympathique, on en a conclu que les terminaisons de celui-ci tout comme le principe actif surrénal agissaient sur une substance cellulaire « excitable substance » (Langley).

En outre, on connaît des substances neutralisantes, capables d'abolir les effets aussi bien de l'extrait surrénal que du sympathique. Il en est ainsi de l'ergotoxine (Dale), de l'apocodéine (Dixon).

* *
*

B. — HYPERÉPINÉPHRIE ADRÉNALINIQUE

La substance active de l'extrait médullaire est, comme l'a établi Moore, contenue dans les cellules chromaffines. Vulpian obtint des colorations variées de cette substance oxydable avec les alcalis caustiques, l'eau de chlore, le chlorure de fer et il trouva coloration de la même substance dans le sang de la veine surrénale. Après Fürth et Abel qui l'isolèrent presque à l'état de pureté sous le nom de suprarénine ou épiniphrine, Takamine et Aldrich l'obtinrent à l'état cristallin, sous le nom d'adrénaline qui a prévalu.

Par son action vaso-constrictive intense, l'adrénaline élève la pression artérielle. Cet effet est plus marqué avec l'adrénaline qu'avec d'autres alcaloïdes voisins et la propriété hypertensive de tous ces corps serait en grande partie due à leur fonction alcool (Tiffeneau) [1].

Elle varie d'ailleurs suivant l'état préalable de la pression. Ainsi, sur le lapin hypotendu, après choc nerveux, le Pr Roger constate une augmentation de pression de 573 pour 100 au lieu de 51 pour 100 normalement et Langlois remarque que l'effet de l'adrénaline est d'élever la pression trois fois plus longtemps chez l'animal refroidi.

Longtemps après l'injection, l'adrénaline semble encore sensibiliser le sujet. Ainsi, certaines substances (thionine, chloralose) donnent lieu dans

---

1. Tiffeneau. Quelques alcaloïdes synthétiques voisins de l'hordénine et de l'adrénaline. *Thèse Paris*, 1910, n° 225.

ces conditions à des réactions vasculaires que Gautrelet compare à un « rappel adrénalinique » (¹).

* * *

On a souvent constaté un effet hypotenseur de l'adrénaline au lieu d'un effet hypertenseur. Aussi J. Girou (de Toulouse), soutient que l'adrénaline n'est pas hypertensive par voie hypodermique ou hypertensive systolique légère dans 1/5 des cas, tandis qu'elle est hypotensive dans les 4/5, la pression minima subissant peu de changements (²).

Carnot et Josserand, en 1904, Josué, en 1905, avaient constaté les propriétés hypotensives secondaires de l'adrénaline et le professeur Roger isola des substances hypotensives de la surrénale.

Milian, dès 1918, avait constaté que l'adrénaline « fait tomber avec une rapidité remarquable l'hypertension » dans l'apoplexie séreuse et il tient l'opinion de Girou pour incontestable (³).

Dans sa thèse (1921), Charles Furet constate que dans le domaine pratique de la clinique, l'adrénaline à la dose habituelle d'un milligramme par voie hypodermique donne le plus souvent de l'hypotension. Cela tiendrait pour Furet à la résorption lente de l'adrénaline sous-cutanée, faisant office d'une injection à petite dose, les hautes doses seulement devant être hypertensives (Cannon et Lyman, Milian), par exemple 10 milligrammes en 24 heures par voie hypodermique et cent gouttes *per os*.

Mais cependant des résultats cliniques non douteux ont été obtenus avec des doses bien moindres.

En réalité, l'action hypotensive de l'adrénaline relève de facteurs qui ne sont pas tous élucidés. A. Pari certifie même qu'il ne s'agit que d'effets d'altération du produit en expérience. Dans d'autres travaux, l'hypotension secondaire semble en rapport avec la vitesse de l'injection, avec la quantité injectée, avec la température de la solution (Cannon, Grüber, Svetchnikoff) ou bien fonction d'une injection préalable (ergotoxine, Dale ; extrait d'hypophyse, Patron et Watson).

On sait aussi qu'il existe dans les glandes surrénales des substances hypotensives mises en évidence par le professeur Roger (⁴). Certains pigments ou chromogènes de ces glandes ont cette propriété.

La surrénale élabore deux substances qu'on peut facilement séparer par l'alcool. L'extrait alcoolique entraîne l'adrénaline : il entrave le pouvoir inhibiteur du pneumogastrique ; l'extrait aqueux renferme le pigment noir, substance antagoniste de la première qui favorise l'action du pneumogastrique.

Ces deux substances existent dans les capsules à l'état de chromogènes,

<hr>

1. Gautrelet et Briault. De l'obtention à l'aide de la thionine de réactions cardio-vasculaires caractéristiques d'une injection antérieure d'adrénaline. *C. R. Soc. Biol.*, 19 et 26 juillet 1913.

2. J. Girou. L'adrénaline hypotensive. *Paris Médical*, n° 43, 22 octobre 1921.

3. Milian. L'adrénaline hypotensive. *Paris Médical*, 10 déc. 1921.

4. H. Roger. Les substances hypotensives des capsules surrénales. *C. R. Soc. Biol.*, 16 juill. 1910, p. 160.

O. Josué et Henri Godlewski.

qui s'oxydent avec la plus grande facilité et deviennent le pigment rouge, soluble dans l'alcool et dialysable, et le pigment noir, insoluble dans l'alcool et indialysable (Roger).

De l'hypersécrétion surrénale hypertensive, le professeur Roger a donné une démonstration indirecte bien séduisante. Ayant remarqué que les embolies cérébrales expérimentales (poudre de lycopode par voie carotidienne) provoquent de l'hypertension artérielle marquée et durable, le professeur Roger n'accepta pas la première idée (un spasme vasculaire réflexe) qui vient à l'esprit pour expliquer ce phénomène et il suspecta une suractivité des capsules surrénales (¹).

Par de nouvelles expériences sur des animaux décapsulés, il démontra l'intervention insoupçonnée des capsules, qui dans le cas d'embolie sont stimulées à excréter de l'adrénaline par suite de l'excitation nerveuse embolique.

*

Cependant malgré les faits expérimentaux qui plaidaient en sa faveur, la notion d'une sécrétion interne surrénale restait l'objet de discussions et de critiques (²). Du fait qu'on avait caractérisé l'adrénaline dans le sang veineux surrénal, on déduisait trop facilement qu'elle doit exister aussi dans le sang artériel et remplir les divers rôles qu'on lui voit jouer quand on l'injecte du dehors. Cependant la plupart des tentatives pour la découvrir *dans le plasma* à l'aide des méthodes les plus sensibles et apparemment les plus rigoureuses, n'avaient abouti qu'à des résultats nuls ou douteux. D'ailleurs, remarquait Gley, « la question n'est pas seulement de savoir si on peut déceler de très petites quantités d'adrénaline dans le sang général, elle est encore et surtout de savoir si ces quantités sont suffisantes pour que la substance manifeste son action physiologique. Tout est là ».

Les arguments qui, selon Gley, s'opposent à la conception d'une adrénalinémie physiologique sont les suivants (³) :

1° Dans plusieurs expériences, divers auteurs ont constaté que la pression artérielle ne baisse pas aussitôt après la surrénaléctomie double ou après la ligature des deux troncs veineux lombo-surrénaux (Lewandowsky, L. Camus et J.-P. Langlois, R.-G. Hoskins et M. Clure, Sw. Vincent et ses élèves, E. Gley et Alf. Quinquaud);

2° L'activité des nerfs splanchniques persiste intégralement après l'une ou l'autre de ces deux opérations, qu'on excite les nerfs directement ou indirectement par voie réflexe (Gley et Quinquaud, Wertheimer et ses élèves);

---

1. H. Roger. Fonctions des capsules surrénales. *Presse médicale*, n° 65, 1917.

2. Gley. *Quatre leçons sur les sécrétions internes*, 2ᵉ édit. Paris, 1921, p. 50-73. — Hoskins. The relation of the Adrenal glands to the circulation of the blood. *Endocrinology*, I, p. 293, 1917. — G.-N. Stewart. Adrenal insufficiency. *Endocrinology*, V, p. 283, 1921. — Sw. Vincent. Recent views as to the fonction of the adrenal bodies. *Endocrinology*, I, p. 140, 1917.

3. Gley. Physiologie des surrénales et sécrétion d'adrénaline. *Revue de Médecine*, 1923, n° 4.

3° Les effets vaso-moteurs des émotions et de l'asphyxie persistent après l'une ou l'autre de ces opérations ou après l'énervation des surrénales (G.-N. Stewart et J.-M. Rogoff, E. Gley et Alf. Quinquaud);

4° Les effets et la piqûre diabétique persistent après suppression de la sécrétion surrénale d'adrénaline (Wertheimer et ses élèves, Quinquaud, Stewart et Rogoff).

Gley fait en outre remarquer que ces deux derniers auteurs ont fait observer que la section de la moelle dorsale, qui supprime toute sécrétion d'adrénaline, n'est nullement incompatible avec la vie.

Aussi Gley conclut :

L'adrénaline n'est pas nécessaire au fonctionnement du système nerveux sympathique, ni à l'entretien de la vie normale.

Et il se range à l'opinion considérant la mort par surrénalectomie comme le résultat d'une intoxication, conclusion d'Abelous et Langlois qui se dégage de leurs premières observations. Car le sang après surrénalectomie est toxique, (Brown-Sequard, 1858) et Langlois, dans sa thèse de doctorat ès-sciences, concluait que les surrénales « sont des organes, chargés de modifier, neutraliser ou détruire des poisons fabriqués sans doute au cours du travail musculaire et qui s'accumulent dans l'organisme après la destruction des glandes surrénales ».

Les expériences de D. Hess tendent à faire rejeter l'existence de la présence d'adrénaline dans le sang périphérique. Hess retrouve dans le sang artériel de l'adrénaline après injection veineuse d'une dose considérable d'adrénaline (un milligramme) et il conclut qu'il n'y a pas d'adrénalinémie physiologique parce qu'il n'arrive pas à le déceler dans le sang des sujets normaux ou hypertendus et il laisserait prise ainsi à la conception de Lichtwitz, Lépine, de l'adrénaline déversée non dans le sang veineux, mais directement dans le sympathique ([1]).

Pour résoudre le problème, Gley et Quinquaud avaient institué des expériences du type suivant : chez un chien, on excite le splanchnique pour porter à son maximum l'émission de l'adrénaline par la capsule ; puis on prélève en divers points de l'appareil circulatoire des échantillons de sang qu'on injecte comparativement dans les veines d'un témoin. On constate ainsi que ces échantillons jouissent d'un pouvoir hypertenseur très inégal suivant le lieu de leur récolte : seul le sang veineux surrénal est vraiment capable de susciter une élévation de pression notable. D'où cette conclusion catégorique : « L'adrénaline, présente dans le sang veineux surrénal... ne se retrouve ni dans le sang de la veine cave au-dessus des veines sus-hépatiques, ni dans le sang du cœur. Elle n'est donc pas portée jusqu'aux organes sur lesquels elle peut agir. Mais, dans le trajet de la veine surrénale au cœur droit, elle est détruite ou diluée à un degré tel qu'elle devient inefficace. Et ainsi, il n'y a pas à proprement parler adrénalinémie, contrairement à l'opinion admise par presque tous les physiologistes et par les médecins; l'adrénaline ne doit plus être considérée comme un produit de sécrétion vraie ».

1. O. HESS. Problème de l'adrénalinémie. *Münch. med. Woch.*, n° 56, 1922.

O. JOSUÉ et HENRI GODLEWSKI.

Comme on ne peut nier la fonction sans renoncer aux interprétations physiopathologiques qu'elle suggère, c'est très logiquement que Gley avait mis également en doute l'existence des syndromes d'hypo et d'hyperadrénalinémie décrits par les cliniciens.

Cependant l'argument expérimental sur lequel se fondaient ces déductions souleva de graves objections (Hallion, Tournade) qu'on peut ainsi résumer : l'épreuve d'injection mise en œuvre par Gley ne retient et n'utilise, de toute l'adrénaline livrée par la surrénale sur sollicitation nerveuse, qu'une très minime partie, celle contenue dans 20 à 40 c. c. de sang; par surcroît, cette fraction déjà réduite de substance active subit une dilution considérable dans la circulation du témoin auquel on l'injecte. Ce sont là conditions susceptibles à elles seules d'expliquer l'échec enregistré. Et Tournade ajoutait : « Pour résoudre le problème posé, il faudrait imaginer quelque artifice permettant de dériver dans la circulation d'un témoin toute l'adrénaline éventuellement sécrétée pendant l'excitation du nerf, sans lui faire subir de dilution supérieure à celle qu'elle aurait connue dans le sang même du générateur. Par les réactions de ce témoin on serait alors en droit de juger si cette adrénalinémie — *reproduction exacte de celle que réalise l'excitation du splanchnique chez l'animal intact, tout phénomène vaso-moteur nerveux exclu* — est opérante ou non ».

Ce *desideratum* expérimental, Tournade et son élève Chabrol l'ont réalisé par anastomose veineuse surrénalo-jugulaire (1) entre deux chiens : « soient B le donneur et A le transfusé. La veine surrénale droite de B est abouchée par son extrémité périphérique au bout cardiaque d'une veine jugulaire de A, puis liée à son implantation cave. Le cours du sang dans ce segment veineux se dirige désormais de B vers A ; il n'existe en effet aucune valvule qui s'y oppose. Dès lors, quand on excitera le splanchnique droit de B, c'est chez A que devra se réaliser et se manifester l'adrénalinémie, — s'il est vrai qu'une telle adrénalinémie existe et joue quelque rôle physiologique » (fig. 2).

C'est ce que confirme constamment l'expérience : chez le transfusé apparaissent, après un temps perdu de 12 à 15 secondes, des signes multiples et concordants d'une intervention adrénalinique indubitable : hypertension artérielle avec ralentissement du cœur, — hyperglycémie avec ou sans glycosurie, — dilatation pupillaire de l'œil privé depuis huit à dix jours de son innervation sympathique par arrachement du ganglion cervical supérieur, — vaso-constriction du rein et de la patte énervés... La réalité de l'hyperadrénalinémie par excitation splanchnique s'objective avec la même netteté quels que soient les poids relatifs des chiens utilisés comme donneur et récepteur, quelles que soient les modalités de l'anastomose veineuse (surrénalo-jugulaire ou surrénalo-fémorale) qui unit les deux sujets.

Ce premier point acquis, Tournade et Chabrol ont abordé le côté quantitatif du problème : ils ont pu estimer à 1/20 de milligramme en moyenne

---

1. Tournade et Chabrol ont publié le résultat de leurs recherches dans les *C. R. de la Soc. de Biol.* (1921-1923). Ils en ont donné récemment un exposé d'ensemble auquel nous avons fait de fréquents emprunts : L'adrénalinémie, *Revue de Médecine*, 1923, pp. 222-245 (7 fig.).

l'adrénaline sécrétée par la surrénale dont on excite le nerf pendant une minute avec un courant réduit de faible intensité, à peine sensible à la langue. Et comme cette quantité se dilue dans une masse sanguine qui, chez un transfusé de 7 à 9 kilos, n'est pas inférieure à 5 ou 600 c. c., ils calculent que la concentration finale de la substance active dans le sang n'atteint certainement pas le 1/10.000.000 ! Cependant, ce taux infime suffit à provoquer une hypertension considérable, parfois de 100 mm Hg., qui se prolonge en lysis pendant environ trois minutes. Il n'est pas douteux que l'adrénalinémie physiologique, spontanée, soit plus faible encore.

Grâce aux résultats numériques de ces expériences, on comprend à quelles difficultés se heurtait la démonstration directe de l'hormone dans le sang artériel, même avec le secours de ces multiples méthodes, colorimétriques ou biologiques, de grande sensibilité relative. Il est facile de démontrer que l'absence d'hypertension chez un témoin auquel on injecte un échantillon de sang provenant d'un sujet donné ne permet nullement de nier l'adrénalinémie chez ce sujet. « Soient encore deux chiens solidarisés par une anastomose veineuse surrénalo-jugulaire. Tandis qu'un aide excite le splanchnique droit du donneur et que chez le transfusé la pression artérielle s'élève, que le sucre sanguin s'accroît, que la pupille énervée se dilate, prélevons à l'aide d'une seringue vaselinée dans la crurale de ce transfusé un échantillon de 25 c. c. de sang et injectons-le immédiatement, rapidement dans la veine jugulaire d'un troisième chien dont on inscrit la pression carotidienne. Nous ne constatons chez ce dernier aucune hypertension appréciable. Nous surprenons donc, sur le fait, l'insécurité d'un tel critère, puisque, dans le cas présent, il conduirait à nier chez le chien transfusé, l'existence d'une adrénalinémie trois fois avérée » (Tournade et Chabrol).

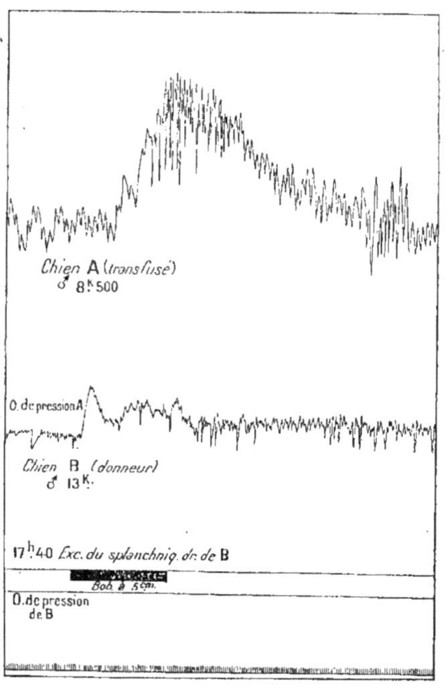

Fig. 2.

L'hyperadrénalinémie *occasionnelle* suscitée artificiellement par l'excitation splanchnique, chez le chien, n'est donc plus contestable. De leur côté et par d'autres méthodes Houssay (1919), Barillet (1922), Luntz et Gowaerts

O. Josué et Henri Godlewski.

(1923), enfin, Gley et Quinquand à leur tour (1923) sont arrivés aux mêmes conclusions.

Mais Tournade et Chabrol ont de plus démontré — et ce point paraît capital — la *réalité de l'adrénalinémie continue, vraiment physiologique, qu'assure normalement l'activité sécrétoire de la surrénale sous la seule influence du tonus splanchnique, toute excitation artificielle du nerf écartée.* Un chien A subit tout d'abord la décapsulation bilatérale, opération qui ne tarde pas, comme on sait, à entraîner une chute de pression artérielle progressive ; puis, après un délai de quelques heures, il reçoit de son congénère

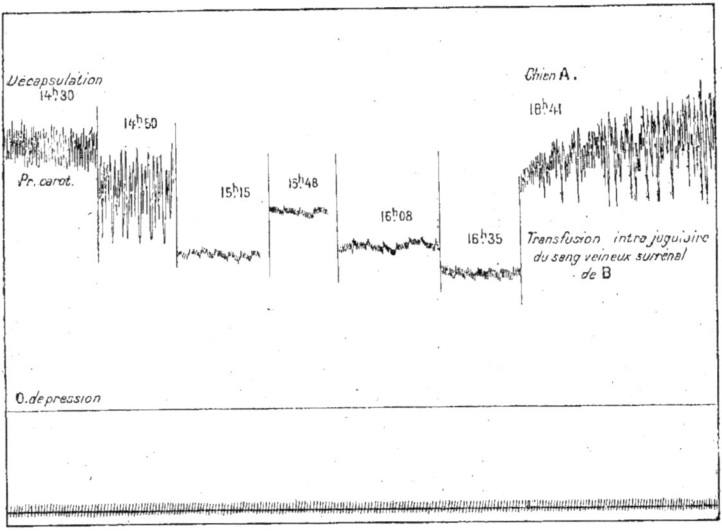

Fig. 3.

B du sang veineux surrénal par une anastomose établie selon le mode habituel. Grâce à cet apport la pression se relève, parfois même jusqu'au niveau qu'elle atteignait avant l'ablation des surrénales (fig. 3).

Dans les cas les moins favorables l'hypotension est du moins enrayée. Mais les résultats ne s'observent que si chez le donneur B, la glande dont on transfuse le sang afférent possède son innervation intacte : *la section du nerf splanchnique les compromet irrémédiablement*, à moins qu'on ne supplée au tonus supprimé par des excitations appropriées (fig. 4).

Tcherbock-Saroff, après Dreyer, a vu que pendant l'excitation du splanchnique du chien le sang veineux surrénal est plus hypertenseur que normalement pour un autre chien. Il en conclut que l'adrénalinémie est fonction de l'excitation du splanchnique.

Auber constate qu'après excitation des splanchniques la pression sanguine s'élève, Stewart que la pupille se dilate, et que ces phénomènes ne se produisent pas si on lie la veine surrénale.

La section du splanchnique entraînerait l'atrophie de la moelle surrénale.

Stewart et Rogoff ont montré que la strychnine élève très notablement la sécrétion d'adrénaline (jusqu'à dix fois le volume initial).

Il y a plus. A deux reprises, Tournade et Chabrol ont eu l'occasion de pratiquer la transfusion de sang veineux surrénal à un chien décapsulé qui venait de mourir, et d'assister à la reprise des battements cardiaques, au relèvement de la pression, bref à la résurrection du sujet. Il n'est guère de preuve plus saisissante non seulement du déversement constant de son adrénaline par une capsule normalement innervée dans le sang veineux

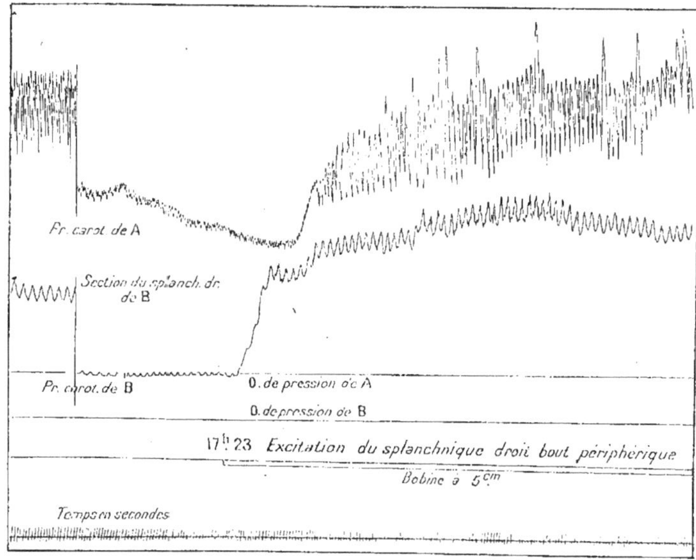

Fig. 4.

surrénal, mais encore du pouvoir que conserve l'hormone, après dilution dans le sang de la circulation générale, de stimuler et, le cas échéant, de réveiller l'activité cardio-vasculaire.

Ces remarquables expériences du Professeur Tournade et de son élève Chabrol apportent, on le voit, des preuves qui paraissent consacrer la conception de l'adrénalinémie des physiologistes et des cliniciens.

* * *

Toutes ces données expérimentales donnent prise à l'opinion que Josué soutenait, dès 1908, pour expliquer le syndrome surréno-vasculaire : l'hyperplasie surrénale est une cause d'artério-sclérose et détermine l'hypertrophie cardiaque.

O. Josué et Henri Godlewski.

1° *L'hyperplasie surrénale est une cause d'artériosclérose.*

On a objecté à un grand nombre d'observations d'hyperplasie surrénale de n'avoir trait qu'aux modifications de la couche corticale. Or, on a prétendu que seule la couche médullaire sécrétait l'adrénaline.

Les premiers, Abelous, Soulié et Toujan ont soutenu l'opinion inverse. Ces auteurs, à la suite de recherches expérimentales et de dosages, arrivent à la conclusion que la couche corticale concourt à la sécrétion de l'adrénaline. La substance hypertensive serait élaborée dans la couche corticale, elle est sécrétée à l'état d'adrénaline par la couche médullaire. Josué a démontré de plus avec M. L. Bloch que la corticale des surrénales de cheval possède des propriétés hypertensives très actives. Les extraits de corticale déterminent de plus, comme les extraits de médullaire et comme l'adrénaline, l'œdème aigu du poumon quand on les injecte à dose massive dans les veines du lapin. L'hyperplasie constatée au niveau de la corticale témoigne donc réellement de l'exagération de la sécrétion d'adrénaline.

On a d'ailleurs constaté l'hyperplasie de la couche médullaire des capsules surrénales dans l'athérome artériel (Aubertin et Clunet), et Bainbridge et Parkinson ont observé à l'examen histologique des capsules surrénales d'un artérioscléreux une augmentation marquée de l'intensité de la réaction chromaffine, modification résultant, d'après ces auteurs, de l'exagération de l'adrénaline par la médullaire.

2° *L'hyperplasie surrénale détermine l'hypertrophie cardiaque.* — Dès ses premières recherches, Josué a signalé que l'on peut déterminer expérimentalement par des injections intraveineuses de petites doses d'adrénaline pendant longtemps répétées, à la fois l'athérome et l'hypertrophie cardiaque; Aubertin a obtenu des résultats confirmatifs. L'exagération de la sécrétion d'adrénaline par les capsules surrénales et l'introduction d'une trop grande quantité de cette substance dans la circulation sanguine est une cause d'hypertrophie du cœur.

L'hyperplasie surrénale représente le centre autour duquel se groupent et l'artériosclérose et l'hypertrophie cardiaque. Mais les liens qui unissent ces trois termes sont encore plus étroits. Non seulement l'hyperplasie des glandes surrénales cause l'artériosclérose et l'hypertrophie cardiaque, mais ces dernières peuvent déterminer l'hyperplasie des surrénales. Les rapports de cause à effet sont réversibles.

C'est ainsi que :

A) *L'hypertrophie cardiaque est une cause d'hyperplasie surrénale et par suite d'artério-sclérose.* — Wiesel a montré que l'hypertrophie du cœur détermine l'hyperplasie des capsules surrénales. La suractivité de ces glandes est liée en pareil cas à la fonction myotonique que leur sécrétion exerce sur le système musculaire cardio-artériel. Il se produit une sorte d'adaptation physiologique de ces glandes à l'hypertrophie du muscle cardiaque.

Les glandes surrénales hyperplasiées et sécrétant une trop grande quantité d'adrénaline peuvent devenir à leur tour le point de départ de lésions artérioscléreuses (Josué et Paillard, Lévy-Franckel).

B) *L'artériosclérose est une cause d'hyperplasie surrénale et par suite d'hypertrophie cardiaque.* — Gouget émet l'hypothèse que, les lésions artérielles étant primitives, l'hyperplasie surrénale se produit secondairement pour maintenir le tonus du système musculaire cardio-artériel, la tonicité devant être plus élevée pour vaincre l'obstacle créé par l'altération des artères. Il est fort possible que les choses se passent ainsi dans certains cas.

De nouvelles lésions artério-scléreuses et l'hypertrophie cardiaque se développeraient ensuite secondairement par le fait que les glandes surrénales hyperplasiées sécrètent une trop grande quantité d'adrénaline. Peut-être, si cette hypothèse trouvait confirmation, expliquerait-on de cette façon que certaines lésions artérielles localisées deviennent ultérieurement le point de départ de l'artério-sclérose généralisée.

Les trois termes du syndrome surréno-vasculaire : hyperplasie surrénale, hypertrophie cardiaque et artériosclérose, sont donc unis par des rapports de causalité réversibles et il est probable qu'une fois le syndrome constitué, ces différents éléments continuent à agir les uns sur les autres.

ASYSTOLIE SURRÉNALE

Il existe une variété particulière d'insuffisance fonctionnelle du cœur hypertrophié résultant de l'insuffisance des glandes surrénales : c'est l'asystolie d'origine surrénale ou asystolie surrénale [1]. Mais dans ce syndrome, l'insuffisance glandulaire paraît être l'aboutissant d'un surcroît d'activité imposé à la glande par l'hypertrophie cardiaque.

L'hypertrophie du cœur représente un élément essentiel du syndrome, quelle que soit d'ailleurs la cause de l'augmentation de volume du muscle cardiaque : lésions valvulaires, cœur rénal.

Le cœur gauche, et principalement le ventricule, est surtout hypertrophié cependant le cœur droit est le plus souvent également augmenté de volume, on le trouve hypertrophié et dilaté.

La pression artérielle est basse, aussi bien la pression maxima que la minima : 11 et 5,5 ; 11,5 et 7,5 ; 11,5 et 6 (au Pachon). L'abaissement de la pression est persistant. Cet abaissement semble paradoxal si l'on envisage la grosse hypertrophie du cœur. On note souvent de l'arythmie complète avec fibrillation auriculaire.

On trouve en même temps des troubles liés à l'insuffisance cardiaque : dyspnée, congestion pulmonaire et hépatique, œdèmes. Cependant l'asthénie du cœur droit avec stase veineuse n'occupe pas en général la première place, les troubles du rythme et la dyspnée dominent dans la plupart des cas.

L'examen histologique de ces muscles cardiaques montre une intégrité relative de l'élément contractile. Il y a bien un peu d'épaississement des travées conjonctives et même dans certains cœurs quelques petites plaques scléreuses. Les fibres musculaires ne présentent pas d'altérations dégénératives étendues ; il y a seulement quelques vacuoles ; la

1. Josué et Belloir. Insuffisance fonctionnelle du cœur hypertrophié. L'asystolie surrénale. *Soc. méd. des hôp.*, 5 avril 1914.

O. Josué et Henri Godlewski.

striation est conservée. Par contre, on constate la rupture des fibres et leur fragmentation (lésion de Landouzy-Renaut). En somme, si le muscle cardiaque est très hypertrophié, les altérations du myocarde sont peu marquées.

Les glandes surrénales sont très petites. Elles pèsent 4 grammes dans un premier cas, 3 et 4 grammes dans un deuxième, 4 et 5 gr. 2 dans un troisième.

A l'examen histologique, on note de plus des lésions marquées de ces glandes. Il résulte de ces constatations que si le volume de ces glandes est très réduit, leur activité sécrétoire était encore moindre que ne l'indiquait leur aspect macroscopique.

Il existe une sclérose marquée de la corticale et de la médullaire.

Le tissu de sclérose forme un réseau épais et serré qui s'infiltre entre les éléments cellulaires. Par endroits on voit de petits nodules d'infiltration leucocytaire.

Parfois, l'atrophie porte surtout sur la substance médullaire qui est très réduite. Il y a une transformation microcytaire importante au niveau de la couche fasciculée de la corticale et une légère sclérose médullaire et corticale.

Parfois, on ne note qu'une légère sclérose ou des altérations peu marquées ; il y a seulement une diminution simultanée des deux substances.

Ces malades qui ont présenté des signes d'insuffisance cardiaque succombent brusquement. A l'autopsie, le myocarde a les apparences d'un muscle puissant et non l'aspect flasque d'un muscle qui a cédé ; les lésions constatées n'expliquent pas sa défaillance.

Ces faits n'avaient pas échappé à l'observation de J. Mackenzie. C'est ainsi que cet auteur insiste à plusieurs reprises sur ce qu'il appelle la « force de réserve » du cœur. Le cœur posséderait cette force de réserve qui pourrait s'épuiser ; le cœur se trouverait alors dans l'impossibilité de récupérer son énergie sous l'influence des tonicardiaques et c'est ainsi que se produirait la terminaison fatale.

On peut se demander si cette « force de réserve » dont parle J. Mackenzie réside réellement dans le cœur lui-même. Il existe, en effet, des organes dont la sécrétion est indispensable à la contraction cardiaque, ce sont les glandes surrénales, qui exercent une action myotonique sur le système musculaire cardio-artériel.

Il résulte de ces recherches que l'insuffisance cardiaque dans certains cas est le résultat non pas de lésions du myocarde, mais de l'insuffisance relative des capsules surrénales, qui, petites et certaines d'entre elles profondément lésées, sont incapables de fournir l'excitant nécessaire pour les contractions du muscle cardiaque hypertrophié.

On peut se demander si parfois la glande ne finit pas par s'épuiser après avoir fourni, pendant un temps plus ou moins long, un travail sécrétoire exagéré nécessité par le muscle cardiaque hypertrophié. Un autre facteur doit être aussi mis en lumière : c'est l'influence possible de la tuberculose. Trois malades sur quatre sont en effet, à des degrés divers, porteurs de lésions tuberculeuses.

En résumé, l'asystolie surrénale s'individualise au point de vue clinique par la coïncidence de l'hypertrophie considérable du cœur et d'un abaissement persistant des deux pressions artérielles (maxima et minima); on trouve de plus la ligne blanche surrénale et le plus souvent de l'arythmie complète.

Tous meurent de la même façon, brusquement, sans agonie.

Au point de vue anatomo-pathologique, le cœur est hypertrophié et le myocarde peu lésé, en même temps que les glandes surrénales sont petites par rapport au cœur (abaissement de l'indice surréno-cardiaque) et souvent altérées.

La digitale a peu de prise sur ces cas; par contre, l'adrénaline et les extraits surrénaux semblent avoir donné une amélioration. Il faudra mettre en œuvre cette thérapeutique dès qu'on soupçonnera le déficit surrénal.

SYNDROME CORTICO-GÉNITAL

La première observation d'adipose et d'hypertrichose liés à une tumeur surrénale remonte à W. Cooke en 1756.

Depuis, de nombreuses observations ont été publiées, où ces manifestations ont été trouvées liées à l'hypertrophie surrénale de même que des cas de pseudo-hermaphrodisme.

Pseudo-hermaphrodisme féminin. — Apert (1910), Gallais (1912) ont montré que les caractères cliniques de ces cas dépendent de l'âge auquel est apparu le processus morbide.

Ainsi le pseudo-hermaphrodisme paraît lié aux cas où la lésion remonte à la vie intra-utérine, et il s'agit en général de pseudo-hermaphrodisme féminin à organes génitaux externes mâles, glandes génitales féminines. Le développement des poils, de la barbe, fait généralement considérer ces sujets comme des hommes.

Il est des cas dans lesquels le sexe ne peut être mis en doute, qui ont cependant avec une atrophie marquée des glandes génitales, un développement énorme du clitoris et une hypertrichose considérable donnant un aspect de type mâle. Ces cas sont en rapport avec le développement d'une tumeur surrénalienne plus tardive, remontant aux derniers temps de la vie fœtale.

Enfin *hirsutisme* (Guthrie et Emery) est le nom donné pour désigner des femmes en général qui, à la puberté ou plus tard, ont eu un développement physique anormal, de l'adiposité, de l'hypertrichose à type masculin (en particulier moustache et barbe), troubles liés au développement d'une néoplasie surrénalienne.

Or, le point de départ des néoplasies ci-dessus mentionnées est la corticalité de la capsule surrénale. Ces cas cliniques ont donc l'importance de témoins du rôle essentiel et considérable joué par le tissu cortical car les symptômes rencontrés sont liés à l'hypertrophie corticale, ainsi qu'à l'hypertrophie des corpuscules corticaux aberrants.

O. Josué et Henri Godlewski.

Par contre le rôle joué par les glandes génitales apparaît secondaire car il s'agit d'atrophie simple.

C'est en raison de cette association glandulaire lésionnelle que ces syndromes sont traités au chapitre des syndromes polyglandulaires, auxquels le lecteur voudra bien se reporter (¹).

Mais il est indispensable de faire ressortir ici le rôle « exclusif », disent Lucien et Parisot, joué par la substance corticale dans les syndromes qu'ils appellent cortico-génital ou *interréno-génital*.

On peut entrevoir maintenant que seront un jour identifiés les syndromes bien distincts appartenant les uns aux troubles du système chromaffine et les autres à ceux du système cortical.

HYPERTHYROIDIE ET HYPERÉPINÉPHRIE

Charles Godlewski a observé deux cas de maladie d'Addison ayant succédé à un syndrome de Basedow, chez des tuberculeux. Dans le premier cas, il s'agit d'une jeune femme atteinte de maladie de Basedow typique, qui guérit. Cinq ans plus tard, survenait une maladie d'Addison, qui entraîna la mort en cachexie avec signes de ramollissement pulmonaire. Le second cas est celui d'une jeune fille, qui, après avoir présenté tous les signes d'un goitre exophtalmique, réalisa tous les signes d'un syndrome addisonien à mesure que s'atténuaient les signes d'hyperthyroïdie.

On a voulu mettre toutes les manifestations du goitre exophtalmique sous la dépendance initiale d'un trouble surrénal. C'est la thèse que soutient Héliodore Swiecicki (²).

Pour cet auteur la maladie de Basedow est une hyperépinéphrie; l'adrénaline excite les terminaisons de tous les nerfs sympathiques et augmente ainsi par réflexe l'activité thyroïde (Eppinger, Falta, Rudinger).

Swiecicki appuie sa thèse sur les rapprochements suivants :

La cytologie sanguine des basedowiens (mononucléose) serait la même que celle provoquée expérimentalement par injections d'adrénaline (Bastelli, Falta, Sweeger). Les caractères de la transpiration des basedowiens seraient identiques à ceux de l'hypersécrétion adrénalinique d'Ehrmann; les phosphates sont triplés dans les deux cas (Falta, Bolaffeo, Tédesco; Kocher, Scardo, Franchini). Les troubles psychiques des basedowiens seraient à rapprocher des troubles du système nerveux central par adrénalinémie rapportés par Shima. Enfin l'hyperplasie surrénale a été constatée (Simmonds).

Tels sont les principaux faits sur lesquels Swiecicki fonde son opinion. Il en est un dernier sur lequel nous devons nous arrêter plus longuement, c'est la preuve que Swiecicki voit de l'origine surrénale du syndrome de Basedow dans le diabète des basedowiens.

L'injection d'adrénaline provoque de l'hyperglycémie et s'accompagne,

---

1. Voir l'article de Sézary, page 64.
2. Héliodore Swiecicki. Maladie de Basedow et capsules surrénales. *Presse médicale*, n° 67, 1921, p. 664.

chez les basedowiens, d'un syndrome clinique vaso-moteur (cryesthésie, dilatation pupillaire, tachycardie, cyanose, augmentation de pression). C'est sur cette observation qu'est basée *l'épreuve de Gœtsch* ou « *epinephrin test* », que Marcel Garnier et Sigismond Bloch ([1]) ont étudiée en France et à laquelle ce dernier a consacré sa thèse ([2]).

Leurs travaux confirment ceux de Gœtsch, d'ailleurs eux-mêmes conformes aux *tests biologiques* observés préalablement par Claude et Mlle Bernard.

Garnier et Bloch ont donné une preuve expérimentale de la signification de l'épreuve de Gœtsch : sans hyperthyroïdisme clinique, le syndrome est réalisé quand on ajoute de l'extrait thyroïdien à l'injection d'adrénaline. Donc le syndrome vaso-moteur observé après injection d'adrénaline chez les basedowiens — épreuve de Gœtsch — est bien lié à l'hyperthyroïdisme.

Mais il y a lieu de séparer de ces troubles vaso-moteurs la notion de l'hyperglycémie concomitante qui n'a pas la même signification; l'hyperglycémie adrénalinique de Blum existe aussi bien sans hyperthyroïdisme.

TRAITEMENT

Le traitement des états d'hyperépinéphrie a été limité généralement aux effets symptomatiques du syndrome jusqu'aux observations que Cottenot a faites chez ses maîtres Sergent et Zimmern. L'irradiation de la région lombaire aux rayons X, procédé qu'emploie Cottenot, a pour but d'utiliser une dose de rayons neutralisant l'hyperactivité surrénale. Les observations d'irradiations surrénales, qui ont pu être suivies jusqu'à présent, restent favorables à la méthode et donnent une première confirmation aux souhaits formulés en 1912 par Josué ([3]) :

Il est légitime de penser qu'on parviendra à modérer l'activité fonctionnelle de ces glandes (les surrénales), à l'aide de procédés thérapeuthiques. On sera alors en mesure de prévenir les lésions artérioscléreuses « déterminées par la sécrétion interne des surrénales ».

1. GARNIER et BLOCH. L'épreuve de Gœtsch. *Soc. méd. hôp.* 15 juill. 1921.
2. SIG. BLOCH. L'épreuve de Gœtsch. *Thèse Paris,* 1921.
3. JOSUÉ. Traité de l'artériosclérose. *Journ. méd. français,* 15 février 1912.

O. JOSUÉ et HENRI GODLEWSKI.

B. — SYNDROMES D'HYPOFONCTIONNEMENT SURRÉNAL
(INSUFFISANCE SURRÉNALE — HYPOÉPINÉPHRIE)

HISTORIQUE

C'est au milieu du XIXe siècle, qu'un médecin anglais, Addison, décrivit la maladie qui aujourd'hui porte son nom. Depuis cette époque, de multiples observations furent rapportées; en 1856, Hutchinson rassemble un certain nombre de cas de maladie d'Addison; en 1866, Jaccoud, dans un article du nouveau dictionnaire de médecine, résume la question dans un travail d'ensemble et fait mention des travaux cliniques de Trousseau.

Jaccoud, dans une statistique de plus de cent cas, a montré que la marche aiguë de la maladie d'Addison n'est pas rare et qu'elle est plus fréquente dans la maladie d'Addison sans mélanodermie que dans la maladie d'Addison complète et classique. En outre, plus l'évolution est rapide, plus fréquents sont les symptômes tels que vomissements, accès épileptiformes, syncopes, coma, étrangers au syndrome classique.

Dieulafoy et Bressy isolent les formes frustes de la maladie d'Addison, en particulier les formes sans mélanodermie. Cette conception expose à une confusion : elle tend à faire entrer dans le syndrome addisonien des types cliniques sans mélanodermie, alors que ce symptôme en constitue, par définition, la partie essentielle. Sans mélanodermie, il n'y a pas de maladie d'Addison. Aussi Sergent et Bernard, séparant nettement les syndromes surrénaux addisoniens et les syndromes non addisoniens, ont contribué à élargir le cadre de la pathologie surrénale, qui ne saurait plus être résumée par une seule entité morbide, la maladie d'Addison.

I. — INSUFFISANCE SURRÉNALE SANS MÉLANODERMIE

INSUFFISANCE SURRÉNALE PURE

FORME CHRONIQUE

Celle-ci est caractérisée par de l'asthénie et des troubles circulatoires liés à l'hypotension artérielle constante. A ces caractéristiques, il faut adjoindre des signes digestifs, nerveux et généraux.

Signes cardinaux. — **L'asthénie.** — Comme le dit Sézary ([1]), l'asthénie, ce symptôme si commun en pathologie qu'il n'est presque aucun trouble organique important où il ne soit signalé, *ne fait jamais défaut dans l'insuffisance surrénale, dont elle est l'élément caractéristique par excellence.*

Pour mesurer le degré de l'asthénie, on se sert soit d'instruments très précis comme ceux de Jean Camus, soit du dynamomètre de Régnier.

On fait exécuter au malade, à des intervalles réguliers de trois ou quatre secondes, des pressions dynamométriques et on inscrit les chiffres obtenus successivement afin de former avec eux un graphique suggestif.

1. SÉZARY. Diagnostic des asthénies d'origines endocr. *Pr. méd.,* 1922, p. 70.

Normalement, au début les pressions sont égales, puis lentement décroissantes jusqu'à un épuisement tardif.

Dans l'insuffisance surrénale, le nombre des efforts musculaires est restreint, la valeur de l'effort diminue rapidement au point que le malade ne peut plus mobiliser l'aiguille de l'appareil.

L'asthénie, dans l'insuffisance surrénale, consiste moins dans la perte d'énergie à déployer pour un effort unique que dans la disparition plus ou moins complète de la résistance à la fatigue (Abelous et Langlois).

Pour soulever un même poids à une hauteur donnée, un insuffisant surrénal se fatigue plus vite que quiconque.

L'asthénie surrénale est donc une myasthénie et Sézary a formulé que « toute asthénie qui ne s'accompagne pas d'un épuisement musculaire anormalement rapide n'est pas due à l'insuffisance surrénale », mais il ajoute que la réciproque n'est pas vraie, car l'insuffisance surrénale n'est pas la seule affection qui s'accompagne d'un épuisement anormal.

L'asthénie n'existe pas au repos; elle apparaît spécialement à la suite d'une dépense musculaire : les malades sont essentiellement « fatigables ». — L'aggravation de l'asthénie est progressive et devient extrême quand le syndrome est constitué. Le malade hésite devant tout effort; un mouvement même léger lui apparaît une fatigue pénible qu'il redoute.

Troubles circulatoires. — L'hypotension artérielle. — Elle est le signe le plus constant et le mieux connu avec l'asthénie.

L'abaissement de pression porte tant sur le maxima qui tombe à 10-12 cm. et le minima 3-4 centimètres de mercure à l'oscillomètre de Pachon.

Le pouls, petit, dépressible, instable, est généralement rapide (100 à 120 pulsations à la minute), parfois par crises seulement. Il est régulier sauf dans les aggravations à marche rapide ou en dernière phase d'insuffisance chronique, où il devient arythmique.

A ces troubles on ajoutera la stase sanguine périphérique, révélée par un certain degré de cyanose des extrémités, qui sont constamment froides.

Chez ces malades existe une tendance syncopale facile et particulière quand le sujet passe de la station couchée à la verticale.

Le phénomène de la ligne blanche. — C'est en cherchant la raie méningitique ([1]) que Sergent, au lieu de la raie de Trousseau, observa pour la première fois le phénomène de la ligne blanche auquel il devait donner son nom. Sergent s'exprime ainsi sur la technique qu'il importe de suivre pour la rechercher. « Il convient, dit-il, non pas de passer l'ongle, comme je le faisais au début, mais la pulpe du doigt ou un corps mousse, de n'exercer aucune pression, mais un simple frôlement superficiel; il est bon de tracer une figure géométrique; j'ai l'habitude de décrire un carré ou un rectangle autour de l'ombilic. »

Il ne retient comme positifs que « les cas dans lesquels la raie blanche n'apparaît que tardivement, une demi-minute au moins après le frôlement

1. A l'occasion du cas princeps de forme pseudo-méningitique de l'insuffisance surrénale aiguë.

O. Josué et Henri Godlewski.

de la peau, dure au moins une minute, présente une netteté et une régularité parfaites, une intensité vive, et s'efface, comme elle est venue, progressivement. Plus la ligne blanche est nette, large, intense, durable, plus l'hypotension est grande ».

On peut constater dans d'autres cas une *fausse ligne blanche*. C'est celle qui apparaît dès les premières secondes qui suivent le frôlement de la peau, si le frôlement a été un peu fort. La raie qui apparaît alors est pâle, ne tarde pas à s'effacer et à être remplacée par une raie rouge, sans avoir jamais présenté une grande netteté, ni une parfaite régularité. De telles lignes blanches, d'après Sergent, « ne coïncident pas fatalement avec l'hypotension artérielle, ni, encore moins avec l'insuffisance surrénale ».

Le phénomène de la vraie ligne blanche paraît être en relation avec un abaissement de la pression artérielle minima. C'est ainsi qu'on peut observer la ligne blanche chez certains sujets atteints d'insuffisance aortique.

Les relations de la ligne blanche et de l'insuffisance surrénale donnèrent lieu à de nombreuses controverses.

En 1913, Castaigne, dans sa chronique du *Journal médical français*, s'exprime ainsi : « La ligne blanche traduit le collapsus vasculaire, la diminution de la fonction angiotonique, coïncidant avec la diminution du pouvoir cardiotonique. »

Josué (1914), attirant l'attention sur l'asystolie surrénale, qui, nous l'avons vu, est à hypotension, fait remarquer que l'on y observe le phénomène de la ligne blanche dans toute sa netteté.

Oppenheim (1915) insiste sur la fréquence de la ligne blanche dans les dysenteries bacillaires et les entérites graves. Sergent dès ses premières recherches signalait d'ailleurs que la ligne blanche se montre avec son maximum de netteté dans la fièvre typhoïde.

Ravaut et Krolunitski la signalent dans la dysenterie amibienne (1916); Armand Delille, Paisseau et Lemaire, à Salonique, dans l'insuffisance surrénale des paludéens ; on l'observe de même dans l'épidémie de grippe, dans le choc vaccinal antityphoïdique, dans la syphilis secondaire (Queyrat), dans les états morbides les plus divers. Elle est un phénomène d'hypotension artérielle constant dans les syndromes d'insuffisance surrénale.

Cependant tous les auteurs n'admettent pas cette signification, et notamment Léon Bernard, de Massary ne l'ont pas rencontrée dans des cas de lésions destructives certaines des surrénales et ils la considèrent comme un « trouble fonctionnel des vaso-moteurs, qui peut être sollicité par les influences les plus diverses ».

Le résultat des investigations de Sézary porte sur plus de 500 sujets [1] et confirme les réserves formulées par Le Clerc, Léon Bernard et de Massary. Sézary la trouve plus souvent présente qu'absente, n'offrant aucun rapport ni avec la tension artérielle maxima ou minima, ni avec l'insuffisance surrénale. La ligne blanche dite surrénale est, suivant Sézary, la même que celle décrite par Marey, en 1858, et qui s'observe chez tous les sujets sains ou malades. Cette conception enlève à la ligne blanche la valeur qui lui avait été accordée comme signe d'insuffisance surrénale.

1. A. SÉZARY. La ligne blanche cutanée dite surrénale. *Ann. de méd.*, 1922, n° 5

La variabilité d'intensité de ce signe dépendrait plus du tonus des fibres musculaires lisses et du système sympathique.

Tout récemment (*Presse médicale*, 12 mai 1923), Sergent, formulant le résultat de ses dernières observations, considère que la ligne blanche traduit l'hypotension et l'insuffisance surrénale provoque l'hypotension. La constatation du phénomène de la ligne blanche doit donc faire rechercher les autres signes de l'insuffisance surrénale.

Autres signes.

Troubles digestifs. — Les troubles digestifs, qui sont un des éléments principaux de la maladie d'Addison, sont une des manifestations les plus fréquentes de l'insuffisance surrénale.

Ils sont constitués par une diminution de l'appétit pouvant aller jusqu'à l'anorexie; par des vomissements pituitaires d'abord, puis prandiaux et sont tout particulièrement fréquents chez l'enfant (Dézirot).

Le malade est généralement constipé, sauf dans les formes aiguës ou dans les cas avancés des formes lentes.

Dans ces cas, ils prennent parfois une intensité extrême. Parfois la diarrhée survient sous forme d'attaques cholériformes. Dans certains cas, l'aspect porracé des vomissements, des douleurs abdominales vives, du météorisme ont pu en imposer pour un syndrome péritonéal ou occlusif.

Troubles nerveux. — Fréquentes sont les *douleurs* surtout lombaires, épigastriques, aux hypochondres, à l'extrémité de la XIIᵉ côte (Martineau), avec irradiations thoraciques ou scapulaires, avec élancements sous forme de crampes dans les membres inférieurs, continues ou paroxystiques, parfois atroces dans les formes aiguës.

Elles sont exagérées par les mouvements, par la station debout.

Sergent a particulièrement bien étudié l'*encéphalopathie surrénale*. Dans les cas aigus celle-ci consiste en céphalée violente, en convulsions, délire, parfois même coma mortel; dans les formes chroniques, en somnolence avec subdélire, parfois jusqu'à la dépression mélancolique. (Voir ci-dessous, page 333.)

On n'observe que dans de rares observations chez l'homme (Sergent, Landouzy, Tinel et Hutinel) les *paralysies* que l'on rencontre chez l'animal surrénalectomisé.

Troubles généraux. — La température peut rester longtemps normale. Cependant les malades accusent précocement une sensation de froid. Cette cryesthésie est d'ailleurs un fait assez général chez tous les hypotendus.

Puis quand l'insuffisance surrénale s'accuse, la température du corps baisse.

L'hypothermie est la règle dans la grande insuffisance surrénale. On sait qu'expérimentalement l'hypothermie est une manifestation observée chez l'animal surrénalectomisé.

L'amaigrissement jusqu'à la cachexie est un symptôme habituel des formes lentes.

O. Josué et Henri Godlewski.

On notera constamment et précocement des signes d'*anémie*. Les muqueuses sont pâles, principalement les conjonctives et la muqueuse palatine. Cette anémie est due à la diminution du taux globulaire de l'hémoglobine et à la diminution du nombre des globules eux-mêmes.

On ne peut tirer aucune signification fonctionnelle des résultats fournis par l'examen du sang, tant au point de vue numérique des globules que de la teneur sanguine en hémoglobine. Les nombreuses observations publiées donnent des chiffres qui n'offrent entre eux aucune concordance.

Les *urines* sont peu abondantes ; parfois elles contiennent de l'albumine, mais elles sont surtout constamment hypertoxiques.

FORMES AIGUES

L'*insuffisance surrénale subaiguë* est la forme aggravée et accélérée de l'insuffisance lente, dont elle reproduit les manifestations principales, mais en quelques semaines ou mois au lieu de plusieurs années.

Ici les prodromes sont plus ou moins nombreux et durables. Puis l'insuffisance capsulaire d'abord partielle devient rapidement progressive et bientôt totale. Le tableau d'une intoxication lente et progressive se déroule : le malade maigrit, s'anémie, devient d'une asthénie extrême. Il meurt en cachexie, souvent subitement.

Insuffisance surrénale aiguë (syndrome de Sergent-Bernard). — L'existence de cette forme est retrouvée dans les observations de Thompson (1856), de Mattei (1864), Hecford (1867).

Soupçonnée par Ball et Guermonprez, puis par Ewald, l'insuffisance surrénale aiguë est définitivement entrée dans le cadre nosographique à la suite du mémoire fondamental de Sergent et Bernard en 1899.

Letulle (1894), à propos d'un cas syncopal qu'il publiait à la Société Anatomique, faisait remarquer, vu les lésions tuberculeuses surrénales de ce cas, que la maladie d'Addison aurait sans doute ultérieurement développé ses symptômes ; et, dans la même séance Broca émet l'hypothèse du rôle possible de la tuberculose des capsules surrénales dans la production de la mort subite.

Chaillous (1897), à la même Société, met en valeur les symptômes de grande infection à marche rapide que l'observation clinique ne pouvait expliquer et qui étaient le fait d'un épithélioma des deux surrénales.

Sergent et Bernard (1898) publient un cas type, devenu classique, de *l'insuffisance capsulaire aiguë*. De nombreux autres faits recueillis, ils dégagèrent depuis le syndrome clinique suivant : il s'agit en général d'un homme jeune, de 20 à 30 ans, dont la lésion surrénale latente n'avait donné lieu jusque là à aucun symptôme et qui traduit subitement son existence par un « assaut mortel », en un délai de vingt-quatre heures à trois semaines.

Le sujet est atteint brusquement, en pleine santé, de symptômes immédiatement alarmants.

Le plus souvent, les accidents débutent par une rachialgie intense, des douleurs abdominales intolérables avec vomissements incoercibles et souvent diarrhée. On pense généralement à un empoisonnement, d'autant qu'il y a hypotension extrème, tachyarythmie, algidité et sueurs froides.

Au lit du malade, on ne pense pas à une lésion surrénale, car les signes de probabilité même de cette lésion manquent : il n'y a pas de mélanodermie ; l'abattement brusque des sujets n'a rien de commun avec l'asthénie lente des addisoniens : ils sont terrassés par un choc brutal.

Formes cliniques. — Les manifestations de l'insuffisance surrénale aiguë peuvent survenir en pleine santé ou au cours d'états toxi-infectieux divers ou compliquant à une période ultime l'insuffisance surrénale chronique.

Mais les formes cliniques varient suivant la prédominance symptomatique :

a) **Formes abdominales.** — Il existe une *forme cholérique* à troubles digestifs et asthéniques intenses ; la *forme pseudo-péritonitique* d'Ebstein à météorisme abdominal douloureux et vomissements bilieux abondants, est le fait de certaines fausses perforations typhiques (Josué, Chauvet) ; de fausses appendicites (Nattan-Larrier : forme pseudo-appendiculaire) ; de fausses occlusions intestinales (Brodnitz, Borelius).

A l'autopsie de ces cas on ne trouve ni perforation, ni appendicite, ni occlusion intestinale, mais des lésions destructives des surrénales caséeuses ou hémorragiques.

b) **Formes nerveuses. — Encéphalopathie surrénale.** — Dans les manifestations de l'insuffisance capsulaire aiguë on voit parfois prédominer des signes cérébraux, tels que céphalée, délire, agitation, convulsions, crises apoplectiformes, coma, donnant ainsi le tableu clinique d'une encéphalopathie.

L'encéphalopathie surrénale « a son expression la plus caractéristique dans les syndromes aigus, mais on en trouve déjà l'ébauche dans les formes lentes de l'insuffisance surrénale » (Sergent).

Klippel (1899) avait d'abord décrit l' « *encéphalopathie addisonienne* », état de demi-sommeil entrecoupé de rêvasseries aboutissant au coma avec ou sans crises épileptiformes, au cours d'une maladie d'Addison.

L' « *encéphalopathie surrénale* » (Sergent, 1905) désigne spécialement les accidents de même ordre, témoins de l'insuffisance surrénale, que ceux-ci surviennent inattendus ou au cours d'un syndrome d'insuffisance lente addisonienne.

L'état mental des addisoniens est lui-même une ébauche de l'encéphalopathie surrénale lente (Sergent). Quand cet état est très accusé avec tristesse extrème, mélancolie, conceptions délirantes, il réalise, joint aux signes ordinaires de l'insuffisance surrénale, la *forme psychasténique* (Laignel-Lavastine).

La forme délirante peut revêtir quelquefois des allures de confusion mentale.

Dans le passé de tels malades, on trouve souvent une infection telle que la fièvre typhoïde, ayant donné lieu à une surrénalite aiguë de la convalescence, dont les lésions cicatricielles font du malade un débile surrénal, exposé aux accidents d'insuffisance surrénale. Ceux-ci s'accusent volontiers

O. Josué et Henri Godlewski.

à l'occasion d'une infection nouvelle ou des modifications physiologiques au cours de la vie de l'individu, par exemple à l'occasion de la ménopause.

A côté de ces formes dépressives psychasténiques, il y a lieu de faire place aux cas de *neurasthénie symptomatique d'une sorte de débilité surrénale*. C'est le cas de certains sujets apathiques, paresseux, moroses, hypotoniques, améliorés fréquemment par l'opothérapie surrénale.

La forme *convulsive* est propre aux nourrissons chez lesquels on trouve à l'autopsie de grosses hémorragies capsulaires.

Chez l'adulte, Laignel-Lavastine en a cité un cas à forme myoclonique.

Le *syndrome surrénal apoplectiforme* (Arnaud) est aussi lié à une hémorragie volumineuse des surrénales et se résume cliniquement à une attaque syncopale ou comateuse aboutissant en quelques heures ou quelques jours à la mort.

La *forme comateuse* est une forme terminale fréquente de la maladie d'Addison.

Dans certains cas l'exagération de la somnolence habituelle des malades, de leur demi-torpeur, réalise une forme *pseudo-comateuse*.

Il est des cas de coma pris pour coma diabétique, à cause d'une glycosurie intermittente, qui sont en réalité liés à une insuffisance surrénale aiguë, si tant est que le traitement opothérapique qui guérit leurs accidents peut être invoqué comme argument de leur nature d'insuffisance capsulaire.

Forme méningitique (Sergent). — Aux éléments fondamentaux du syndrome surrénal aigu s'ajoutent parfois un certain nombre de symptômes qui imposent cliniquement l'idée d'accidents méningitiques.

Cependant, il est parfois possible de suspecter l'origine surrénale par la constatation antérieure aux accidents méningés de douleurs épigastriques, de vomissements, d'hypotension artérielle, de tachycardie.

Puis l'attitude en chien de fusil, les signes oculaires (inégalité pupillaire ou mydriase, photophobie), l'hyperesthésie cutanée, la céphalée, un cri hydrencéphalique apparaissent; mais il manque au diagnostic de méningite la constatation du signe de Kernig, l'absence de raie méningitique, tandis que le « spasme capillaire réflexe », la ligne blanche de Sergent existent.

Siredey et Tinel (1907) ont fait le diagnostic d'insuffisance surrénale chez une tuberculeuse à syndrome méningé, par constatation de la *ligne blanche* et ils trouvèrent à l'autopsie des altérations considérables des surrénales.

c) **La forme cardio-vasculaire.** — Elle reproduit le tableau clinique d'une asystolie aiguë avec tachyarythmie, cyanose, vertiges, anurie, hypotension extrême, mort syncopale possible à l'occasion d'un mouvement.

Mort subite. — La mort subite par lésion surrénale avait fait l'objet d'études particulières, résumées dans des monographies anciennes (Senhouse Kirkes, 1857).

Il ressort des seuls faits publiés dès l'origine de ces constatations que « les lésions destructives des surrénales (tuberculose ou cancer), totales ou partielles, peuvent évoluer sans provoquer aucun trouble morbide et ne traduire leur existence que d'une manière imprévue, par la mort subite ».

La mort subite en pleine santé est bien à séparer, ainsi que le fait observer le Pr Sergent, des cas de mort subite au cours d'accidents morbides plus ou moins récents. Elle est dans le premier cas du domaine de la médecine légale et dans le second cas du domaine clinique.

Petite insuffisance surrénale et débilité surrénale. — Un certain nombre de faits cliniques ont pu être groupés, dont chacun d'eux reproduit une « ébauche » des symptômes traduisant l'insuffisance surrénale confirmée.

C'est à ces cas *d'insuffisance surrénale atténuée* qu'on donne le nom de *petite insuffisance surrénale.*

A quelle perturbation glandulaire correspondent-ils? Sergent ne les croit pas lésionnels. Il les considère comme la manifestation d'une inhibition fonctionnelle de la glande, créant un état de *débilité surrénale.*

Cette expression peut correspondre à la réalité des faits tout au moins pour les cas de petite insuffisance permanente définitive telle que la petite insuffisance congénitale.

La *débilité surrénale congénitale* est celle de certains enfants à développement physique et cérébral lent, pâles, maigres, hypotendus, chez lesquels l'opothérapie surrénale fait disparaître tous ces troubles. Sergent, d'OElsnitz ont décrit des faits de ce genre et Sézary *l'hypoépinéphrie chronique latente.*

Mais pour ces cas, l'insuffisance fonctionnelle prolongée est par elle-même capable d'entraîner une atrophie glandulaire compréhensible.

Il n'en est plus de même pour les cas de *petite insuffisance temporaire,* celle-ci ne correspondant à aucune lésion anatomique, mais seulement aux modifications de sécrétion, liées aux régimes variables circulatoires et nerveux auxquels la surrénale, comme tout autre organe, est soumise.

De même qu'expérimentalement les modifications du débit circulatoire dans la surrénale, par excitation ou inhibition du système nerveux surrénal, modifient la sécrétion de la glande, dont les tracés de pression rendent compte, de même cliniquement les modifications de débit sanguin, l'excitation ou la dépression nerveuse influent fonctionnellement sur la qualité de la sécrétion surrénale.

On ne comprendrait pas d'ailleurs pourquoi il en serait autrement et pourquoi la surrénale ferait exception.

On sait combien de simples influences psychiques sont capables de modifier le régime des sécrétions.

Il est donc plausible d'admettre qu'une petite insuffisance fonctionnelle surrénale puisse se traduire par l'ébauche des manifestations bien connues de la grande insuffisance.

A un degré de plus, on a les *syndromes addisoniens ébauchés* décrits par Laffite et Moncany chez les tuberculeux, et que Boinet a groupés sous le nom d'addisonisme, limités à quelques manifestations mélanodermiques chez des tuberculeux asthéniques et hypotendus.

Indépendamment de la tuberculose, toutes les infections capables de

O. JOSUÉ et HENRI GODLEWSKI.

déterminer les surrénalites frustes sont capables de déterminer secondairement un déficit permanent de la fonction surrénale créant la *débilité surrénale acquise* (Sergent).

Aux causes connues toxi-infectieuses de débilité surrénale, Sergent ajoute les causes par inhibition.

Ce sont celles qui agissent sur le fonctionnement glandulaire par intermédiaire du sympathique. Divers auteurs ont évoqué en effet ce mécanisme pour expliquer des vomissements, abattement, hypotension, « qui sentent l'insuffisance surrénale, sont très souvent jugulés par l'adrénaline (Sergent) et qu'on observe dans la *ptose rénale* (Lucas-Championnière), les règles douloureuses, comme si était réalisée par voie réflexe une action frénatrice sur la sécrétion glandulaire ».

Anatomie pathologique.

Lésions inflammatoires. Les surrénalites. — Lucien et Parisot observent qu'il n'y a pas de différence nette entre la réaction glandulaire au début de l'inflammation et l'hyperactivité physiologique simple, d'où cette conclusion judicieuse qu'au début du stade inflammatoire, la glande réagit par une activité fonctionnelle conforme au rôle anti-toxique qu'elle est appelée à jouer.

En effet Guieysse constata l'augmentation de volume des surrénales suivant immédiatement une injection de pilocarpine.

Même réaction après injection d'extrait surrénal ou d'adrénaline (Caussade). Hyperactivité glandulaire également chez les animaux surmenés (Bernard et Bigart, Bardier et Bonne), après intoxication expérimentale dosée avec l'arsenic, le phosphore, le mercure, le plomb, etc.

Cliniquement l'urémie aiguë donne lieu à de l'hyperplasie glomérulaire, de même l'intoxication biliaire (Bernard et Bigart), la diphtérie (Bogomolez) la rage (Nicolas).

C'est surtout la substance corticale qui réagit dans les cas ci-dessus. *Mais si la dose toxique ou l'infection dominent l'effet réactionnel, la glande est lésée et à l'activité sécrétoire initiale font place des lésions de dégénérescence.*

La glande est lésée constamment dans les infections expérimentales aiguës (diphtérique, Roux et Yersin; pyocyanique, Charrin et Langlois; bacille de Friedlander, Roger). On constate l'existence d'hémorragies diffuses et de nécrose cellulaire. Il en est de même cliniquement dans toutes les infections ou intoxications aiguës (diphtérie, variole, pneumonie, etc.) (Oppenheim et Loeper).

Ces SURRÉNALITES AIGUËS affectent surtout l'écorce; les surrénalites légères se bornent à une congestion simple; plus graves, on constate la présence de raptus hémorragiques. Les cellules perdent leurs caractères spongiocytaires, leurs réactions colorantes et se désagrègent finalement complètement. On note de l'œdème interstitiel dissociant les travées (Ribadeau-Dumas et Harvier) et de l'infiltration leucocytaire périvasculaire (mais celle-ci de préférence dans la zone médullaire). Les leucocytes seraient des polynucléaires dans les pneumococcémies, staphylococcémies, et des mononucléaires dans les infections à évolution plus lente (typhoïde, variole) (Pende). L'abcès proprement dit est plus rare, pouvant s'ouvrir dans un organe voisin (Hoche) ou s'enkyster (Fœrster).

Un processus inflammatoire lent aboutit à la SURRÉNALITE CHRONIQUE. On décrit la *surrénalite scléro-atrophiante*, à glande déformée, granuleuse, atrophiée, dont les cordons cellulaires sont isolés par des tractus de sclérose, prédominant dans l'écorce. Cette sclérose peut se limiter, être parcellaire ou au contraire diffuse, ne laissant subsister que de petits ilots cellulaires.

En général, moins marquée dans la substance médullaire, la sclérose à point de départ autour de la veine centrale phlébitique peut gagner cependant parfois et toute la substance médulaire être sclérosée (Lœper et Oppenheim, Sézary).

La *surrénalite scléro-hypertrophiante* se distingue de la précédente par l'existence de zones cellulaires à sécrétion active. Alors que dans la forme précédente la conséquence lésionnelle était fonctionnellement l'hypoépinéphrie, dans la forme scléro-hypertrophiante, la résultante est au contraire l'hyperépinéphrie. Celle-ci est le fait de certaines surrénalites des vieillards, de certaines formes lentes de tuberculose (Pilliet, Sabrazès, Sézary).

Les conséquences d'une inflammation chronique de l'organe peuvent aussi être une sclérose interstitielle accessoire mais surtout une hyperplasie cellulaire corticale dominante. Dans ces faits rentrent les différents cas décrits sous le nom de *surrénalite adénomateuse*.

On a distingué une *forme nodulaire* ([1]) où les travées cellulaires sont remplacées par des amas arrondis; une *forme miliaire diffuse*, dont les éléments nodulaires sont formés de quelques cellules seulement d'aspect spongiocytaire; une *forme adénomateuse* proprement dite, lorsque les nodules atteignent un volume important pouvant atteindre celui d'une noisette.

Les formes de surrénalites chroniques, où les réactions cellulaires dominent sur le processus de sclérose, sont les formes où l'activité fonctionnelle a triomphé.

Troubles circulatoires. — La surrénale peut être le siège *d'une congestion active*, témoin soit d'une activité fonctionnelle accrue comme dans l'hypertrophie compensatrice, soit d'une inflammation naissante. Cette congestion peut aboutir à la formation de foyers hémorragiques.

La *congestion passive* s'observe dans les états asystoliques et la glande lésée a été décrite par Lœper et Oppenheim sous le nom de *capsule cardiaque*; nous avons décrit ci-dessus l'asystolie à forme surrénale ([2]). La stase sanguine de la glande s'observe aussi dans l'asphyxie des nouveau-nés, dans les syndromes cliniques de cyanose et elle est à la longue un facteur de sclérose de l'organe.

Hémorragies. — Une des causes principales des hémorragies surrénales est la thrombose des veines capsulaires, le plus souvent d'origine toxi-

1. Voir au chapitre « adénome bénin » page 565.
2. Voir au chapitre asystolie surrénale, p. 525.

O. JOSUÉ et HENRI GODLEWSKI.

infectieuse ou marastique. L'hémorragie est après la tuberculose l'altération de la glande la plus souvent rencontrée.

De diverses statistiques, Lucien et Parisot tirent que les hémorragies de la surrénale, dans les deux tiers des cas bilatérales, et dans l'autre tiers plus souvent droites que gauches, s'observent dans 8 pour 100 des autopsies, mais dans 1 pour 100 seulement des cas à l'état d'hémorragies macroscopiques. Les petites hémorragies intéressent en général la corticalité, tandis que les hématomes intéressent la zone médullaire et sont consécutifs à la thrombose de la veine capsulaire centrale et à la rupture de ses branches d'origine.

Il en résulte une destruction étendue du parenchyme expliquant bien des accidents graves ou mortels imprévus à l'occasion de maladies infectieuses.

Dégénérescence surrénale. — La *dégénérescence parenchymateuse* des surrénalites infectieuses est principalement une lésion corticale de dégénérescence granuleuse; les cellules ont perdu leur graisse.

Au contraire, *l'infiltration graisseuse* pathologique s'observe dans les syndromes anémiques graves (Oppenheim et Lœper) et la *dégénérescence graisseuse* dans les intoxications par l'arsenic, le phosphore.

La dégénérescence hyaline est une dégénérescence propre au tissu interstitiel de la glande; la dégénérescence hyaloïde des auteurs allemands en serait le premier stade.

La dégénérescence amyloïde des surrénales qui s'observe dans l'amylose généralisée est moins fréquente que celle des reins et de la rate (Brault) et l'infiltration amyloïde qui est interstitielle n'atrophie que secondairement les cellules et par compression, d'où peut-être l'absence d'insuffisance surrénale dans l'amylose (Lucien et Parisot).

Quant à l'infiltration calcaire, hormis la transformation d'anciens foyers hémorragiques, elle est généralement un fait d'évolution d'une ancienne tuberculose fibro-caséeuse ou d'une syphilis gommeuse.

Aplasie et Atrophie. — *L'absence congénitale* de surrénales a été constatée dès 1856 par Martini à l'autopsie d'un tuberculeux de 40 ans. D'autres fois, l'absence de surrénales s'est traduite par un syndrome addisonien (Fletcher; Kent-Spender, observations rapportées par Rispal, 1896). Tous ces faits, en admettant la rigoureuse exactitude des observations nécropsiques, laissent supposer la suppléance fonctionnelle de surrénales accessoires.

On peut mieux s'expliquer les cas de survie d'unilatéralité surrénale (Bramwell, Legg, Winslow). Enfin il existe des observations d'aplasie de toute la substance médullaire (Ulrich et Klebs) et notamment un cas très curieux de Wiesel dans lequel l'aplasie du système chromaffine coexistait avec l'hypertrophie thymique et celle des autres formations lymphatiques.

Chez les hydrocéphales (Czerny), la substance médullaire surrénale peut aussi faire défaut.

Quant à l'aplasie totale, aux surrénales « en miniature » suivant l'expression de Léri, elles s'observent avec constance chez les monstres anencéphales que cet auteur a si bien étudiés. Les surrénales dans ces cas pèsent de 0,10 à 0,35 centigr. Léri a montré que l'anencéphalie est causée par des lésions méningées et encéphaliques inflammatoires du fœtus et l'aplasie surrénale peut bien dépendre du même processus, cette constatation évite de poser nécessairement le problème de relation de cause à effet entre les deux lésions encéphaliques et surrénales.

On sait que les surrénalites aboutissent à la sclérose.

L'atrophie scléreuse conséquence anatomique d'un processus inflammatoire aigu (scarlatine, variole, etc.) ou chronique (tuberculose, syphilis spécialement) est une atrophie de la glande, portant surtout sur la corticalité; la conséquence clinique de ces lésions est l'apparition d'un syndrome d'insuffisance surrénale. C'est aussi ce syndrome qu'on observe dans les cas d'aplasie simple, portant d'ailleurs principalement sur la substance corticale, mais dans lesquels l'autopsie ne révèle pas de nature inflammatoire originelle, distinction souvent bien difficile à établir, ainsi que le fait observer Pende.

Cependant la capsule surrénale peut être atrophiée *par lésion nerveuse.* Cette atrophie neurotique, qui est un argument en faveur de l'existence de nerfs trophiques ou sécréteurs des glandes surrénales, ainsi que le font remarquer Lucien et Parisot, est indéniable après les observations de Jürgens (compression du splanchnique par une ectasie), de Laignel-Lavastine, sclérose du ganglion semi-lunaire droit et ablation expérimentale du plexus solaire. Dans plusieurs observations les effets des lésions nerveuses semblent avoir intéressé principalement la substance médullaire.

Étiologie.

La notion générale qui se dégage de l'œuvre de Sergent sur l'insuffisance surrénale est résumée ainsi par cet auteur : « La localisation capsulaire de la toxi-infection trouble les fonctions de ces glandes et il en résulte un degré plus ou moins accentué d'insuffisance surrénale, se traduisant par un ensemble de symptômes qui viennent s'ajouter au complexus morbide, modifier le tableau clinique et l'évolution des accidents ».

Les toxiques. — Les faits cités, quant à l'influence directe du pouvoir lésionnel des toxiques sur les capsules surrénales, ressortent spécialement de l'observation des anesthésiés et des gazés et acquièrent donc une valeur pratique importante :

Le chloroforme est capable à lui seul de créer des lésions surrénales. Savariaud, Pellot et Tinel (1910) trouvèrent de grosses hémorragies surrénales chez un enfant mort en quelques heures après une opération et Wiesel (1908) constate que l'anesthésie fait disparaître la propriété chromaffine de la moelle surrénale, fait confirmé dans les travaux cliniques et expérimentaux de Delbet, Herrensmidt et Beauvy (1912).

O. Josué et Henri Godlewski.

Gaz asphyxiants. — Rathery et Michel, Sergent et Agnel signalèrent dès les premières évacuations de gazés en 1915 l'existence d'un syndrome surrénal chez plusieurs malades.

Salte et Gros (1918) rapportèrent deux cas d'insuffisance surrénale aiguë chez des soldats intoxiqués par les gaz.

Mais c'est surtout le syndrome lent et tardif qui est observé, asthénie durable avec anémie, hypotension artérielle et ligne blanche. Achard a souligné que l'asthénie était parfois le trouble dominant parmi les séquelles de l'intoxication par les gaz.

Huot et Voivenel ont observé en 1917 de la surrénalite.

Les infections. — Infections aiguës. — La fièvre typhoïde. — La fièvre typhoïde est de toutes les infections celle qui semble léser le plus souvent les fonctions surrénales. « Dans toute fièvre typhoïde d'intensité au moins moyenne, écrit Sergent, les capsules surrénales sont touchées ou, tout au moins la fonction surrénale est troublée » et ce serait la raison de la fréquence si grande de la fièvre typhoïde dans les antécédents des sujets chez lesquels plus tard on observe un syndrome d'insuffisance surrénale lente.

Il y a lieu de distinguer l'insuffisance surrénale au cours des maladies infectieuses suivant que les capsules étaient saines antérieurement ou déjà lésées.

Ainsi, Labougle (*Gaz. hebd. des sciences médic. de Bordeaux*, 18 août 1907), rapporte le cas d'un soldat à allure malingre, légèrement bronzé, qui, au 17e jour d'une typhoïde jusque-là normale, meurt subitement et qu'on trouve à l'autopsie atteint de tuberculose caséeuse des deux capsules.

Suivant l'intensité de la lésion surrénale au cours de l'infection typhoïdique, on distingue en clinique deux ordres de faits : les uns traduisant des lésions massives, les autres des lésions superficielles.

Surrénalite infectieuse aiguë — Elle est révélée par l'éclosion d'accidents aigus, foudroyants. Bien des cas de *mort subite* si fréquents dans la fièvre typhoïde lui sont imputables.

Des lésions profondes de surrénalite aiguë sont constatées par Castaigne et Gombault (1900) à l'autopsie d'un typhique asthénique mort en syncope. Sergent trouve une surrénalite hémorragique à l'autopsie d'un typhique grave mort subitement.

A des lésions moins massives, correspondent des faits cliniques différents. Dans quatre observations de fièvre typhoïde grave par les phénomènes d'adynamie et d'hypotension, Sergent et Ribadeau-Dumas (1906) signalent la constance à l'autopsie de capsules volumineuses et très hyperhémiées.

Dans d'autres cas, encore très graves, mais pas toujours mortels depuis l'usage de l'adrénaline, on constate des vomissements, la chute de la température, des douleurs, des signes péritonéaux qui complètent cliniquement le tableau de l'insuffisance surrénale aiguë :

Le tableau clinique est le suivant : au cours d'une fièvre typhoïde généralement grave, brusquement le malade se plaint de douleurs abdominales et lombaires vives, accompagnées de vomissements bilieux et porracés, cependant que la température tombe de deux, trois, jusqu'à cinq degrés (Lian). Le pouls file, la pression artérielle tombe à 8 cm.

Ce sont ces cas dont l'allure péritonéale est telle qu'on suspecte toujours une perforation intestinale ou l'imminence d'une hémorragie. Il faut retenir comme signes pouvant faire éliminer le diagnostic de perforation : l'intensité de douleurs abdominales et lombaires et surtout l'absence de ballonnement.

Ce sont ces cas qui, traités par l'adrénaline guérissent. En quelques minutes à la suite d'une injection d'adrénaline les signes de collapsus imminent s'estompent, le pouls devient meilleur. Mais l'état général reste souvent grave pendant quelques jours encore Des vomissements, de l'abattement persistent souvent pendant une huitaine de jours avant l'entrée en convalescence.

Les formes *asthéniques* de la fièvre typhoïde relèvent de la même thérapeutique, particulièrement dans la phase qui précède la convalescence.

D'ailleurs Sergent fait de l'abattement, de la prostration, de l'hypotension des typhiques, manifestations disparaissant avec la maladie, un témoin des lésions superficielles des capsules surrénales.

Les *lésions superficielles*, suivant cet auteur sont susceptibles d'évoluer sournoisement et d'aboutir à une surrénalite scléreuse réalisant ultérieurement un syndrome d'insuffisance surrénale lente, révélé dès la convalescence ou plus tard dans les mois ou les années qui suivent.

Tel est le cas d'une maladie d'Addison, rapportée par Evans (1900), apparu dans la convalescence d'une fièvre typhoïde et ayant évolué vers la mort en deux mois et demi.

Citons aussi un cas de Fortineau (1910) : syncopes quotidiennes avec vomissements, douleurs abdominales et lombaires, asthénie, deux mois et demi après une fièvre typhoïde, guérissant rapidement par l'opothérapie.

Dans un cas publié par Castaigne, le malade était mort subitement *à la suite* d'une fièvre typhoïde et on ne trouva à l'autopsie, pour expliquer la mort, que des lésions capsulaires inflammatoires.

Enfin l'observation qui, en 1904, fut le point de départ des travaux de Sergent sur les surrénalites consécutives aux maladies infectieuses, avait trait à un sujet qui avait eu la fièvre typhoïde deux ans auparavant.

En résumé, la notion de l'insuffisance surrénale à l'occasion d'une fièvre typhoïde a acquis une importance capitale.

Au cours même de l'infection, cette notion permet d'éviter l'erreur avec la péritonite. Nous avons vu que la date d'apparition des deux complications était à peu près la même, entre le 10° et le 20° jour, que la chute de la température, l'abaissement de la pression artérielle, le caractère des vomissements, bilieux, verdâtres étaient les mêmes dans les deux cas. Le diagnostic doit s'appuyer sur l'abattement profond dans le cas d'insuffisance surrénale, sur les douleurs lombaires jamais aussi vives, dit Sergent, dans la péritonite, sur la constatation de la ligne blanche.

Du diagnostic dépend à brève échéance le salut du malade, car ces états extrêmement graves sont susceptibles de résurrection clinique en quelques heures par l'emploi de l'adrénaline.

D'ailleurs l'usage de cette thérapeutique est entré dans la pratique courante pour tout état typhoïde afin de parer aux accidents d'asthénie cardio-

O. Josué et Henri Godlewski.

vasculaire. Netter utilisa rapidement l'adrénaline dans les maladies infectieuses « où il existe de l'adynamie et de la faiblesse du cœur », maintes fois « avec des résultats tout à fait merveilleux ». Nous avons préconisé l'usage de sérum adrénaliné à la dose d'un milligramme d'adrénaline par jour pour un litre de sérum injecté en deux fois. (Voir aussi p. 569).

Rathery, à l'occasion d'une épidémie de guerre, écrivait qu'il considérait l'adrénaline « comme un médicament merveilleux dans les formes asthéniques de la fièvre typhoïde » ; Villaret, presque en même temps, écrivait que lorsque dans son hôpital éloigné « l'adrénaline venait à manquer, on pouvait voir la statistique s'assombrir pour s'améliorer quelques jours après l'arrivée du médicament désiré ».

Mêmes constatations pour le typhus (Legrain ; Noël Fiessinger).

Insuffisance surrénale et vaccination antityphoïdique. — Lian signala en 1916 des accidents d'insuffisance surrénale causés par la vaccination antityphoïdique et antiparatyphoïdique. Il montra en même temps les bons effets de l'adrénaline pour combattre ces accidents. D'autres auteurs, Lévy, Nobécourt et Bouttier, Méry et Hallé, Satre, entre autres apportèrent presque en même temps des observations comparables et Lœper constatait expérimentalement la prédilection élective du vaccin pour les capsules surrénales qu'on trouve chez l'animal, après l'injection du vaccin TAB, congestionnées et même hémorragiques.

Mais une des plus démonstratives observations est celle d'un soldat que nous avons connu et qui vacciné en même temps que plusieurs centaines d'hommes, qui n'eurent aucun accident, mourait rapidement quelque temps après, dans le collapsus. L'enquête dont furent chargés les Prs Teissier et Sergent révéla que cet homme, après une première injection vaccinale, huit jours auparavant, avait eu des malaises assez sérieux, qu'il avait tenus secrets afin de ne pas être empêché de partir en permission. Il mourut à la suite de la seconde injection, comme nous venons de l'exposer, et à l'autopsie on trouva des lésions tuberculeuses capsulaires bilatérales.

Ainsi donc un homme malgré ces lésions est capable de fournir une activité glandulaire suffisante pour résister même à un premier choc vaccinal qui ne provoque que des malaises, mais incapable de fournir la compensation antitoxique nécessaire pour résister au second. La débilité surrénale apparaît dans ce cas lumineusement et comporte comme enseignement la nécessité de faire usage de la médication adrénalinique préventive à l'occasion de la vaccination antityphoïdique.

Diphtérie. — Le syndrome infectieux tardif de la diphtérie grave (Marfan), ancien syndrome cardio-gastrique de Sevestre, doit être rapporté à l'insuffisance surrénale. La pâleur de la face, vomissements, douleurs abdominales, troubles cardiaques tachyarythmiques, mort subite qui constituent les éléments de cette complication de l'infection causale et qui surviennent dans un état d'hypotension extrême traduisent la déficience surrénale, ainsi que l'ont démontré expérimentalement Oppenheim et Lœper, et cliniquement Martin et Darré, Hutinel, etc.

La scarlatine. — Un processus semblable à celui que nous venons d'étudier pour le syndrome secondaire de la diphtérie grave a été invoqué par Hutinel comme cause du syndrome malin de la scarlatine et Moizard, Gouget et Déchaux ont attribué la mort subite dans cette affection à l'insuffisance surrénale.

La grippe. — Netter, Thiroloix, Florand, Josué, Rénon et Mignot, Siredey, Sergent, à propos des discussions qui eurent lieu à la Société médicale des Hôpitaux, au sujet de la pandémie grippale de 1918 apportèrent une série de faits sur les relations de l'insuffisance surrénale et de l'asthénie grippale.

Il y a lieu de distinguer l'insuffisance surrénale aux périodes d'état et de convalescence de la grippe.

A la période d'état, l'hypotension artérielle, dans les grippes graves de l'épidémie de 1918, était la règle. Chez presque tous les malades dans ces cas la pression artérielle maxima était au-dessous de 45 cm de Hg au Pachon. Josué, Siredey insistèrent sur la fréquence de la ligne blanche dans ces mêmes observations, fréquence qui n'a d'égale que dans la fièvre typhoïde.

Damade publia en 1919 un cas d'insuffisance surrénale foudroyante dans la grippe.

Pendant la convalescence de la grippe, l'hypotension subsiste et le malade reste asthénique, déprimé, apathique, sans énergie, incapable du moindre effort. Sergent estime que la médication adrénalinique est insuffisante dans ces cas et qu'il faut avoir recours à l'opothérapie totale.

Infections aiguës diverses. — L'insuffisance surrénale a été signalée dans *la dysenterie* par Remlinger et Dumas (1915).

Dans *le choléra*, Naamé (de Tunis) a obtenu des résultats inespérés par l'opothérapie surrénale.

Sergent cite l'histoire d'une *fausse épidémie de choléra*, en réalité intoxication par de l'eau cadavérique, à l'occasion de laquelle les autopsies montrèrent des lésions hémorragiques de la surrénale.

Dans certaines toxi-infections gastro-intestinales avec ictère infectieux, Sergent a vu l'adrénaline en injections sous-cutanées « modifier comme par miracle la gravité du tableau clinique ».

La *suppuration* des glandes surrénales donna lieu à un tableau clinique rappelant une suppuration périnéphritique (cas de Janowski).

Infections chroniques. — Les lésions chroniques des capsules surrénales entrent pour une part très importante dans les cas d'insuffisance surrénale.

Trois affections chroniques principalement sont en cause : la *tuberculose*, la *syphilis* et le *cancer*. (Les rapports de ces trois affections avec la pathologie surrénale étant traités au chapitre des surrénalites spécifiques, voir p. 558.)

*
* *

Certains états paralytiques ou plutôt pseudo-paralytiques observés dans la chorée et connus sous le nom de *chorée molle* sont apparus à Sergent « comme la conséquence d'une insuffisance surrénale, en présence d'un

O. Josué et Henri Godlewski.

23

excès des poisons musculaires résultant des mouvements choréiques. »

L'opothérapie surrénale en effet donne des résultats remarquables par la rapidité de son efficacité.

Les traumatismes. — Insuffisance surrénale des blessés. — Un traumatisme *direct* peut produire une hémorragie capsulaire, qui est rarement bilatérale.

Les hémorragies primitives des surrénales se révèlent en clinique par des douleurs lombaires avec tuméfaction régionale plus ou moins volumineuse. Si l'hémorragie est bilatérale des accidents aigus entraînent la mort du malade.

Un traumatisme *indirect* est capable d'inhiber plus ou moins les fonctions surrénales. Si celles-ci sont déjà déficientes du fait d'une lésion partielle latente des capsules, l'inhibition traumatique aidant, l'insuffisance surrénale aiguë peut en être la conséquence. On cite ainsi le cas d'un homme qui tombé d'une échelle sur le dos, meurt en quelques heures dans le coma et qui était porteur insoupçonné de deux surrénales caséeuses.

L'état de *shock* opératoire qui peut durer plusieurs jours et même être mortel ; les accidents gastro-intestinaux graves groupés sous le nom de *dilatation aiguë de l'estomac* donnent lieu au tableau clinique de l'insuffisance surrénale aiguë. Ces accidents sont aujourd'hui traités et guéris par l'adrénaline.

Cependant, il a été publié des expériences d'après lesquelles la surrénale n'interviendrait pas dans la production du shock parce que des animaux soit sains, soit surrénalectomisés depuis une heure réagissent pareillement au traumatisme intestinal et font un shock identique [Rice Rich ([1])].

Pathogénie.

L'ablation expérimentale des surrénales fut l'œuvre de Brown-Séquard, qui observa que l'épinéphrectomie double était incompatible avec une survie de plus de 50 heures. Il réussit plus tard à maintenir en vie les animaux auxquels il n'extirpait qu'une seule surrénale (le cobaye excepté)

Le rat blanc, sans doute grâce à des surrénales accessoires, n'est pas invariablement tué par double épinéphrectomie.

Ces expériences, renouvelées maintes fois depuis, permettent de conclure aujourd'hui que, quelques animaux comme le rat blanc exceptés, les capsules surrénales sont indispensables à la vie.

Si on procède à l'ablation des deux glandes à quelques jours d'intervalle, on constate progressivement de l'abaissement de température de l'animal, puis une faiblesse extrême, de la petitesse du pouls, une pression sanguine basse et de la dyspnée. L'animal meurt ayant eu quelquefois des convulsions.

Tel est assez exactement réalisée expérimentalement la reproduction du syndrome de l'insuffisance surrénale pure.

1. Rice Rich. *Surrénales et shock. Johns Hopkins hosp.*, mars 1922.

L'insuffisance surrénale subaiguë ou chronique expérimentale est réalisée par un grand nombre de méthodes techniques :

1° *Extirpation partielle des glandes*, soit par broyage (Nothnagel), soit par curettage (Guido Tizzoni);

2° *Extirpation en plusieurs temps*. — Schiff, le premier, a observé que les rats survivent longtemps quand on leur extirpe les surrénales en deux temps. Kichtopenko, opérant sur le lapin, a obtenu dans quatre cas une survie dépassant six mois, ce qui lui fait dire que les surrénales ne sont pas absolument indispensables à la vie. Pende intervient en trois temps, le premier consistant dans l'ablation de la surrénale droite, le second, trois semaines après, dans la destruction par un caustique de la surrénale restante, la troisième, deux mois plus tard, dans l'extirpation de cette surrénale atrophiée : la mort survient au maximum quatre jours après cette dernière opération;

3° *Destruction lente des surrénales*, par ligature vasculaire ou destruction des filets nerveux, injection de sérum surréno-toxique (Bernard et Bigart) ou de caustiques variés.

Oppenheim et Lœper injectant au-dessous des surrénales des autolysats de bacilles tuberculeux voient mourir ces animaux rapidement amaigris, diarrhéiques et asthéniques, en quinze à vingt-cinq jours.

De l'ensemble de ces divers procédés, il résulte que les symptômes dominants de l'insuffisance surrénale lente, ainsi réalisés, sont l'asthénie et l'amyotrophie, mais aussi la baisse de poids et de température de l'animal.

Cependant ces signes sont souvent passagers, car des suppléances glandulaires se produisent. Porak observe l'hypertrophie compensatrice des glandes accessoires dans tous les cas de survie prolongée ([1]).

Stewart ([2]) montre que si la surrénale laissée en place chez le chat ne s'hypertrophie pas, c'est que les glandes accessoires se sont développées, tandis que si celles-ci ne se développent pas par compensation, la surrénale restant s'hypertrophie, mais l'animal meurt plus rapidement.

*

Pour apprécier la teneur des surrénales en adrénaline, on vérifie sur un animal témoin l'action sur la pression artérielle de l'extrait glandulaire. De nombreuses publications il ressort que l'adrénaline diminue nettement dans de nombreuses circonstances, telles que les infections, les intoxications, la fatigue.

La chimie pathologique nous apprend que dans certaines maladies comme les néphrites chroniques, l'artériosclérose, les lipoïdes des surrénales sont augmentés, tandis qu'ils diminuent dans les infections. Les pigments paraissent diminuer en même temps que les lipoïdes dans les toxi-infections.

Après les travaux de Sergent et Bernard, ayant appris à reconnaître à l'état isolé le syndrome de l'insuffisance surrénale aiguë, l'énumération

1. Porak. L'insuffisance surrénale. *Revue générale. Gaz. des hôp.*, n° 95, 1921.
2. Stewart. *Endocrinology*, mai 1921.

O. Josué et Henri Godlewski.

complète des maladies dans lesquelles ce syndrome a été signalé « embrasserait presque toute la médecine ».

Aussi Sézary ([1]), reconnaissant que « l'existence de l'insuffisance surrénale aiguë ne saurait être contestée », la limite à un certain nombre de cas, car elle n'a pas « une individualité tellement caractéristique qu'on ne puisse la confondre avec d'autres états pathologiques ».

De la triade symptomatique (asthénie, hypotension, ligne blanche), l'asthénie seule est le « maître-symptôme » parce qu'elle s'observe dans tous les cas et que sans elle, on ne peut affirmer l'insuffisance surrénale. Sézary ajoute que la fonction myotonique des glandes surrénales est la seule qui lui paraisse démontrée actuellement.

Et cependant, l'asthénie est un symptôme d'une « banalité rare », puisqu'il n'est pas d'affection où elle ne puisse s'observer.

Si, à l'état isolé, chacun de ces trois symptômes de la triade est sans valeur absolue, permettant d'affirmer l'existence d'une insuffisance surrénale que vaut l'association des trois symptômes réunis dans la triade fondamentale?

Elle n'a pas de valeur séméiologique absolue (Sézary), tel l'exemple d'un typhique chez lequel cette triade était manifeste et qui, à l'autopsie, n'avait aucune lésion surrénale importante : « bien plus, au microscope, la médullaire avait son aspect normal, la corticale était bourrée de spongiocytes. »

Reste l'argument thérapeutique de certains syndromes surrénaux guéris par l'adrénaline ou l'opothérapie surrénale.

Il est bien des cas, l'asthme par exemple, qui ne relèvent pas de l'insuffisance surrénale et qui sont traités efficacement par l'adrénaline. La médication opothérapique n'agit pas toujours par spécificité, telle l'action de l'extrait hypophysaire sur la polyurie du diabète insipide (Camus et Roussy).

Enfin, les vérifications anatomiques doivent pour être probantes être celles de lésions importantes, et dans bien des cas rapportés à l'insuffisance surrénale, il n'en est pas ainsi. Parfois même des constatations anatomiques sembleraient arguer contre l'existence de l'insuffisance surrénale.

Les lésions inflammatoires superficielles, si souvent mentionnées comme responsables du syndrome surrénal, ne sont pas suffisantes au dire de Sézary pour déterminer ces accidents, qui ne sauraient relever « que de lésions importantes et étendues des cellules parenchymateuses ». Toutefois, cet auteur reconnaît que des modifications histologiques simples lui semblent « capables d'influencer le métabolisme général, de diminuer la glycémie, de troubler des échanges nutritifs et finalement d'affaiblir l'organisme vis-à-vis des infections », selon l'opinion également de MM. Ménétrier et Oppenheim, Netter, Nattan-Larrier.

Diagnostic.

Le diagnostic de l'insuffisance surrénale pure dans sa *forme lente* est un diagnostic de soupçon et qui n'a pas de valeur absolue. En effet, en

1. Sézary. Le domaine de l'insuffisance surrénale aiguë. *Revue de Médecine*, n° 4, 1923.

l'absence de mélanodermie, c'est le diagnostic de l'asthénie — du « maître-symptôme » — qui reste à faire, diagnostic qui se présente, ainsi que l'a fait remarquer Sézary dans une foule d'affections, depuis la tuberculose, le cancer et les affections anémiques, jusqu'aux états neurasthéniques les plus divers. L'épreuve thérapeutique dont on doit toujours faire l'essai est considérée par certains comme une confirmation diagnostique.

Actuellement, *au cours d'une maladie aiguë* et en particulier au cours d'une fièvre typhoïde, d'une scarlatine, d'une diphtérie graves, on doit guetter l'insuffisance surrénale. L'erreur diagnostique que l'on peut commettre est de méconnaître une myocardite. Les signes d'asystolie et spécialement la congestion des bases et du foie militent en faveur de celle-ci ; les autres signes d'hypotension, de douleurs abdominales, de vomissements, sont au contraire ceux de l'insuffisance surrénale.

Depuis que sont connus les cas de *mort subite*, liée à l'insuffisance surrénale, l'examen des glandes surrénales fait partie de toute expertise de médecine légale. Certains traumatismes — en particulier traumatismes opératoires — pouvant être suivis d'accidents d'insuffisance brusque, le diagnostic médico-légal acquiert de ce fait une importance accrue.

On a plus fréquemment à envisager le cas où *l'insuffisance surrénale aiguë*, bien que d'une extrême gravité, n'a pas entraîné la mort. Mais la soudaineté brutale des accidents pouvant survenir en pleine santé confine au cas précédent, car souvent on émet, en présence d'accidents abdominaux et de tendance au collapsus, l'hypothèse d'un empoisonnement, qui peut être criminel ou accidentel.

Cependant les accidents aigus de l'insuffisance surrénale, survenant en pleine santé, sont aussi confondus très aisément avec tous les syndromes abdominaux cholériformes, occlusifs, péritonéaux aigus, appendiculaires, pancréatiques aigus et, s'il s'agit des formes nerveuses, le diagnostic se pose avec les cas d'apoplexie, de coma ou de méningite.

Nous avons, pour chacune de ces formes, signalé les caractères qui les différencient.

Thérapeutique de l'insuffisance surrénale.

Traitement préventif. — Il faut entendre par là l'ensemble des moyens destinés à empêcher l'éclosion des accidents de l'insuffisance surrénale aiguë.

Il faut interdire à ces malades la fatigue sous toutes ses formes et la fatigue musculaire en particulier. Il y a lieu de leur recommander d'éviter tout particulièrement les longues marches, l'ascension des escaliers, en un mot de limiter les dépenses physiques à l'indispensable.

Les sujets étant peu résistants à l'infection devront plus que d'autres observer les mesures de prophylaxie contre les maladies infectieuses et tout particulièrement contre les maladies contagieuses saisonnières des voies respiratoires. On les éduquera à éviter le contact de l'haleine des suspects, des enrhumés tout spécialement.

Il y aura lieu d'être réservé quant aux indications chirurgicales qui pour-

O. JOSUÉ et HENRI GODLEWSKI.

raient se présenter et ne les conseiller que si elles sont indispensables. De même, il faut se souvenir que la grossesse est souvent l'occasion d'éclosion d'accidents d'insuffisance surrénale aiguë.

On a assez facilement tendance à prescrire aux asthéniques de l'arsenic. Or, l'arsenic est un poison violent pour les surrénales. Ces malades tireront un meilleur parti de la médication phosphorée et en particulier de la lécithine.

Traitement curatif. — Hormis l'indication du traitement opothérapique, la plus constante (voir p. 365), il y a lieu de rechercher quelle est la nature de l'affection en cause afin de la traiter elle-même.

On aura dans un petit nombre de cas à traiter ainsi des lésions d'origine syphilitique, mais chez des insuffisants surrénaux la médication hydrargyrique et iodurée doit être maniée avec prudence, étant parfois dangereuse chez ces malades, en raison de leur sensibilité accrue aux toxiques.

LES SYNDROMES D'INSUFFISANCE SURRÉNAUX GÉNITAUX

Gravidité. — Guieysse identifia les troubles anatomiques que la gravidité est capable de causer dans les surrénales.

L'accouchement peut agir « comme un véritable traumatisme opératoire » qui, si les capsules sont déjà lésées, donne lieu à des accidents mortels.

Tel est le cas d'une mort subite après un accouchement normal chez une femme aux deux surrénales caséeuses (Morris Davey).

Vomissements incoercibles.

Les vomissements de la grossesse habituellement bénins dans les trois ou quatre premiers mois, prennent parfois un caractère de gravité rebelle à toute thérapeutique ; ce sont les vomissements incoercibles qui nécessitent de décider parfois l'interruption de la grossesse par avortement provoqué.

Or, l'opothérapie et la médication adrénalinique sont aujourd'hui des médications si souvent efficaces contre les vomissements incoercibles que dès 1912 Sergent et Lian pouvaient déjà écrire que *dans les vomissements gravidiques incoercibles, on n'est pas autorisé, à moins d'urgence absolue, à pratiquer l'avortement si l'on n'a pas tenté auparavant l'opothérapie surrénale.*

Les conceptions les plus diverses se sont succédées dans ces dernières années sur les vomissements incoercibles. On abandonna successivement la *théorie purement réflexe* de ces manifestations et hormis un petit nombre de cas la *théorie névropathique*, le plus souvent en défaut. (Fieux, Congrès de Toulouse, 1910.)

Tous les auteurs se rangèrent ensuite à la *théorie toxique*, mais les opinions divergent quant à son mécanisme; insuffisance hépatique, suivant Pinard ; conséquence de la villo-toxémie, par hyperactivité des cellules syncitiales (théorie allemande). Ces conceptions théoriques ne reposent pas sur des faits bien démonstratifs.

Les bons résultats de l'opothérapie par extrait d'ovaires parfois, par extrait surrénal dans d'autres, ont fait incriminer successivement l'insuffisance fonctionnelle de telle ou telle glande.

Silvestri et Tosatti, Tangrofini, Bossi et Rebaudi, Chidichimo, Loubat, dans sa thèse (1909) étudient les effets de l'adrénaline dans les vomissements gravidiques et d'une façon générale, l'adrénaline en obstétrique. Puis, à l'académie des Sciences, en 1911, Robinson, J. Regnault, confirment les bons effets de l'opothérapie surrénale et étudient les rapports des glandes surrénales avec l'état de gravidité; H. Baudouin, élève de M. Sergent, dans sa thèse (1912) groupe tous les faits démontrant la réalité de vomissements gravidiques incoercibles ou graves d'origine surrénale.

En effet, on trouve réalisé dans ces cas le syndrome de l'insuffisance surrénale, car il y a *asthénie* parfois jusqu'à l'immobilité; il y a des *troubles circulatoires d'hypotension* jusqu'à la syncope même mortelle; *douleurs lombo-abdominales*; enfin *troubles digestifs* : vomissements, diarrhée, constipation.

L'origine surrénale est conforme aux données anatomiques et expérimentales, en particulier depuis les recherches d'Alezais (1898) et la thèse de Guieysse (1900) sur la surrénale du cobaye.

L'hyperactivité de la couche corticale surrénale pendant la gravidité devint une notion démontrée, (hyperactivité des cellules à rôle antitoxique). Albrecht et Weltmann trouvèrent aussi un témoin de cette hyperactivité dans l'augmentation des éthers de la cholestérine, dans les surrénales au cours de la grossesse et Chauffard, Guy Laroche et Grigaut, étudiant l'évolution de la cholestérinémie au cours de l'état gravide et puerpéral, établissent que la grossesse s'accompagne d'hypercholestérinémie, par réaction de défense pourrait-on dire, si l'on admet que la cholestérine joue un rôle antitoxique.

En résumé, c'est à la corticalité surrénale que serait dévolu un rôle de neutralisation dans l'auto-intoxication gravidique. Que les cellules corticales soient déficientes en cette fonction et les manifestions toxiques apparaissent.

Dysménorrhée douloureuse. — De vives douleurs lombaires et pelviennes, des vomissements, de l'abattement, de l'hypotension avec tendance aux lipothymies sont des troubles menstruels fréquents que l'adrénaline atténue et même fait disparaître.

***

Infantilisme surrénal.

Morlat a rapporté le cas d'un addisonien de 19 ans, dont l'arrêt de développement portait sur la masse générale du corps. On notait l'atrophie des testicules et l'arrêt de développement des poils; le psychisme était rudimentaire.

Fabre a rapporté des faits comparables. Expérimentalement, Vassale

O. Josué et Henri Godlewski.

après surrénalectomie unilatérale chez des jeunes chiens signale un ralentissement de la croissance.

L'insuffisance surrénale paraît donc avoir une certaine part dans l'arrêt du développement physique et psychique de certains infantiles, mais il s'agit en réalité de syndromes pluriglandulaires puisque dans les cas rapportés, il y aurait également insuffisance notoire des glandes génitales.

(Voir l'article sur les troubles du développement général (Pagniez), page 1).

Cependant Apert (1910) a classé les différents cas publiés et actuellement on peut avec lui distinguer des troubles du développement liés, certains à de l'insuffisance et d'autres à de l'hyperfonctionnement surrénal.

Nanisme sénile ou progérie. — Dans le premier cas, il s'agit d'atrophie scléreuse des surrénales donnant lieu au syndrome clinique de « progérie » de Gilford (1896) (προ γερον, vieillesse prématurée). Mais on signale aussi en même temps l'hypoplasie du tractus génital.

Il s'agit d'adolescents dont la taille ne dépasse guère 1 mètre, qui pèsent de 11 à 16 kg. et qui gardent ces mesures dans l'âge adulte. Ces sujets n'ont ni cheveux, ni poils, ni graisse sous-cutanée, mais les muscles sont conservés. Ils ont l'aspect d'écorchés (suivant l'expression d'Apert) et de petits vieillards ; d'où l'expression de nanisme sénile très exacte aussi.

Pathogénie.

L'écorce surrénale est petite dans l'insuffisance sexuelle ; Kolmer a vu ses variations chez le cobaye, fonction du cycle ovarien et Glynn influencées par le développement des organes sexuels.

Une notion importante est de connaître la raison de la grande richesse de l'écorce, en graisse et en substance lipoïdique bi-réfringente, cristaux bi-réfringents chez certains animaux. Cette substance bi-réfringente, s'épuiserait par activité musculaire et augmenterait au repos.

Il s'agirait principalement de lécithine et d'éthers de cholestérine.

Toutes les glandes à sécrétion interne contiennent des lipoïdes, mais les surrénales surtout et c'est dans ces glandes qu'en 1905, Mulon a révélé leur existence. Les cellules spongieuses de l'écorce (spongiocytes de Guieysse) contiennent en effet deux sortes de graisses, différenciables par leur solubilité dans le xylol, l'une insoluble noire, l'autre soluble grise, celle-ci lipoïdique.

M. Chauffard et ses élèves ont trouvé que la surrénale est l'organe le plus riche en cholestérine (54,30 — 56,25 pour 1000), le tissu nerveux n'en contenant que 25 pour 1000. Ils remarquent aussi que la teneur en cholestérine des surrénales varie suivant l'état physiologique et pathologique. Elle augmente chez le fœtus avec l'âge à mesure que ses besoins lipoïdiques augmentent. Chez l'adulte, l'hypocholestérinémie s'observe dans des cas où à l'autopsie on trouve la plus faible teneur des surrénales en cholestérine (2 gr. 08, tuberculose pulmonaire), alors que l'hypercholestérinémie est le fait des maladies dans lesquelles les surrénales ont la plus forte teneur (91 gr. 20 dans l'artériosclérose).

Quelques auteurs seulement aujourd'hui soutiennent que la surcharge lipoïdique surrénale est secondaire à l'hypercholestérinémie (Aschoff, Landau, Mac Nee), car cette surcharge est expérimentalement fonction de la richesse en graisse et cholestérine de la nourriture. Cependant la plupart des auteurs (Léon Bernard, Chauffard, Mulon, en France; White Albrecht et Weltmann, à l'étranger) considèrent l'écorce surrénale comme formatrice des lipoïdes organiques. Les arguments d'ordre expérimental sur lesquels s'appuient ces auteurs sont principalement :

a) L'hypersécrétion lipoïdique corticale de la surrénale à demeure après surrénalectomie unilatérale (Troisier, Grigaut, Oppenheim et Ciaccio);

b) L'hypercholestérinémie de la veine surrénale après injection de saponine (Porak et Quinquaud, 1914) et dans les mêmes conditions augmentation des spongiocytes (Mulon et Porak, 1914).

Les expériences de Mulon et Porak sur le lapin inoculé de bacilles d'Eberth, celles de Phisalix, de Delezenne sur la protection de l'organisme contre les venins tendent à faire jouer aux lipoïdes un rôle important dans l'immunité.

II. — INSUFFISANCE SURRÉNALE AVEC MÉLANODERMIE — MALADIE D'ADDISON

Définition. — La maladie d'Addison est une affection caractérisée par de la mélanodermie, des troubles gastro-intestinaux, des douleurs et de l'asthénie. Cet ensemble symptomatique relève dans la généralité des cas de lésions tuberculeuses surrénales. Certains auteurs, en particulier Loeper et Oppenheim, n'ont pas hésité à identifier la maladie d'Addison et la tuberculose capsulaire.

Clinique.

La maladie d'Addison est une maladie de l'adulte le plus souvent. Elle frappe l'homme environ deux fois plus fréquemment que la femme.

Son début est lent. Pendant quelques semaines, le sujet remarque d'abord de la fatigue dans ses occupations, puis la lassitude domine la scène, en même temps qu'apparaissent les autres signes qui caractérisent la période d'état.

Lorsque celle-ci est constituée, les symptômes de la maladie d'Addison comprennent :

1° Les *signes d'insuffisance surrénale*. — Ce sont principalement L'ASTHÉNIE ET LES PHÉNOMÈNES CARDIO-VASCULAIRES : hypotension artérielle, tachycardie, instabilité du pouls, troubles vaso-moteurs, ligne blanche. Ils existent dans la maladie d'Addison, en tant que témoins de l'*insuffisance surrénale lente*, dont le syndrome d'Addison est une modalité. Mais dans le syndrome addisonien ils n'ont aucun caractère particulier spécial à la maladie d'Addison proprement dite.

Nous avons longuement décrit au chapitre précédent tous les signes de l'insuffisance surrénale. Nous ne nous répéterons donc pas, priant le lecteur de s'y reporter (voir p. 328).

O. Josué et Henri Godlewski.

Cependant, parmi les signes de l'insuffisance surrénale observés dans la maladie d'Addison, une mention spéciale est à faire aux caractères de constance, d'intensité et d'évolution des troubles digestifs et des douleurs.

Les *troubles digestifs* ne manquent jamais. Il existe d'abord de l'anorexie, puis se produisent des nausées suivies ou non de vomissements : ceux-ci sont faciles. — Il est habituel de voir survenir le matin une pituite caractérisée par l'évacuation d'un liquide muqueux, filant, incolore. — A une période assez avancée de la maladie, les *vomissements* deviennent de plus en plus fréquents et laissent toujours à leur suite une sensibilité épigastrique plus ou moins vive ; des hématémèses sont possibles. La *constipation* est la règle au début de l'affection, mais elle est remplacée par de la *diarrhée*, à la phase terminale.

On signale également des cas plus rares avec sialorrhée, polydypsie, boulimie.

Les douleurs. — C'est au cours de l'établissement progressif de la mélanodermie que vont apparaître les douleurs généralement très vives. Elles procèdent par crises et siègent dans la région lombaire, de là elles irradient vers la région hypogastrique et inguinale ; la pression provoque une douleur très intense sur le rebord des fausses côtes, en arrière dans l'angle costovertébral. La douleur est souvent permanente et a les caractères d'un coup de barre lombaire. .

Quelquefois, le siège est épigastrique, et des crises gastriques typiques ont été notées.

Au même titre d'insuffisance surrénale lente existent d'autres signes accessoires. Tels sont ceux fournis par l'examen du sang, qui révèle de l'hypoglobulie et de la lymphocytose.

· 2° **La mélanodermie**. — A *la peau* apparaissent d'abord quelques plaques jaunâtres qui ne tardent pas à manifester une tendance à s'étendre. Peu à peu le tégument prend une coloration brune plus ou moins foncée qui peut aller jusqu'au jaune sépia ; ou bien la teinte est uniforme ou bien, sur le fond se détache un grand nombre de petites macules, à peine lenticulaires, de coloration foncée. — Sur certaines régions, la mélanodermie est plus marquée : il en est ainsi des parties découvertes (le visage, le dos des mains), des régions à peau fine ou physiologiquement pigmentées (creux axillaire, mamelon, organes génitaux). — La face d'extension des membres serait plutôt envahie que la face de flexion. Il n'est pas rare de voir se pigmenter d'une façon intense la ligne blanche abdominale, de sorte que du pubis à l'appendice xyphoïde existe une ligne noire tout à fait caractéristique. Si le sujet est porteur de cicatrices, c'est à leur niveau que le pigment se dépose ; tout traumatisme cutané, même léger suffit à faire apparaître la pigmentation : c'est en se basant sur cette constatation, que Jacquet et Trémolières ont, par application de sinapismes, cherché à extérioriser une mélanodermie latente.

Ce procédé qui peut rendre en clinique les plus grands services consiste à appliquer un papier sinapisé sur une surface réduite et à répéter la sinapisation ainsi réalisée plusieurs jours de suite — parfois deux applications, deux jours de suite suffisent. On voit alors les téguments prendre et garder une pigmentation brune sur la surface révulsée, qui tranche alors sur la surface voisine encore non pigmentée.

Quelques régions restent cependant indemnes de mélanodermie ; ce sont les surfaces palmaires et plantaires, les paupières. La coloration normale de celles-ci contraste avec la pigmentation brune de tout le reste du visage.

Les *muqueuses* présentent des taches ardoisées ; elles se montrent avec netteté sur la face interne des joues, sur la langue, sur le voile du palais, de chaque côté du raphé et sur les gencives ; il en existe également sur les muqueuses génitales.

Les ongles, les cheveux peuvent également devenir plus foncés.

Évolution.

L'évolution générale de la maladie est assez longue ; la durée moyenne est de trois ans environ.

L'*asthénie* apparaît la première, puis la mélanodermie et successivement les autres symptômes ; en même temps, la cachexie débute et s'accuse : l'addisonien devient immobile dans son lit, incapable d'aucun effort, même de porter les aliments à la bouche ; ce simple geste provoque une telle fatigue qu'il la redoute et s'en abstient. Il ne répond que lentement aux questions qu'on lui pose. La fonte des masses musculaires s'accentue ; l'amyotrophie peut devenir considérable. Le sujet, d'une frilosité extrême, est constamment enfoui sous ses couvertures.

La *mort* se produit de différentes manières. Elle peut être subite ; brusquement surviennent de la dyspnée, de la cyanose, des vomissements et le sujet succombe.

La mort peut être rapide. Dans ce cas, elle est souvent le résultat d'une intoxication légère ou mieux d'une infection commune, telle qu'une angine.

Brusquement le sujet est pris de diarrhée, de vomissements, de crampes, de sueurs froides. L'oligurie est constante. Il y a en somme un véritable état cholérique rapidement mortel.

D'autres fois, il ne s'agit que d'accidents nerveux, réunis sous le nom d'encéphalopathie addisonienne. L'individu tombe progressivement dans une torpeur profonde, puis dans le coma ; d'autres fois, il s'agit d'accidents convulsifs ou délirants, ou méningitiques (céphalée, raideur de la nuque, hyperesthésie cutanée, photophobie, délire).

En réalité, la maladie d'Addison se termine par les formes abdominales et nerveuses qui caractérisent l'insuffisance surrénale aiguë de Sergent et Bernard.

Dans d'autres cas, le sujet s'acheminera lentement vers la mort ; il devient inerte et il exhale une odeur cadavéreuse sur laquelle insiste chaque auteur.

O. Josué et Henri Godlewski.

Formes cliniques.

Les *formes rapides* ne durent guère que quelques mois; les formes *lentes* cinq à six ans; il existe des formes *rémittentes* caractérisées par des périodes d'amélioration, où l'asthénie disparaît. On a pu isoler des *formes gastro-intestinales*, des *formes douloureuses*, des *formes asthéniques*, dans lesquelles la mélanodermie existe mais est peu marquée ou apparaît tardivement

La *forme mélanodermique* résulte de la prédominance de la pigmentation et surtout de l'absence des autres troubles; ceux-ci n'apparaissent que tardivement. Cette forme mélanodermique a une évolution particulièrement longue.

Certaines conditions physiologiques impriment leur cachet particulier : **chez l'enfant**, la maladie d'Addison a une évolution spécialement rapide, les troubles gastro-intestinaux sont intenses, de même que la mélanodermie. La mort survient souvent au milieu de phénomènes péritonitiques sur lesquels Netter et Nattan-Larrier ont attiré l'attention; c'est la forme péritonéale de ces auteurs où l'on constate de la constipation, des douleurs abdominales, du ballonnement du ventre.

La **grossesse** est incompatible avec la maladie d'Addison et, après avortement inévitable, l'état de la femme s'aggrave d'une façon notable.

L'association possible de la maladie bronzée avec le goitre exophtalmique, avec des syndromes d'insuffisance génitale, réalise des syndromes d'insuffisance pluriglandulaire sur lesquels Claude et Gougerot ont d'abord retiré l'attention.

Diagnostic.

La constatation de la tétrade symptomatique impose le diagnostic de la maladie d'Addison; il n'en est plus de même lorsque les symptômes sont isolés ou frustes.

La discussion portera surtout sur l'interprétation de la mélanodermie, si la nature de celle-ci n'est pas suffisamment établie par l'apparition d'autres symptômes addisoniens.

Il sera facile d'éliminer la teinte jaune paille des cancéreux, les pigmentations localisées d'origine externe, telles que celles qui succèdent aux irradiations solaires ou au parasitisme cutané : la phtiriase des vêtements peut créer de la pigmentation, mais il existe sur la peau des lésions de grattage et les zones pigmentées sont la nuque, les épaules, la ceinture; pendant quelque temps l'hésitation peut être permise, d'autant que des taches ardoisées ont pu être observées sur la muqueuse buccale

L'interrogatoire minutieux des sujets permettra d'écarter les pigmentations d'origine médicamenteuse, dues à l'ingestion prolongée d'antipyrine et surtout d'arsenic. La mélanose arsenicale respecte souvent les parties découvertes, les organes génitaux, les muqueuses.

Mais la discrimination sera fort délicate avec quelques mélanodermies internes.

Il faut surtout éliminer les mélanodermies hépatiques : la *mélanodermie biliaire* de Gilbert et Lereboullet s'observe surtout chez les sujets cholémiques, ou atteints de cirrhose de Hanot. L'examen du sang, des urines, l'histoire même de la maladie permettront de remonter à la cause de la pigmentation.

Au cours du *diabète bronzé*, la mélanodermie est spéciale; elle est ardoisée et s'accompagne d'une hypertrophie hépatique notable et d'une glycosurie ordinairement accusée; mais quand l'un de ces éléments manque, le diagnostic devient délicat, d'autant que, comme l'a signalé Gouget, des pigmentations de la muqueuse buccale peuvent être observées.

Dans le *paludisme*, la pigmentation est gris sale, terreuse; les antécédents, le séjour aux colonies, les crises palustres antérieures feront le diagnostic plus que l'examen objectif de la mélanodermie.

En réalité, c'est aux débuts de la maladie d'Addison que la mélanodermie soulève des hésitations.

La syphilis et la tuberculose surtout résument l'étiologie de la maladie d'Addison, mais ces deux grandes infections sont susceptibles de déterminer des pigmentations solitaires sans aucun autre signe d'insuffisance surrénale.

Pendant l'évolution des tuberculoses pulmonaires chroniques, il n'est pas rare de voir apparaître de la mélanodermie ou mieux une teinte bistrée des téguments auxquels Boinet a donné le nom d'Addisonisme.

Au cours de la syphilis secondaire, il est tout à fait ordinaire de constater des syphilides pigmentaires cervicales, qui peuvent même déborder sur la poitrine. Mais il est aisé de ne pas les confondre avec la maladie d'Addison.

Étiologie et Anatomie pathologique.

L'examen des surrénales montre souvent de profondes altérations, au simple examen macroscopique. Dans 80 pour 100 des cas, il s'agit de tuberculose. Les lésions sont ordinairement bilatérales, mais elles varient d'une capsule à l'autre, quelquefois une seule capsule peut être touchée. Les glandes sont augmentées de volume; leur poids est également modifié; elles peuvent peser 15 à 19 gr. au lieu de 7 gr., chiffre normal. Elles ont un aspect bosselé, irrégulier, blanchâtre, et la coupe montre un parenchyme soit partiellement, soit totalement détruit. Le tissu tuberculeux se présente sous des aspects variables : ou bien caséose diffuse, creusée ou non de cavernes, ou bien abcès froid de la surrénale qui se présente comme une coque remplie de pus.

Il est assez rare de voir, comme le fait s'observe dans les autres organes, des tubercules volumineux au nombre de deux ou trois.

Une forme *squirrheuse* de la bacillose surrénale a été bien décrite par Loeper : toute la capsule est constituée par un tissu lardacé blanchâtre, dans lequel sont souvent incrustés des sels calcaires.

Il n'est pas rare de voir se développer, autour de ces foyers surrénaux tuberculeux, une péricapsulite scléro-lipomateuse.

Dans des cas plus exceptionnels, le bacille de Koch et ses toxines ne

O. JOSUÉ et HENRI GODLEWSKI.

déterminent que la production de tissu fibreux, surrénalites scléreuses ou folliculaires de Sézary.

L'atrophie capsulaire a été mentionnée à plusieurs reprises; le parenchyme glandulaire est réduit alors à un nodule graisseux de la dimension d'un haricot, dont l'activité fonctionnelle est évidemment nulle.

C'est là l'aspect des capsules surrénales au cours de la tuberculose chronique, mais il est possible de voir la granulie surrénale apparaître à l'occasion des bacilloses à marche rapide.

Bien que la tuberculose soit presque constamment en cause, il serait inexact de prétendre qu'elle est l'unique facteur étiologique de la maladie d'Addison : on peut voir en effet celle-ci reconnaître pour cause la syphilis qui se caractérise par la production de gommes de la dimension d'une lentille. Jacquet et Sézary ont insisté sur la présence de tréponèmes, soit intracellulaires, soit dans les mailles du tissu conjonctif.

Le rôle des néoplasmes surrénaux est pour ainsi dire nul et n'intervient pas dans la production de la maladie d'Addison.

Il est des cas, assez rares d'ailleurs, où un syndrome addisonien s'est manifesté sans aucune atteinte, apparente tout au moins, des capsules surrénales. Faut-il en conclure que la lésion de celle-ci n'est pas nécessaire? Ce serait certainement faire une erreur d'interprétation : des observations de ce genre sont sans doute le fait d'examens insuffisants, à une époque où les recherches histologiques n'étaient pas assez précises, ou par impossibilité de mettre en évidence l'atteinte fonctionnelle de cellules, morphologiquement indemnes.

Les surrénales ne sont pas les seuls organes lésés, et l'examen doit encore porter successivement sur le plexus solaire, le système lymphatique, les autres glandes endocrines.

Le *plexus solaire*, les ganglions semi-lunaires en particulier, sont le siège soit de lésions spécifiques (granulations) ou de lésions dégénératives (fragmentation de la myéline, état variqueux du cylindraxe, chromatolyse, sclérose pluricellulaire, dégénérescence graisseuse); il faut souvent attribuer ces altérations à la compression du plexus sympathique par des masses ganglionnaires mésentériques.

Le *système lymphatique* est ordinairement lésé; les ganglions abdominaux sont hypertrophiés et forment une masse plus ou moins volumineuse. Certains ont cru pouvoir faire remarquer l'association fréquente des altérations du système lymphoïde avec l'atrophie du système chromaffine.

Les recherches de ces dernières années ont démontré que les autres glandes endocrines sont souvent le siège de lésions plus ou moins profondes, l'ovaire tout spécialement : il est soit simplement atrophié, soit au contraire envahi par le processus bacillaire.

Le corps thyroïde et l'hypophyse sont souvent hypertrophiés.

Il n'est pas rare de noter la dissémination tuberculeuse dans d'autres organes tels que le foie, la rate, les trompes, l'utérus, le rein. La tuberculose testiculaire a été tout spécialement considérée : elle serait le point de départ d'une tuberculose surrénale par voie ascendante.

Au poumon, les lésions siègent de préférence à la base sous forme de foyers caséo-calcaires ; ces lésions primitives se seraient ensuite propagées aux surrénales.

La maladie d'Addison apparaît aussi comme une tuberculose secondaire des capsules surrénales. Cette forme est cependant assez rare et la maladie d'Addison en clinique est ordinairement une tuberculose primitive.

Les lésions non spécifiques sont très variables ; il s'agit d'une hypertrophie simple de la rate, des follicules clos de l'intestin, des plaques de Peyer. L'athérome artériel est presque constant.

Mais ce qui frappe surtout c'est une pigmentation viscérale généralisée : tous les organes ont une teinte ardoisée qui existe aussi bien dans l'intestin, les ganglions, que dans le foie, le cerveau, les poumons, la rate.

Le pigment cutané siège surtout dans le corps muqueux de Malpighi ; il est soit exocellulaire, soit endocellulaire.

Pathogénie.

Pour Sergent (¹), « les lésions des capsules surrénales peuvent provoquer deux ordres de symptômes : les uns sont la conséquence de la suppression des fonctions surrénales ; les autres sont déterminés par l'irritation des ramifications du plexus solaire. Les premiers se groupent pour constituer les syndromes d'insuffisance surrénale pure, les seconds s'associent pour réaliser l'un des types des syndromes solaires ; les deux se réunissent souvent, de façon à produire des syndromes mixtes, dont la maladie d'Addison représente l'exemple le plus classique ».

Les conceptions actuelles se ramènent à trois principales :

On peut considérer, la maladie d'Addison, en se basant sur la constance des lésions, comme une manifestation glandulaire ou bien comme la résultante de troubles du sympathique, dont on sait les relations étroites avec la glande.

Enfin, la mélanodermie étant le symptôme sans lequel la maladie d'Addison n'existe pas et l'insuffisance surrénale pure pouvant exister sans mélanodermie, la conception mixte fait de la maladie d'Addison la conséquence d'une altération à la fois nerveuse et glandulaire.

L'opposition la mieux fondée pour dénier à la mélanodermie une origine capsulaire et invoquer une origine nerveuse par trouble d'une fonction sympathique était l'impossibilité de reproduire expérimentalement la mélanodermie après capsulectomie.

Meirowsky a montré que des fragments de peau d'addisonien augmentent en pigmentation pendant cinq jours après la mort, alors que ce phénomène ne se produit pas sur des sujets morts d'autres maladies. Meirowsky l'explique en émettant l'idée qu'il doit y avoir un produit spécial précurseur de la mélanine dans la peau des addisoniens, produit qui se transforme sous l'influence de la lumière.

Kœnigstein, Biedl, Hoffstatter font des constatations pigmentaires à peu près semblables *sur la peau des chiens privés de leur appareil surrénal.*

En effet, normalement les granulations pigmentaires de la zone réticulée

1. Eм. Sergent. *L'insuffisance surrénale.* Maloine, édit., 2ᵉ édit., 1920, p. 32.

O. Josué et Henri Godlewski.

ne donnent pas les réactions du fer et suivant l'état physiologique, la teneur de ce pigment peut varier. Ainsi dans la grossesse les capsules sont très riches en pigment, chez le vieillard également, ainsi qu'au cours des maladies toxi-infectieuses.

Le pigment ferrique que l'on constate dans certains cas pathologiques tels que le diabète bronzé s'observe aussi normalement mais seulement chez le fœtus et peu de temps après la naissance. Ces faits sont un argument important au rôle possible joué par la surrénale « dans la fixation et probablement dans la transformation des pigments d'origine hématique ».

Tout récemment, Sézary a contesté le rôle du sympathique dans la production de la mélanodermie, qu'il regarde comme l'expression d'un trouble endocrinien.

Traitement.

L'opothérapie surrénale a donné bien souvent des déceptions ; parfois elle n'est pas tolérée, elle a même donné naissance à des phénomènes d'intolérance, à de la glycosurie, à des tremblements. Courmont a même signalé des cas mortels à la suite d'ingestion de glande surrénale chez les addisoniens.

Cependant, bien des malades en tirent un bénéfice appréciable, et l'extrait surrénal sera administré avec prudence soit en ingestion, soit en injection, si, ce qui arrive souvent chez les addisoniens, le tube digestif est intolérant.

Cette opothérapie, pour être efficace, devra être commencée aussitôt que possible et continuée pendant fort longtemps. Elle peut déterminer des rémissions assez longues, amener la disparition des troubles digestifs et nerveux, mais elle n'influence guère la mélanodermie.

Les douleurs demanderont quelquefois de la révulsion locale ; la médication analgésique ne sera maniée qu'avec une grande prudence, tout médicament est à redouter chez l'addisonien.

Il sera indiqué enfin, d'avoir recours au traitement général reconstituant : les fatigues, les infections mêmes légères seront à éviter.

LES AFFECTIONS SURRÉNALES SPÉCIFIQUES

TUBERCULOSE

C'est surtout chez les tuberculeux qu'on observe des lésions surrénales. Les capsules surrénales de ces malades sont détruites par la tuberculose, infiltrées de caséum et de noyaux indurés ou calcaires. Sous une autre forme, on observe de l'induration fibreuse, surrénalite scléreuse de Babes, étudiée par Sézary dans sa thèse.

Dans sa description clinique de l'insuffisance surrénale chez les tuberculeux, Sergent distingue les cas où le sujet n'est pas cliniquement tuberculeux (la tuberculose étant limitée aux surrénales) et ceux où le sujet est notoirement tuberculeux.

1° ***Tuberculose limitée aux surrénales.*** — Elle se manifeste sous deux formes :

a) *La maladie d'Addison* proprement dite sous toutes ses modalités cliniques. (Voir ce chapitre.)

b) *Les formes frustes sans mélanodermie* de Dieulafoy-Bressy. Le symptôme principal de la maladie d'Addison, la pigmentation, faisant défaut, la symptomatologie est limitée aux signes de l'insuffisance surrénale pure.

Il est noté que ces formes évoluent plus vite que la maladie d'Addison elle-même, ce qui peut s'expliquer par les lésions périphériques de celle-ci, pouvant respecter longtemps une part importante du parenchyme glandulaire, tandis que dans l'insuffisance pure les lésions sont destructives de la glande seule.

Sergent distingue deux modalités dans les formes frustes. Le plus habituellement il s'agit de *syndromes lents d'insuffisance surrénale pure*; dans d'autres cas, il s'agit de *formes aiguës d'insuffisance surrénale*, susceptibles d'éclater d'emblée chez des sujets porteurs de lésions latentes.

2° ***Au cours de la tuberculose banale.*** — Deux cas sont à considérer :

a) Il y a *pigmentation légère*. Ce sont les cas groupés par Boinet sous le nom *d'addisonisme*. Il s'agit d'un tuberculeux pulmonaire chronique dont les téguments sont marbrés de petites taches café au lait, parfois même sur les muqueuses. Sans être asthénique, le malade est plus las que dans les formes habituelles de la phtisie; il est aussi plus anémié et sa tension est très basse.

b) Il n'y a *aucune pigmentation*. Sergent, Sézary ont constaté que des tuberculeux à asthénie anormale, anémie, amaigrissement « hors de proportion avec les lésions pulmonaires constatées » sont ceux chez lesquels à l'autopsie on trouve des surrénales scléreuses dures, criant sous le couteau.

Comme signe de cette surrénalite scléreuse, Sézary signale spécialement *l'amyotrophie diffuse considérable* réduisant les malades à l'état de squelette. Malgré cette fonte musculaire considérable les malades traînent deux à trois ans avant de mourir, souvent d'insuffisance surrénale aiguë.

Insuffisance surrénale et syndrome solaire. — **La cœlialgie des tuberculeux.** — Laignel-Lavastine a décrit dans sa thèse les diverses modalités du syndrome solaire, Loeper et Esmonet les manifestations abdominales d'origine nerveuse liées à une névralgie, compression ou névrite du plexus solaire; Loeper a étudié la cœlialgie des tuberculeux.

Les éléments du syndrome solaire sont :

Les *points douloureux* (spécialement décrits dans la thèse de Mlle Weill, inspirée par Loeper). Ils peuvent être mis en évidence soit avec le doigt, soit à l'aide de l'esthésiomètre de Roux et Millon. Cet appareil permet de mesurer la pression exacte nécessaire pour déterminer la douleur sur un point donné.

Au-dessus de l'ombilic, hormis deux points vésiculaire et splénique, les points principaux sont : le point épigastrique et le point solaire.

Le *point épigastrique* (union des deux tiers supérieurs de la ligne ombi-

O. Josué et Henri Godlewski.

24

lico-xyphoïdienne) excité donne lieu à une sensation douloureuse trans-
fixiante et aboutissant en arrière au rachis. On donne à cette douleur dans
l'ulcus le nom de « douleur en broche ».

Le *point solaire*, sur la même ligne, mais à l'union des deux tiers inférieurs correspond au plexus solaire proprement dit dans la région cœliaque.

Dans la *région paraombilicale*, il y a les points mésentériques supérieur
et inférieur, répondant à l'origine des artères de même nom.

Dans la région sous-ombilicale le *point de Lenz*, le *point de Mac Burney*
correspondant à l'appendice, le *point iliaque* de Loeper (à 4 cm de la ligne
médiane sur la bissectrice de l'angle formé par la ligne bi-iliaque et la ligne
de Mac-Burney) correspondant à la bifurcation de l'artère iliaque primitive.

Les *crises paroxystiques* sont soit des *crises gastriques* ressemblant à celles
des tabétiques, soit des crises *entéralgiques* diarrhéiques ou muco-membra-
neuses.

Ces troubles s'accompagnent de phénomènes sympathiques, troubles
pupillaires (mydriase), céphalées, troubles vaso-moteurs et sudorifiques,
parfois mélanodermie.

Chez le tuberculeux, le syndrome solaire est extrêmement fréquent. Ces
malades, en effet, sont souvent des entéritiques et des insuffisants capsulaires.

Anatomie pathologique.

Les lésions tuberculeuses de la surrénale particulièrement fréquentes
furent longtemps les mieux connues.

Les **lésions folliculaires** comprennent celles de la *granulie*, où indépendamment des lésions spécifiques tuberculeuses on constate des lésions de
dégénérescence vitreuse des cellules surrénales.

Bien plus souvent il s'agit de *tuberculose folliculaire chronique*. Oppenheim et Loeper distinguent dans ses manifestations le *tubercule isolé* saillant
à la surface de l'organe, nodule ramolli, caséeux ou en calcification ; la
caséose diffuse, dont le processus spécifique envahissant repousse le tissu
glandulaire à la périphérie est une forme dans laquelle la péri-surrénalite
est fréquente ; la *tuberculose squirreuse* est atrophique, à cavités caséeuses ;
la glande est contenue dans une atmosphère scléro-lipomateuse, forme
spéciale de périsurrénalite, comme est spéciale la périnéphrite analogue
des reins tuberculeux (Tuffier) ; enfin *l'abcès froid surrénal*, rare, mais
quelquefois bilatéral.

Lésions non folliculaires. — Au même titre que toute infection et
intoxication, la tuberculose est capable de produire des réactions glandulaires se rapprochant de celles des surrénalites chroniques. Divers auteurs
(Bernard et Bigart, Sézary) n'ont pu mettre en évidence le bacille de Koch
dans les premières phases de ces réactions.

Cependant il y a inflammation, car on trouve une infiltration lymphocy-
taire diffuse surtout médullaire, puis des travées de sclérose et finale-

ment ces lésions aboutissent aux divers états décrits ci-dessus de surrénalitescléro-atrophique, de surrénalite hypertrophique adénomateuse.

SYPHILIS

C'est surtout chez les hérédo-syphilitiques que les lésions spécifiques de la surrénale dominent. Il est même intéressant de savoir que la surrénale du fœtus ou du nouveau-né syphilitique est un des organes où l'on met le plus facilement en évidence le tréponème.

La syphilis des surrénales apparaît sous 3 formes principales : *syphilis miliaire*, plus souvent corticale que médullaire; *syphilis nodulaire*, petites gommes jaunâtres au milieu de tissu dégénéré vitreux (Chvostek, Runge); les *gommes* proprement dites, qui ne dépassent guère le volume d'une noisette.

Enfin, indépendamment de ces lésions spécifiques, les surrénales syphilitiques sont atteintes de lésions comparables à celles que déterminent toutes les infections lentes. On les trouve parfois lésées de foyers nécrotiques, de foyers de dégénérescence graisseuse, amyloïde, mais surtout l'atrophie scléreuse est l'aboutissant des réactions inflammatoires.

À l'occasion d'un cas de surrénalite aiguë au cours d'une syphilis secondaire et à la suite d'un érythème polymorphe observé par Blum, dans le service du professeur Gaucher, M. Sergent rappela que Ribadeau-Dumas avait fait connaître la fréquence des lésions endocriniennes et particulièrement surrénaliennes dans certains érythèmes infectieux et que l'insuffisance surrénale aiguë à type pseudo-péritonéal observée par Blum comme complication d'un érythème infectieux, avait dû être favorisée par l'atteinte syphilitique préalable des surrénales.

PARASITES

Les parasites localisés dans les surrénales doivent être tenus pour exceptionnels et ces cas sont en clinique des trouvailles d'autopsie.

C'est ainsi que dans le groupe des affections mycosiques, on connaît un cas d'*actinomycose* (Wiesel).

Dans un cas de *blastomycose* humaine cependant, on trouva de la dégénérescence amyloïde des surrénales (Cleary).

Parmi les autres parasites rencontrés dans la surrénale, il n'y a guère à retenir que le tænia échinocoque. L'*échinococcose surrénale* est rare en clinique et on n'en cite que quelques observations. Cependant expérimentalement, Devé la reproduisit facilement chez le porc.

Nicaise[1] (1911) sur un nombre considérable d'observations de kystes hydatiques, n'en a rencontré que 6 ayant trait à la localisation de l'échinocoque dans les capsules surrénales. Dans ces cas, un seul, celui d'Huber (1868) était uniquement localisé à la capsule surrénale. C'est aussi le seul dans lequel on ait noté des symptômes d'insuffisance surrénale, tandis que

---

1. Nicaise. Six cas de kystes hydatiques des capsules surrénales. *Bull. de l'Assoc. franç. d'urol.*, 1911.

O. Josué et Henri Godlewski.

dans les 5 autres cas, l'organisme était « farci » de kystes alvéolaires, et la suppression physiologique de la glande passa inaperçue.

LES TUMEURS SURRÉNALES

Les tumeurs proprement dites des capsules surrénales, cancers, adénomes, quand elles sont bilatérales peuvent déterminer un syndrome d'insuffisance lente. Le cas est le même quand la tumeur est unilatérale, mais quand en même temps existent des lésions dégénératives de l'autre capsule (cas de Galliard et Cawadias).

Par irritation du plexus solaire, des tumeurs de l'abdomen (tumeurs ou adénopathies du mésentère) peuvent troubler la sécrétion surrénale et provoquer de l'insuffisance fonctionnelle de ces glandes. La même insuffisance peut être réalisée à l'occasion d'un rein mobile par un mécanisme comparable. Lucas-Championnière l'a montré. La surrénale ne suivant pas le rein ptosé, les ramuscules nerveux qui unissent les deux organes sont tiraillés et il en résulte des troubles sympathiques réflexes les plus divers.

Tumeurs primitives.

Dans la statistique générale des tumeurs, les tumeurs primitives de la surrénale apparaissent comme des raretés, puisque dans la statistique de Williams, on ne trouve qu'une seule tumeur (un adénosarcome) de la surrénale sur 13 824 tumeurs primitives relevées par lui.

Tumeurs conjonctivo-vasculaires et nerveuses de la surrénale.

Sarcomes. — Les sarcomes sont parmi les tumeurs conjonctives les plus fréquentes. On les observe à tout âge, mais avec une fréquence particulière chez les filles et même dès les premiers jours de la vie.

Il s'agit de tumeurs volumineuses, parfois du volume d'une tête d'enfant; le plus souvent le sarcome est fuso-cellulaire ou globo-cellulaire.

La tumeur n'est pas toujours unilatérale et elle peut se généraliser; le plus souvent, la généralisation est péritonéale ou pleuro-pulmonaire.

Fibrome. — Le fibrome pur de la surrénale est rare. On trouve plutôt des types intermédiaires entre le fibrome et le ganglio-neurome.

Névromes. — Soit à l'état de tumeur pure ou de tumeur mixte fibromateuse, les névromes de la surrénale sont des ganglio-neuromes.

Plus rares encore sont les *gliomes*, les *lipomes*, les *myomes*, les *ostéomes*, les *lymphomes*, les *angiomes* et *lymphangiomes*.

Kystes. — Quant aux tumeurs kystiques de la surrénale, on les divise en *adénomes kystiques* et *kystes glandulaires*, parfois d'origine embryonnaire, par inclusion de débris wolffiens.

Ces tumeurs kystiques sont rares, peu volumineuses, ne donnent lieu à aucune manifestation clinique et n'ont donc qu'un intérêt anatomique.

Plus importants pratiquement sont les kystes volumineux opérables. Il s'agit de néoformations lymphatiques, à développement lent, lymphangiomes surtout de la substance médullaire.

La *dégénérescence polykystique surrénale* a été observée (Lefèvre), rappelant la dégénérescence rénale de même nature.

Tumeurs parenchymateuses.

Les tumeurs parenchymateuses peuvent se diviser en deux grands groupes, les tumeurs corticales et les tumeurs médullaires. Mais comme les surrénales accessoires et corps chromaffines sont eux-mêmes le siège de tumeurs de même ordre, nous adopterons la division de Lucien et Parisot, c'est-à-dire deux grandes classes de tumeurs parenchymateuses : les *tumeurs du système interrénal* ou interrénalomes, tumeurs à type cellulaire cortical; les tumeurs à type médullaire ou *paragangliomes*.

Tumeurs du système interrénal. — Tumeurs corticales.

A) ***Tumeurs de la substance corticale de la capsule surrénale.*** — Ce sont des adénomes bénins ou malins.

1. *Adénomes bénins.* — Ils sont « la manifestation la plus caractérisée » (Lucien et Parisot) des surrénalites nodulaires chroniques, affection inflammatoire.

Suivant la zone de la corticalité aux dépens de laquelle ils se sont développés, ils sont d'aspect différent : jaunâtres ou graisseux, lorsqu'ils dérivent des zones glomérulaire et fasciculée; pigmentés au contraire, rougeâtres, lorsqu'ils dérivent de la zone réticulaire.

Ces adénomes contenus dans une capsule (adénomes encapsulés de Rolleston) sont parfois divisés par des prolongements de celle-ci (adénofibromes de Rolleston); ce sont des tumeurs molles, qui peuvent avoir le volume d'un œuf de poule.

2. *Adénomes malins* ou *hypernéphromes.* Ce sont des tumeurs beaucoup plus volumineuses (parfois grosses comme une tête d'homme), grises, tachetées d'hémorragies, molles, friables, formées de cellules polyédriques spongieuses comme celles de la zone fasciculée.

Parfois ce sont aussi des *carcinomes mélaniques* (Davidson) contenant des éléments corticaux et médullaires.

Ces tumeurs ont une grande tendance à la généralisation lymphatique et viscérale (souvent métastases de contiguïté au rein et au foie) et ainsi elles sont plus remarquables par leur malignité que par leur structure (Letulle).

B) ***Tumeurs des corpuscules corticaux aberrants.*** — C'est Grawitz qui, en 1883, rapprocha des tumeurs surrénales les « pseudolipomes » de la région rénale, rapprochement combattu d'abord par de nombreux auteurs,

O. Josué et Henri Godlewski.

puis confirmé depuis par d'autres (Albarran et Imbert; Hartmann et Lecène; Chevassu et Duclot).

L'expression d'hypernéphrome, suivant la désignation de Birch-Hirschfeld, prête à confusion, car ces tumeurs ne siègent pas toujours, quoique le plus fréquemment, au pôle d'un des deux reins. Ces tumeurs molles et friables, encapsulées, sont formées d'alvéoles conjonctives enfermant des cellules ressemblant à celles de la corticale surrénale, volumineuses, claires, à un ou deux noyaux et à enclaves graisseuses.

Ce sont des néoplasies très malignes survenant à tout âge, principalement chez la femme, entraînant des métastases et une cachexie rapide. — Elles s'observent non seulement dans la région rénale, mais partout où peuvent se rencontrer des corpuscules surrénaux aberrants, jusqu'au pelvis et au voisinage des glandes génitales.

Tumeurs du système chromaffine ou paragangliomes.

Alezais et Peyron ont identifié les tumeurs paraganglionnaires confondues jadis avec des tumeurs conjonctives.

Ces tumeurs, au début du moins, reproduisent la disposition propre aux tissus chromaffines, cordons périvasculaires de cellules à granulations chromaffines.

Le *paragangliome surrénal*, « médullome » de Laignel-Lavastine et Aubertin, est une tumeur composée essentiellement de tissu chromaffine, dont l'accroissement comprime la substance corticale qui s'atrophie. — Il s'agit d'une tumeur à marche lente bénigne, dont on ne peut pas suspecter sans en avoir de preuves le rôle adrénalinogène (Font).

Les autres tumeurs connues d'organes paraganglionnaires sont : le *paragangliome carotidien*, tumeur ovoïde à évolution lente, récidivant après ablation, mais habituellement sans généralisation; le *paragangliome abdominal* ou de l'organe de Zuckerkandl (Stangl, 1902); le *paragangliome coccygien* ou de la glande de Luschka.

Tumeurs secondaires.

En général elles sont des trouvailles d'autopsie. Les tumeurs métastatiques des surrénales seraient moins fréquentes que celles d'autres organes. Toutefois on les trouverait environ dans 11 pour 100 des autopsies de cancéreux (Le Dentu) et dans 1/4 des cas ces tumeurs sont secondaires à un cancer du rein. Le plus souvent les lésions métastatiques sont bilatérales; dans les cas d'unilatéralité, elles sont au moins deux fois plus fréquentes à droite (Le Dentu).

La tumeur est en général nodulaire reproduisant le type histologique de la tumeur primitive.

OPOTHÉRAPIE

Il est indispensable pour bien comprendre la raison d'être de l'opothérapie surrénale d'évoquer brièvement l'action des extraits surrénaux et de l'adrénaline sur la circulation.

Action sur la pression sanguine.

Extraits surrénaux et adrénaline agissent sur la contractilité du cœur et des petits vaisseaux et sur la pression artérielle.

C'est sur cette dernière que l'effet est le plus net (Oliver et Schœfer, 1895). En injection intraveineuse, chez le chien, on l'observe en trois ou quatre secondes à la dose de 0 gr. 000016 d'adrénaline par kilogramme d'animal, et l'hyperpression est pendant trente secondes d'au moins 10 centimètres de mercure. Puis la pression revient à la normale en trois minutes et il y a ensuite hypotension secondaire de 1 à 7 centimètres de mercure, pendant 1 à 4 minutes.

En injection intraveineuse, des doses d'adrénaline de l'ordre d'un milliardième du poids du corps sont déjà actives. Les animaux jeunes y sont les plus sensibles (Carnot et Josserand).

Ces auteurs ont montré également que la traversée d'un réseau capillaire atténue l'action de l'adrénaline que l'injection soit faite par une artère ou par la veine porte. Ils ne constatent aucun effet ni immédiat ni tardif après injection sous-cutanée ou injection gastrique ou rectale, mais divers auteurs constatent une augmentation de pression quelques heures après l'injection sous-cutanée.

Suivant Lépine le *ralentissement du cœur* précéderait parfois l'augmentation de pression.

Chez l'homme, la bradycardie à la suite d'injection d'extrait surrénal apparaît quatre à cinq heures après l'injection. On a pu voir tomber ainsi le pouls de 150 à 62 chez des basedowiens et se maintenir à ce taux plusieurs jours.

Le fonctionnement du sympathique étant conditionné par les surrénales, celui du nerf vague privé de l'excitant de son antagoniste était particulièrement intéressant à connaître. C'est ce que fit le Pʳ Roger en étudiant l'action du vague sur le cœur des animaux décapsulés et il a constaté qu'après extirpation des capsules l'action du nerf vague est décuplée; si on injecte à l'animal de l'adrénaline, l'effet de l'adrénaline est passager et le pneumogastrique retrouve vite son pouvoir inhibiteur.

On sait aussi qu'outre l'augmentation de l'énergie du muscle cardiaque (renforcement des systoles) et un ralentissement des battements qui secondairement vont s'accélérer, l'adrénaline peut provoquer des extrasystoles et un rythme alternant (¹), ou au contraire amener le déblocage d'un cœur

---

1. Danielopolu et Danulescu. Rythme alternant provoqué chez l'homme à l'aide de l'adrénaline. *Réun. biol.* de Bucarest, 8 juillet 1915.

O. Josué et Henri Godlewski.

préalablement intentionnellement bloqué([1]). Ce dernier fait d'ordre expérimental a été vérifié chez l'homme dans le blocage complet du cœur et dans la dissociation auriculo-ventriculaire incomplète ([2]).

L'*action vaso-constrictive* précède aussi l'effet hypertenseur de l'adrénaline ainsi que l'ont constaté Oliver et Schœfler à la lecture simultanée du manomètre et du pléthysmographe.

Localement le tégument injecté blanchit, la température locale baisse, et il y a ensuite parfois une période de vaso-dilatation.

Dans le tégument injecté la résorption adrénalinique est lente. La boule d'œdème, après l'injection d'un milligramme d'adrénaline dans 500 c. c. de sérum, persiste longtemps, d'où l'effet prolongé du médicament par voie hypodermique.

Pratiquement, c'est en oculistique et en rhinologie que les effets vaso-constricteurs locaux de l'adrénaline sont les plus employés pour rendre la conjonctive, la muqueuse nasale exsangues pendant plusieurs heures.

Il s'agit d'un spasme des petits vaisseaux périphériques indépendant de l'intervention des centres nerveux (Meltzer, Josué).

En effet, la vaso-constriction se produit après injection d'adrénaline dans l'oreille du lapin, même après arrachement du ganglion cervical supérieur, qui fournit les nerfs vaso-constricteurs de l'oreille.

En réalité, il s'agit de l'effet de l'adrénaline sur les fibres musculaires lisses (Meltzer et Auer).

L'adrénaline, même en quantité insignifiante, dilate la pupille d'un œil nouvellement énucléé de grenouille (Meltzer) et cette propriété est tellement sensible qu'elle est devenue un procédé pour dépister l'adrénaline dans certaines humeurs.

Les extraits glandulaires.

Claude Bernard (1867) définit les *sécrétions internes* « celles qui sont versées dans le milieu organique intérieur », et Brown-Séquard (1889) édifia en doctrine la thérapeutique par les extraits d'organes que les peuples les plus anciens avaient utilisés par intuition.

Un organe déficient peut être remplacé fonctionnellement par un extrait du même organe et si, au contraire, un organe est en hyperfonctionnement, les extraits du même organe deviennent contre-indiqués. D'où ce précepte : « Les indications et contre-indications générales des méthodes opothérapiques sont réglées par le degré d'insuffisance ou d'hyperactivité, fonctionnelle ou anatomique, des différents organes ». (Carnot.)

Les préparations d'extraits surrénaux proviennent habituellement des capsules surrénales de mouton ou de veau, ces glandes étant souvent pathologiques chez le bœuf.

L'analyse des différents effets obtenus par l'emploi de la médication

1. D. Routier. Action de l'adrénaline sur le cœur bloqué du chien. *C. R. Soc. Biol.*, 28 juin 1915.

2. Danielopolu et Danulescu. Action de l'adrénaline dans la dissociation auriculo-ventriculaire incomplète. *Réun. biol.* de Bucarest, 2 déc. 1915.

Action de l'adrénaline dans le blocage complet du cœur. *Réun. biol.* de Bucarest, 3 mai 1918.

surrénale fait ressortir deux faits principaux : les préparations glandulaires agissent contre l'asthénie, l'adrénaline relève la pression artérielle.

Préparation des extraits surrénaux. — Le veau et le mouton sont les animaux de choix et les extraits glandulaires de ces animaux sont d'autant plus actifs que l'animal est plus jeune, qu'il est moins domestiqué, vit plus en liberté, ayant une activité musculaire exigeant un fonctionnement glandulaire plus intense.

Surrénales fraîches. — L'utilisation des glandes fraîches serait précieuse si l'approvisionnement était facilité. Dans la pratique, les détaillants délivrent difficilement ce produit, que beaucoup ignorent. Certains le connaissent mieux sous le nom de « ganglion du rein ». Dans certains cas, des malades se sont astreints à envoyer chercher chaque jour aux abattoirs des glandes fraîches de veau et de mouton qui, à la dose de 2 à 3 gr. par jour pendant dix jours consécutifs, ont donné en séries répétées des résultats thérapeutiques intéressants.

On les hache dans du bouillon ou de la purée ou de la confiture pour usage, le jour même de l'abatage, afin d'éviter toute putréfaction.

Extraits secs. — Pour avoir un principe actif bien dosé, il faut avoir recours aux préparations conservées.

On utilise aujourd'hui de préférence la *poudre de surrénales* desséchées dans le vide.

Les extraits secs s'utilisent en ingestion à la dose de 0,40 à 0,60 centigr. par jour, en cachets ou capsules.

Les *extraits injectables* sont préparés en solution glycérinée ou en solution salée isotonique.

Quant aux extraits aqueux glycérinés, peptonés, éthérés, leur usage est relativement peu répandu.

Toxicité des extraits surrénaux. — Les extraits surrénaux sont très toxiques en injections intraveineuses que l'on sait capables d'entraîner la mort (Foa et Pellacani, 1879). Bien moins nocive est l'injection sous-cutanée.

Cependant le mode de préparation fait varier cette toxicité ; ainsi l'extrait aqueux est au bout de quelques semaines beaucoup plus toxique que l'extrait frais, l'extrait d'animaux âgés plus que celui d'animaux jeunes, celui des animaux en liberté plus que celui des animaux domestiques.

D'une façon générale, les extraits surrénaux suspendent les sécrétions glandulaires. L'excrétion urinaire provoquée est diminuée et la concentration moléculaire de l'urine tombe au-dessous de la normale

** **

O. Josué et Henri Godlewski.

Les *contre-indications* de l'opothérapie surrénale sont assez limitées.

L'observation quotidienne du pouls, de la pression artérielle est cependant la condition prudente à sa prescription. Cette observation trouve spécialement son indication chez les hypertendus, les athéromateux, les diabétiques. On cite des cas d'élévation de la glycosurie chez des diabétiques.

Adrénaline. — Pharmacologie

Adrénaline extractive. — Le principe actif des surrénales, l'adrénaline, a été découvert en 1901, en Amérique, par un chimiste japonais, Takamine. C'est une poudre blanche, amère, laissant une sensation d'engourdissement sur la langue. Elle est thermostabile, ne fond qu'à 207° et est peu soluble dans l'eau.

Chimiquement, elle est de la di-oxy-phényl-éthanol-méthylamine, dont la formule est, suivant Gabriel Bertrand :

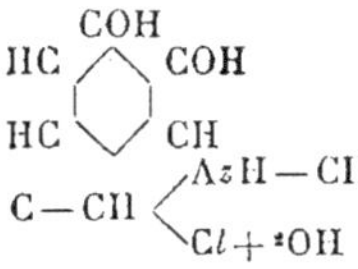

$$\text{HC} \overset{\text{COH}}{\underset{\text{C—CH}}{\bigcirc}} \overset{\text{COH}}{\underset{\substack{\text{CH} \\ \text{AzH—CH}^3 \\ \text{C}l + {}^2\text{OH}}}{}}$$

Il faut 118 kg de surrénales fournies par 3 900 chevaux pour extraire 125 gr. d'adrénaline.

Adrénaline synthétique. — Il y a diverses adrénalines de synthèse ; la plus active est la lévogyre, qui est identique dans ses effets à l'adrénaline extractive.

L'*adrénaline officinale* doit non seulement être de l'adrénaline pure, mais lévogyre, la seule active, la seule représentée dans la glande surrénale. Telle est la conclusion qui se dégage des travaux de Tiffeneau sur la pureté de l'adrénaline [1], pureté qui, dans le commerce, n'existe pas toujours puisqu'un tiers des échantillons examinés par Tiffeneau était de l'adrénaline racémique, c'est-à-dire mélange de lévogyre et de dextrogyre.

L'antagonisme de l'adrénaline et de la quinine a été mis en évidence par les recherches de A. Clerc et C. Pezzi : l'adrénaline excite et la quinine paralyse les cellules du centre bulbaire du pneumogastrique [2].

Toxicité. — Suivant Bouchard et Claude, la toxicité de l'adrénaline intraveineuse est de 0 mgr. 1 environ par kg d'animal, dose suffisante pour entraîner la mort avec convulsions et œdème aigu du poumon, tandis que la dose mortelle par la voie hypodermique est de cinq à dix fois supérieure chez le lapin (Batelli).

La mort survient par œdème aigu du poumon en moins d'une demi-heure

1. Tiffeneau. *Journal de Pharm et de Chimie*, 16 avril et 1ᵉʳ mai 1921.
2. Clerc et Pezzi. Antagonisme entre l'adrénaline et la quinine. *C. R. Acad. des Sc.*, 8 déc. 1919.

après l'injection toxique ou par fibrillation du myocarde en quelques minutes.

Une dose toxique chez l'homme est capable de donner des vertiges, palpitations, syncopes ou convulsions, et on a même cité des cas mortels (Boinet).

L'accoutumance que Bouchard et Claude avaient constatée n'existe pas en fait; Carnot et Josserand ne la constatent pas, Gouget non plus et Josué pense que la répétition des doses facilite plutôt la sensibilité.

Un garçon de pharmacie qui, pour se suicider, avait avalé 55 milligr. d'adrénaline, ne réussit pas à se donner la mort (1). Il éprouva deux heures après une céphalée violente, de la raideur de la nuque et eut des épistaxis. La saignée montra une hypertension veineuse considérable (jet de 75 centimètres de hauteur). Donc si de fortes doses d'adrénaline ne sont pas sans dangers, ces dangers n'apparaissent pas brutalement mais lentement.

Ainsi que l'a fait observer Sergent, la lenteur d'apparition des troubles peut très bien s'expliquer par le retard à l'absorption d'une muqueuse très anémiée.

Posologie de l'adrénaline. — A l'étranger, on utilise l'adrénaline dans des préparations variées, liquides ou solides (tablettes). En France, on se sert presque exclusivement de la solution de chlorhydrate d'adrénaline au 1/1000, dont XX gouttes équivalent à un milligr. du produit.

Elle se prescrit à la dose de XX à XXX gouttes par jour en moyenne. Des doses plus élevées (2 milligr. *pro die*) peuvent être atteintes. On a même donné jusqu'à 4 et 5 milligr.

Nous pensons qu'il est bon de ne pas la prescrire par séries de plus de dix jours de suite.

Elle est utilisée sous trois formes : en ingestion, en injection sous-cutanée et exceptionnellement intraveineuse.

En ingestion, son effet reste douteux; du moins les physiologistes ont montré que, par voie gastrique, l'adrénaline perdait de sa toxicité et de son efficacité. Néanmoins, beaucoup de cliniciens lui reconnaissent sous ce mode des avantages et il est devenu habituel dans le traitement des infections, et de la fièvre typhoïde en particulier, de la prescrire en potion.

Nous utilisons aussi dans le traitement de cette dernière maladie le goutte à goutte sucré adrénaliné. Cette méthode de traitement que l'un de nous, avec Triboulet, a fait connaître en 1913(2) et pour laquelle P.-E. Weil trouva plus tard l'heureuse dénomination de « goutte à goutte », est utilisée sous forme de sérum glucosé isotonique, auquel on peut ajouter de V à XX gouttes d'adrénaline, suivant la dose de sérum quotidien absorbé par voie rectale et suivant l'indication symptomatique urgente ou non.

Lorsque le goutte à goutte est facilement absorbé, l'effet de l'adrénaline est rapidement constaté au pouls du malade qui devient plus ample et

---

1. Grasset. Tentative d'empoisonnement par une solution d'adrénaline au 1/1000e. *Soc. méd. hôp.*, 27 juillet 1917.

2. Triboulet et Henri Godlewski. Traitement de la fièvre typhoïde par les instillations rectales de sérum glucosé. *La Clinique*, 1913.

O. Josué et Henri Godlewski.

moins accéléré. L'absorption par la voie rectale est d'ailleurs presque l'équivalent d'une injection intraveineuse, car une partie importante du liquide rectal est absorbée par les veines hémorroïdales inférieures qui ne sont pas tributaires de la veine porte, mais de la veine cave.

Pour l'absorption de l'adrénaline par voie sous-cutanée, la plus employée aujourd'hui dans les cas d'urgence tout au moins, il est d'un usage courant d'utiliser la méthode que Josué a fait connaître (1 c. c. de la solution d'adrénaline au millième dans 250 à 500 c. c. de sérum physiologique) et dont un des avantages reconnu par Carnot est la lenteur de la résorption.

Lesné a constaté chez l'enfant que des doses fortes d'adrénaline (2 milligr.) sont parfois légèrement hypertensives, parfois hypotensives de la pression maxima par ingestion ou absorption rectale.

Mais par cette dernière voie l'absorption de l'adrénaline à cette dose est toxique, car elle se fait dans le système cave par les veines hémorroïdales, tandis que par ingestion l'action toxique de l'adrénaline est détruite par la barrière hépatique antitoxique (¹)

Opothérapie dans les insuffisances capsulaires.

C'est dans la maladie d'Addison qu'on utilisa d'abord l'opothérapie surrénale et les résultats ne parurent guère importants, à peu près nuls même dans l'ensemble, à part quelques cas d'amélioration d'asthénie le plus souvent et très rarement amélioration des vomissements (cas de Rolleston), de la mélanodermie (cas de Faisans, cas de Teissier et Schœffer).

De nombreux auteurs ont insisté cependant sur le relèvement de la pression par opothérapie surrénale. Le plus bel exemple d'efficacité de l'opothérapie surrénale chez l'addisonien est le cas observé par Béclère avec la glande fraîche, traitement suivi quatre mois, au bout desquels le malade peut reprendre une vie musculaire active, ayant vu cesser la mélanodermie mais progresser la tuberculose.

Dans ce cas, Béclère utilisa avec succès des doses considérables de glandes fraîches (20 à 50 gr.), dose qui, même inférieure (15 à 20 gr.), dans un cas de Rendu, semble avoir eu pour conséquence une néphrite aiguë mortelle.

L'opothérapie donne toute la mesure de son efficacité dans l'*insuffisance surrénale pure*, tandis que dans la maladie d'Addison, elle a été utilisée avec les résultats les plus variables.

Les préparations d'extrait de glande desséchée s'emploient à la dose de deux ou trois cachets de 0 gr. 20 par jour.

Dans les syndromes lents, le traitement doit être continué longtemps, car l'amélioration n'apparaît que lentement. On le prescrit par séries de dix jours de traitement, séparées entre elles par un intervalle de repos de trois à quatre jours.

On utilise couramment l'opothérapie surrénale chez les déprimés, les asthéniques et surtout les myasthéniques.

1. Lesné, Le Bouidec et Buisson. Adrénaline par voie digestive. *Soc. méd. hôp.*, 11 juin 1920.

Dufour d'abord utilisa cette thérapeutique. Claude et Vincent, Sicard publièrent ensuite d'intéressantes observations et l'on tendit progressivement à généraliser la méthode à un nombre important de cas variés dans lequel l'asthénie est contemporaine d'une hypotension artérielle marquée.

Carnot cite un cas de cirrhose ascitique où l'ingestion de X gouttes d'adrénaline au 1/1000e chaque jour pendant dix jours, agit comme diurétique puissant en élevant la pression artérielle.

Il a été publié des observations remarquables de traitement de l'ostéomalacie par l'adrénaline en injection. Depuis Bossi (1907), qui attira l'attention sur ce traitement, Léon Bernard et Bezançon, Stocker ont cité des cas concluants dans une proportion importante de malades traités, mais certains très longuement (50 à 100 injections).

Dans les retards de consolidation osseuse, P. Carnot montre l'utilité de l'adrénaline pour obtenir la formation plus rapide du cal.

Les syndromes cliniques d'insuffisance surrénale aiguë dans les infections graves et, en particulier, dans la scarlatine et la diphtérie, justifient l'emploi des extraits surrénaux et de l'adrénaline dans le traitement de ces accidents pour prévenir des accidents graves.

Rolleston, Netter, depuis 1904, donnent systématiquement de l'adrénaline à leurs diphtériques. Netter donne habituellement de III à V gouttes par prise et ne dépasse pas habituellement *pro die* la dose de 1 milligr.

Les extraits surrénaux ont été utilisés dans les accidents graves de la diphtérie par Méry, Weill-Hallé et Parturier, Hutinel, Louis Martin et Darré.

Dans la plupart des maladies infectieuses aiguës, avec adynamie, les cliniciens emploient quotidiennement les injections d'adrénaline au 1/1000e ou l'adrénaline au 1/1000e par voie buccale.

Dans la fièvre typhoïde spécialement, les modalités de cette thérapeutique ont été précisées (voir pp. 542 et 569).

On utilise avec succès l'injection d'adrénaline comme médication d'urgence dans les cas de collapsus grave, après rachianesthésie (Rothe), shock post-opératoire ou chloroformique, collapsus cardiaque ou hémorragique, collapsus péritonéal. John l'utilise en injection intraveineuse dans des cas d'extrême urgence avec relèvement immédiat de la pression artérielle. Avant une injection d'arsenobenzol, on administre l'adrénaline en ingestion; en injection, dans les cas de crises nitritoïdes.

Dans l'intoxication expérimentale par la morphine, l'adrénaline relève le pouls et l'amplitude respiratoire (Reichert). L'adrénaline entre donc dans la thérapeutique d'urgence de l'intoxication par les opiacés.

Dans les hémorragies médicales, les maladies hémorragipares (purpura, hémophilie), l'administration quotidienne d'adrénaline est utilisée et Dickers a rapporté un cas de guérison de maladie de Werlhof en quinze jours.

O. Josué et Henri Godlewski.

Les épreuves d'adrénaline.

Nous avons déjà parlé de l'*épreuve de Gœtsch* à propos des relations de l'hyperthyroïdie et de l'hyperépinéphrie (voir p. 327).

On tend à explorer aujourd'hui les états de réactivité de divers sujets, en leur injectant des substances actives dont on note les effets.

Danielopolu utilise quatre épreuves : celles de l'atropine, de l'ésérine, de l'adrénaline et du chlorure de calcium.

L' « épreuve de l'adrénaline », qu'Eppinger et Hess ont utilisée pour distinguer la sympathicotonie de la vagotonie, est critiquée par certains auteurs, quant à la technique hypodermique. Danielopolu et Carniol ([1]) préconisent l'épreuve par injection intraveineuse, afin de mettre en valeur toutes les propriétés sympathicotropes dominantes de l'adrénaline, qui posséderait aussi quelques affinités vagotoniques et serait, de ce fait, en réalité « amphotrope ».

Chez l'individu normal, suivant Lehmann, qui a proposé la méthode d'injection d'adrénaline pour mesurer le tonus du système nerveux autonome et sympathique, la courbe de tension, après l'injection, a la forme d'une parabole, tandis que chez les vagotoniques, elle a la forme d'un S et, chez les sympathicotoniques, elle s'élève rapidement et retombe aussitôt([2]).

1. DANIELOPOLU et CARNIOL. Épreuve de l'adrénaline en injection hypodermique *Ann. de Méd.*, Août 1922.
2. LEHMANN (de Berlin). Modification de la tension artérielle après adrénaline. *Deut. med. Woch.*, n° 2, 1921.

TROUBLES DES GLANDES GÉNITALES

(TESTICULES ÉT OVAIRES)

ET DE LEURS GLANDES ANNEXES (PROSTATE, MAMELLE, GLANDE MYOMÉTRIALE) ENVISAGÉES COMME GLANDES A SÉCRÉTION INTERNE

Par E. APERT

Médecin de l'Hôpital des Enfants-Malades.

CONSIDÉRATIONS GENÉRALES

Les sécrétions internes des glandes génitales avant la puberté. — L'action qu'ont les glandes génitales (testicules et ovaires) sur l'ensemble de l'organisme par l'intermédiaire de leurs sécrétions internes est particulièrement facile à constater. Pour les autres glandes, la démonstration de la sécrétion interne ne peut se faire que par l'expérimentation physiologique, ou mieux encore par l'observation approfondie de certains cas pathologiques qui réalisent une analyse plus fine et des modifications moins brutales que celles que peut créer l'expérimentateur. Pour les glandes génitales, cet appel à l'expérimentation et à la pathologie conservera toute sa valeur quand il s'agira d'analyser le mode d'action de la sécrétion interne, mais pour en constater l'existence par ses effets, il suffit de jeter le regard autour de soi; si les hommes sont différents des femmes, si les caractères morphologiques, physiologiques, psychologiques les séparent nettement de leurs compagnes, c'est parce que les premiers subissent l'action de la sécrétion interne de leurs testicules, et les secondes celles de la sécrétion interne de leurs ovaires. Comme les testicules et les ovaires n'atteignent leur plein fonctionnement qu'à l'époque de la puberté, c'est à cette époque que les différences sexuelles s'accusent, et que se différencient sur le typ' mâle ou le type femelle, la morphologie générale et les caractères sexuels secondaires.

Il importe toutefois de faire une distinction nécessaire : les sécrétions internes des glandes génitales modifient la morphologie, mais ne créent pas le sexe. De notables différences existent déjà entre garçons et filles avant la période où les glandes sexuelles entrent en activité. Tout le monde sait combien sont dissemblables les enfants de l'un et l'autre sexe en ce qui concerne le caractère, les aptitudes, les jeux et toute la vie psychique et

E. Apert.

affective. Les différences physiques sont également notables et déjà la fille est arrondie dans ses formes, amincie à la taille, son bassin est plus large, son abdomen plus en dôme, sa chevelure plus longue et plus fine. Les aptitudes pathologiques diffèrent également : la chorée est trois ou quatre fois plus fréquente chez les filles que chez les garçons. La coqueluche et la grippe sont chez elles plus fréquentes et plus meurtrières [1]. Pour toutes les autres maladies, les garçons, d'après les statistiques, donnent un léger excédent de décès [2]. Pourtant, testicule et ovaire sont quiescents dans toute l'enfance et il est difficile d'attribuer ces différences précoces entre les deux sexes à des différences endocriniennes [3].

On peut, il est vrai, invoquer le fait que, presque aussitôt après la naissance, la glande génitale dans l'un et l'autre sexe, subit une poussée d'activité qui se traduit immédiatement par une série de modifications en rapport avec les sécrétions internes de la glande mise par ce fait même en action. Le regretté Jacquet avait bien mis en lumière cette « poussée génitale des nouveau-nés » se manifestant par la séborrhée grasse de la peau, le milium des glandes sébacées du bout du nez, la tuméfaction mammaire avec sécrétion lactée, le lanugo, l'hydrocèle vaginale avec tuméfaction du testicule chez le garçon, un suintement vulvaire séreux et plus rarement séro-sanguin chez la fille. Les examens histologiques de testicules et d'ovaires de nouveau-nés montrent qu'ils sont à cette époque le siège d'une poussée active de spermatogénèse et d'ovogénèse, mais bientôt tout se calme et il n'y a pas de raison de croire que pendant tout le reste de la vie infantile les glandes génitales sécrètent des harmozones actives [4].

On peut, du reste, faire remarquer que les différences sexuelles sont antérieures à la poussée génitale des nouveau-nés. Dès la naissance, les filles respirent avec les côtes supérieures, les garçons avec le diaphragme, comme plus tard femmes et hommes adultes (Lesné). Dès la naissance, le bassin de la fille est plus large, ce qui prédispose les filles à la luxation congénitale de la hanche, sept fois plus fréquente chez les filles (Le Damany). Les garçons naissent plus gros que les filles.

La différence sexuelle est donc accusée en dehors de toute influence génitale. Nous savons, du reste, par les travaux cytologiques et ovologiques de Paulmiers (1889), de de Sinéty, et de Mac-Clung et Wilson qu'il existe une différence fondamentale entre le noyau des cellules d'un organisme mâle, et le noyau des cellules d'un organisme femelle. Les chromosomes de ce dernier forment une double série divisée en deux moitiés symétriques ; ceux du second sont en nombre moindre d'une ou deux unités et forment deux séries inégales soit en nombre, soit en aspect. Une telle différence primordiale explique que les aptitudes pathologiques spéciales au sexe sont déjà constatables chez les très jeunes enfants.

1. APERT et FLIPO. Influence du sexe aux différents âges sur la gravité de la grippe. *Soc. méd. des Hôpitaux*, 5 mars 1920, p. 321.

2. APERT et CAMBESSÉDÈS. Influence du sexe sur la fréquence de la coqueluche. *Soc. méd. des Hôpitaux*, 5 mars 1920, p. 325.

3. APERT. La considération du sexe en médecine infantile. *Soc. méd. des Hôpitaux*, 5 mars 1920, p. 326.

4. APERT. La poussée génitale du nouveau-né. *Le Nourrisson*, sept. 1914.

Les sécrétions internes des glandes génitales à l'âge adulte. — Nous tenions à montrer que les sécrétions internes des glandes génitales sont déjà à envisager avant la puberté. Mais il va sans dire que leur pleine efficacité ne devient éclatante qu'à partir de cette période de la vie. Sous l'influence de l'ovogénèse qui survient dans l'ovaire à un âge variant selon les sujets entre 11 et 16 ans, en moyenne à 14 ans 1/2, le tissu ovarien fonctionne activement, donne chaque mois une déhiscence ovulaire et un corps jaune, et ce travail périodique de l'ovaire retentit immédiatement sur de lointains organes. La *mamelle* est celui qui manifeste ce retentissement de la façon la plus apparente. Après son éveil passager des premières semaines de la vie indépendante, la glande mammaire cesse de fonctionner, et est réduite pendant toute l'enfance à des canaux excréteurs de court trajet terminés par des bourgeons épithéliaux pleins plongés dans un disque de tissu conjonctif compact qui ne mesure pas plus d'un demi-centimètre de diamètre sur quelques millimètres d'épaisseur. Quand la *puberté* débute, ce disque se vascularise, se congestionne et augmente rapidement de dimensions ; les canaux excréteurs poussent de nombreuses ramifications. Cette première poussée a eu lieu aussi bien chez le garçon que chez la fille. Mais chez le premier, elle s'apaise rapidement. Chez la seconde au contraire, elle devient intense ; la rapidité de la croissance de la mamelle à cet âge est comparable à celle des néoplasmes les plus malins, ou à celle de l'embryon des premières semaines. En quelques mois elle a pris le volume du poing. Cette évolution est toutefois notablement ralentie chez les jeunes filles dont la puberté est lente à s'établir, dont les règles tardent à venir, ou restent longtemps rares et peu abondantes ; parfois même la mamelle reste juvénile toute la vie (*infantilisme* ou mieux *juvénilisme mammaire*).

La mamelle ne prend son développement complet que grâce à l'intervention d'une nouvelle influence venant des organes génitaux. Les bourgeons terminaux des canaux excréteurs restent pleins et minuscules jusqu'à la première *grossesse*. Alors la glande se vascularise, devient rosée, les bourgeons terminaux s'accroissent et se ramifient, leur épithélium se gonfle, se charge de fins globules graisseux ; et déjà une sécrétion, dite *colostrum*, apparaît. On s'est demandé si ces modifications de la mamelle n'étaient pas corrélatives de celles qui ont lieu dans l'ovaire au début de la grossesse et qui se manifestent par la formation et la persistance du « corps jaune de grossesse » dans la cicatrice de déhiscence ovulaire. Cette idée, si logique qu'elle soit, ne correspond pas à la réalité. On peut pratiquer l'ovariotomie double chez des femelles enceintes (et on en a aussi des exemples chez la femme) et la grossesse peut suivre son cours sans aucune particularité appréciable, ni du côté de l'évolution mammaire, ni ailleurs. C'est la présence du fœtus vivant dans l'organisme féminin qui conditionne les transformations morphologiques et physiologiques qui sont le propre de la grossesse. Ces modifications se produisent aussi bien dans les grossesses extra-utérines que dans les grossesses normales. Elles continuent jusqu'à l'expulsion ou jusqu'à la mort du fœtus. D'autre part, l'ablation des mamelles avant ou au cours d'une grossesse ne retentit aucunement sur l'évolution de celle-ci.

E. APERT.

25

L'expulsion ou la mort *in utero* du fœtus marquent le début de la période de sécrétion active de la mamelle ou *lactation*. On sait les nombreux facteurs qui peuvent retentir sur cette sécrétion. Mais ces facteurs semblent ne pouvoir agir d'une façon durable que par l'intermédiaire de l'ovaire. C'est quand l'ovaire reprend intégralement ses fonctions que la lactation cesse. Si on pratique l'ovariectomie double à des femelles en lactation, la sécrétion lactée dure indéfiniment; ce procédé a été employé avec succès dans l'industrie laitière. Lorsqu'une nourrice a ses règles, symptôme du retour du fonctionnement ovarien, il faut craindre une diminution progressive de son lait; cette loi, je m'empresse de l'ajouter, est sujette à exception, et l'apparition des règles ne doit pas, en pratique, être un prétexte pour interrompre un allaitement, s'il existe d'autre part de bonnes raisons de le continuer.

Les modifications mammaires sont les plus manifestes et les plus curieuses parmi celles que le fonctionnement de l'ovaire apporte dans l'organisme féminin. Mais elles sont loin d'être les seules. C'est l'organisme entier qui est modifié. Ces modifications se caractérisent par une seule phrase : *la fillette devient femme*. Elle devient femme, non seulement par son corps qui s'épanouit, mais aussi par son caractère, par ses facultés intellectuelles, morales et affectives. C'est toute une transformation qui demanderait un volume pour être complètement décrite dans ses modalités diverses selon les sujets. De même, dans le sexe mâle, nous envisagerons seulement certaines modifications particulièrement caractéristiques ou plus susceptibles d'être constatées cliniquement dans les cas d'hyperovarie ou d'hypoovarie, d'hyperorchidie ou d'hypoorchidie.

Le *système pileux* est au premier plan à ce point de vue. Les cheveux de la femme normale sont longs, bouclés, et rendus luisants par une *sécrétion sébacée* plus abondante et plus odorante que chez la fillette. Chez l'homme, cette sécrétion se développe également avec abondance à partir de la puberté, et son excès contribue à causer la calvitie ; la calvitie est ainsi corrélative du développement génital; Hippocrate l'avait déjà remarqué puisqu'il disait « Εὐνοῦχοι οὐ ποδαγριῶσιν οὐδὲ φαλακροὶ γίγνονται ». Les eunuques ne deviennent ni goutteux ni chauves. Quant aux poils du reste du corps, aisselles, pubis, scrotum ou grandes lèvres, et, chez l'homme, thorax et abdomen, ils se développent, on le sait, à partir de la puberté et présentent selon le sexe des différences d'implantation qui peuvent s'atténuer dans le masculisme et dans le féminisme (voir plus loin).

Les grands changements morphologiques, physiologiques, psychologiques qui ont lieu à la puberté sont corrélatifs des modifications histologiques qui ont lieu dans le testicule et dans l'ovaire(¹). Ce n'est pas le lieu de décrire ici en détail cette histologie, ni d'entrer dans l'étude du processus de la spermatogenèse et de l'ovogenèse. Mais il est un détail histologique que nous ne pouvons passer sous silence; je veux parler des grosses

---

1. La thèse et les travaux de PÉZARD, bien que se rapportant aux Gallinacés, sont très suggestifs sur le rôle des éléments des glandes sexuelles dans la différenciation des caractères sexuels secondaires. Voir PÉZARD. Le conditionnement physiologique des caractères sexuels secondaires chez les oiseaux. *Th. de la Fac. des Sciences de Paris*, 1918.

cellules qui occupent dans le testicule les interstices du tissu conjonctif intercanaliculaire, et qu'on appelle pour cela *les cellules interstitielles.* Elles ont en effet des caractères qui les rapprochent des cellules des glandes à sécrétion interne, et en particulier des cellules de la corticalité surrénale, si bien qu'on a émis l'avis (Ancel et Bouin) que ces cellules président à la fonction de sécrétion interne du testicule, à l'inverse des cellules des canalicules qui n'auraient d'autre rôle que l'élaboration du sperme, sécrétion externe. De même, dans l'ovaire, la fonction de sécrétion interne serait dévolue à des cellules particulières, celles qui, après chaque déhiscence d'ovisac, se voient dans le *corps jaune ovarien*(¹), mais il s'agit là d'une formation glandulaire transitoire, ce qui est en rapport avec la périodicité mensuelle des fonctions génitales chez la femme. Quant aux véritables cellules interstitielles de l'ovaire analogues à celles du testicule, elles n'existent que chez certains mammifères (chatte), et parfois uniquement dans la vie fœtale (jument, ânesse) et manqueraient complètement chez la femme.

Nous verrons, à propos du traitement, comment les données relatives à la glande interstitielle du testicule et aux corps jaunes ovariens, bien qu'encore dubitatives, ont été appliquées au traitement opothérapique des syndromes en rapport avec les troubles de sécrétion interne de l'ovaire et du testicule.

Les sécrétions internes des glandes génitales dans la vieillesse. — Pour terminer le cycle, il nous reste à envisager la dernière période de la vie humaine. Chez la femme, elle commence nettement avec la *ménopause,* à partir de laquelle l'ovaire, non pas cesse de fonctionner comme on le dit souvent à tort, mais tout au moins n'est plus le siège de la production périodique d'ovules et de corps jaunes. Chez l'homme, la période correspondante est plus difficile à définir; on a, il est vrai, parlé de *retour d'âge de l'homme* (de Fleury), mais par simple analogie. Dans la vieillesse, c'est insensiblement que les fonctions testiculaires diminuent; elles s'atténuent plutôt qu'elles ne disparaissent complètement; tout au moins la sécrétion externe persiste-t-elle faiblement jusqu'à un âge avancé, puisqu'on trouve encore des spermatozoïdes, il est vrai grêles et dégénérés, dans les vésicules séminales des vieillards; la sécrétion interne est sans doute de même très affaiblie. En fait, on trouve dans l'insuffisance testiculaire pathologique certains caractères séniles, en particulier le syndrome décrit par les auteurs italiens sous le nom de gérodermie génito-dystrophique (voir plus loin). On ne saurait toutefois dire que dans la vieillesse l'homme tend au féminisme; mais la femme, à partir de la ménopause, évolue dans certains cas vers un certain masculisme; le menton, les joues, la lèvre supérieure se garnissent souvent de poils, plus rares il est vrai que chez l'homme, mais dont l'ensemble reproduit la topographie masculine; la voix prend parfois un caractère plus grave; le caractère peut se modifier et devenir plus viril; enfin certains troubles morbides spéciaux à la femme ne se voient plus guère après la ménopause; la tendance aux migraines, le nervosisme dispa-

---

1. Chiraé. Le corps jaune. *L'Obstétrique,* mai et juin 1913. Mme Mulon. Essai critique sur les rôles physiologiques du corps jaune. *Th. de Paris,* 1917.

E. Apert.

raissent. Au contraire, certaines maladies, auxquelles les femmes sont peu sujettes dans la force de l'âge, comme les coliques néphrétiques, le diabète et la goutte, deviennent plus fréquentes sans l'être autant que chez l'homme. Hippocrate déjà avait dit : Γυνὴ οὐ ποδαγριᾳ, ἢν μὴ τα καταμηνια αυτεη ἐκλιπη. Une femme n'a pas la goutte avant que ses mois l'aient quittée. Il semble donc que le fonctionnement de l'ovaire entrave l'apparition de certains caractères, qui longtemps restent propres au mâle, mais peuvent apparaître chez les femelles âgées.

En résumé, les sécrétions des glandes génitales ont sous leur dépendance toutes les différences physiques, physiologiques et psychologiques qui séparent l'un de l'autre les deux sexes; elles sont pour beaucoup dans les modifications morphologiques et fonctionnelles qui surviennent tout le long du décours de l'existence et qui font que l'enfant devient adolescent, puis adulte, puis vieillard. Il est donc tout naturel que les altérations pathologiques et les troubles fonctionnels de ces glandes se manifestent par des syndromes qui ont pour caractéristique l'existence dans un sexe de caractères appartenant à l'autre sexe, ou l'existence à un âge donné de la vie de caractères appartenant à un autre âge. Les noms de ces syndromes marquent bien qu'il en est ainsi; on peut les classer de la façon suivante :

A. Syndromes ayant pour caractéristique des anomalies dans les rapports entre l'âge du sujet et ses caractères sexuels.

1° Absence à l'âge adulte des caractères qui devraient y apparaître : *Eunuchisme* et accessoirement *Infantilisme* et *Chétivisme*.

2° Apparition prématurée des caractères de la vieillesse : *Gérodermie génito-dystrophique. Progeria.*

3° Apparition dans l'enfance des caractères de l'âge adulte : *Puberté précoce.*

B. Syndromes ayant pour caractéristique des anomalies dans les rapports entre le sexe réel du sujet et ses caractères sexuels secondaires.

1° Apparition chez l'homme de caractères féminins : *Féminisme. Pseudo-hermaphrodisme masculin.*

2° Apparition chez la femme de caractères masculins : *Masculisme. Pseudo-hermaphrodisme féminin.*

Ces syndromes ne sont pas tous purement d'origine génitale. A cause des retentissements des glandes à sécrétion interne les unes sur les autres, ils peuvent dans certains cas avoir leur point de départ en dehors des glandes génitales. Ainsi l'infantilisme est, nous le verrons, bien plus la conséquence de l'insuffisance thyroïdienne que de l'insuffisance génitale. Le masculisme et les pseudo-hermaphrodismes sont le plus souvent en rapport avec l'excès de fonctionnement de la corticalité surrénale. Il est possible que le progeria soit au contraire lié à l'insuffisance de cette même corticalité surrénale. Enfin les syndromes génitaux sont souvent associés à d'autres syndromes dysendocriniens : nanisme, gigantisme, myxœdème, acromégalie, hirsutisme, hyperobésité, d'où des types complexes, mais non impossibles à analyser comme on le verra par les pages suivantes.

LES GRANDS SYNDROMES ANATOMO-CLINIQUES EN RAPPORT AVEC LES ALTÉRATIONS DES GLANDES GÉNITALES

A) SYNDROME D'INSUFFISANCE DE LA GLANDE GÉNITALE : EUNUCHISME

(Anorchidie, anovarie, hyporchidie, hypovarie.)

Une division s'impose entre l'eunuchisme dans le sexe masculin et l'eunuchisme dans le sexe féminin.

1° Eunuchisme dans le sexe masculin.

Symptomatologie. — Considérons pour commencer le cas le plus simple : l'eunuchisme par ablation traumatique des glandes génitales; réservons pour une étude ultérieure les cas où les testicules ont été atteints par un processus pathologique susceptible de ne les détruire que partiellement.

Nous étudierons d'abord l'effet de l'ablation des testicules survenue dans la première enfance. C'est alors que l'eunuchisme se présente avec ses caractères les plus marqués.

En Europe, nous avons rarement occasion d'étudier de pareils sujets. Dans les pays d'Orient et d'Extrême-Orient, la castration en vue de l'industrie des eunuques est au contraire fréquente, et les eunuques orientaux ont fait l'objet d'intéressants travaux auxquels j'emprunterai beaucoup. J'ai toutefois la bonne fortune d'apporter à la question une documentation personnelle.

J'ai observé, il y a quelques années, quand j'étais chargé de la consultation de l'hôpital Tenon, un homme qui, à l'âge de deux mois, fut amputé par une morsure de chien de son scrotum et d'une bonne partie de sa verge. Il avait, quand je l'ai examiné, 55 ans. C'était un sujet de haute taille, 1 m. 76; dont l'aspect frappait au premier coup d'œil par l'absence totale de poils sur la figure, par la longueur des membres, par l'affaissement de la colonne vertébrale, et aussi par une physionomie assez spéciale, un regard doux et fuyant, une peau fine et plissée, une canitie généralisée à peu près complète. Une fois déshabillé, on remarquait l'absence à peu près complète de poils sur le corps (sauf le duvet) ; à peine y avait-il quelques rares poils autour du mamelon et de la racine de ce qui lui restait de verge. Il n'était pas gras et avait plutôt les membres grêles, mais les muscles étaient peu saillants et le pannicule sous-cutané arrondissait les formes ; les mamelles étaient arrondies par la graisse, et le ventre était tombant mais sans que les mamelles et le ventre soient aussi saillants que chez la femme; le bassin était relativement large et les épaules relativement étroites, la distance bitrochantérienne dépassant de deux centimètres la distance biacromiale. La conformation n'était donc ni masculine ni féminine, mais intermédiaire. Mais la particularité la plus remarquable était l'allongement des membres, rendu manifeste par les mensurations suivantes ; 1° la distance du pli sus-pubien au sol, au lieu d'être à peu près égale, comme c'est la règle, à la moitié de la taille, était notablement supérieure (97 centimètres pour une taille de 1 m. 76, soit un indice de 55 au lieu de 51) ; 2° la grande envergure, mesurée d'une extrémité du médius à l'autre

E. Apert.

les bras étant en croix, était très supérieure à la taille, au lieu de lui être à
peine supérieure comme chez l'homme normal (1 m. 90, soit un indice de 108
au lieu de 105).

La croissance avait été retardée chez ce sujet ; à 21 ans au conseil de revi-
sion, il avait seulement 1 m. 54 de taille, mais il continua à grandir jusque
vers la trentième année, en ayant fréquemment des douleurs épiphysaires,
analogues aux douleurs de croissance des adolescents.

Toutes ces particularités se retrouvent chez tous les eunuques quand la
castration a été précoce et complète. La description des auteurs qui ont
étudié les eunuques d'Orient et d'Extrême-Orient permet d'être affirmatif
à ce point de vue. Tous ces sujets ont la même conformation : ils sont
grands, plus grands que la moyenne de la race de 8 à 10 centimètres ; ils
sont élancés, ils ont un petit torse et une petite tête, des jambes et des
bras qui n'en finissent plus ; ils ont les membres arrondis par un pannicule
adipeux sous-cutané bien garni, et parfois, en prenant de l'âge, ils tendent
à l'adiposité, mais elle n'est pas de règle, loin de là, contrairement à ce
qu'on a dit, chez l'eunuque jeune ; ils ont les cheveux fins, sans être très
abondants, et secs ; la chevelure blanchit de façon précoce, mais ne tombe
que dans la vieillesse et encore incomplètement.

Ces caractères existent quelle que soit la race : eunuques blancs de
Turquie, eunuques jaunes de Chine, eunuques noirs d'Égypte, eunuques
bronzés d'Abyssinie.

En Chine toutefois, à côté d'eunuques châtrés dans le jeune âge, existent
des eunuques qui n'ont été soumis à la castration qu'aux approches ou même
après la puberté ; chez ceux-là, naturellement, la castration n'a pu produire
que des effets morphologiques très atténués, d'autant plus atténués que la
croissance était plus près de son terme.

Dans l'antiquité, à Byzance et dans la Rome impériale, les eunuques
avaient été introduits à la suite de l'annexion des anciens empires asia-
tiques, mais la plupart n'étaient que des *spadones*, c'est-à-dire des sujets
privés de testicules sans être privés de verge, ou même des *thilbiœ*, c'est-à-
dire des sujets dont les testicules avaient été écrasés ou bistournés afin
d'arrêter leur développement, comme font les vétérinaires pour les bœufs.
Nous savons par les récits des anciens auteurs que ces sujets ne partici-
paient à la morphologie, à la physiologie et à la psychologie des eunuques
complets, que si l'opération avait été effectuée dans l'enfance, et qu'ils
n'étaient pas toujours dépourvus de tout sens sexuel ; beaucoup étaient
susceptibles d'érections, comme du reste le bœuf et le cheval hongre, et
les dames romaines de la décadence usaient d'eux volontiers tant parce
qu'elles redoutaient les grossesses que parce qu'elles pouvaient avec eux
prolonger le coït jusqu'à satiété, l'orgasme étant chez eux nul ou tardif et
ne venant pas interrompre prématurément l'érection.

Quand la castration a été pratiquée à l'âge adulte, ses effets sont peu
prononcés. Les facultés viriles s'émoussent, mais souvent seulement plusieurs mois ou plusieurs années après la castration ; quelquefois même elles
persistent indéfiniment. Les observations de A. Richet, Mauray, Bernay,
concernant des castrations doubles chirurgicales, sont démonstratives à cet

égard. Les mêmes faits s'observent chez les animaux; tandis que les moutons et les bœufs de boucherie, castrés jeunes, sont dénués de tout instinct sexuel, les bœufs de travail et les chevaux hongres, qu'on castre ou bistourne seulement aux approches de l'âge adulte, justement afin de leur conserver leur morphologie et leur vigueur, sont susceptibles d'érection et font des tentatives de coït sur les vaches et les juments. La plupart du temps, la morphologie de l'homme castré à l'âge adulte ne varie pas plus que celle de la femme ovariotomiée. A peine observe-t-on quelquefois une chute abondante de cheveux, bientôt suivie de repousse, un état de sécheresse des poils, comme chez le vieillard, une émaciation spéciale de la peau, une altération du caractère dans le sens de l'affaiblissement de l'énergie, et une tendance à la mélancolie.

La *gynécomastie* double ne s'observe que très exceptionnellement à la suite de la castration, tandis que nous verrons qu'elle est assez fréquente dans l'atrophie pathologique des testicules. La seule observation est celle de E. Martin, concernant un soldat dont un éclat d'obus enleva tous les organes génitaux externes; sa barbe tomba, sa voix se modifia et les mamelles s'accrurent progressivement. Bouchereau a vu un cas d'hypertrophie mammaire succéder à une violente contusion des bourses avec hématome étendu.

Plus curieux encore sont les faits de *gynécomastie unilatérale* après castration unilatérale ou après traumatisme testiculaire unilatéral. J'en ai observé un cas. On en trouvera la relation ainsi que l'explication qui paraît plausible dans la thèse de mon élève Decléty (Paris, 1919).

Une secte d'illuminés russes, les Skoptzys ou Scopits, qui considèrent comme méritoire la mutilation des parties génitales, offre un champ d'études intéressant pour l'étude des effets de la castration. Dans les villages qu'ils ont fondés en Roumanie et au Canada (car ils ont été expulsés de Russie où leur propagande devenait redoutable), on trouve des sujets castrés à tout âge, complètement ou incomplètement. Selon que la castration a été plus ou moins précoce et plus ou moins complète, ils présentent ou non les caractères de l'eunuchisme plus ou moins accentués.

Pittard en mensurant, d'une part, les individus glabres, castrés dans l'enfance, d'autre part, les individus barbus castrés tardivement ou incomplètement, a vu que la moyenne de taille des premiers est de 1 m. 75, celle des seconds de 1 m. 70; la différence porte toute entière sur les membres inférieurs, car la taille assise est plutôt un peu moindre chez les premiers (1 m. 28 au lieu de 1 m. 29). La hauteur de la tête est plus petite chez les premiers; leurs diamètres du crâne sont d'autant plus petits que la taille est plus grande; leur face est également atrophiée dans toutes ses dimensions, y compris la mandibule (contrairement à ce qui a lieu dans l'acromégalie). L'oreille est au contraire allongée. D'après Zambaco, les Skoptzys, eunuques volontaires, fiers de leur mutilation, et vivant entre eux, ont un niveau moral tout autre que les eunuques de Constantinople. Ils sont sobres, moraux et honnêtes, très unis entre eux, et commerçants avisés. La castration apporte certes un changement profond dans le caractère; elle le rend moins viril, plus doux, mais non pas forcément plus mauvais; c'est seule-

E. APERT.

ment quand les circonstances sociales s'y prêtent que la castration a, au point de vue moral, des conséquences déplorables.

Enfin la pathologie des eunuques présente certains points particuliers. Ils ne sont pas sujets à la goutte (Hippocrate), ni au diabète, malgré leur tendance à l'obésité. Ils sont exempts des affections séborrhéiques, nous avons vu pourquoi, et, pour la même raison, n'ont pas tendance à l'acné ni aux furoncles. Ils ne seraient pas sujets à l'épilepsie. Silvestre a même montré que les animaux châtrés supportent des doses de strychnine et de toxine tétanique mortelles pour les témoins et relate deux observations de guérison de l'épilepsie, une chez un homme à la suite de castration pour tuberculose testiculaire, l'autre chez une femme, épileptique depuis la puberté, à la suite d'ovariectomie double.

Anatomie pathologique. — L'autopsie des eunuques révèle un certain nombre de points intéressants. Le *squelette* conserve jusqu'à un âge avancé des *cartilages diaphyso-épiphysaires* dont la fonction est seulement plus ou moins ralentie; cela explique la croissance tardive, et la haute taille définitive des eunuques.

L'étude des squelettes d'eunuques, faite par la méthode anthropologique (Lortet, Ecker, Becker) montre, comme l'étude des sujets vivants, une taille démesurée (1 m. 80, 1 m. 83, 1 m. 85), due surtout à l'allongement des membres inférieurs, et une envergure supérieure à la taille à cause de l'allongement des membres supérieurs (fig. 1).

Les *viscères* ne présentent rien de particulier, sauf dans le système génital : les *vésicules séminales* sont réduites à un petit diverticule des canaux déférents; la *prostate* est petite; toutefois, Zambaco a soigné des eunuques complets souffrant de rétention d'urine par hypertrophie prostatique, mais seulement à des âges avancés, 78 et 80 ans. On sait que la castration a été pratiquée thérapeutiquement contre l'hypertrophie de la prostate ; mais les résultats étaient inconstants et on préfère actuellement avec raison la prostatectomie.

Le *larynx* est petit et ne s'ossifie que dans un âge très avancé; il en est de même des *cartilages costaux.*

Les glandes à sécrétion interne offrent un intérêt spécial. Cependant dans la plupart des cas elles ne paraissent pas modifiées. Dans une autopsie pratiquée par El Guindy, le *corps thyroïde* était très petit; la *glande pinéale* était en état d'hypertrophie marquée, ainsi que l'*hypophyse*; les *capsules surrénales* semblaient augmentées de volume. Pour ce qui est de l'état histologique, j'ai vainement, dans mes études sur le corps thyroïde, cherché des différences entre les glandes thyroïdes et les hypophyses des taureaux, bœufs et vaches, et des béliers, moutons et brebis.

La *glande mammaire* elle-même n'est pas hypertrophiée, au moins dans les cas habituels; l'hypertrophie apparente qui existe pendant la vie est due à une infiltration graisseuse, et non à une hypertrophie glandulaire.

Étiologie. **Eunuchisme pathologique.** — Tout ce qui précède se rapporte aux eunuques privés de leurs testicules par un acte chirurgical violent, soit volontaire, soit subi dans un but social ou dans un but thérapeutique soit encore dû à un traumatisme accidentel.

Plus complexes sont les cas où les testicules sont détruits par un processus pathologique. L'étude de ces cas a été complètement faussée par la confusion qui a été faite entre les cas où l'atrophie testiculaire est primitive, due à une affection locale, et les cas où elle est consécutive à des lésions d'autres glandes à sécrétion interne, en particulier à l'atrophie de la thyroïde ou à l'hypertrophie de l'hypophyse. Dans ces derniers cas, la morphologie est tout autre, car les conséquences de l'atrophie testiculaire ne font que se surajouter à des déformations antérieures plus importantes. Il faut, sous peine de perpétuer cette confusion regrettable, nous limiter d'abord à l'étude des cas où le testicule est primitivement atteint; *eunuchisme pathologique primitif*. Nous étudierons ensuite les autres sous le nom d'*eunuchisme secondaire*.

A la suite d'*orchites doubles aiguës*, soit *blennorragiques*, soit *ourliennes*, les testicules peuvent subir une diminution de volume et de consistance avec perte plus ou moins complète de leur fonction. Ces orchites ne surviennent guère qu'après le début de la puberté; l'inactivité des glandes avant cette époque les met à l'abri des localisations microbiennes; aussi les conséquences de ces orchites doubles ne sont jamais aussi marquées que celles qui résultent d'une mutilation dans le jeune âge. Il en est de même quand les testicules sont frappés par des processus moins aigus, tuberculose et syphilis. Pour ma part, j'ai vu un certain nombre de sujets qui ayant eu leurs deux testicules lésés par une cause pathologique avaient conservé leurs pilosités pubienne et axillaires et leur barbe, et déclaraient avoir encore leurs facultés viriles. L'orchite ourlienne elle-même, qui passe pour la plus redoutable à ce point de vue, ne l'est guère.

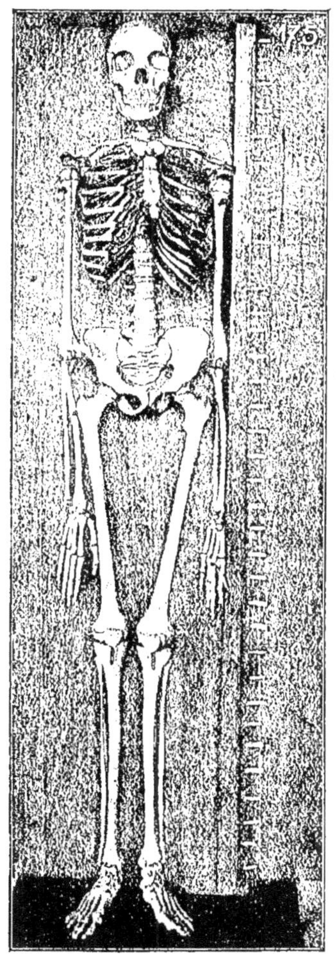

Fig. 1. — Squelette d'un eunuque nègre égyptien conservé au musée de Lyon (Lortet), 1 m. 80 de taille. Allongement extrême des membres. Absence de soudure des épiphyses.

Catrin a revu de 7 à 11 mois après leur maladie 57 jeunes soldats qui, à la suite d'orchites ourliennes graves, avaient été atteints d'atrophie testicu-

E. Apert.

laire ; 17 étaient revenus complètement à la normale, 5 ne présentaient qu'une atrophie insignifiante, 15 conservaient une atrophie notable, mais sans modification de l'habitus corporel ni du fonctionnement sexuel.

Toutefois, dans un certain nombre de cas, l'orchite double a été suivie de perte de la virilité avec féminisme. J'ai observé un cas de gynécomastie chez un soldat atteint d'atrophie testiculaire double, suite de paludisme. Ces faits doivent être distingués des mammites paludéennes décrits par Carnot.

Nous devons également placer ici les traumatismes testiculaires qui, au lieu de détruire la glande comme ceux que nous avons étudiés plus haut, ont provoqué une poussée orchitique aiguë. Tels sont les faits d'Achard et Demanche, de Gallavardin et Rebattu, etc., dans lesquels la lésion testiculaire a été suivie de chute plus ou moins complète des poils corporels et de la barbe et de diminution des facultés viriles. Ces sujets se rapprochent donc de ceux décrits par Gandy, sous le nom d'*infantilisme tardif* (1906), si bien qu'à côté de la forme habituelle, dysthyroïdienne, de l'infantilisme tardif, que nous retrouverons plus loin, on a pu décrire un « infantilisme tardif non myxœdémateux, d'origine testiculaire ».

Eunuchisme naturel. Aplasie testiculaire double. — J'ai eu occasion d'observer une douzaine de sujets, atteints d'aplasie congénitale plus ou mois complète des testicules, et présentant les caractères morphologiques des eunuques d'Orient et d'Extrême-Orient. Grands, élancés, imberbes, ils avaient la peau fine, la musculature peu développée, les contours des membres et du tronc arrondis sans être gras, la voix grêle, le cou long, la tête petite, tant en ce qui concerne le crâne qu'en ce qui concerne la face. L'un d'eux, étudiant, très intelligent, était déjà gris de cheveux à 25 ans, et complètement blanc à 30 ans. Chez tous, le pubis était dégarni de poils, ou présentait seulement un fin duvet, avec quelques longs poils plus rudes ; les bourses étaient petites et flasques, et complètement vides, ou bien logeaient de petits corps du volume d'un noyau de cerise, ou d'un haricot, dont la palpation n'était pas douloureuse. En général, le bassin était large, le diamètre bitrochantérien plus grand que le diamètre biacromial de 4 à 6 centimètres. Le plus souvent l'inappétence sexuelle était absolue. Cependant un de ces sujets, russe de naissance, avait, à l'âge de 19 ans, vécu pendant trois mois avec une femme, placée près de lui par son père lui-même sur conseil médical, dans l'espoir que le fonctionnement développerait les organes, réduits au volume de deux haricots ; ils passèrent ces trois mois dans une plage des bords de la mer Baltique, et la femme s'occupa en conscience des fonctions dont elle était chargée. Le résultat fut déplorable. Le jeune homme me raconta qu'il arrivait à des érections de sa petite verge et à des tentatives de coït qui n'aboutissaient pas, se prolongeaient, et le déprimaient tellement que, pendant plusieurs années après, il fut sujet à des vertiges, à des éblouissements, à des peurs maladives, sans qu'aucun progrès ait été obtenu.

Les sujets que j'ai vus étaient tous jeunes, entre 16 et 50 ans. Il semble qu'ultérieurement l'obésité soit fréquente ; un sujet de Widal et Digne à l'âge de 42 ans est très obèse (fig. 2, 3 et 4). Ses mamelles graisseuses, son bassin élargi, son ventre saillant lui donnent une conformation tendant vers le féminisme. En réalité, ces individus sont aussi et plus éloignés de la femme que de l'homme ; ce sont des asexués. Parfois ils sont atteints de gynécomastie (fig. 5 et 6). Les troubles mentaux sont fréquents.

Quelle est la cause de ces états congénitaux ? Il est souvent impossible

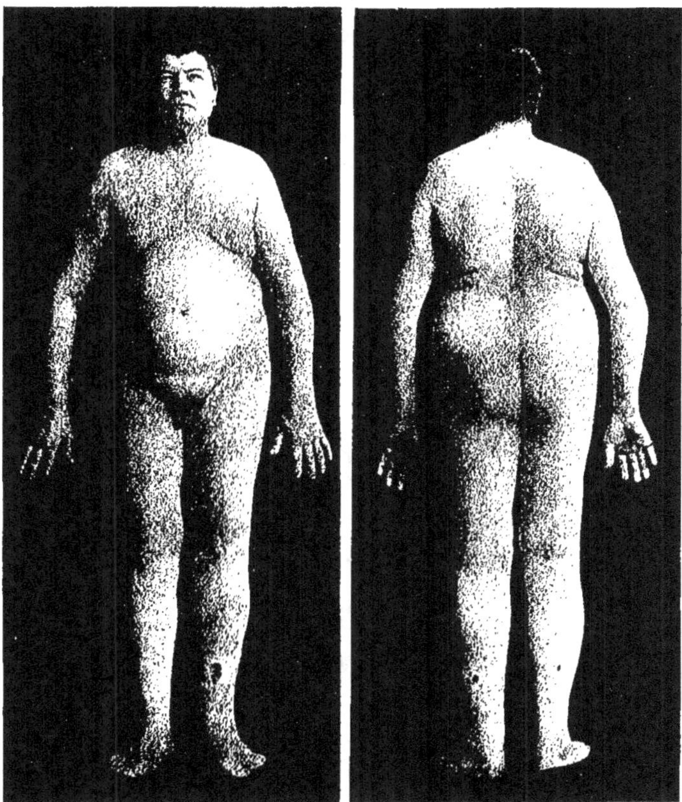

Fig. 2 et 3. — Eunuchisme naturel, obésité ; sujet de Widal et Digne.
(*Soc. Méd. des hôpitaux,* 4 mars 1904, p. 218.)

de la déceler. Ni dans les antécédents de parents, ni dans les incidents de la grossesse, on ne trouve en général d'explication satisfaisante. Parfois l'anomalie est familiale. P. Sainton a publié l'observation d'un sujet ayant des testicules très atrophiés et tous les caractères morphologiques des eunuques, et dont deux frères, un oncle et un grand-oncle étaient affectés de même. Comme la plupart de mes sujets, celui-ci était intelligent, tra-

E. Apert.

vailleur et même énergique, nouvelle preuve que la déchéance intellectuelle et morale des eunuques d'Orient n'est aussi accentuée qu'à cause des conditions sociales dans lesquelles ils vivent. Debove a publié également un cas d'atrophie testiculaire familiale. Herbert a vu deux frères atteints d'atrophie idiopathique des testicules.

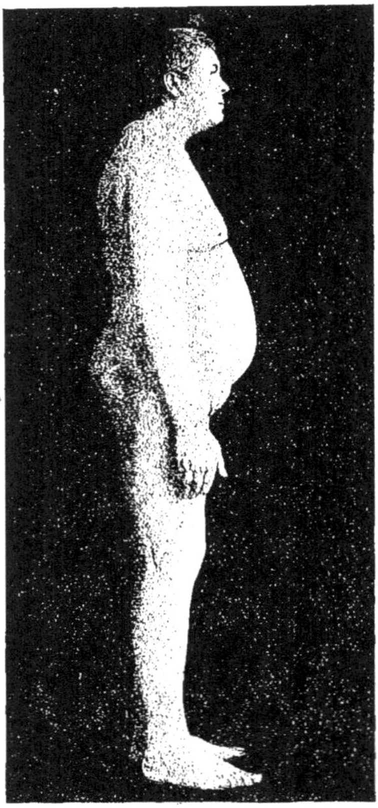

Cryptorchidie double. Il faut bien distinguer les cas d'aplasie testiculaire double que nous venons d'étudier, les cas de cryptorchidie double, dans lesquels la glande peut être plus ou moins modifiée, mais subsiste. Les cryptorchides sont des sujets dont les testicules, au lieu de descendre dans le scrotum dans les derniers mois de la vie fœtale, sont restés dans l'abdomen. La cryptorchidie est souvent temporaire. On voit assez souvent des enfants nés cryptorchides, dont les testicules descendent spontanément dans les bourses au cours de la première ou même de la seconde enfance. Il suffit qu'un testicule prenne sa place normale dans les bourses avant le début de la puberté pour que le fonctionnement génital soit assuré, et pour qu'aucun symptôme d'insuffisance testiculaire n'apparaisse. Assez souvent le testicule sain subit du reste un certain degré d'hypertrophie compensatrice.

Il n'en est pas toujours de même quand les deux testicules sont tous deux en ectopie. Dans ce cas, l'infécondité est la règle, elle est due à l'absence de spermatozoïdes

Fig. 4. — Même sujet que fig. 2 et 3, profil.

dans le liquide séminal; mais cette infécondité coexiste, tantôt avec un habitus extérieur normal, comportant tous les attributs de la virilité et avec une conservation intégrale, parfois même, dit-on, une exagération de la puissance génitale, tantôt avec un eunuchisme aussi complet que celui des eunuques artificiels, et présentant les mêmes caractères : absence de barbe et de toisons pubienne et axillaires, voix grêle, haute taille, allongement des membres, tête petite, impuissance; leur pénis reste minuscule et leurs bourses aplaties.

On s'est demandé à quoi tient cette différence. On a pensé que le plus
haut degré de l'ectopie, l'ectopie lombaire, correspondant à la situation du
testicule au 2e mois de la vie intra-utérine, devait entraîner l'eunuchisme
plus facilement que l'ectopie iliaque (3e mois), pelvienne (4e ou 5e mois), et
surtout inguinale (6e mois). Il n'en est rien. Certains sujets dont les testicules ne peuvent être repérés tant ils sont profondément situés ne présentent aucune trace d'eunuchisme; tel le sujet de Widal et Lutier. Inversement, des sujets dont on sent le testicule
retenu à l'orifice inguinal interne peuvent
être atteints d'eunuchisme complet. La
situation du testicule ne peut expliquer

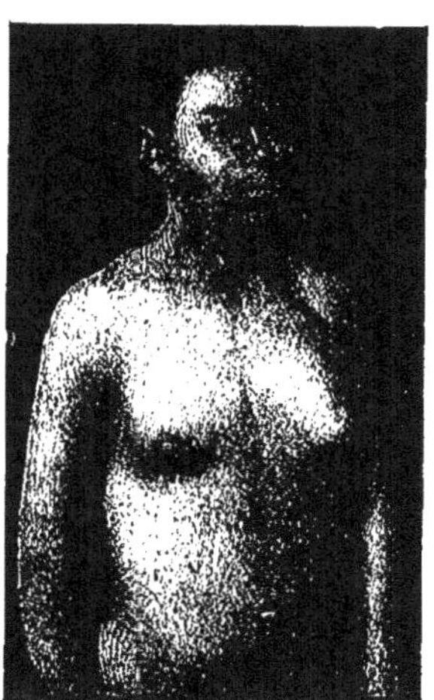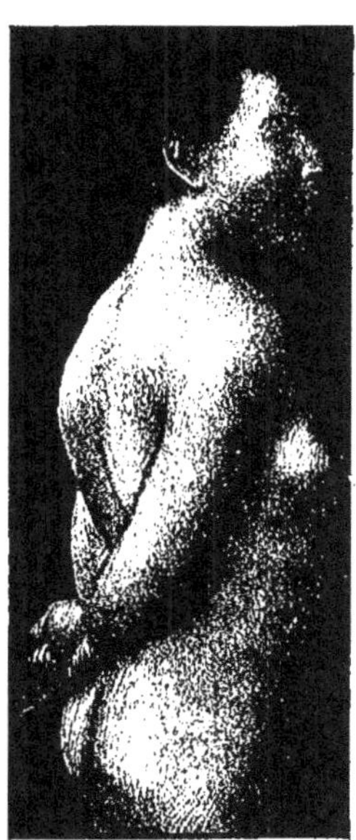

Fig. 5 et 6. — Gynécomastie chez un sujet atteint d'atrophie testiculaire
(Violine, *Vratchebnaïa Gazeta*, 22 septembre 1913).
Sujet de 21 ans, mamelles développées, bassin large, pénis infantile, testicules
minuscules, aucun désir sexuel, pas de barbe, poils pubiens clairsemés. Les seins
étant douloureux furent enlevés et on constata qu'il s'agissait bien de véritables
glandes mammaires.

ces différences. Il faut en chercher l'explication dans l'examen histologique
des testicules ectopiés.

Cet examen permet de voir que le testicule ectopié, quelle que soit sa situation, ne subit pas l'évolution histologique complète et normale. Il demeure
au *stade de préspermatogénèse* et ne fabrique pas de *spermatozoïdes*. Si les
cellules de la lignée spermatique subissent à peu près constamment un arrêt
de développement, il n'en est pas de même des *cellules* dites *interstitielles*;
elles sont au contraire bien développées, et parfois même d'autant plus
exagérément développées que le reste du tissu testiculaire est plus atrophié:
c'est à ces cellules interstitielles qu'est dévolue la sécrétion interne du tes-

E. Apert.

ticule; on s'explique donc facilement par leur présence la conservation des caractères extérieurs de la virilité malgré l'absence de spermatozoïdes et l'infécondité.

Comme l'atrophie testiculaire, la cryptorchidie peut être familiale et même héréditaire (Homan). Les testicules en cryptorchidie sont parfois le siège de tumeurs formées de cellules interstitielles; c'est l'exagération du processus habituel de multiplication exagérée de ces cellules chez les cryptorchides. Chevassu a publié un cas de ce genre. Kauffmann a rapporté une double observation très intéressante de tumeur testiculaire à cellules interstitielles. Il s'agit de deux frères dont les quatre testicules ont été tous quatre le lieu de production d'une telle tumeur.

Insuffisances testiculaires secondaires. — Enfin l'absence de développement des glandes génitales peut être la conséquence de troubles de la santé générale, soit par insuffisance générale du développement (chétivisme), soit par lésion d'organes en rapport de nutrition avec le testicule, en particulier thyroïde, hypophyse, surrénale, etc.

Le nom de **chétivisme**, employé d'abord par Bauer (*Presse médicale*, 4 déc. 1909, p. 870), est bien approprié pour désigner des états de déchéance générale de l'individu qui doivent être nettement séparés de l'eunuchisme et de l'infantilisme. Les mauvaises conditions hygiéniques, l'inanition habituelle (faméliques de l'Inde), les maladies prolongées et les affections viscérales graves de l'enfance (cardiopathies avec hyposystolie habituelle, cirrhoses, néphrites chroniques, tuberculose pulmonaire chronique, tuberculoses osseuses suppurées, syphilis héréditaire viscérale, paludisme et lèpre infantiles, etc.) ont souvent pour conséquence un affaiblissement et un rabougrissement de l'individu qui reste de petite taille et de petit développement physique et parfois intellectuel; tout est insuffisant et retardé chez de tels sujets; les facultés génitales et les organes génitaux sont, comme le reste du corps, peu développés; la virilité est tardive et incomplète; parfois même il existe des conformations vicieuses dites dégénératives, et des perversions intellectuelles et morales. Dans certains cas, c'est à la vie fœtale et même aux ascendants qu'il faut remonter pour trouver les causes de l'affaiblissement et de la déviation de l'individu. Le chétivisme est en somme une forme spéciale dans le vaste ensemble caractérisé du nom trop compréhensif de dégénérescence, mais une forme tout à fait distincte de l'eunuchisme et de l'infantilisme. L'insuffisance testiculaire n'y existe que dans la proportion même où toutes les fonctions de l'individu sont retardées.

L'infantilisme est autre chose. C'est l'état des individus qui, arrivés à l'âge d'homme, conservent les apparences morphologiques, les caractères physiologiques et la psychologie de l'enfance. Un sujet de 25 ans, par exemple, a la taille d'un sujet de 10 ans; il en a aussi le poids, les proportions corporelles, l'absence de barbe et de poils, le petit volume des organes génitaux; il a aussi le caractère mobile de l'enfant; son intelligence peut être vive, mais sans profondeur.

Dans l'infantilisme complet, il s'agit en somme d'un retard uniforme et parallèle de la croissance; le développement de l'individu s'est arrêté en route; à part un certain état de manque de fraîcheur des téguments qui, dans les cas extrêmes, répond au syndrome décrit sous le nom de *gérodermie génito-dystrophique*, le sujet ressemble tout à fait à un enfant. L'exhibition de 200 nains, qui a eu lieu à Paris au Jardin d'Acclimatation et dans beaucoup de grandes villes sous le nom de « Lilliput », comprenait une grande majorité (85 pour 100) de sujets de ce genre. La ressemblance est si parfaite que le sujet passe pour un enfant aux yeux des personnes non attentives.

La ressemblance porte à la fois sur le physique, la physiologie et l'intelligence; le sujet peut être intelligent; certains ont pu avoir de grands succès sur les planches en tenant des rôles d'enfants; à part l'âge, ils ont tout de l'enfant; l'état de flétrissure de la peau permet seul à un œil un peu exercé de faire au premier coup d'œil le diagnostic.

Dans ce cas, il n'y a pas à proprement parler insuffisance testiculaire, mais arrêt d'évolution du testicule parallèle à l'arrêt de développement de l'organisme entier. Nous savons aujourd'hui à quoi est dû cet arrêt. De tels sujets reprennent leur croissance, et sont parfois susceptibles d'atteindre la puberté et la virilité quand on les soumet à une cure thyroïdienne prolongée [Hertoghe, Apert[1]]. Si on a occasion d'examiner leur corps thyroïde, on y trouve des lésions de sclérose atrophiante; au contraire, les testicules sont histologiquement identiques à des testicules de jeunes enfants, sans trace de spermatogenèse, mais aussi sans aucune lésion de sclérose ou de dégénérescence[2]. Les infantiles sont des hypothyroïdiens; cela est incontestable en ce qui concerne la forme complète de l'infantilisme, retard uniforme et parallèle du développement de l'organisme dans toutes ses parties et dans toutes ses fonctions. Si la question a été embrouillée et si l'origine dysthyroïdienne de l'infantilisme a trouvé des contradicteurs, c'est quand on a considéré ce que l'on a appelé les **infantilismes partiels** que nous allons maintenant étudier.

Nous avons eu en effet en vue, dans les lignes précédentes, la description du retard uniforme et général, auquel appartiennent les cas les plus simples, les plus parfaits, et aussi les plus fréquents, d'infantilisme. Mais on voit parfois le retard être plus accentué sur tel ou tel appareil, sur telle ou telle fonction. J'ai vu des retardés qui, à 12 ans, ayant une taille et un poids répondant à l'âge de 7 ans, avaient néanmoins la dentition répondant à leur âge réel. On voit parfois aussi des déviations de croissance chez ces sujets : incurvation des os des membres ou de la colonne vertébrale, inégalité de longueur des os symétriques (d'où genu valgum s'il s'agit du membre inférieur), etc. On peut voir aussi l'infantilisme être plus prononcé relativement à la taille que relativement aux organes génitaux et inversement, ou relativement au caractère et à l'intelligence plus que relativement à l'état physique et inversement. C'est ainsi que j'ai connu un infantile qui, à 14 ans, avait la taille et le poids d'un sujet de 11 ans, mais était au contraire avancé

---

1. APERT. Traitement de l'infantilisme et de la cryptorchidie par les préparations thyroïdiennes. *Bulletin médical*, 20 avril 1901.

2. APERT. Examen histologique de thyroïdes et de testicules d'infantiles. *Soc. anat.*, 1901, p. 430. *Soc. de pédiatrie de Paris*, 17 avril 1901.

E. APERT.

comme intelligence; à 18 ans, étant encore impubère, il s'est présenté avec succès au concours pour Polytechnique. Ces cas ne doivent pas nous étonner. Nous savons que tous les organes sont susceptibles de présenter une telle « dissociation de leurs actes morbides ». Dans beaucoup de ces cas, il y a du reste combinaison d'infantilisme dysthyroïdien et de chétivisme. En particulier, le sujet dont je viens de parler était hérédosyphilitique, et il est vraisemblable que son corps thyroïde n'avait été touché par cette hérédité qu'en même temps que d'autres organes.

Quand les lésions thyroïdiennes surviennent après la terminaison de la croissance, on n'observe plus, cela va s'en dire, l'infantilisme typique. Le sujet, fixé dans sa morphologie, ne revient plus à la taille ni aux proportions corporelles de l'enfance. Mais on peut observer un certain nombre de phénomènes régressifs dont l'ensemble constitue le syndrome décrit par Gandy sous le nom d'**infantilisme tardif de l'adulte**. « Les organes génitaux subissent une régression atrophique et perdent leur capacité fonctionnelle; les caractères sexuels secondaires participent à la même involution et l'on voit tomber moustache et barbe, poils pubiens et axillaires; l'homme perd tout ce qui fait sa virilité; il redevient impubère et véritablement infantile *quant au sexe*. » Cet état s'établit insidieusement, progressivement, en même temps que d'autres manifestations de second plan : « infiltration plus ou moins généralisée d'apparence myxœdématiforme, bouffissure assez persistante du visage et des extrémités, adiposité légère, aspect finement plissé, ridé, du visage et parfois des mains, apparence vieillotte ». Dans les quelques autopsies de ce syndrome (Gandy, Claude et Sourdel, Siredey et Lemaire), « il existe toujours de grosses lésions inflammatoires interstitielles scléreuses de la thyroïde, avec atrophie parallèle des éléments glandulaires » (¹). Pour les testicules, « il est hors de doute qu'il s'agit de simple atrophie sans aucune trace de lésion d'ordre inflammatoire ou dégénératif, avec tubes séminipares conservés, mais à l'état simplement quiescent, comme chez l'adulte. »

Il nous reste à parler de cas où l'insuffisance génitale est observée en même temps qu'une augmentation quelquefois considérable de la taille. C'est par abus qu'on parle d'infantilisme dans ces cas. Il s'agit en réalité d'**insuffisance génitale en relation avec l'hypertrophie hypophysaire**. Quand cette dernière survient dans l'âge mûr, elle produit l'acromégalie, affection qui n'atrophie pas les organes génitaux externes, au contraire, mais qui annihile leur fonctionnement; quand l'hypertrophie hypophysaire survient avant la puberté et avant l'achèvement de la croissance, elle provoque parfois le retard indéfini de la puberté et le retard indéfini de la soudure des épiphyses, ce qui fait que ces sujets grandissent jusqu'à un âge avancé. On a décrit ces faits sous le nom de **gigantisme avec infantilisme**. Ces sujets sont glabres, comme des eunuques, leur

---

1. Le cas publié par MM. Cawadias et Sourdel est tout à fait démonstratif. Il s'agit d'un infantilisme tardif type Gandy ; l'autopsie a montré « une lésion énorme de la thyroïde qui est presque anatomiquement supprimée ». Les autres organes à sécrétion interne n'offrent que des lésions minimes (*Société médicale des Hôpitaux*, 30 janvier 1914, p. 207).

verge et leurs testicules restent à l'état infantile, ainsi quelquefois que leur caractère; ils n'ont pas de désir sexuel; leur taille grandit indéfiniment, surtout pour les os longs des membres et plus encore que celle des eunuques; finalement leurs os longs s'incurvent; leur colonne vertébrale s'affaisse; leurs articulations se dévient; leurs forces diminuent ainsi que leur appétit; ils ne vivent pas vieux. A l'autopsie, l'hypophyse est le siège d'altérations hypertrophiantes (tumeurs, adénomes, etc.), les testicules ne montrent pas de spermatogenèse, le corps thyroïde est pâle et peu vascularisé sans être atrophié. Dans d'autres cas, les tumeurs hypophysaires même débutant avant la puberté n'entraînent pas l'arrêt de développement sexuel. Le gigantisme se produit, il est vrai, mais sans prédominance sur les membres; la verge et les testicules sont bien développés et souvent énormes; la barbe pousse à l'âge voulu. Cette forme de gigantisme hypophysaire a reçu le nom de **gigantisme acromégalique**. Un certain nombre d'autopsies ont permis de préciser l'origine de ces différences : dans le gigantisme acromégalique, le corps thyroïde est hypertrophié dans les mêmes proportions que l'hypophyse et pèse jusqu'à 4 fois, 5 fois, 10 fois plus que le poids normal (250 gr. dans l'obs. de Launois et Roy).

Au contraire dans le gigantisme hypophysaire avec infantilisme, le corps thyroïde n'est pas augmenté de volume. S'il n'est pas atrophié, il est néanmoins insuffisant relativement à l'hypophyse, qui semble avoir sur les glandes génitales un pouvoir antagoniste du sien. Il y a donc une insuffisance thyroïdienne relative, et là encore l'infantilisme semble reconnaître pour cause l'insuffisance thyroïdienne [Apert(¹)].

L'atrophie génitale se retrouve encore dans un autre syndrome d'origine hypophysaire, le *syndrome adiposo-génital* décrit par Babinski, par Fröhlich et par Launois. L'atrophie du testicule et de la verge et l'extrême adiposité en constituent les caractéristiques. Quand la maladie débute dans l'enfance, la puberté est indéfiniment retardée, les poils corporels n'apparaissent pas, non plus que la barbe.

Les auteurs sont à peu près tous d'accord pour attribuer le syndrome adiposo-génital à une insuffisance de fonctionnement de l'hypophyse, tandis que l'acromégalie serait due au fonctionnement exagéré de la même glande. S'il en était véritablement ainsi, on s'expliquerait mal que l'un et l'autre état s'accompagnent tous deux d'atrophie des organes génitaux et d'arrêt de développement des caractères sexuels. En outre, on a observé (plus rarement il est vrai, mais les cas commencent à être assez nombreux pour qu'il faille en tenir compte) des faits où le syndrome adiposo-génital s'accompagnait de phénomènes insolites : croissance exagérée, hypertrichose, diabète. Cushing les explique par une dissociation des troubles des deux lobes de l'hypophyse. Le lobe antérieur manifesterait son activité exagérée par la croissance exagérée du squelette, tandis que le lobe postérieur manifesterait son excès d'activité par l'amaigrissement, la glycosurie, la sudation exagérée. L'insuffisance du lobe antérieur causerait l'arrêt de la croissance et celle du lobe postérieur entraînerait l'adiposité, l'exagération de la tolé-

---

1. Apert. *Médications de la croissance*, p. 422 (Bibliothèque de thérapeutique Gilbert-Carnot, volume : MÉDICATIONS GÉNÉRALES).

E. APERT.

26

rance pour le sucre, la somnolence, la sécheresse de la peau, la perte des poils, des troubles psychiques et parfois l'épilepsie. Mais ces études très complètes sur le corps pituitaire éludent l'explication du point qui nous occupe spécialement ici et qui est si curieux : l'atrophie génitale tant dans les lésions hyperplasiantes que dans les lésions atrophiantes du corps pituitaire.

Traitement. — Le traitement diététique, hygiénique, médicamenteux ne semble pouvoir donner quelque résultat que dans les *insuffisances génitales légères*, en rapport avec le *chétivisme* et consistant plus en retard de l'apparition de la puberté qu'en hyporchidie constitutionnelle véritable. On se trouvera bien dans ces cas de conseiller la vie au grand air, avec gymnastique naturelle progressivement réglée selon les capacités du malade, l'héliothérapie dont le pouvoir fortifiant et reconstituant n'est plus à démontrer, une nourriture appropriée à l'appétit, aux capacités digestives et assimilatrices du sujet, des excitations cutanées par l'hydrothérapie fraîche, les lotions, les frictions, les malaxations, le massage ; comme traitement médicamenteux, le fer, le manganèse, le calcium, le phosphore. Je me suis souvent trouvé bien d'ordonner l'usage habituel des cachets suivants :

Bioxyde de manganèse	0 gr. 10 centigr.
Glycérophosphate de chaux	0 gr. 50 —
Glycérophosphate de magnésie	0 gr. 25 —
Glycérophosphate de fer.	0 gr. 10 —

Deux cachets par jour, un à chacun des deux principaux repas.

Le traitement local peut consister en applications fraîches sur les organes génitaux. On enveloppe les bourses et la verge d'une compresse trempée dans l'eau à 15° à 18°, puis d'un taffetas gommé, on laisse en place une heure, on renouvelle plusieurs fois dans la journée. Quant à l'action des révulsifs locaux, la finesse de la peau de la région interdit d'y recourir.

Le professeur Weill, de Lyon, a usé avec succès de la stase sanguine dans les organes génitaux, provoquée par un lien élastique embrassant la racine des bourses et de la verge. Il a vu dans 5 cas la puberté survenir en peu de mois chez des sujets chez qui elle tardait à apparaître depuis plusieurs années.

Quand il s'agit d'*infantilisme*, le traitement thyroïdien est vraiment le remède spécifique, comme l'a montré Hertoghe et comme j'ai eu possibilité de le constater chez près d'une centaine de sujets. Il faut toutefois savoir que le résultat est plus ou moins rapide ou plus ou moins complet selon les sujets. Il y a à ce point de vue de grandes différences individuelles. Comme d'autre part la tolérance est également des plus variables, il est nécessaire de commencer par des doses minimes de 0,05 centigrammes de poudre de corps thyroïde, et de faire tous les cinq jours au début des interruptions de quelques jours. S'il ne survient ni tachycardie ni irritabilité, ni amaigrissement (sauf celui qu'expliquerait la fonte d'un myxœdème ou d'une adiposité exagérée), on augmente rapidement les doses.

Dans l'*infantilisme avec gigantisme*, c'est également le traitement thyroïdien qui est indiqué ; il active d'une part la soudure épiphysaire, d'autre part le développement génital. Il y a avantage à l'associer au traitement orchidien.

Dans le cas spécial de la *cryptorchidie*, le traitement thyroïdien m'a également donné des résultats, mais surtout chez les sujets trop gras : il est possible que la fonte de graisse, qui ouvre la voie au testicule, contribue autant au bon résultat que la reprise des processus de croissance provoquée par la médication thyroïdienne.

L'intervention chirurgicale est à conseiller dans l'*ectopie testiculaire inguinale*, et à déconseiller quand le testicule est plus haut, car alors, non seulement la recherche ne s'en fait qu'au prix de grands délabrements, mais encore la distance à faire parcourir est trop grande pour l'extensibilité du pédicule vasculo-nerveux. On peut attendre jusqu'à huit ou neuf ans la descente spontanée du testicule en ectopie inguinale ; il faut chercher à l'aider par des malaxations et des propulsions douces ; si à neuf ans le testicule n'est pas descendu il faut opérer ; car alors, ou bien la descente ne se fera pas et le testicule au moment de la poussée pubertaire deviendra douloureux, ou bien elle ne se fera qu'en laissant perméable le trajet inguinal et en laissant une hernie qui commandera elle-même l'opération. Quand on fait l'opération sans attendre la poussée pubertaire, il y a plus de chance de voir s'établir la sécrétion de spermatozoïdes ; c'est néanmoins très aléatoire.

J'arrive enfin au traitement de l'*insuffisance testiculaire primitive*, de l'*eunuchisme* soit par *aplasie testiculaire*, soit par destruction pathologique, chirurgicale ou criminelle des testicules. Il n'est plus dans ce cas question d'opothérapie thyroïdienne, c'est l'*opothérapie orchidienne* qui est seule susceptible d'efficacité. Il ne faut pas toutefois espérer, par l'ingestion ou l'injection hypodermique d'extraits orchitiques, agir beaucoup chez les eunuques complets, mais il est indiqué de recourir chez eux à l'opothérapie testiculaire quand ils présentent des crises de dépression, de mélancolie, d'abattement, ou quand ils ont tendance à présenter des symptômes de sénilité précoce.

Dans l'*hypoplasie testiculaire*, c'est tout autre chose ; l'opothérapie pourra alors beaucoup car l'insuffisance est partielle et il peut suffire de peu pour y remédier. Aux débuts de l'opothérapie, au temps de Brown-Séquart, le sperme lui-même était administré en injection sous-cutanée, en lavement, ou même par la bouche ; puis, Brown-Séquart y substitua l'extrait glycériné de testicule et de vésicule séminale de cobaye, et plus tard de bélier et de taureau. Actuellement on emploie surtout le parenchyme testiculaire du bélier ou du taureau, ou du porc cryptorchide, desséché dans le vide et réduit en poudre : cette poudre est de conservation facile, sauf à l'humidité, et s'administre facilement par ingestion en cachets.

Il faut bien dire que l'opothérapie orchidienne dans l'insuffisance testiculaire ne donne pas des résultats aussi merveilleusement éclatants que l'opothérapie thyroïdienne dans l'insuffisance thyroïdienne quelle qu'en soit la forme (myxœdème, infantilisme, nanisme).

E. Apert

On n'a pu jusqu'ici isoler du testicule le principe actif. La prétendue *spermine*, de Poëhl, est dépourvue de toute activité et ne peut jouer aucun rôle en thérapeutique. Le mieux pour le moment est de s'en tenir aux poudres de testicule desséché.

Quant aux greffes testiculaires réalisées expérimentalement par Lode et par Pézard, récemment reprises dans un but thérapeutique par M. Voronoff, il est trop tôt pour parler déjà d'elles. Leurs résultats devront être persistants pour être intéressants.

2° Eunuchisme dans le sexe féminin.

Il était nécessaire d'étudier l'eunuchisme séparément chez l'homme et chez la femme, puisque forcément l'insuffisance génitale entraîne chez l'un et chez l'autre des conséquences différentes; mais pour différentes qu'elles soient ces conséquences, elles n'en sont pas moins complètement parallèles, et relèvent d'explications tout à fait analogues; nous pourrons donc être beaucoup plus brefs pour la femme que pour l'homme.

Une autre différence, et celle-là extrinsèque, est due aux conditions sociales différentes. Tandis que beaucoup de peuples, de l'antiquité la plus reculée jusqu'à nos jours, ont, pour les besoins des harems, fabriqué des eunuques mâles, les femmes ont été, au contraire, respectées; les Abyssins et les Hindous auraient toutefois également châtré des femmes pour en faire des servantes attachées aux grandes dames. Cette barbare coutume est heureusement perdue aujourd'hui. Robert a toutefois pu examiner des femmes hindoues, âgées de 25 ans, castrées dans l'enfance : elles étaient grandes, fortes, musculeuses, sans mamelles, avec des mamelons minuscules, sans poils au pubis ni aux aisselles; elles n'étaient pas réglées; les grandes lèvres étaient sèches et flasques, et l'orifice vulvaire resserré; le bassin était étroit, les fesses peu développées, les branches ischio-pubiennes très rapprochées et par suite le périné très étroit, la voix grave.

En revanche, la castration chirurgicale, pratiquée pour remédier aux conséquences des lésions ovaro-salpingiennes est devenue de nos jours dans les pays européens très fréquente. C'est la conséquence de l'innocuité que lui assure l'introduction de l'asepsie dans la pratique chirurgicale. Mais toutes ces opérations sont pratiquées chez des femmes pubères ayant usé, parfois abusé, du coït. Aussi, les déformations morphologiques sont insensibles. Les cheveux, les poils axillaires et pubiens ne subissent pas de modification notable, sinon un état de sécheresse du cheveu et du cuir chevelu. On n'observe même qu'exceptionnellement (5 fois sur 27, Lissac) la tendance à l'obésité fréquente à la ménopause et dans certaines aménorrhées pathologiques. Les seins ne subissent pas de modifications bien appréciable; ils perdent toutefois de leur fermeté.

Physiologiquement, le caractère le plus saillant est la cessation des règles; l'appétit sexuel ne subit parfois aucune altération; quelquefois même il est exagéré; l'orgasme vénérien est parfois modifié dans son caractère, soit comme rapidité, soit comme intensité; les très grandes variations qui s'observent à ce point de vue font penser que l'état psychique joue un rôle beaucoup plus grand que la sécrétion ovarienne (¹).

Au point de vue de la santé générale, il arrive qu'on n'observe aucun trouble; mais très souvent quelques mois après la castration surviennent des troubles vaso-moteurs, congestifs et nerveux (Lissac, Jayle). Ce sont des bouffées de chaleur, soit purement subjectives, soit accompagnées de congestion faciale et même de sueurs profuses; elles surviennent à maintes reprises dans la journée et même dans la nuit, durant chaque fois cinq à dix minutes. C'est là le phénomène le plus fréquent. Baudron a observé des crises de strangulation périodiques, des poussées congestives périodiques du côté du foie ou des seins.

Enfin, l'ovariotomie peut être suivie d'accès d'hypertension artérielle, avec ou sans crises vasculaires ou crises anginoïdes (Vaquez).

Assez souvent aussi on observe des crises de tachycardie avec angoisse précordiale, des céphalées, des migraines, des cauchemars, de l'insomnie, une grande irritabilité, du tremblement, des idées mélancoliques. D'après Jayle, l'amnésie est très fréquente. Parfois ces phénomènes sont assez accentués pour constituer véritablement un *syndrome de Basedow*; le corps thyroïde est du reste alors tuméfié, ce qui complète le syndrome. J'ai observé un cas de ce genre(²). Inversement, Claisse a vu un goitre endémique disparaître dix jours après une double ovariotomie et Goldstein a signalé un cas d'acromégalie ayant débuté à 59 ans, dans l'année qui suivit l'ablation des ovaires (³).

Les troubles consécutifs à l'ovariotomie double sont d'autant moins marqués, et cela se comprend, que la femme est plus âgée au moment de l'opération. Ils sont nuls si la femme a atteint la ménopause. Chez les femmes jeunes, ils s'atténuent à mesure que le temps passe. Ils ne survivent guère plus d'une dizaine d'années à l'opération.

Eunuchisme naturel. Aplasie ovarienne double. — Il n'existe chez la femme rien de comparable à la cryptorchidie, puisque, chez la femme la situation abdominale des glandes génitales est la situation normale. Mais il existe chez la femme un état comparable à ce que nous avons appelé chez l'homme l'eunuchisme naturel par aplasie testiculaire double. Chez l'homme, on peut trouver immédiatement la cause de cet état en trouvant les bourses occupées par des testicules minuscules. Chez la femme, l'aplasie ovarienne est moins directement vérifiable. Toutefois l'examen local montre une vulve minuscule, parfois à peine perméable au petit doigt, des grandes lèvres maigres et sèches, des petites lèvres et un clitoris minuscules, une matrice de petit volume.

---

1. Lissac (Troubles consécutifs à la castration chez la femme. *Th. de Paris*, 1896) donne les chiffres suivants relativement au « désir » du coït, et au « plaisir » du coït. Sur 27 opérées, chez 5 le désir a été aboli, chez 4 diminué, chez 12 non modifié, chez 6 exagéré. Au point de vue du plaisir, chez 2 les rapports n'ont pas été repris, chez 2 ils étaient douloureux, restent 23 opérées sur lesquelles chez 3 le plaisir avait disparu, chez 1 il était diminué, chez 14 non modifié, chez 5 augmenté.

2. Apert. Goitre exophtalmique développé peu de temps après une ovariotomie double. *Société médicale des Hôpitaux*, 6 mars 1908, p. 565.

3. Claisse et Du Castel. Ovariotomie chez une goitreuse. Régression du goitre. *Société médicale des Hôpitaux*, 6 mars 1908, p. 562

E. Apert

Les femmes ainsi atteintes (fig. 7) sont minces, élancées; le bassin est peu développé, les fesses sont plates, le buste est étroit et court, la tête petite, les traits fins, la physionomie enfantine, craintive, les membres allongés, les doigts fins et longs. Le système pileux est absent quand l'aplasie est totale, rare et à disposition juvénile quand l'aplasie est partielle; par disposition juvénile des poils, il faut entendre la permanence de la disposi-

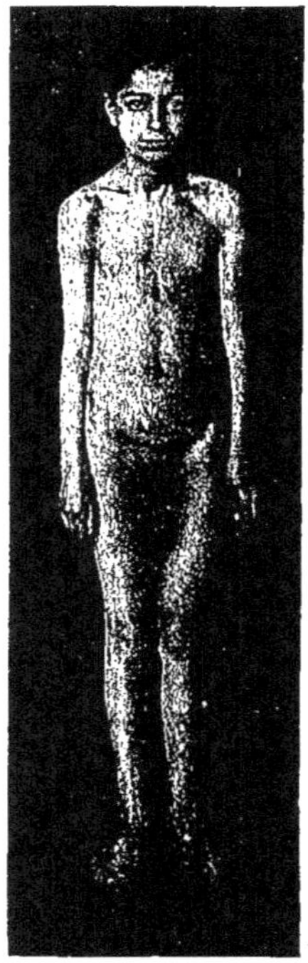

Fig. 7. — Femme de 30 ans. Infantilisme, cas de Meige.

tion qui existe chez la toute jeune fille; les poils forment d'abord une simple collerette qui encercle la loge clitoridienne en haut de la vulve et dont les branches se perdent sur les bords libres des grandes lèvres; plus tard la face externe des grandes lèvres et la région médiane du pubis se couvre de poils; ce n'est que plusieurs années après le début des règles que la toison pubienne s'étend latéralement et prend la forme triangulaire à bords nettement limités qu'elle conserve pendant l'âge adulte. Dans l'hypoplasie ovarienne, la forme juvénile (toison limitée à la portion médiane du pubis) persiste à l'âge adulte.

Il en est de même en ce qui concerne les mamelles. Leur développement est nul et le mamelon lui-même reste minuscule dans l'aplasie complète. Dans l'hypoplasie, leur développement s'arrête à ce qu'il est chez les fillettes, on sent à peine un disque plat plus ou moins étendu.

Les règles manquent totalement dans l'aplasie. Dans l'hypoplasie, elles apparaissent quelquefois, mais toujours à longs intervalles, elles durent peu, sont très peu abondantes et à peine colorées (règles sérotines).

Il existe des *formes atténuées*; je connais quelques femmes qui se sont mariées bien qu'ayant un état bien marqué de juvénilisme : seins plats, aisselles à peine pileuses, toison pubienne à morphologie juvénile, bassin et thorax étroit, activité diminuée, intelligence limitée, règles de courte durée; plusieurs d'entre elles ont néanmoins pu devenir mères; les enfants sont généralement nés petits et assez souvent au terme de 8 mois et demi, 8 mois et même 7 mois; la plupart ont pu bien allaiter leurs enfants; elles ont été de bonnes nourrices; la lactation a duré et les règles ne sont revenues qu'après le sevrage; l'état général s'est en somme bien trouvé de la grossesse et de la lactation; elles sont devenues à la suite plus vigoureuses, plus actives, ayant plus d'initiative; les règles sont devenues plus régulières et moins misérables; les seins hypertrophiés par la grossesse et la lactation ont gardé, après le sevrage, un volume plus normal.

Comme l'aplasie testiculaire, l'aplasie ovarienne survient parfois sans cause décelable, dans des familles où le père et la mère, les frères et les sœurs sont tout à fait normaux. On trouve parfois une cause dans des *incidents morbides survenus au cours de la grossesse* et plus souvent encore dans des *incidents émotionnels*; deux des femmes auxquelles je pensais tout à l'heure ont été engendrées à Paris en 1870 et 1871, au milieu des horreurs de la guerre, du siège et de la commune; Féré a attiré l'attention sur les imperfections physiologiques et parfois psychologiques de ces « enfants du siège ».

Dans quelques observations, on peut relever une *influence familiale*. Mme Vorontzoff a publié l'histoire de trois sœurs dont les utérus avaient le volume d'un pois; Boston a publié un cas analogue d'absence complète de l'utérus chez trois sœurs, avec cette particularité que la vulve était normalement conformée; ces faits sont tout à fait parallèles aux faits d'atrophie testiculaire familiale de Sainton et de Debove.

Chlorose et insuffisance ovarienne. — Un chapitre au contraire tout à fait spécial au sexe féminin est celui des rapports entre la chlorose et l'insuffisance ovarienne. La curieuse affection qu'est la chlorose fait l'objet d'un chapitre spécial de ce traité et je ne fais que mentionner ici ses rapports avec les ovaires, pour dire qu'elle semble plus en rapport avec une sécrétion modifiée ou altérée qu'avec une sécrétion insuffisante. La chlorose, en effet, n'est pas mentionnée par les auteurs qui ont observé des eunuques femmes; on ne la voit pas non plus dans l'eunuchisme naturel, pas plus qu'après les ovariotomies doubles; les jeunes chlorotiques n'ont pas l'habitus eunuchoïde; elles ont souvent les seins, les hanches, la chevelure, les toisons bien développées; et cependant les relations avec les ovaires paraissent indubitables; la maladie en effet ne s'établit qu'avec ou après la puberté; elle disparaît par le mariage. M. Debove a observé une exception qui confirme la règle : il a vu une femme mariée depuis un an devenir chlorotique; mais ultérieurement il apprit que le mariage n'avait pas été consommé. On sait que chez certaines espèces animales (lapine) la déhiscence du follicule de Graff et la formation du corps jaune sont provoquées par le coït et par la congestion locale qu'il occasionne; en l'absence de coït, les follicules se flétrissent sans former de corps jaune. Il n'en est pas de même en général chez la femme. Mais il est néanmoins intéressant de rapprocher ce qui se passe chez la lapine de ce qui existe chez les femmes, tant en ce qui concerne la chlorose des jeunes filles qu'en ce qui regarde l'habitus spécial que finissent par acquérir certaines vieilles filles, mais non pas toutes, hâtons-nous de le dire.

Expérimentalement, Antonelli a vu la castration ovarienne double pratiquée chez la chienne venant d'atteindre la maturité sexuelle déterminer un abaissement du nombre des globules du sang, avec diminution de la résistance globulaire. Ces modifications ne durent que six à dix semaines. Se produisent-elles aussi chez la femme? Nous ne connaissons aucun document à ce sujet.

L'hypertension veineuse, avec acrocyanose, a été signalée comme en rapport avec l'insuffisance ovarienne (Villaret, Saint-Girons et Grellety, *Soc. Méd. des hôpitaux*, 1er juillet 1921).

Insuffisances ovariennes d'origine pathologique. — Malgré la fré-

E. Apert.

quence avec laquelle on observe les salpingo-ovarites, blennorragiques et autres, on voit rarement ces inflammations annexielles être suivies de phénomènes susceptibles d'être considérés comme dus à l'insuffisance ovarienne. J'ai même vu deux sujets, une jeune fille de quinze ans et une femme de vingt et quelques années, atteintes de tuberculose hypertrophique des deux ovaires qui avaient tous deux atteint le volume du poing, et qui, selon toute vraisemblance, étaient en totalité infiltrés de tissu tuberculeux ; cependant, après guérison, obtenue par le séjour au lit, les applications chaudes abdominales *super* et *intra*, les bains salins, aucun phénomène d'insuffisance ovarienne n'est apparu, et les règles sont revenues régulièrement. Si ces femmes sont restées stériles, c'est dû à l'état des trompes et non à celui des ovaires. Il suffit du reste de la conservation d'un fragment ovarien minuscule, susceptible du reste de s'hypertrophier par la suite, pour entretenir la fonction menstruelle. Les cas assez nombreux de règles subsistant après double ovariotomie s'expliquent par la présence de petits fragments aberrants de tissu ovarien demeurés dans le pédicule.

Comme chez l'homme pour le testicule, il existe chez la femme des ovarites ourliennes, mais elles ne laissent après elles aucun reliquat pouvant être dû à un trouble de sécrétion interne. On a toutefois noté la stérilité.

Insuffisances ovariennes secondaires. — Je puis être bref sur ce chapitre, car le parallélisme est absolu avec l'insuffisance testiculaire secondaire. Je devrais de nouveau mentionner comme cause d'insuffisance ovarienne secondaire le *chétivisme,* quelle qu'en soit la cause : misère, anoxémie, maladies chroniques, maladies héréditaires, etc..., l'*infantilisme* en rapport avec l'*insuffisance thyroïdienne,* et les *insuffisances génitales* en rapport avec les *lésions de l'hypophyse.* Tout ce qui a été dit au chapitre « insuffisances testiculaires secondaires » s'applique *mutatis mutandis* aux « insuffisances ovariennes secondaires ».

Traitement. — *Dans les insuffisances ovariennes secondaires,* les indications thérapeutiques sont les mêmes que dans les insuffisances testiculaires secondaires (voir page 392).

Dans la chlorose, l'opothérapie ovarienne ne donne pas de résultat satisfaisant, et, d'après notre expérience, c'est l'opothérapie testiculaire qu'il conviendrait plutôt de joindre à la médication classique par le fer.

Chez les ovariectomiées, on a employé une méthode prophylactique bien curieuse : la *transplantation ovarienne;* elle consiste à greffer sur un point approprié du péritoine un fragment d'ovaire; les *greffes autoplastiques* (prises sur le sujet lui-même) ont plus de chance de réussir que les *greffes homoplastiques* (prises sur un sujet de même espèce). Quant aux *greffes hétéroplastiques* (prises sur un sujet d'une autre espèce), elles prennent difficilement, et, si elles ont pris, elles ne tardent pas à dépérir et à disparaître; il ne faut donc pas y recourir.

En l'absence de greffe, l'*opothérapie ovarienne* peut apporter quelque secours aux ovariectomiées. Comme pour le testicule, on emploie deux variétés de préparations ovariennes : 1° la poudre d'ovaires ordinaire, préparée avec des ovaires de vache ou de brebis désséchés et pulvérisés; et 2° les préparations obtenues avec les corps jaunes de rut ou de grossesse énucléés du tissu ovarien. On administre 0,20 à 0,50 centigr. de poudre d'ovaire par jour, ou 2 à 10 pilules d'ocréine dosées à 0,02 centigr. par pilule. Les troubles ovarioprives en sont le plus souvent très heureusement atténués.

La même méthode donne de bons résultats contre les troubles de la ménopause, analogues à ceux qui suivent l'ovariotomie.

Dans les hypoplasies ovariennes, la même thérapeutique peut provoquer d'heureuses modifications.

Dans l'hystérectomie totale, certains chirurgiens ont tenté la prophylaxie des accidents ovarioprives en conservant tout ou partie d'un ou des deux ovaires malgré l'ablation de la matrice. Mais les indications de ce procédé prophylactique sont rares : dans les hystérectomies pour cancer, il est prudent de faire l'ablation large par crainte de récidives; dans les hystérectomies pour suppurations périutérines, il est rare que les ovaires soient assez sains pour pouvoir être conservés. Ce n'est guère que dans les cas de fibromes qu'il est possible de conserver les ovaires. Bien que les ovaires ainsi conservés ne tardent pas à s'atrophier, les accidents ovarioprives sont beaucoup moins aigus. Beaucoup de chirurgiens font valoir, pour enlever de parti pris les ovaires, des raisons valables : d'abord les complications opératoires et la difficulté de conserver aux ovaires leurs connexions vasculaires et nerveuses; puis les accidents dont ces ovaires conservés peuvent être la cause : hématocèle, dégénérescence kystique; Wendler aurait même vu une grossesse tubaire survenir après une hystérectomie vaginale avec conservation des ovaires et des trompes. Aussi, rares sont les chirurgiens qui épargnent les ovaires de leurs hystérectomiées (1).

B) SYNDROMES D'HYPERFONCTIONNEMENT GÉNITAL

(PUBERTÉ PRÉCOCE, MACROGÉNITOSOMIE, HYPERORCHIDIE, HYPEROVARIE)

L'exagération morbide du fonctionnement de la glande génitale peut se manifester dans des circonstances diverses. Si l'excès de fonctionnement se produit dans l'enfance, il a pour conséquence un syndrome spécial, décrit sous le nom de *Puberté précoce* et qui s'accompagne souvent de développement exagéré prématuré de la taille et du poids. Cette association est décrite à l'étranger sous le nom de *Macrogenitosomia*. On peut sans inconvénient la décrire à la fois dans les deux sexes.

A l'âge adulte l'excès de fonctionnement des glandes génitales n'a plus de conséquences morphologiques aussi marquées, mais des conséquences physiologiques et pathologiques qui doivent être décrites séparément selon qu'il s'agit d'hommes (*hyperorchidie*) ou de femmes (*hyperovarie*).

1. — Puberté précoce et macrogénitosomie.

Nous avons vu dans les pages précédentes qu'il survient peu après la naissance une poussée d'activité du côté des glandes génitales pouvant aller

1. De Bovis. Hystérectomie et conservation des ovaires. *Semaine médicale*, 4 mars 1914, p. 97.

E. Apert.

jusqu'à provoquer chez la fillette un écoulement sanguin vulvaire. Il ne faut pas confondre cette *menstruation du nouveau-né* avec la *menstruation précoce*. La première apparaît toujours entre le 5ᵉ et le 10ᵉ jour de la vie aérienne. Elle ne se renouvelle pas. La seconde, qui est beaucoup plus exceptionnelle, comprend les écoulements sanguins qui se renouvellent périodiquement de mois en mois chez des fillettes. Il s'agit toujours de fillettes plus développées physiquement et intellectuellement que ne le comporte leur âge et ayant très souvent au complet les attributs de l'âge adulte (35 fois sur 56 obs.); elles brûlent les étapes de la croissance. Gautier a réuni 39 cas de menstruation dans le jeune âge ayant débuté 1 dans le premier mois, 2 à 4 mois, 2 à 5 mois, 3 à 7 mois, 5 à 9 mois, 1 à 10 mois, 5 à 11 mois, 9 dans la seconde année, 2 à 2 ans, 5 à 3 ans, 3 à 4 ans, 1 à 5 ans. Dans tous ces cas la menstruation a persisté pendant une période de quelques mois à quelques années, et pendant tout ce temps la croissance a été exagérément rapide à tous points de vue. Les enfants ainsi prématurément réglées sont précoces en tout : taille, poids, dents, parole, marche, facultés intellectuelles.

Elles surpassent les enfants du même âge d'un cinquième à un tiers comme taille, et atteignent le double de leur poids; leur force musculaire est remarquable. Assez souvent ces enfants appartiennent à des familles où la puissance génitale est bien développée, où les femmes sont réglées de bonne heure et continuent à l'être tardivement, où femmes et hommes sont bien développés au point de vue des caractères sexuels, où on note une grande fécondité 6, 7, 9, 11, 15 enfants et quelquefois des grossesses gémellaires. Dans le cas de Stocker, la mère a eu 11 enfants, une grossesse double, et une grossesse triple. L'enfant, réglée à un an et demi, ayant à huit ans 1 m. 39 et pesant 55 kg, était elle-même issue d'une grossesse gémellaire, sa jumelle était normale (1 m. 21 et 20 kg). La précocité se voit parfois chez plusieurs enfants d'une même famille (Arnold, Ahston).

Parfois les caractères sexuels accessoires se développent de très bonne heure chez ces fillettes menstruées et parfois même précèdent l'arrivée des règles. Une fillette observée par Le Beau vint au monde avec le mont de Vénus couvert de poils, comme une fille de 14 ans, et avec les seins complètement développés. Elle eut ses premières règles à trois ans et elles revinrent depuis lors tous les mois; à 4 ans, elle mesurait 1 m. 25, avait un bassin bien développé et des seins de la dimension d'une grosse orange. D'Outrepont cite le cas d'une fillette qui, à deux semaines, avait deux dents et qui fut réglée régulièrement à partir de l'âge de neuf mois. Elle avait de grands cheveux noirs et des seins bien développés.

Chez les jeunes garçons, on observe des pubertés précoces tout à fait analogues. L'enfant observé par Ruelle était pubère à 3 ans; il entrait en érection au moindre attouchement; il éjaculait quand sa mère ou sa sœur le prenaient sur leurs genoux; il se masturbait 5 à 6 fois par jour. Le jeune garçon du même âge vu par Bréchet recherchait les petites filles, cherchait à porter la main aux organes des femmes. Celui observé par Klose fut pubère dès ses premières années et père à neuf ans. South observa un enfant pubère dès sa naissance, qui eut à partir d'un an des pollutions nocturnes très fréquentes. Il est malheureux que dans aucun de ces cas le sperme n'ait pu être examiné microscopiquement. Tous ces enfants étaient plus grands et plus gros que leur âge ne le comportait. Ils avaient des toisons bien garnies au pubis et aux aisselles et quelques-uns avaient de la barbe. Dans quelques cas toutefois le développement de la toison pubienne, l'augmentation de volume des testicules et de la verge se sont produits sans qu'on ait remarqué chez l'enfant d'excitation sexuelle.

Chez les fillettes, on voit aussi parfois l'appétit sexuel s'éveiller parallèlement au développement physique. Les fillettes deviennent coquettes comme des femmes, et parfois des grossesses précoces sont survenues. Carus a observé une fillette enceinte à 8 ans; elle avait été réglée à 2 ans. La fillette observée par Ptech avait en naissant le pubis couvert de poils; elle eut ses premières règles à 4 ans; à 8 ans, nombreux rapports sexuels avec son cousin âgé de 32 ans, grossesse, au troisième mois expulsion d'un fœtus de 55 millimètres pesant 15 gr. Dans le cas de Rowlet la fillette réglée à un an devint enceinte à 9 ans et accoucha d'un bel enfant de 4 kg. Dans le cas de Haller, l'enfant, réglée à 2 ans, devint à 8 ans enceinte et n'est délivrée à terme qu'au prix d'une embryotomie. Dans le cas de Barbier la mère et la fille avaient toutes deux été précocement mères, si bien que la première était grand'mère à 22 ans (*Gaz. méd. de Lyon*, 1867).

Les enfants n'ont été suivis jusqu'à l'âge adulte que dans de rares observations. Ils ont de bonne heure cessé de grandir, en sorte que leur taille n'a finalement pas été plus grande que la normale.

D'après Unger les fillettes réglées de bonne heure deviendraient fréquemment chlorotiques. Dans le cas de Diamanti les règles, régulières depuis l'âge de deux ans, ont cessé à six ans et ont été remplacées par des accès épileptiformes périodiques.

La femme observée par Descuret avait été réglée régulièrement à partir de l'âge de 2 ans et demi; mariée à 17 ans, elle eut neuf enfants dont deux jumeaux, plus deux fausses couches. La ménopause ne vint qu'à 55 ans. Elle avait donc eu plus de 50 ans d'activité ovaro-utérine. Celle de Blumenbach, réglée à 2 ans, devint enceinte à 8 ans; elle avait alors la taille et la corpulence d'une femme adulte et ne se développa pas davantage. Contrairement à la précédente, elle eut de bonne heure son retour d'âge, à 25 ans; elle vécut ensuite jusqu'à 75 ans.

Anatomie pathologique. — Les autopsies ont été rares puisque l'affection n'entraîne pas la mort. Toutefois la fillette vue par Allbutt mourut à deux ans d'épuisement causé par les métrorragies très abondantes qu'elle avait tous les mois depuis l'âge de 18 mois; quelques autres enfants sont morts de maladie intercurrente. On a trouvé les ovaires augmentés de volume, et plissés comme ceux d'une femme pubère.

Traitement. — Nous ne connaissons pas de traitement efficace de ces états. Il faut dire que la plupart des observations sont antérieures à la diffusion des méthodes opothérapiques et sérothérapiques. Il serait logique aujourd'hui d'essayer, d'une part l'opothérapie avec la glande dont l'hyperfonctionnement provoque le retard sexuel, c'est-à-dire l'hypophyse, d'autre part la sérothérapie avec le sérum d'animaux châtrés, facile à se procurer;

E. APERT.

ce dernier procédé serait l'analogue du traitement de la maladie de Basedow par le sérum de chèvres thyrectomiées. On pourrait encore employer le lait de vaches châtrées, comme on a employé dans la maladie de Basedow le lait des chèvres thyrectomiées.

Pubertés précoces secondaires. — Dans les lignes précédentes, nous avons étudié les pubertés précoces essentielles, celles qui s'observent en dehors de tout état pathologique susceptible de les provoquer, et qu'il semble logique d'expliquer tout simplement par une hyperactivité pour ainsi dire constitutionnelle de la glande génitale, ovaire ou testicule. Nous allons étudier maintenant les pubertés précoces secondaires à des états pathologiques et nous allons voir que l'explication de la puberté précoce, en général, n'est peut-être pas aussi simple que cela, puisque ce ne sont pas seulement les lésions hypertrophiantes de l'ovaire et du testicule qui peuvent provoquer des pubertés précoces, mais aussi des lésions de la thyroïde, de la pinéale, de la surrénale ; nous verrons même que les lésions les plus fréquemment en cause sont les lésions hypertrophiantes (adénomes ou épithéliomes) développées aux dépens du tissu cortical des capsules surrénales.

A. — ***Altérations de la glande génitale*** : 1° *Garçons*. Le cas de Sacchi est très démonstratif : il s'agit d'un enfant de neuf ans qui présentait un développement corporel excessif et prématuré. Il avait 1 m. 45 de taille, et un poids correspondant à cette taille : 44 kilos ; il était fortement musclé sans être obèse, et avait 75 centimètres de pourtour thoracique ; il avait un collier de barbe aussi développé que chez un garçon de 18 à 20 ans, une petite moustache, des poils au-devant de la poitrine et sur l'abdomen, des toisons pubiennes et axillaires bien fournies, une verge de la dimension de celle d'un adulte, des érections fréquentes et prolongées, une voix mâle. Le testicule droit était minuscule comme chez un enfant non pubère, mais le testicule gauche était énorme, et mesurait dix centimètres de diamètre. Cette tumeur s'était développée et l'enfant avait commencé à croître anormalement à partir de l'âge de cinq ans. Le testicule fut enlevé chirurgicalement et on constata qu'il était le siège d'une tumeur épithéliale. Quatre mois après l'ablation, bien que le testicule droit subsistant ait augmenté de volume, la verge avait repris ses dimensions normales, les poils pubiens et axillaires avaient disparu, la barbe était remplacée par un fin duvet blond ; il n'y avait plus d'érection.

Cette observation, on le voit, a toute la valeur d'une expérience ; le développement précoce était évidemment lié à la présence de la tumeur testiculaire ; le tissu néoplasique agissait à la façon du tissu normal lors de la poussée pubertaire ; il est donc vraisemblable qu'il était développé aux dépens des parenchymes génitaux eux-mêmes.

Askanazy a relaté un cas analogue de tumeur testiculaire avec puberté précoce ; l'extirpation du testicule malade amena rapidement la chute des poils, et le sujet reprit un habitus général en rapport avec son âge (7 ans et 9 mois).

Dans quelques cas, on a vu se développer pourtant des phénomènes analogues sous l'influence des tumeurs testiculaires qualifiées de sarcome, tératomes, kystes dermoïdes. Il est bien probable que ces tumeurs contenaient également du tissu testiculaire, adulte ou embryonnaire.

2° *Filles.* — Chez les filles on peut observer de même un développement corporel exagéré avec puberté précoce sous l'influence de tumeurs d'origine ovarienne, en particulier de kystes multiloculaires végétants. Marjolin, Schwartz et plus récemment Cortiguera et Albo (¹), Downes et Knox (²) ont cité des cas de ce genre; les mamelles étaient développées comme celles d'une jeune fille pubère, le pubis garni de poils, les organes génitaux bien développés; des hémorragies vulvaires survenaient à intervalles irréguliers. Il est à remarquer que dans le cas de Downes et Knox, l'examen histologique de la tumeur de l'ovaire a révélé une structure surrénale. Ces sujets ont un certain embonpoint, mais n'allant pas jusqu'à l'obésité qui est la règle quand la puberté précoce avec développement corporel précoce se manifeste en coïncidence avec des tumeurs épiphysaires ou surrénales.

B. — ***Altérations de la glande pinéale.*** — Un certain nombre de cas de puberté précoce ont coïncidé avec des symptômes de tumeur intracrânienne, le plus caractéristique est l'hémianopsie bi-temporale (dû à la compression du chiasma), susceptible d'aboutir, par la suite, à l'amaurose complète; elle s'accompagne souvent de stase pupillaire, de vomissements, d'hydrocéphalie (dans la première enfance), symptômes banaux de tumeur cérébrale. La radiographie montre parfois une selle turcique agrandie.

L'autopsie a révélé le plus souvent des tumeurs du cerveau moyen, développées ou non aux dépens de la *glande pinéale*, et comprimant l'aqueduc de Sylvius. Cette compression empêche le liquide céphalo-rachidien, sécrété dans les ventricules cérébraux par les plexus choroïdes, de s'écouler par l'aqueduc dans le 4me ventricule pour gagner la grande cavité céphalo-rachidienne; de là distension des trois premiers ventricules; le liquide contenu sous pression dans ces ventricules distend peu à peu le point de moindre résistance, à la base du 3me ventr. dans la tige infundibulaire à laquelle est suspendue l'hypophyse; peu à peu l'infundibulum du 5me ventr. se distend, ses parois s'amincissent; il refoule peu à peu l'hypophyse vers le fond de la selle turcique et l'aplatit de plus en plus; dans un cas, j'ai vu l'hypophyse réduite à un mince copeau d'un ou deux millimètres; la selle turcique s'élargit peu à peu. Dans les faits de ce genre, quand on procède à l'autopsie et qu'on enlève le cerveau on est étonné de voir venir avec lui comme un gros grain de raisin qui s'énuclée de la selle turcique; s'il se rompt, il laisse couler abondamment du liquide. Cette petite tumeur arrondie, transparente, à paroi formée d'une mince pellicule, n'est autre que l'infundibulum du 5me ventricule distendu par le liquide.

Ces lésions amènent d'autant plus facilement la puberté précoce et l'augmentation des organes génitaux, qu'elles ont débuté à un âge plus tendre. Dans les cas d'Œstreich et Slawyk, Ogle, Pelizzi, Frankl-Hochwart, Van de Heide, il s'agit de petits enfants. Ils avaient des organes génitaux d'adulte, des toisons pubiennes, et parfois axillaires, bien garnies, parfois des sentiments au-dessus de leur âge; l'obésité était extrême. Tous avaient une

1. *Giornale italiano delle malattie veneree*, 19 nov. 1919.
2. *Journal of american med. Ass.*, 1924.

E. APERT.

tumeur développée aux dépens de la glande pinéale (psammone, kyste, sarcome, tératome, gliome). Quand la tumeur de la glande pinéale a débuté dans la grande enfance (Gutzeit, Marbourg, Raymond et Claude), les organes génitaux ne sont que peu ou pas hypertrophiés, la toison pubienne ne se développe pas toujours, la croissance en hauteur n'est pas toujours exagérée, et l'extrême adiposité reste parfois seule comme symptôme spécial, ajouté aux symptômes de tumeur cérébrale. Quand la tumeur débute à l'adolescence, elle peut même causer la persistance à l'âge adulte de l'état juvénile. A l'âge adulte, l'adiposité et les symptômes de tumeur sont, en général, les seuls signes.

Altérations surrénales. — La puberté précoce est souvent la conséquence de tumeurs (adénomes ou épithéliomes) ayant pour origine le parenchyme de la substance corticale des capsules surrénales.

On sait que ces néoplasies ont souvent pour conséquence des dystrophies dont la forme clinique varie selon l'âge de début du mal, mais consistent toujours en exagération du système pileux (hirsutisme), exagération du tissu adipeux (obésité), troubles des fonctions génitales. C'est surtout sur ces derniers, et cela se comprend, que l'influence de l'âge est grande. Quand le mal débute précocement dans la vie fœtale, on observe une forme particulière d'*hermaphrodisme* (organes génitaux internes féminins, organes génitaux externes et morphologie générale masculins — ovaires, trompes, utérus, en coïncidence avec une verge et un scrotum bien développés ou seulement hypospades, apparence masculine et goûts masculins). Nous n'avons pas dans cet article à insister sur cette forme. Quand le mal débute, au contraire, chez la femme pubère, il se manifeste par l'arrêt des règles et une tendance à des apparences masculines. Nous retrouverons cette forme un peu plus loin en étudiant le *masculisme*. Dans ce paragraphe, nous devons seulement étudier les cas où les néoplasies cortico-surrénales se traduisent par la *puberté précoce*. Ce sont ceux où la tumeur a débuté dans les derniers temps de la vie fœtale ou dans l'enfance (Apert) (¹).

Bulloch et Sequeira, à propos d'un cas personnel, ont bien étudié cette dernière forme, dès 1905; ils n'en avaient pas rapproché les cas remontant à la vie fœtale et se manifestant par l'hermaphrodisme, ni les cas débutant après la puberté et se manifestant par le masculisme, en sorte que leur travail laissait incomplète la description d'ensemble de la maladie, mais en ce qui concerne la puberté précoce due aux tumeurs surrénales, je n'ai eu dans mon mémoire de 1910 qu'à suivre leur description. Il s'agit d'enfants dont le développement sexuel et le développpement général sont très précoces de telle sorte qu'ils atteignent dès l'enfance une taille et un développement corporels et sexuels répondant à un âge beaucoup plus avancé (*macrogénitosomie*). Ils ont, en outre, une tendance parfois très marquée à l'*obésité* et à l'*hirsutisme*. Dans le cas de Ogle (enfant de trois ans), ce n'est pas seulement les régions génitales, mais tout le corps qui était couvert de poils; les sourcils étaient durs et broussailleux. Enfin, dans quelques cas (Retchie, Orth), le clitoris était hypertrophié, et même (Ogston) l'utérus et

---

1. APERT. Dystrophies en relation avec des lésions des capsules surrénales, hirsutisme et progeria. *Bull. de la Soc. de Pédiatrie de Paris*, 1910, p. 501.

les ovaires atrophiés, ce qui établit une transition avec les cas où la tumeur se traduit par le *masculisme*, comme quand elle débute à l'adolescence ou à l'âge adulte, et avec les cas où elle donne le *pseudo-hermaphrodisme*, comme quand son début remonte à la vie fœtale..

Collet a pu enlever la tumeur surrénale chez une fillette de 18 mois, pileuse et porteuse d'un gros clitoris. Après l'opération, l'enfant a cessé de s'accroître anormalement et l'hirsutisme a disparu (1).

2. — Hyperorchidie.

MM. Carnot et Baufle distinguent les *hyperorchidies paroxystiques* et les *hyperorchidies continues*. Les *hyperorchidies paroxystiques*, sont de véritables paroxysmes génitaux, consécutifs à une hypersécrétion transitoire. Ils en distinguent plusieurs types : 1° *Hyperorchidie paroxystique spontanée*. Ils la décrivent ainsi : « Les exemples sont fréquents de sujets qui, au cours d'un travail intellectuel absorbant, sont pris brusquement, sans excitation physique ou psychique d'aucune sorte, d'une véritable « fringale d'amour ». L'instinct du coït se réveille brusquement avec une intensité telle qu'il est impossible de le réprimer. Dans ces conditions la scène évolue presque toujours avec une rapidité caractéristique, après quelques minutes de lutte inutile, plus souvent sans aucune hésitation, surtout s'il a déjà traversé pareille épreuve, l'individu se précipite à la recherche de la satisfaction génitale : guidé uniquement par le désir brutal de l'accouplement, par le besoin d'évacuer ses vésicules séminales, il se jette sur la première femme qu'il rencontre, quelle qu'elle soit, avec toute l'ardeur d'un étalon au moment du rut, et sans réfléchir aux dangers possibles du coït qu'il accomplit; y eût-il songé que cette idée n'eût pas arrêté son élan. Cette crise paroxystique est presque une fugue; après quoi, l'esprit lucide, il peut reprendre sans peine le travail momentanément abandonné. »

Les mêmes auteurs distinguent : 2° *La crise d'hyperorchidie paroxystique occasionnelle* qui se produit avec les mêmes caractères que la précédente, mais sous l'influence d'une cause provocatrice, lecture, spectacle, flirt, etc.; 3° *La crise d'hyperorchidie paroxystique par rétention spermatique aiguë* qui survient chez les sujets obligés d'observer une continence à laquelle ils n'étaient pas habitués auparavant (prisonniers, etc.), et pouvant déterminer des accès de manie avec hallucinations à forme érotique. 4° *La crise d'hyperorchidie rythmique* : elle s'observe chez des hommes qui ont pris l'habitude de ne se livrer au coït qu'à intervalles réguliers, une fois par semaine par exemple: si pour un motif quelconque, ils ne peuvent évacuer leur sécrétion à l'époque habituelle, ils éprouvent un véritable malaise qui cesse après un coït quelconque ou une pollution nocturne; 5° *l'hyperorchidie du rut*. Chez certains sujets, on observe à intervalles réguliers, souvent mensuels, des crises de congestion testiculaire avec hypersécrétion et besoins sexuels, et parfois flux hémorroïdal; c'est l'analogue des règles de la femme et du rut chez les animaux; 6° *l'hyperorchidie saisonnière*; c'est celle qui se produit aux premiers jours du printemps et qu'on observe sur-

1. Collet. Gen to suprarenal syndrome in a girl one and a half years old, with successful operation. *Am. J. of Diseases of Children*, 1924.

E. Apert.

tout chez les sujets habituellement peu portés au coït, mais qui éprouvent momentanément à cette époque des besoins génitaux impérieux. C'est à cette influence saisonnière qu'est due la fréquence plus grande des conceptions au printemps, tandis qu'un minimum de fécondation répond à la fin de l'automne et au début de l'hiver ; 7° l'*hyperorchidie de la puberté*, corrélative de la poussée de développement sexuel; 8° l'*hyperorchidie de l'âge critique*. On verrait parfois aux environs de la soixantaine chez des hommes réputés pour leur continence habituelle une véritable hyperorchidie de retour, précédant de fort peu la régression testiculaire, et qu'on peut rapprocher de l'accentuation des besoins sexuels chez certaines femmes, à l'approche de la ménopause.

Sous le nom d'*hyperorchidies continues*, Carnot et Baufle décrivent l'*hyperorchidie continue constitutionnelle*, l'*hyperorchidie continue acquise*, l'*hyperorchidie continue pathologique*; la première n'est autre que ce que l'on connaît plus généralement sous le nom de *tempérament génital, tempérament érotique*; on sait qu'on l'observe surtout chez des hommes d'aspect physique caractéristique, à tronc large, à cou court, à membres courts ; on sait combien sont érotiques les achondroplases, tant hommes que femmes, qui réalisent en somme cette conformation portée à un degré caricatural, et qui ont toujours des organes génitaux de développement exagéré; aussi a-t-on considéré parfois l'achondroplasie comme le résultat d'une hyperorchidie (ou hyperovarie) fœtale (Pâarhon, Shanda, Zalpatcha). Les preuves démonstratives manquent; il n'en est pas moins vrai que les achondroplases sont des génitaux et sont parfois exposés à des psychoses érotiques, comme j'en ai observé un cas très caractérisé et comme Lauze en a rapporté des exemples dans sa thèse.

Outre la conformation spéciale, le tempérament érotique s'accompagne souvent d'hirsutisme (*vir pilosus, libidinosus*), d'hypersécrétion sudorale, d'hyperactivité physique et psychique, de tempérament coléreux, violent.

Sous le nom d'*hyperorchidie continue acquise*, Carnot et Baufle décrivent celle qu'on peut observer chez les sujets qui ont développé leurs facultés génésiques par un entraînement régulier. « Il en est des organes génitaux comme des autres appareils de l'économie : l'exercice les fortifie, l'excès les appauvrit, l'inaction les énerve » (Civiale).

Enfin les mêmes auteurs décrivent une *hyperorchidie continue pathologique* qui s'observerait chez les phtisiques et chez les convalescents de maladies aiguës. Celle des phtisiques, qui a fait, comme on sait, l'objet des commentaires des littérateurs (Michel Corday, *Les Embrasés*) me paraît avoir été bien exagérée. Ce qu'ont les phtisiques, c'est un besoin de se rattacher à la vie, de s'étourdir, de se convaincre qu'ils peuvent faire des projets d'avenir, et non une poussée spermatique.

Il est du reste bien difficile, dans ces divers syndromes hyperorchidiens, de faire la part de ce qui vient de l'influence du psychique sur le physique et réciproquement. Les répercussions des éléments du premier ordre sur ceux du second ordre et réciproquement sont continues, et il est difficile de savoir qui a commencé du système nerveux ou du système glandulaire à mettre l'autre en activité. Du reste, les deux éléments ne tardent pas à entrer tous deux en cause, et c'est la plupart du temps un cercle vicieux qu'il faut rompre, lorsqu'il faut traiter de tels sujets.

Traitement. — Les poussées passagères d'hyperorchidie, lorsqu'elles ne s'accompagnent pas de violences ou de manifestations mentales, ne méritent qu'un traitement physiologique : il faut obéir à la loi de nature. Il est toutefois des cas où il importe de les calmer. D'une part, le camphre, la valériane, d'autre part l'activité physique, les marches, les sports sont à conseiller, ainsi que la fuite de tout ce qui peut être occasion d'excitation génitale.

3. — Hyperovarie.

La périodicité régulière de l'activité ovarienne et de ses manifestations permet de concevoir chez la femme des alternatives régulières d'hyperova-

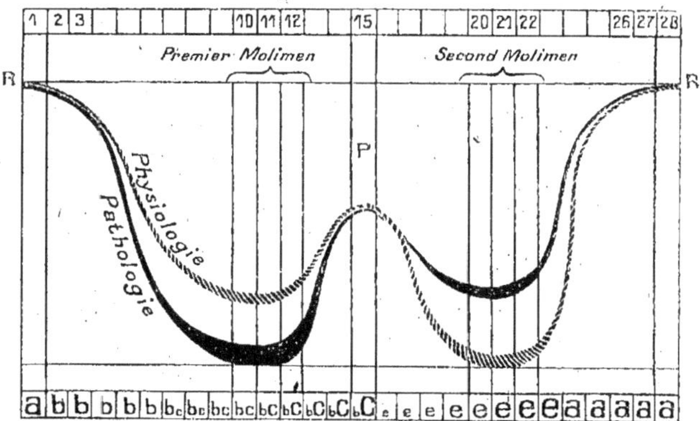

Fig. 8. — Schéma des vagues alternatives d'hyperovarie et d'hypoovarie chez la femme pendant la durée d'une période intermenstruelle (d'après STAPFER).

R, règles ; P, ponte ovulaire ; *a*, maturité du corps jaune ; *b*, régression du corps jaune ; *c*, maturation du follicule ; *e*, maturation du corps jaune.

rie et d'hypovarie physiologiques. Pour Marbé [1], à chaque époque menstruelle circule une grande quantité de sécrétion ovarienne ; la température, le nombre de pulsations, la tension artérielle sont basses ; elles remontent peu à peu jusqu'à l'époque prémenstruelle, du fait de l'hyperthyroïdisme qui accompagne l'hypoovarisme intermenstruel.

Pour Stapfer, qui a étudié les alternances mensuelles des diverses fonctions féminines avec un grand sens clinique, les phénomènes sont plus

1. MARBÉ. Le principe de l'hyperovarisme menstruel et sa valeur biologique. *Th. de Bucarest*, 24 nov. 1907.

2. STAPFER. Les vagues utéro-ovariennes : physiologie et psychologie normales et pathologiques de la femme. Paris, Masson, 1912.

E. APERT.

complexes. D'après lui, c'est deux fois par mois qu'une vague sanguine d'accélération circulatoire vient balayer les organes génitaux internes. et deux fois par mois cette vague est suivie d'une phase de stase sanguine et œdémateuse ; il y a chaque mois quatre stades successifs et alternatifs, deux d'engorgement et deux de dégorgement des tissus abdominaux; les premiers répondent au ralentissement circulatoire, les seconds à l'accélération (fig. 8). Le sommet de la première vague répond au début des règles, le sommet de la seconde au quinzième jour qui suit les règles (jour marqué chez certaines femmes par un écoulement séreux ou même sanguin — règle de quinzaine). Les périodes de stase répondent aux 10e, 11e, 12e jours (premier molimen de Stapfer), et aux 20e, 21e, 22e (second molimen). Ces jours sont les mauvais jours de la femme; c'est la période des lubies, des scènes, l'heure où elle prend toutes choses de travers et à l'envers, l'heure de la mélancolie, des phobies, des détresses nerveuses, l'heure aussi d'aggravation des inflammations utérines et péri-utérines et même des maladies féminines extra-génitales. Ces malaises se dissipent à mesure que la vague s'élève, à mesure que la quinzaine et surtout le mois approchent; la femme entre à l'approche des règles dans une période de bien-être, et c'est le moment où les pronostics graves de salpingite suppurée deviennent lettre morte ; les organes s'amollissent, les tuméfactions fondent, la température s'abaisse, le ventre s'affaisse, la défécation est facile ; les femmes se sentent alertes de corps et d'esprit ; c'est aussi l'heure d'Aphrodite : de suite avant, et de suite après les règles ; c'est également le moment propice à la fécondation.

L'exagération pathologique de l'hypoovarie des molimens a pour conséquence les états mélancoliques, les états de dépression, les états névralgiques; l'exagération morbide de l'hyperovarie du sommet des vagues a pour conséquences les métrorragies profuses, les états d'excitation, de folie érotique ou religieuse, dont on peut facilement noter les variations périodiques selon les moments du mois.

Outre cette hyperovarie périodique physiologique, on peut décrire et on a décrit (Dalché) (1) une hyperovarie constitutionnelle se traduisant par un ensemble de symptômes témoignant d'une intensité exagérée des fonctions ovariennes, et d'un tempérament génital excessif. Cette hyperovarie constitutionnelle est souvent familiale et héréditaire et peut se transmettre par intermédiaire masculin aussi bien qu'en lignée féminine. Il s'agit, en général, de fillettes dont la puberté est précoce, la croissance rapide, les menstruations abondantes, douloureuses au début, et prolongées; elles ont souvent de la leucorrhée intermenstruelle et souvent des métrorragies. Beaucoup de métrorragies virginales dépendent de l'hyperovarie. M. Dalché schématise de la façon suivante les manifestations de l'hyper et de l'hypoovarie.

1. DALCHÉ. Hyperovarie. Métrorragie virginale. *Gaz. des Hôp.*, 1906, p. 891.

HYPEROVARIE	HYPOOVARIE
Habitus de sexualité féminine précoce.	Habitus retardataire généralisé ou localisé.
Précocité intellectuelle fréquente.	Infantilisme. Stigmates de dégénérescence.
Précocité pubérale.	Puberté tardive.
Ménorragie. Souvent métrorragies. Aménorrhée s'il survient une lésion locale.	Aménorrhée : il y a toujours diminution des règles tant que l'utérus demeure sain ; les métrorragies sont l'indice d'une lésion utéro-ovarienne.
Pas de maigreur ; mais bonne constitution ; harmonie des formes.	Pâleur. Bouffissure. Pseudo-myxœdème.
Pâleur anémique à la longue.	
Thyroïde plutôt petite ; mais rien de régulier ni de fixe.	Adiposité. Goitre assez souvent.
Fécondité quelquefois remarquable.	Femmes infécondes ou peu fécondes.
Constipation peu fréquente.	Constipation très fréquente.
Nervosisme fréquent.	Nervosisme fréquent.
Hyperazoturie et hyperphosphaturie.	Hypoazoturie et hypophosphaturie.

Le **traitement** n'est actif qu'en cas de métrorragies. Il faut alors exiger le repos au lit la tête basse, sans édredons, une alimentation exempte de condiments, des injections vaginales très chaudes, susceptibles d'être données même à des vierges, avec des sondes molles de calibre approprié, sans pression ; à défaut, on peut employer les irrigations rectales chaudes. Dans l'intervalle des métrorragies, exercices réglés, gymnastique décongestionnante de Stapfer, purgatifs salins répétés et à petite dose (15 grammes de sulfate de soude tous les 3 ou 4 jours) ; on peut y joindre à intervalles de petites doses de poudre d'hypophyse (lobe postérieur).

C) SYNDROMES DE PERVERSION DES SÉCRÉTIONS INTERNES DES GLANDES GÉNITALES

(*DYSORCHIDIE — DYSOVARIE*)

Il existe un certain nombre de syndromes que l'ensemble de nos connaissances nous incite à ranger parmi les conséquences des modifications morbides du fonctionnement des glandes génitales et qu'il est cependant impossible de comprendre ni dans l'hyper-orchidie (ou l'hyper-ovarie), ni dans l'hypo-orchidie (ou l'hypo-ovarie). Ces états dépendraient soit d'une dissociation des actes morbides de ces organes, comme on sait que cela existe pour les viscères, soit d'une perversion de leurs sécrétions. Dans l'état actuel de la science, il est encore impossible de déterminer, dans le détail, l'origine de ces états (hermaphrodisme, gynécomastie, hirsutisme, perversions sexuelles) ; il faut compter, non seulement avec les modifications de la glande génitale, mais avec les corrélations des autres organes endocriniens. Un certain nombre de ces états prêtent cependant à des conditions intéressantes, si on les envisage dans leurs rapports avec les sécrétions génitales. C'est vrai surtout pour l'hirsutisme et l'hermaphrodisme. Nous allons consacrer un paragraphe à chacun de ces deux états.

E. APERT

1° Troubles de la fonction pilaire ; hirsutisme.

Dans les chapitres précédents, nous avons vu que l'exagération ou l'insuffisance des sécrétions des glandes génitales (testicule et ovaire) ont des conséquences sur le système pileux. Déjà, chez l'enfant, les différences sexuelles, la présence soit de testicules, soit d'ovaires, se traduit par un développement de la chevelure, moindre dans le premier cas, plus marqué dans le second. La poussée pubertaire abortive qui suit la naissance se traduit également par une poussée abortive de poils follets sur le corps (*lanugo*) et de poils plus rudes au coccyx et au front, rappelant ce qui existe chez les singes anthropoïdes, et qui disparaissent, en général, 3 ou 4 semaines après la naissance. A la puberté, la chevelure prend chez la femme une abondance plus grande, en même temps qu'elle a plus de souplesse, de luisant et qu'elle croît plus rapidement en longueur. Chez l'homme, cette poussée capillaire manque, et c'est le visage qui se couvre de poils. La barbe est, sauf cas pathologiques que nous examinerons plus loin, à peu près particulière au sexe mâle. Inversement, la calvitie idiopathique est plus rare chez la femme que chez l'homme ; elle manque, nous l'avons vu, chez les eunuques artificiels ou pathologiques.

Les pilosités axillaires, pubiennes, génitales, qui sont encore plus en rapport avec le fonctionnement génital, méritent, pour cette raison, de nous arrêter un peu plus. Leur développement est le premier indice de la puberté commençante. Une mince collerette de poils bordant la racine de la verge ou la commissure supérieure de la vulve est, avec quelques poils dans l'aisselle, le signe le plus précoce de la transformation qui se prépare. Plus tard, les poils, pleinement développés, ont une topographie différente chez l'homme et chez la femme, et c'est important à connaître, car certaines implantations masculines, rencontrées chez la femme, sont l'indice d'une tendance au masculisme susceptible de s'accentuer avec l'âge. En principe, la femme ne porte sur la poitrine et l'abdomen qu'un duvet fin insignifiant, tout différent des longs poils rudes et plus ou moins frisés qui existent chez l'homme autour des mamelons, dans la région pré-sternale et sur la face antérieure de l'abdomen. Mais il est assez fréquent de voir chez des femmes, même encore jeunes, un certain nombre de gros poils encercler le mamelon. De même, tandis que, normalement, la toison pubienne de la femme a une forme nettement triangulaire et cesse brusquement au pli sus-pubien, il arrive assez fréquemment, environ une fois sur dix, qu'on rencontre chez la femme l'ébauche de la topographie qui est de règle chez l'homme. Chez celui-ci les poils remontent le long de la ligne blanche jusqu'à l'ombilic, et de chaque côté de celle-ci sur une étendue qui va en diminuant, à partir du pubis vers l'ombilic, si bien que le triangle velu pubien est continué en haut par un triangle de même base et ayant l'ombilic pour sommet garni également de poils, mais plus rares, moins longs, moins frisés qu'au pubis. Cette même disposition peut se voir parfois chez la femme, mais plus souvent c'est uniquement le long de la ligne blanche, qu'une rangée de poils surmonte le triangle pubien. Mais si peu marquée qu'elle soit, cette disposition est déjà une ébauche de masculisme.

On peut aussi retrouver une disposition masculine des poils dans une région plus intime encore, à l'anus. Normalement, l'anus de l'homme est aréolé de longs poils, celui de la femme en est dépourvu le plus souvent; mais, dans la proportion encore d'une femme sur dix environ, on constate la présence des poils autour de l'anus dans le sexe féminin.

Les femmes qui offrent dès 20 ou 30 ans une telle disposition masculine des poils, sont menacées d'un ennui qui s'accentue surtout au moment de la ménopause. Leur menton devient parfois une plate-bande plantée de longs poils frisés; plus souvent, il n'existe que quelques poils rares et courts, mais bien différents du fin duvet normal. On peut aussi évaluer à 1 sur 10 la proportion des femmes ainsi affligées; elle ne paraît moins forte que grâce à l'emploi de la pince et des pâtes épilatoires.

Je ne parle pas des véritables femmes à barbe, déjà barbues à 20 ans, non plus que des faits décrits en Allemagne sous le nom d'*Hypertrichosis universalis acquisita*, cas qui rentrent soit dans la tératologie, soit dans la pathologie (tumeurs de la corticalité surrénale, tumeurs de la glande interstitielle de l'ovaire) et que nous retrouverons plus loin. Des faits tératologiques et pathologiques de ce genre sont recueillis en grand nombre dans l'ouvrage de Le Double et Houssay, *les Velus*.

Pour nous en tenir, pour le moment, aux petites différences individuelles, il semble s'agir de simples variations insignifiantes du type de l'espèce, transmissibles selon les lois de l'hérédité, et pouvant constituer des caractères de famille ou de race et pouvant, du reste, être en rapport avec des variations analogues et parallèles des fonctions endocriniennes.

Le type pilaire résultant des troubles testiculaires ou ovariens, est tout différent de celui qui résulte des troubles thyroïdiens. Dans l'infantilisme myxœdémateux, la chevelure est rare, sèche, courte, les sourcils sont parsemés de clairières, surtout vers la queue du sourcil (signe du sourcil de L. Lévi et H. de Rothschild); dans l'eunuchisme, au contraire, la chevelure est longue et fine chez l'homme, ce que L. Lévi appelle type pilaire féminin chez l'homme [1]; il décrit, de même, un type pilaire masculin chez la femme, mais les cas qu'il rapporte semblent plutôt rentrer dans les cas d'hirsutisme, en rapport avec l'hypersurrénalie.

C'est surtout en cas de tumeurs ou d'hypertrophie pathologique des capsules surrénales que l'hirsutisme est réalisé sous sa forme typique.

J'ai rapporté, en 1910, trente et une observations d'hirsutisme, et il faut y ajouter depuis celles d'Auvray et de Pfeffel (1911), Launois, Marcel Pinard et Gallais (1911 et 2 nouvelles observations en 1912), Glyn (1912), French (1911), Benda (1913), Frankel (1913), Kraus (1913), Tuffier (1914), Güemes (1917), E. Weill et Dufourt, Mauclaire (1919), Keyser et Walters (1924). Il s'agit de jeunes filles ou jeunes femmes dont les règles s'arrêtent, dont la morphologie se transforme par épaississement du corps, dont la voix

---

1. L. Lévi. Infantilisme et chevelure. 1ᵉʳ *Congrès des Pédiatres de Langue française,* Paris, 7-9 oct. 1913, p. 205. Dissociations et instabilité pilaires par dysendocrinie. Faits et interprétations. *Soc. méd. des Hôpitaux,* 26 déc. 1913, p. 956.

E. APERT.

devient masculine et, enfin, dont le corps se couvre de poils et dont le visage se garnit d'un collier de barbe. Quand il s'agit de sujets jeunes, on observe même une atrophie vulvaire avec hypertrophie clitoridienne, qui accentue le caractère masculin de la transformation. Le caractère peut aussi être modifié dans le sens de la violence, de la tendance à des gestes et à des manières d'être masculins (Gallais); on a même observé des psychopathies caractérisées (Laignel-Lavastine) (1). Dans ces cas, l'atrophie ovarienne survient secondairement à l'hypertrophie surrénale. Dans d'autres cas plus rares, le même syndrome d'hypertrichose généralisée acquise, avec arrêt des règles, hypertrophie clitoridienne, et masculisme, a coïncidé avec des lésions ovariennes (kystes multiloculaires, kystes dermoïdes, kystes mucineux, tumeurs à cellules à lutéine).

2° Hermaphrodisme.

Nous n'avons pas à écrire, dans ce paragraphe, une étude d'ensemble sur l'hermaphrodisme, qui nécessiterait un volume à peine moins gros que celui que Neugebauer a consacré à la question. Nous n'avons à envisager que les hermaphrodismes pouvant être considérés comme en rapport avec des altérations de la sécrétion interne des glandes génitales.

Nous laisserons donc complètement de côté les hermaphrodismes uniquement dus à des malformations locales, et en particulier le plus fréquent d'entre eux, l'hermaphrodisme masculin par large hypospadias périnéal, accompagné ou non de cryptorchidie. Ces sujets sont, en réalité, des hommes, et ils en ont, le plus souvent, l'apparence extérieure, les caractères sexuels accessoires, la mentalité, les appétences sexuelles. Inversement, l'hermaphrodisme féminin, par hypertrophie clitoridienne, avec ou sans ectopie inguinale des ovaires et soudure plus ou moins complète des grandes lèvres, n'empêche pas, en général, les sujets d'être complètement femmes, tant au point de vue de la morphologie que de la physiologie (en particulier au point de vue de la menstruation) et de la psychologie. Les observations ne manquent du reste pas, où l'autopsie de ces sujets a montré des glandes génitales bien caractérisées au point de vue sexuel, et en fonctionnement histologique normal.

Ces cas mis à part, il subsiste un grand nombre de faits dans lesquels les conformations anormales des organes génitaux externes s'accompagnent de déviations telles des caractères sexuels accessoires, commandés par les sécrétions internes des glandes génitales, qu'il est difficile de ne pas croire à un trouble de fonctionnement ou de structure de ces organes. Nous avons, du reste, déjà vu, dans les chapitres précédents, que l'hypertrophie clitoridienne, les pilosités à type masculin (barbe, moustaches, poils du corps), une voix et une musculature masculines et même une psychologie virile peuvent se développer chez la femme à la suite de tumeurs ovariennes, et, qu'inversement, certaines lésions traumatiques ou pathologiques des testicules peuvent entraîner la chute de la barbe, l'hypertrophie des seins et un certain degré de féminisme. Mais il va sans dire que ce masculisme

---

1. LAIGNEL-LAVASTINE et BOULET. Deux cas d'hirsutisme d'Apert avec virilisme et psychopathie. *Bulletin de la Soc. méd. des Hôp.*, 5 nov. 1920, p. 1303.

ou ce féminisme acquis, bien que parfois décrits sous le nom d'hermaphrodisme, sont toujours moins complets au point de vue de la morphologie du corps en général et des organes génitaux en particulier, que les cas où l'hermaphrodisme est congénital et où l'altération glandulaire qui pourrait en être responsable devrait remonter à la vie fœtale.

Il n'y a rien d'étonnant que l'hermaphrodisme puisse, dans certains cas, être en relation avec un développement incomplet ou dévié de la glande génitale dans la vie fœtale, puisque nous savons que des tumeurs de la glande surrénale, développées chez le fœtus, peuvent engendrer une certaine forme particulière d'hermaphrodisme (organes génitaux internes féminins; vagin réduit à sa partie postérieure s'effilant en avant pour s'ouvrir dans l'utricule prostatique; prostate, urèthre, verge du type masculin, parfois régulièrement conformés, plus souvent atteints d'hypospadias pénien ou sous-pénien). Il est bien vraisemblable que cette action de la glande surrénale se fait par l'intermédiaire de la glande génitale. J'ai attiré ailleurs (¹) l'attention sur ces faits et je dois me borner ici aux cas d'hermaphrodisme pouvant être en rapport avec une altération de développement des glandes génitales elles-mêmes.

On peut et on doit distinguer à ce point de vue un certain nombre de types anatomo-cliniques.

A. *Organes génitaux externes et caractères sexuels accessoires suffisamment développés, mais intermédiaires entre le type masculin et le type féminin. Tissu testiculaire et tissu ovarien suffisamment développés et coexistant sur le même sujet (Hermaphrodisme vrai).*

Ces faits se présentent généralement de la façon suivante : sujets le plus souvent considérés à la naissance comme des filles, parce qu'il existe une fente vulvaire, et malgré la présence d'un clitoris péniforme. A l'adolescence, apparition de tuméfactions inguinales, hernies contenant les glandes génitales. La voix devient rauque, une toison pileuse se développe abondamment au pubis et sur les grandes lèvres, parfois aussi, mais non toujours, au visage. Il est rare que les seins soient bien développés. Le vagin se termine presque toujours en cul-de-sac; quelquefois toutefois on sent un utérus atrophié; très rarement existe un écoulement menstruel; les sujets sont souvent soumis à des opérations chirurgicales, soit pour libérer le pénis maintenu recourbé vers le bas par un frein trop court, ce qui rend les érections douloureuses et le coït pénible, soit pour faire la cure radicale des hernies inguinales. Dans ces hernies, on trouve des glandes génitales, tantôt de structure testiculaire, tantôt de structure ovarienne, tantôt contenant un mélange des deux tissus (ovotestis) et parfois accompagnées de trompes ou d'utérus rudimentaires, d'épididymes, de parovaires. Tantôt les glandes génitales ont même structure des deux côtés, tantôt d'un côté la structure rappelle celle du testicule et de l'épididyme, de l'autre celle de l'ovaire avec ou sans parovaire (hermaphrodisme latéral). Dans certains cas, plusieurs glandes génitales coexistaient, avec des structures différentes. Il faut toutefois savoir qu'à plusieurs reprises des organes supplémentaires coexistant

---

1. APERT. Dystrophies en coïncidence avec des lésions des capsules surrénales (hermaphrodisme, puberté précoce, hirsutisme, obésité). *Bulletin médical*, 21 déc. 1910.

E. APERT.

avec des organes à structure ovarienne et considérés comme des testicules plus ou moins atrophiés et modifiés, ont été reconnus, à un examen plus compétent, être des capsules surrénales accessoires ou des parovaires, et inversement. Beaucoup de cas d'hermaphrodisme vrai par ovotestis, ou par ermaphrodisme latéral doivent donc n'être acceptés qu'avec réserves, et c'est seulement sur les cas récents et bien étudiés qu'on peut tabler pour l'étude de ce type [Garré] (¹).

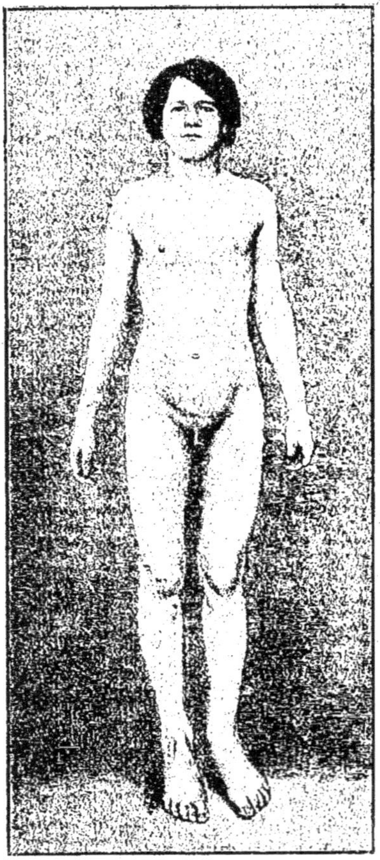

Dans les faits de ce genre, l'équivoque des caractères sexuels accessoires et des organes génitaux externes s'explique de façon très satisfaisante pour l'esprit par la coexistence des deux tissus testiculaires et ovariens fonctionnant dimultanément.

B. *Organes génitaux externes et caractères sexuels accessoires du sexe mâle avec à peine quelques anomalies (hypospadias, cryptorchidie), et assez bien caractérisés comme mâles pour qu'aucun doute n'ait été élevé. A l'autopsie, organes génitaux internes du type femelle, vagin rétréci en avant s'ouvrant dans l'urèthre au niveau de l'utricule prostatique, utérus, trompes, ovaires bien développés.*

Ou inversement, *morphologie complètement féminine avec seins bien développés, longue chevelure, pas de barbe, vulve bien conformée, vagin étroit et aveugle, pas d'utérus ni de trompes, glandes génitales ayant la structure de testicules et ayant plus ou moins tendance à pénétrer dans le canal inguinal.*

Fig. 9. — Asexualisme (DOYEN. *Soc. de l'Internat des Hôpitaux de Paris*, nov. 1913, p. 189).
Morphologie générale neutre. Appétence sexuelle indifférente.

Dans ces cas (dits *pseudo-hermaphrodisme transverse*), on trouve presque constamment les capsules surrénales principales très développées, ou de grosses capsules surrénales acces-

1. GARRÉ. Fall vom echtem Hermaphroditismus. *Deutsche medicinische Wochenschrift*, 1903, p. 77. Examen histologique du même cas publié par SIMON. Hermaphroditismus verus, Virchow's Archiv., 1903, Bd. CLXXII; ovotestis.

soires accolées aux glandes génitales ou y incluses. Les cas de Krokiewitch, Meixner, Happner, Marchand, Fibiger (5 cas), de Crecchio, Engelhardt, Neugebauer, en sont des exemples démonstratifs en ce qui concerne le pseudo-hermaphrodisme féminin surrénal. Le pseudo-hermaphrodisme surrénal transverse masculin est beaucoup plus rare. Helmbold en a toutefois rapporté un bel exemple.

C. Enfin dans un dernier ordre de faits *les caractères sexuels accessoires sont non seulement équivoques, mais très mal développés; pas de seins, mais pas de barbe; les toisons pubiennes et axillaires elles-mêmes sont peu ou pas développées, de même des organes génitaux externes : vagin à peine perméable,*

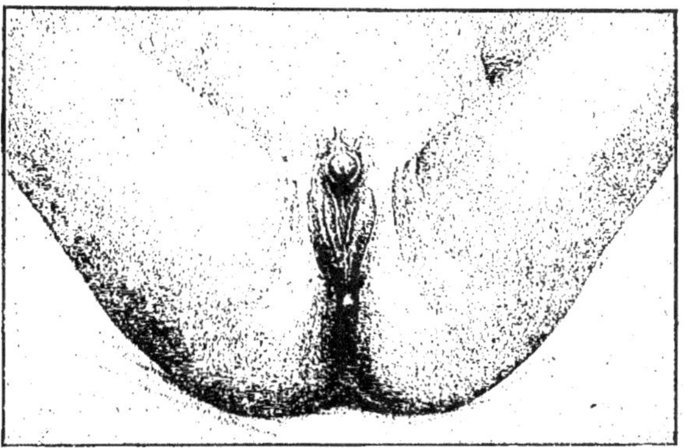

Fig. 10. — Asexualisme (DOYEN. *Soc. de l'Internat des Hôpitaux de Paris,* novembre 1913, p. 189.)

avec clitoris ou verge peu développé. L'examen histologique des glandes génitales montre leur transformation plus ou moins complète en tissu indifférent, conjonctif ou fibreux enserrant des formations où l'on a peine à reconnaître des restes de tubes séminipares ou de follicules ovariens. De tels cas semblent dus à la destruction fonctionnelle de la glande génitale à une période suffisamment reculée de la vie fœtale; elle n'entraîne pas alors seulement l'eunuchisme (comme quand elle survient dans l'enfance), mais un état équivoque qui caractérise bien le terme d'*asexualisme* (fig. 9 et 10). Dans les cas extrêmes tel le cas de Brooks(¹) l'examen histologique lui-même de la glande génitale n'a pu permettre de reconnaître s'il s'agissait d'un testicule ou d'un ovaire; on voit seulement du tissu conjonctif plus ou moins fibreux et des éléments lymphoïdes. Il existe même quelques cas démonstratifs d'absence bien constatée de glande sexuelle quelconque (Polaillon, Jacobs, Martin).

Dans cette forme, il y a pour ainsi dire association de l'hermaphrodisme avec l'eunuchisme avec dominance plus ou moins marquée de ce dernier. Il y a du reste tous les intermédiaires entre la glande génitale tout à fait

1. BROOKS. A case of asexualism. *Med. Record,* 12 août 1899, p. 221.

E. APERT.

atrophiée et méconnaissable et la glande génitale (ovaire ou testicule).

D. Faisons enfin remarquer combien est fréquente dans les cas d'hermaphrodisme la constatation de *tumeurs des glandes génitales*, tumeurs qui sont très souvent, comme dit Letulle, de nature *dysembryoplasique* et témoignent par conséquent d'une malformation des glandes génitales remontant à la vie embryonnaire. Neugebauer, dans son ouvrage sur l'hermaphrodisme, rapporte trente-trois observations d'ovaires, ou de testicules, ou de glande génitale de sexe indéterminé, qui, chez des hermaphrodites, étaient le siège de tumeurs bénignes ou malignes (sarcomes, carcinomes, épithéliomes, adénomes, tératomes, kystes dermoïdes, kystes prolifères); dans quatre cas l'affection était bilatérale.

PROSTATE

Nous avons vu que la prostate est plus ou moins atrophiée dans l'insuffisance testiculaire. La réciproque a-t-elle lieu? C'est ce que nous allons étudier.

Depuis que la prostatectomie est entrée dans la pratique courante, les observations à ce sujet ont pu se multiplier. D'une façon générale, la prostatectomie entraîne l'impuissance par impossibilité d'érection; toutefois il n'en est pas toujours ainsi (Albarran); on conseille, pour éviter cette conséquence fâcheuse, d'employer chez les sujets jeunes la méthode de Young, de Baltimore, qui conserve de chaque côté de l'urèthre prostatique un petit cylindre de tissu contenant les canaux déférents; non seulement l'érection est alors conservée, mais même l'excrétion normale du sperme et la possibilité de fécondation.

La prostatectomie ne semble entraîner une diminution ou une disparition des facultés viriles qu'à cause des lésions subies par les vaisseaux et les nerfs périprostatiques, et en particulier par les plexus prostatiques. D'après Albarran, la prostatectomie périnéale, plus traumatisante, entraîne l'impuissance plus fréquemment et plus complètement que la prostatectomie effectuée selon les nouvelles méthodes par voie sus-pubienne.

L'impuissance semble donc due, dans ces cas, plutôt à des phénomènes mécaniques qu'à un trouble de sécrétion interne. L'ablation de la prostate n'amène, du reste, aucune modification morphologique, physiologique ou psychologique; si on a parlé de mélancolie survenant après la prostatectomie, il semble s'agir uniquement d'un retentissement psychique, chez des sujets prédisposés, s'affectant outre mesure de leur impuissance, et nullement d'un effet dû à la suppression d'une sécrétion interne.

La prostate a son utilité dans la sécrétion du suc prostatique qui dilue convenablement la sécrétion testiculaire; Wichnenki a montré que, sous l'influence de l'excitation des fibres du plexus nerveux prostatique, la prostate émet une sécrétion qui active notablement les mouvements des spermatozoïdes. Mais il s'agit là de sécrétion externe.

Les expériences de Thaon ont montré que les extraits de prostate sont très toxiques. Ainsi une macération de 25 centigr. de prostate de taureau

tue en quatre minutes un lapin de 2 500 gr., après avoir provoqué dans la
première minute une notable hypertension artérielle. En revanche, la pros
tate du bœuf, qui est quatre ou cinq fois moins pesante que celle du taureau,
n'a en macération aucun pouvoir toxique.

Thaon a fait l'étude histochimique de la prostate, et a été amené à conclure que la substance toxique est formée par des graisses labiles, véritables
substances lipoïdes qu'on voit parfois à la périphérie de la glande passer
dans les vaisseaux émergents sous forme de petites granulations graisseuses. Il s'agirait donc bien d'une sécrétion interne surprise, pour ainsi
dire, sur le fait.

Thaon a été plus loin. Par chauffage de l'extrait prostatique, il a dissocié
l'action hypertensive, qui disparaît, de l'action toxique qui persiste.

On peut, par ce pouvoir toxique des extraits prostatiques, expliquer l'état
cachectique où tombent souvent les sujets atteints d'hypertrophie prostatique, et l'euphorie que ces sujets ressentent après la prostatectomie. Cette
euphorie ne s'explique pas uniquement par la disparition de la stagnation
urinaire. Bazy insiste sur ce fait qu'elle ne s'observe pas chez les sujets
dont on soigne et draine convenablement la vessie. Chez ces derniers, l'état
général peut s'améliorer considérablement, mais il n'en persiste pas moins
certains symptômes d'ordre toxique qui ne disparaissent que par la prostatectomie. D'après Thaon, les faits s'expliqueraient par la toxicité de la
sécrétion interne des adénomes prostatiques.

Dubois et Boulet voient un rapport entre la pollakiurie des prostatiques
et la sécrétion interne de la prostate hypertrophiée.

MAMELLE

Bien que la mamelle est surtout une glande à sécrétion externe, une
usine à fabriquer l'aliment du nouveau-né, elle a néanmoins une sécrétion
interne. Le seul fait que les ovaires et l'utérus cessent leur évolution périodique pendant la période de l'allaitement suffit à le démontrer.

Il y a donc entre les organes génitaux et la mamelle un échange d'influences. Nous savons que le développement de la mamelle est corrélatif de
l'activité des glandes génitales. Il y a une première poussée mammaire
dans les deux sexes en même temps que la poussée temporaire de spermatogenèse ou d'ovogenèse qui suit de peu la naissance (voir page 574); il y a
une seconde poussée mammaire dans les deux sexes au moment où le testicule et la mamelle commencent chez les adolescents à entrer en activité,
poussée qui est temporaire dans le sexe mâle et au contraire aboutit dans
le sexe féminin au plein développement des mamelles (voir page 575); enfin
c'est l'état de gravidité de l'utérus qui conditionne la multiplication des
cellules sécrétantes et l'augmentation des seins pendant la grossesse et
c'est l'expulsion du fœtus (à terme ou avant terme) qui déclanche la mise
en train de la sécrétion. L'ovaire n'y est pour rien, car l'ovariotomie pendant
la grossesse n'entrave pas la sécrétion lactée après l'accouchement.

Pathologiquement, nous avons vu la mamelle ne pas se développer chez

E. APERT.

les fillettes privées d'ovaires soit par ablation sanglante, soit par atrophie congénitale ou acquise (voir page 396). Nous avons vu au contraire l'hypertrophie mammaire succéder quelquefois chez l'homme à des traumatismes des organes génitaux (voir page 384). On peut, en somme, dire que toute l'histoire de la glande mammaire est pleine des influences qu'elle reçoit de la part des organes génitaux (¹). On conçoit qu'on ait cherché dans la castration des femmes un moyen d'agir contre des hypertrophies mammaires, et des tumeurs du sein, moyen du reste assez aléatoire et pour cela à peu près abandonné aujourd'hui (²).

Inversement, la sécrétion interne de la mamelle en activité a pour effet de suspendre l'activité utéro-ovarienne, ce qui se manifeste par l'arrêt des règles pendant la lactation. Cette action inhibante n'est pas absolue, puisque les règles reviennent souvent spontanément chez des nourrices en plein allaitement, à des époques très variables selon les femmes. Mais on peut dire que les meilleures nourrices ne revoient pas leurs règles tant qu'elles allaitent, ou ne les revoient que très tardivement (³).

En dehors de la période de lactation, la mamelle ne semble pas avoir de sécrétion interne ; la sécrétion interne ne se produit que comme corrélative de la sécrétion externe ; on peut enlever les mamelles chirurgicalement à de jeunes femelles sans entraver leur facilité à concevoir ; on peut les enlever à des femelles pleines sans entraver la grossesse ni la mise bas (Porcher).

Certaines femmes, hystériques, névropathes, dégénérées, ont une sensibilité spéciale du mamelon telle que sa titillation provoque la congestion des organes génitaux, l'érection clitoridienne et même l'orgasme vénérien ; ce n'est pas la conséquence d'une sécrétion interne ; il s'agit de corrélations dont l'intermédiaire est le système nerveux ; il peut s'agir de réflexes, mais encore ces réflexes sont-ils notablement exagérés par l'influence du cerveau, par les réactions psychiques et par l'éducation et l'entraînement dont ils ont pu être l'objet.

Il ne faut pourtant pas douter que la sécrétion interne de la mamelle puisse, dans quelques cas, avoir une importance en pathologie. Le fait observé par Djemil-Pacha en est la preuve. Cet auteur ayant amputé à un gynécomaste les deux mamelles qui étaient pour lui une gêne vit apparaître chez ce sujet un myxœdème post-opératoire absolument semblable

---

1. Citons les curieuses expériences d'ATHIAS (*Soc. de biologie*, 1915, p. 410, et 1916, p. 553 et 557) qui, greffant des ovaires chez des cobayes mâles préalablement chatrés voit se développer leurs mamelles. Sur ces mamelles hypertrophiées, la sécrétion lactée s'établit si on injecte à l'animal une émulsion d'ovaire gravide ou d'utérus et de placenta, et même quelquefois elle s'établit spontanément.

2. M. PATEL (*Soc. méd. des Hôp. de Lyon*, 2 mars 1920) aurait complètement guéri une hypertrophie mammaire double considérable par des injections sous-cutanées de lait de femme.

3. Je connais une femme ayant eu de nombreux enfants, et les ayant tous nourris, et qui a fait la remarque suivante. Ses règles n'ont jamais reparu tant qu'elle a nourri l'enfant totalement lui donnant le sein toutes les trois heures. Toutes les fois qu'elle a commencé à remplacer une tétée par un biberon, les règles sont toujours revenues quelques semaines après, quel que soit le moment où elle a fait cette substitution (de 3 mois à 8 mois après l'accouchement selon les grossesses). Je connais d'autre part une femme qui a pu donner à son enfant une seule tétée par jour de 7 mois à 10 mois sans que les règles revinssent. Elles ne sont revenues qu'une fois l'allaitement totalement cessé.

à celui des sujets à qui on a enlevé le corps thyroïde. On ne peut s'empêcher de penser que, chez ce sujet, le corps thyroïde était depuis longtemps insuffisant, mais que les mamelles avaient subi une hypertrophie compensatrice, et suffisaient par leur sécrétion interne à suppléer le corps thyroïde déficient. De même chez les hypothyroïdiennes, la période de lactation est parfois une période heureuse pendant laquelle tous les malaises relevant de l'hypothyroïdisme disparaissent. J'en ai observé un exemple (¹).

Certaines lésions hypertrophiantes de la glande mammaire provoquent aussi des phénomènes en rapport avec une sécrétion interne du tissu hypertrophié. L'aménorrhée des jeunes filles atteintes d'hypertrophie progressive des mamelles ne peut s'expliquer qu'ainsi.

Enfin, dans les cas d'absence unilatérale congénitale de la glande mammaire, on a noté *l'hypertrophie compensatrice* de la glande du côté opposé. Dans le cas de MÉRY (*Soc. de pédiatrie*, 1913) concernant une fillette de 13 ans réglée depuis trois mois, la glande unique avait le volume d'un sein d'adulte et avait grossi si rapidement que la peau du sein était couverte de vergetures. Dans le cas de MORESTIN (*Soc. anat.*, 1914) concernant une femme de 31 ans nullipare, la mamelle droite n'était représentée que par un mamelon deux fois plus petit qu'à gauche avec une aréole cinq fois plus petite ; la mamelle gauche était « extrêmement volumineuse et fort pendante ».

Inversement quand le monstre double pygopage Rosa-Josepha devint enceinte dans sa moitié Rosa, et accoucha, ses quatre mamelles furent loin de se développer autant que chez une femme normale. « 'Leur développement laissait fort à désirer ; les seins restaient aplatis et peu volumineux ; à leur niveau, les veines superficielles n'étaient pas dilatées ; les aréoles étaient faiblement pigmentées. Chez les deux sœurs, les seins sécrétaient un liquide qui présentait tous les caractères du lait ; cette sécrétion était moins abondante chez Rosa, qui venait d'accoucher, que chez Josepha. Cette dernière, du reste, est plus fraîche, plus grasse, plus forte d'apparence, mais plus petite de taille que sa sœur. Il est à noter que durant les premiers jours qui ont suivi l'accouchement, la température interne et la fréquence du pouls ont présenté des différences assez notables chez les deux sœurs ; chez celle qui venait d'accoucher, la température interne était sensiblement plus élevée. » Il semble donc que les hormones et harmozones qui assurent le développement mammaire pendant la grossesse, et qui mettent en train et entretiennent la sécrétion lactée après l'accouchement, ayant à se partager entre quatre glandes mammaires, n'ont pu assurer qu'incomplètement le développement et le fonctionnement de chacune d'elles ; peu importe, du reste, qu'on attribue la formation de ces substances au corps jaune de grossesse, aux tissus fœtaux ou au placenta.

Des faits de ce genre sont démonstratifs pour prouver que le développement mammaire de la grossesse et la lactation sont dus à des produits circulants, et non à une influence exercée par l'intermédiaire du système nerveux. On l'a aussi démontré expérimentalement : Basch a greffé sur le dos d'une chienne une mamelle empruntée à sa région inguinale et énervée.

1. APERT. Relations entre les fonctions thyroïdiennes et l'activité mammaire. *Soc. méd. des Hôpitaux*, 1896, p. 493.

E. APERT.

A la mise-bas suivante, cette mamelle sécréta aussi abondamment que sa symétrique laissée en place.

On a, il est vrai, cité des cas d'atrophie mammaire unilatérale en corrélation avec l'atrophie de l'ovaire du même côté et des cas de gynécomastie unilatérale à la suite de traumatisme testiculaire du même côté [1]. Dans ces derniers cas, on ne peut guère nier une influence du système nerveux [2]. Mais il semble bien que la corrélation par sécrétion interne soit de beaucoup la plus puissante, et il paraît démontré que c'est elle qui est en cause dans les phénomènes de l'évolution physiologique de la mamelle lors de la puberté, de la grossesse, de la lactation.

En conséquence de la connaissance de la sécrétion interne de la mamelle, on a préconisé l'opothérapie mammaire dans les congestions utéro-ovariennes, dans les ménorragies, les métrorragies, ainsi que pour entraver le développement des fibromes utérins.

La poudre de mamelle est préparée avec des mamelles de vaches sacrifiées en pleine lactation. On donne par jour 1 à 6 cachets de 0,50 centigr.

GLANDE MYOMÉTRIALE

Ancel et Bouin ont décrit en 1911 une formation glandulaire endocrine transitoire qui apparaît, dans les derniers temps de la gravidité, dans les interstices des faisceaux musculaires lisses de l'utérus, au niveau de l'insertion du placenta. Elle est formée de groupes de cellules épithélioïdes, qui proviendraient d'une transformation des cellules du tissu conjonctif interstitiel. En même temps les cellules musculaires lisses voisines, tant celles du muscle utérin que celles des vaisseaux qui l'irriguent subissent une hypertrophie considérable du cytoplasme et du karioplasme suivie d'une cytolyse qui rend méconnaissables les contours cellulaires ; il apparaît des vacuoles dans le corps cellulaire et le noyau devient granuleux et méconnaissable ; les lymphocytes infiltrent la région. La glande endocrine formée par les cellules épithélioïdes aurait, par sa sécrétion, une action sur les fibres lisses et les préparerait pour les résorptions qui suivent l'accouchement. Ancel et Bouin avaient fait leurs études sur la lapine.

Kieffer a retrouvé la même glande épithélioïde, et les mêmes phénomènes de cytolyse chez la cobaye et la rate. Chez la femme, en étudiant des tranches de tissu utérin prélevées au cours d'opérations césariennes faites à peu de distance du terme, il n'a pu mettre en évidence les cellules épithélioïdes, mais les modifications des fibres lisses étaient identiques à celles observées chez les animaux.

Ancel et Bouin ont appelé cette formation endocrine « glande myométriale ». Elle mérite d'attirer l'attention pour des recherches nouvelles.

1. COCKAYNE. *Proc. royal Soc. of Med.*, 1914. Mais dans un cas observé par GOULLIOUD au cours de la dernière guerre (*Soc. méd.-chir. militaire*, 1916), la gynécomastie survenue à la suite de l'atrophie du testicule *droit*, suite de blessure du cordon, débuta à *gauche* et devint ensuite bilatérale. Voir aussi th. de DECLÉTY, Paris, 1919.

2. Chez certaines espèces d'insectes (Papillons) où l'hermaphrodisme latéral est relativement fréquent, l'animal a le coloris extérieur du mâle du côté qui porte un testicule, et le coloris de la femelle du côté où est l'ovaire.

CONCLUSIONS GÉNÉRALES

Les paragraphes précédents nous ont montré la très grande variété clinique que peuvent comporter les troubles de sécrétion interne des glandes génitales. Les morphologies les plus diverses peuvent être réalisées selon la modalité et l'intensité de ces troubles et selon qu'ils sont ou non intriqués avec des altérations d'autres glandes à sécrétion interne. Malgré la complexité de faits cliniques, il est en général possible de déterminer la nature du trouble endocrinien, et par suite d'envisager éventuellement le traitement opothérapique approprié.

Un certain nombre d'études biologiques physiologiques et expérimentales sont récemment venues apporter à la question des précisions précieuses. Nous voulons parler des publications de M. Champy (¹) et de M. Pézard (²) sur le comportement des caractères sexuels accessoires chez les animaux ; le premier a considéré toute la série animale, le second s'est limité aux oiseaux et particulièrement aux Gallinacés.

Certes, il n'est pas possible d'appliquer complètement les conclusions de ces expériences à ce qui se passe en pathologie humaine. La variabilité des différences sexuelles dans l'échelle animale est trop grande pour qu'une telle extrapolation soit légitime, et les processus pathologiques sont trop différents, ne serait-ce que par leur lenteur, des actions brutales opérées par l'expérimentateur. Toutefois les résultats obtenus sont tellement suggestifs qu'ils est nécessaire d'en tenir compte, et, en étudiant les faits cliniques à la lumière des faits expérimentaux, on obtiendra très vraisemblablement dans nombre de cas des éclaircissements très profitables.

M. Pézard a pratiqué chez les Oiseaux des castrations dans l'un et l'autre sexe, et des transplantations de glandes génitales, soit de sexe correspondant à celui du sujet, soit de sexe opposé. Il a varié les expériences avec l'âge du sujet, la saison (en rapport avec la mue périodique et la saison d'activité sexuelle), la race (dans certaines races de Coqs et Poules, les différences sexuelles sont très accusées, et sont au contraire nulles dans d'autres races). Il est arrivé ainsi à établir un certain nombre de constatations, dont plusieurs peuvent même être codifiées sous forme de lois.

Si on enlève à un tout jeune coq les testicules, à une toute jeune poule les ovaires, on obtient des sujets neutres qui ont une morphologie identique dans les deux sexes.

Ces sujets neutralisés ont un plumage semblable à celui du coq, avec la riche gamme de tonalité brillante métallique propre au plumage du mâle, avec les fines plumes autour du cou qui constituent le camail du coq, avec les plumes allongées et recourbées de la queue (lancettes et faucilles) qui

---

1. Champy. Sexualité et hormones : les caractères sexuels considérés comme phénomènes de développement et dans leurs rapports avec l'hormone sexuelle. Doin, 1924.
2. Pézard. *Loc. cit.*, et *Revue générale des Sciences*, 30 déc. 1924 et 30 janvier 1925.

E. Apert.

manquent à la poule. Dans les races pures, dont le coloris des plumes est fixé jusque dans ses détails, les dessins pigmentaires reproduisent chez ces sujets la disposition qui existe chez le mâle.

De même les ergots, chez les sujets neutralisés, poussent aussitôt et aussi vite que chez les mâles, c'est-à-dire à la vitesse normale de 18 millimètres par an.

Plumage et ergots sont donc chez les castrés de l'un et l'autre sexe du type mâle. Mais là s'arrête la ressemblance. La crête, les barbillons, les oreillons sont du type femelle. Dans certaines races, le coq porte la crête droite, haute, érigée, dentelée en forme de scie, tandis que la petite crête de la femelle tombe inclinée sur le côté. Cette petite crête exsangue et effondrée de la femelle est celle qui existe chez les neutralisés ; qu'il s'agisse de coqs ou de poules, la morphologie des sujets neutralisés est la même : crête et barbillons de poule, plumage et ergots de coq. La combativité du coq, et le magnifique cocorico n'existent pas. Le sujet manifeste au contraire une tendance à suppléer la poule dans les soins d'élevage et conduit volontiers les bandes de poussins.

Ce qui est important à noter, j'y insiste, c'est que les caractères sont les mêmes dans l'un et l'autre sexe. L'ablation des glandes génitales réalise un type asexué (rappelant le type d'asexualisme chez l'homme) et ce type n'est pas intermédiaire entre le mâle et la femelle, c'est un type particulier dans lequel persistent certains caractères du mâle et certains caractères de la femelle. Pour Pézard, ce type neutre est le *type spécifique*, mais la présence d'une glande génitale mâle ou femelle le modifie en le faisant dévier dans un sens ou dans l'autre sens. La présence d'une glande mâle provoque la croissance de la crête et des barbillons, la présence d'une glande femelle inhibe la croissance du plumage de la queue et du camail et en atténue le coloris, et inhibe aussi la croissance des ergots. La glande mâle agit par une sécrétion actionnante (*harmozone* de Gley) ; la glande femelle par une sécrétion empêchante (*chalone*).

Il suffit qu'une minime portion de glande subsiste pour que le type sexuel apparaisse. C'est pourquoi les chapons industriels, généralement très mal châtrés, conservent le type du coq. De même il suffit d'un fragment d'ovaire se régénérant pour assurer chez les poulardes la persistance du plumage femelle. Il n'y a pas de type atténué intermédiaire. C'est la *loi du tout ou rien* de Pézard. Toutefois le minimum nécessaire n'est pas le même pour tous les caractères sexuels. Chacun a son *seuil différentiel* particulier, ce qui explique l'échelonnement de leur époque d'apparition ou de régression.

En transplantant sur un sujet neutralisé une glande femelle, on peut rétablir à la mue suivante le plumage femelle, et obtenir des plumes ayant, dans leur partie qui a crû en premier, le type mâle ou neutre, puis dans la partie plus proche de la racine, le type femelle.

On peut de même, par greffe de glande mâle, provoquer la croissance de la crête et mesurer la courbe de sa croissance en fonction du temps. C'est une courbe parabolique. Une courbe inverse est obtenue quand la crête du coq régresse après castration.

Les plumes en cours de croissance sont seules susceptibles d'être modifiées. Ainsi le plumage entre deux mues ne peut plus changer. Toutefois si on éplume une région du corps, les plumes y repoussent sur le type nouveau. On peut ainsi créer des sujets *mi-partis*, c'est-à-dire ayant du côté éplumé le plumage du mâle, et de l'autre celui de la femelle. Mais à la mue suivante, le type uniforme femelle reparaît.

Des cas particuliers sont fournis par l'étude des différentes races. Il y a en effet de grandes variétés dans le plus ou moins grand développement

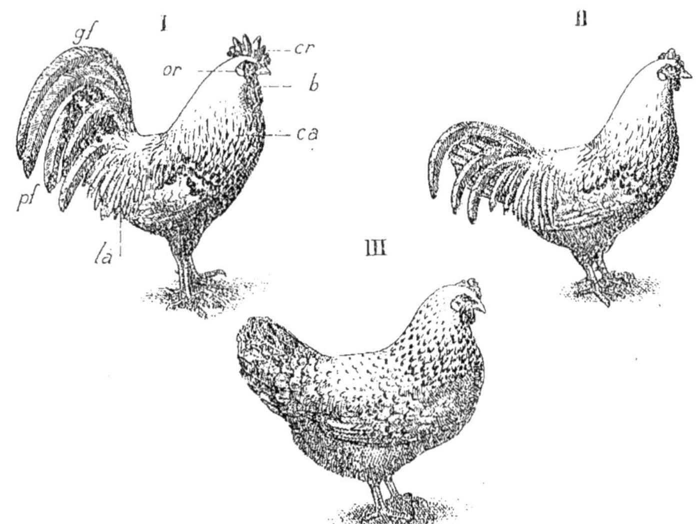

Fig. 1. — I. *Coq normal.* — Crête (*cr*) et barbillons (*b*) développés. — Camail (*ca*), lancettes (*la*), faucilles (*gf* et *pf*). — Ergots.

II. *Forme commune au chapon et à la poule ovariectomisée (forme spécifique).* — Crête et barbillons petits. Plumage et ergots du mâle. Ni chants ni instincts sexuels.

III. *Poule normale.* — Crête et barbillons moyens. Plumes arrondies sur le cou. Ni lancettes, ni faucilles, ni ergot. (D'après A. Pézard. *Revue générale des Sciences*, 1925).

des caractères sexuels, selon la race de poules envisagée. Le cas particulier le plus suggestif est celui de la race *Sebright*, race naine connue aussi sous le nom de *Coqs à queue de poule*, parce que les deux sexes y ont identiquement le même plumage. Chose paradoxale, la castration, soit des coqs, soit des femelles fait apparaître dans cette race le plumage mâle dont sont privés les coqs entiers. Bien mieux, en greffant, sur un coq châtré d'une autre race, un testicule de coq *Sebright*, on féminise ce coq. Dans cette race, le testicule a donc pris par mutation un pouvoir inhibiteur identique à celui qu'a l'ovaire. Sans préjudice de l'harmozone activant le développement de la crête, il sécrète la chalone inhibant le développement du plumage.

E. Apert.

On voit que dans l'intérieur d'une même espèce de grandes différences existent selon la race. A plus forte raison est-il dangereux de conclure des oiseaux à l'homme. Néanmoins les expériences de Pézard, ayant élucidé le déterminisme des caractères sexuels chez les oiseaux, il est certain que c'est dans un ordre de faits analogue qu'il faut chercher pour l'espèce humaine des explications concordantes.

A ce point de vue les études citées plus haut de Champy élargissent le point de vue en envisageant d'ensemble toute la série animale.

Champy a vu que la question des caractères sexuels est dominée par la notion de *dysharmonie*. Il appelle *organes dysharmoniques* certains organes, différents selon les espèces, qui ont tendance, lorsqu'il y a surabondance d'éléments nutritifs ou excès de croissance, à croître plus que l'ensemble de l'organisme. Ces organes ne sont jamais des organes nécessaires à l'existence, mais des organes indifférents ou servant uniquement à la vie de relation : appendices, rostre, antennes, élytres chez les insectes et les crustacés ; appendices cutanés, phanères chez les vertébrés, etc. Sous l'influence des hormones testiculaires, les organes dysharmoniques se développent surabondamment, et d'autant plus que l'excès d'éléments nutritifs est plus marqué. Le jeûne ou la mauvaise alimentation, ainsi que la maladie ou la présence de parasites empêchent cet effet, d'où les phénomènes bien connus depuis Giard et décrits sous le nom de *castration alimentaire, castration parasitaire*. Dans une même espèce, les divers organes susceptibles de subir l'influence sexuelle n'ont pas le même degré de dysharmonie et ne subissent que successivement et à un degré différent l'influence de l'hormone sexuelle. Dans les conclusions de Champy, cette notion du degré de dysharmonie variable selon les caractères sexuels envisagés, se substitue à la notion des seuils différentiels de Pézard.

Certains caractères sexuels ne se maintiennent que si l'hormone continue son action. Ainsi la crête du coq, qui régresse quand le coq est châtré. D'autres caractères persistent. Ainsi les cornes de beaucoup de vertébrés croissent sous l'influence de l'hormone testiculaire; si on châtre l'animal, la corne cesse de croître, mais ne diminue pas; elle ne régresse jamais (bélier).

Chez le taureau le cas est différent ; les cornes sont plus longues chez le bœuf et chez la vache que chez le taureau ; l'hormone sexuelle du taureau agit donc comme chalone.

Quant à la différenciation qui constitue la puberté, c'est la thyroïde qui la conditionne. Ce que nous savions très bien en clinique humaine se trouve ainsi généralisé aux vertébrés. La transformation du têtard en grenouille se fait sous la même influence que celle du jeune garçon en homme et de la fillette en femme.

On le voit les travaux de Pézard et de Champy sont très suggestifs. On se heurte toutefois à bien des obstacles pour les appliquer en clinique humaine ; pour les utiliser, il faut tenir grand compte de certaines différences.

Dans l'espèce humaine, il n'y a plus ni saison des amours, ni rut. La spermatogénèse est continue, et les douze à treize ovulations annuelles sont subintrantes ([1]). Les caractères sexuels persistent pendant tout l'âge adulte, au lieu d'être temporaires comme le bois des cerfs et la parure de noces des oiseaux. L'asexualisme ne peut donc plus être réalisé par les castrations effectuées après l'établissement de la puberté.

La castration chez un homme jeune n'amène pas la chute de la barbe ni des poils axillaires et pubiens ; la virilité peut même persister après une atrophie considérable des testicules, soit à la suite d'oreillons, soit à la suite de tuberculose testiculaire ou de syphilis testiculaire ; cela s'explique du reste très bien par la loi du tout ou rien de Pézard. La chute des poils est beaucoup plus marquée dans l'infantilisme régressif de Gandy dont le *primum movens* est la destruction de la thyroïde et non des testicules. Quant à l'infantilisme du type Lorain qui se voit chez les sujets atteints dès le jeune âge par la tuberculose, le paludisme, l'hérédo-syphilis ou la famine habituelle, il est à rapprocher des castrations parasitaires et alimentaires.

A l'inverse, l'atrophie sénile des ovaires provoque souvent chez les vieilles femmes une poussée de poils au visage. La pilosité mentonnière semble donc faire partie du type spécifique humain, mais la poussée des poils aux lèvres et au menton est accélérée par l'hormone testiculaire et inhibée par l'hormone ovarienne.

Outre les femmes à barbe, dont la barbe est apparue après la ménopause, il en est (et ce ne sont pas les moins bien fournies) dont la barbe pousse dès la puberté. Ces faits rares bien étudiés par Ledouble et Houssay ([2]) répondent aux cas où l'ovaire a perdu par mutation son pouvoir de sécréter l'hormone inhibitrice. Inversement, il y a des familles où les hommes n'ont pas de barbe, cas comparable à celui des coqs de race Sebright. Il est certain que si une sélection suffisante pouvait être pratiquée dans l'espèce humaine, les éleveurs qui en seraient chargés pourraient fixer ces mutations dans la descendance et créer des races avec mâles sans barbe ou avec femelles barbues analogues aux races créées par les zootechnistes. Mais mieux que ces vains ornements, ce qu'il faudrait fixer, si jamais se réalisait ce rêve de la sélection humaine de notre grand Charles Richet ([3]) ce sont les différenciations sexuelles psychologiques, chez la femme toutes les qualités de bonté, de tendresse, de grâce qui font le charme des âmes vraiment féminines ; chez l'homme, les généreux sentiments de courage, d'altruisme, de dévouement aux nobles causes, qui caractérisent l'homme vraiment digne de ce nom, et dont notre jeunesse française a donné tant d'exemples au cours des cinq années terribles de la Grande Guerre.

1. Toutefois, chez les populations polaires, les règles sont suspendues pendant les quatre mois d'hivernage, et toutes les conceptions datent du printemps. Dans le reste de l'humanité, malgré la continuité des activités testiculaire et ovarienne, les conceptions restent le plus nombreuses au printemps. Notre excellent confrère de la Faculté de Montpellier, François Rabelais avait déjà noté cela (*Pantagruel*, livre V, ch. xxix) et les statistiques de toutes les nations le confirment. C'est aussi au printemps que sont conçus en plus grande proportion les hommes éminents (APERT. Quelle est l'époque de l'année la plus favorable à une bonne conception ? *Paris médical*, 16 avril 1921, annexes, p. 1).
2. LEDOUBLE et HOUSSAY. *Les Velus*, Vigot, 1912.
3. CH. RICHET. *La Sélection humaine*, Alcan, 1919.

E. APERT

SYNDROMES PLURIGLANDULAIRES

Par

Henri CLAUDE   et   A. BAUDOUIN

Professeur à la Faculté de Médecine de Paris.   Professeur agrégé à la Faculté de Médecine de Paris
Médecin des Hôpitaux.   Médecin des Hôpitaux.

I. — CONSIDÉRATIONS GÉNÉRALES ET CLASSIFICATION

La notion de syndrome pluri-glandulaire est de date récente. C'est en effet en 1907 que l'un de nous publia, en collaboration avec Gougerot[1], un cas clinique longtemps suivi, qui ne rentrait dans aucun des cadres connus et où l'analyse des symptômes démontrait l'atteinte de plusieurs glandes, testicule, thyroïde et surrénale. L'autopsie prouva l'exactitude des inductions cliniques. Ainsi l'étude complète de ce malade imposait la conception de syndrome pluriglandulaire.

Il convient de reconnaître que Rummo et Ferranini en 1897 avaient décrit sous le nom de gérodermie génito-dystrophique, un état de dystrophie générale avec aspect sénile qui paraissait attribuable à une altération primitive des glandes génitales. En 1899, Rossolimo Ciauri décrivit le même état sous le nom de sénilisme. Plus tard, en 1912, Ciauri, dans son ouvrage sur le sénilisme et les dysmorphismes sexuels, revient sur ce sujet et estime qu'il avait démontré dès 1899 qu'il s'agissait d'un syndrome pluriglandulaire. Nous ferons remarquer toutefois que le mot, répondant à une conception générale qui s'est montrée féconde par la suite, n'est pas prononcé par les auteurs italiens. Leur description n'apportait pas simultanément la preuve clinique et anatomique. Si nous nous reportons à l'ouvrage de Ciauri, nous voyons que les gérodermiques sont considérés comme des castrats naturels, porteurs d'altérations testiculaires d'origine fœtale; certains seulement seraient des castrats de l'enfance. Leur sérum serait spermatolytique. Il ne s'agit donc là que de faits d'un ordre très particulier et non d'une notion d'une portée générale infiniment plus grande comme celle qui ressort de la conception de H. Claude et Gougerot, qui ont cherché à ouvrir un chapitre nouveau de la pathologie endocrinienne. De même, nous ne nions pas que, comme le rappelle N. Pende, Castellino dans sa théorie de la chlorose, syndrome endocrino-sympathique d'origine génitale, n'ait mis en relief l'association chez de tels malades d'autres troubles glandulaires.

1. CLAUDE et GOUGEROT. Sur l'insuffisance simultanée de plusieurs glandes à sécrétion interne. *C R. Soc. de Biologie*, 28 déc. 1907.

HENRI CLAUDE et A. BAUDOUIN.

Mais ces travaux n'apportèrent ni la preuve anatomo-clinique, ni la conception générale d'une pathologie des plus étendues, en rapport avec la dysharmonie des fonctions endocriniennes.

Dans une série de mémoires, MM. Claude et Gougerot[1] montrèrent que cette conception répondait à une nécessité et la fortune rapide des syndromes pluriglandulaires leur donna entièrement raison. De très nombreux travaux[2] parurent sur cette question au cours des années suivantes et la dénomination d'insuffisance pluriglandulaire ou de syndromes pluriglandulaires fut désormais introduite en nosographie en France et surtout à l'étranger. Mais, comme il arrive souvent, certains auteurs étendirent exagérément les cadres du nouveau groupe nosologique en essayant d'y introduire tous les états morbides obscurs et non classés. Ce faisant, on ne peut que compromettre une conception juste.

Un travail de critique s'impose donc et on doit commencer par remarquer que la question des états pluriglandulaires peut être envisagée sous deux points de vue tout différents : celui de la clinique d'une part, celui de la pathologie générale et de l'anatomie pathologique, de l'autre.

Au second point de vue, rien de plus fréquent, de plus banal, que la pluralité des altérations glandulaires. Il n'est guère d'état morbide où les glandes ne soient intéressées, et cela, il y a longtemps qu'on le sait. L'importance des glandes vasculaires sanguines en pathologie générale est capital pour régler la trophicité et le métabolisme. Leurs corrélations physiologiques jouent certainement dans les phénomènes de la vie un rôle fondamental, qui est ici connu de façon positive, là seulement de manière hypothétique, ici encore simplement soupçonné. Au moment des périodes de croissance corporelle, c'est-à-dire pendant l'enfance, aux périodes critiques de l'évolution pubérale et de l'involution sénile, il est plus important encore. Parenchymes hautement différenciés et physiologiquement très actifs, les glandes vasculaires sont des organes délicats et elles réagissent à toutes les causes d'infection ou d'intoxication exogène ou endogène. Cela explique la fréquence, la banalité des lésions glandulaires aux autopsies. On en trouve par exemple chez des asystoliques, des urémiques, chez des malades succombant aux diverses formes de tuberculose et pendant la vie desquels aucun symptôme précis n'avait permis de prévoir ces lésions. Il ne viendra cependant à l'idée de personne de faire rentrer un cas banal d'asystolie ou d'urémie dans les syndromes pluriglandulaires.

Il faut donc rester sur le terrain clinique, Nous ne dirons pas qu'un sujet était un hypothyroïdien simplement parce que nous avons trouvé à l'autopsie des lésions destructives glandulaires. On sait bien qu'il y a des glandes dont on peut enlever expérimentalement au moins les trois quarts sans provoquer de troubles et l'anatomie pathologique seule permettra assez rarement d'affirmer que les lésions observées ont suffi pour faire tomber

1. Claude et Gougerot. *Journ. de physiologie et de pathologie générale*, n° 3, mai 1908. *Rev. de Méd.*, 10 octobre 1908. *Gaz. des Hôp.*, 1912, n°s 57 et 60. — II. Claude et Gougerot. L'insuffisance pluriglandulaire totale tardivé et les syndromes pluriglandulaires. *Congrès de Londres*, 1913 et *d'Encéphale*, n° 8, 1913.

2. On en trouvera un bon résumé in : Sourdel « Contribution à l'étude anatomo-clinique des syndromes pluriglandulaires ». *Th. de Paris*, 1912.

la valeur fonctionnelle de la glande au-dessous du seuil qui crée l'insuffisance. Pour affirmer l'hypothyroïdie il faut que, au lit du malade, on retrouve quelques-uns des symptômes qui ont été rattachés à l'insuffisance thyroïdienne par l'expérimentation ou la méthode anatomo-clinique.

C'est donc à la clinique de reconnaître un syndrome pluriglandulaire. Mais il convient de délimiter et restreindre notre sujet. Si l'on fait rentrer, comme le veulent certains auteurs(¹), la moelle osseuse et l'ensemble des organes hématopoïétiques dans le groupe des glandes vasculaires, ce qui peut parfaitement se soutenir du point de vue de la pathologie générale, on sera amené à ranger dans les syndromes uni ou pluriglandulaires les anémies, les polyglobulies et bien d'autres affections. Il n'est pas illogique de le faire : c'est une simple question de définition. Mais quel progrès cela réalisera-t-il et quel avantage en aura-t-on au double point de vue clinique et thérapeutique?

Nous limiterons donc, suivant la convention habituelle, les glandes vasculaires sanguines aux organes suivants : la thyroïde, les parathyroïdes, le thymus, les surrénales, l'hypophyse, l'épiphyse, les glandes génitales. On peut y adjoindre le foie et le pancréas considérés comme glandes internes. Une lésion convenable de chacune de ces glandes est susceptible de déterminer des syndromes morbides d'hypo- ou d'hyper-fonctionnement ou même de dysfonctionnement, essentiellement constitués par des troubles de la trophicité et du métabolisme. Malgré de nombreuses incertitudes, liées à l'insuffisance de notre science, ces syndromes commencent à être connus et on peut les rechercher chez les malades. Il existe des cas nombreux où l'analyse clinique amène à cette conclusion que plusieurs de ces glandes sont atteintes d'une variation de leur fonctionnement. Il s'agira alors d'un « syndrome pluriglandulaire. »

En partant d'un point de vue pathogénique, on peut, ici encore, distinguer deux ordres de faits. Tantôt, en effet, la cause morbide, tuberculose par exemple ou hérédo-syphilis, porte *simultanément* son action sur plusieurs glandes. Le syndrome pluriglandulaire est constitué d'emblée : il sera *primitif*. Dans d'autres cas une glande est lésée exclusivement ou de façon très prédominante et un syndrome uniglandulaire en résultera. Mais nous savons bien qu'il existe une étroite synergie glandulaire, que les glandes forment un système tellement lié, articulé, que la lésion de l'une retentit sur les autres. C'est indiscutable au point de vue de l'anatomie et de la pathologie générale. D'ordinaire la clinique ne dissèque pas si finement les choses et il arrive souvent que ces autres glandes ne donnent, dans le tableau morbide, qu'une note effacée ou nulle. Le syndrome reste uniglandulaire. Mais si elles traduisent leur souffrance par des signes positifs, qui s'ajoutent aux premiers, un syndrome pluriglandulaire *secondaire* se trouve constitué. On a voulu rayer ce second groupe de faits du cadre des syndromes pluriglandulaires. Cela nous paraît illogique, car, une fois constitués, les syndromes secondaires sont aussi authentiquement pluriglandulaires que les primitifs.

1. Voir Professeur Hutinel. Glandes endocrines et dystrophies osseuses. Paris, 1918, p. 12 et suivantes.

Henri Claude et A. Baudouin.

Cela ne veut pas dire, évidemment, qu'il est indifférent de savoir si un syndrome pluriglandulaire donné est primitif ou secondaire. Cela peut avoir son importance thérapeutique.

C'est à la forme primitive qu'appartenait le malade princeps de MM. Claude et Gougerot. Nous décrirons plus loin le cas de ce malade et donnerons à ce moment les diverses synonymies appliquées à ce type clinique. Nous verrons aussi que certains auteurs de l'école allemande (Wiesel, Falta) ont voulu lui faire correspondre un processus pathogénique univoque (diathèse conjonctive des glandes vasculaires). Mais nous insistons encore sur ce fait que la notion de syndrome pluriglandulaire est essentiellement clinique et il ne faut pas se dissimuler que l'insuffisance de nos connaissances en matière de pathologie glandulaire rend, dans bien des cas, l'interprétation des faits observés fort délicate. Dès le début, MM. Claude et Gougerot ont dit et répété que dans le cadre des syndromes pluriglandulaires il fallait soigneusement distinguer : 1° les faits certains ; 2° les faits probables ; 3° les faits hypothétiques. C'est le cas de toute science qui se fait et nous savons parfaitement que le moment n'est pas encore venu où l'on pourra donner de ce chapitre de pathologie une description définitive.

Un plan logique au point de vue nosographique consisterait à grouper les syndromes pluri-glandulaires d'une manière anatomique suivant le nombre et la qualité des glandes intéressées. C'est ainsi que MM. Claude et Gougerot avaient, en 1913 [1], proposé la classification suivante :

1° Syndrome uniglandulaire avec lésions glandulaires associées plus ou moins frustes, exemple myxœdème classique ;

2° Syndromes pauciglandulaires ou de transition : atteinte prépondérante d'une glande réalisant l'un des tableaux classiques du myxœdème, de l'acromégalie, de la maladie d'Addison même, avec troubles glandulaires associés ;

3° Syndrome d'insuffisance pluriglandulaire total et tardif sans prédominance d'un des anciens syndromes endocriniens classiques. Toutes les glandes sont altérées, tardivement, avec plus ou moins d'intensité chacune ;

4° Syndrome d'hyperfonctionnement ou de dysfonction glandulaire multiple : par exemple : acromégalie avec hyperthyroïdie et hyperépinéphrie comme dans les faits rapportés par Ballet et Laignel-Lavastine, H. Claude, etc.

5° Syndromes pluriglandulaires de balancement : affections où l'on constate un hyperfonctionnement de certaines glandes, compensateur d'un hypofonctionnement d'une autre, par exemple hyperthyroïdie compensatrice d'une insuffisance ovarienne ; hyperorchidie et hyperépinéphrie compensatrice d'une compression de l'hypophyse, etc. ;

6° Syndromes pluriglandulaires dysharmoniques : myxœdème et goitre exophtalmiques associés, syndrome d'asynergie et d'arythmie de N. Pende.

D'autre part, les divers syndromes se répartissent, dans les diverses périodes de l'existence, d'une manière très naturelle. La meilleure classifi-

1. H. Claude et Gougerot. L'insuffisance pluriglandulaire totale tardive et les syndromes pluriglandulaires. *L'Encéphale*, n° 8, 1913.

cation pour un Traité de Pathologie consiste à combiner ce point de vue au point de vue anatomique et nous examinerons tour à tour :

1º Les syndromes pluriglandulaires de la première enfance ;

2º Ceux de la moyenne et grande enfance,

3º Ceux de la période d'évolution pubérale ;

4º Ceux de l'adulte ;

5º Ceux de la période d'involution sénile.

Dans chaque groupe, et particulièrement chez l'adulte, nous classerons les formes suivant les glandes intéressées.

L'espace limité accordé à ce chapitre dans le *Traité de Médecine* ne nous permet que d'ébaucher la description des syndromes pluriglandulaires les mieux connus.

II. — DESCRIPTION CLINIQUE

Les syndromes pluriglandulaires de la première enfance

Une première question se pose : existe-t-il des syndromes pluriglandulaires congénitaux? Elle a fait l'objet d'assez nombreuses études, en Allemagne surtout, et l'on s'y est demandé si une dysfonction, constitutionnelle et congénitale, de certaines glandes ne pourrait être l'origine des tempéraments et des diathèses. Inutile de faire remarquer que, sur ces questions premières et obscures, il est difficile de prétendre à des réponses définitives. On n'a pas le droit d'en négliger l'étude, car il peut en dériver quelques éléments thérapeutiques. Selon toute vraisemblance, les altérations glandulaires jouent un rôle important dans les dystrophies de la première enfance : mais jusqu'ici ce rôle n'est pas précisé et il serait déraisonnable de le considérer comme exclusif.

Krabbe(¹) a rapporté des faits qui démontrent, d'après lui, la débilité congénitale du système endocrinien. H. Curschmann(²) pense également que des dystrophies glandulaires congénitales sont fréquentes chez les individus qui présenteront plus tard le tableau clinique des insuffisances multiples. J. Wiesel(³) englobe tous ces faits dans la vaste synthèse opérée par Paltauf sous le nom d'état thymo-lymphatique, qui nous paraît correspondre à peu près à la scrofule fruste des vieux cliniciens. Dans cet état les glandes vasculaires seraient frappées d'hypoplasie et, d'après Wiesel, la fin naturelle des organes hypoplasiés est la sclérose conjonctive. En somme, d'après ces auteurs, il existerait dès la naissance des états de dysfonction pluriglandulaire se traduisant d'une façon précoce ou tardive.

1. K. Krabbe. Uber früherworbene oder kongenitale Formen der pluriglandulärer Insuffizienz. *Zeitschr. für d. gesammte Neur. und Psychiatrie* Bd. 59, 1920.

2. H. Curschmann. Zur Frage der kongenitalen Anlage bei pluriglandularer Insuffizienz. *Zeitsch. f. die gesammte Neur. und Psychiatrie.* Bd. 59, 1920. — Les deux analysés in Claude. Le rôle de la prédisposition congénitale dans l'insuffisance pluriglandulaire. *L'Encéphale,* février 1921.

3. Wiesel. Die Bindegewebsdiathese als Ursache multiglandulärer Störungen (Insuffisance plur. glandulaire). in Lewandowsky. *Handbuch der Neurol.* Bd 4, p. 407.

Henri Claude et A. Baudouin.

Si l'on envisage maintenant le rôle des glandes vasculaires dans les états morbides les plus caractérisés et les plus fréquents de l'enfance, on se heurte aux mêmes incertitudes. Prenons cette cachexie de la première enfance à laquelle Parrot a donné le nom d'athrepsie, dont les causes sont multiples et dont l'évolution est fatale quand elle est arrivée à un certain degré. Toutes les glandes sont malades dans cet état morbide ; le thymus, la thyroïde, les parathyroïdes (Harvier), les surrénales. L'hypophyse présenterait parfois des signes de suractivité ou d'épuisement fonctionnel. Mais, comme nous l'avons dit plus haut, rien de plus banal que les lésions glandulaires au cours d'un état cachectique et rien n'autorise à dire que les lésions sont la cause de la cachexie. C'est simplement par voie d'hypothèse que Falta se demande si la sclérose multiple des glandes vasculaires n'est pas à la base de l'atrophie infantile.

Si l'on prend maintenant le rachitisme, autre pôle de la pathologie du premier âge, les mêmes observations s'imposent. Que les altérations des glandes, étudiées à l'autopsie, y soient fréquentes, rien de plus certain. Mais sont-elles la cause de la maladie et le rachitisme peut-il être considéré comme un syndrome uni ou pluriglandulaire? On n'a pas manqué de le dire. Pour K. Basch il est d'origine thymique, pour Stölzner et Salge d'origine surrénale. Hertoghe et d'autres le rattachent à l'insuffisance thyroïdienne. L'un de nous[1], en collaboration avec J. Rouillard, a montré par l'expérimentation que des animaux éthyroïdés peuvent engendrer des rejetons porteurs de lésions osseuses ayant les caractères du rachitisme et se poursuivant à la deuxième génération. Mais cette expérience prouve simplement que l'insuffisance thyroïdienne des parents peut créer le rachitisme chez l'enfant, et nullement que le rachitisme est créé, dans l'organisme de l'enfant, par l'insuffisance de sa propre thyroïde. Toutes les théories glandulaires du rachitisme ont été soumises par le professeur Marfan[2] à une critique serrée et on peut conclure que, dans l'état actuel de nos connaissances, rien ne permet de considérer cette maladie comme la conséquence *directe* et *exclusive* d'un trouble glandulaire ou pluriglandulaire.

La démonstration positive de syndromes pluriglandulaires existant dans la première enfance n'a donc pas encore été donnée, mais le bon sens et l'observation s'unissent pour nous amener à conclure que, chez les enfants atteints de débilité congénitale plus ou moins accentuée, les glandes vasculaires sanguines participent au processus, qu'il en résulte une dysfonction congénitale dont le sujet portera le poids et qui favorisera le développement des insuffisances glandulaires à diverses périodes de la vie, sous l'influence de causes extérieures ou indépendamment de toute cause manifeste[3].

---

1. R. CLAUDE et J. ROUILLARD. Rachitisme expérimental et dystrophies osseuses chez de jeunes animaux issus de procréateurs éthyroïdés. *Presse médicale*, 1914.
2. Professeur MARFAN. Article Rachitisme in *Traité de médecine*. GILBERT-CARNOT. T. XXXIX, p. 441 et suiv.
1. Nous renvoyons pour plus amples détails au livre récent du Professeur Nobécourt : *Les syndromes endocriniens dans l'enfance et la jeunesse.* (Paris, 1923.)

Les syndromes pluriglandulaires de la moyenne et grande enfance.

Nous n'étudierons ici que les obésités infantiles et placerons les nanismes dans le chapitre suivant à côté du gigantisme.

On trouve dans la littérature moderne un grand nombre d'observations d'obésité glandulaire, mais c'est presque toujours une glande isolée qui a été incriminée. Nous croyons que c'est à tort et partageons l'opinion du professeur Hutinel : « Souvent, dit-il, en cas d'obésité, les altérations de la thyroïde, de l'hypophyse et des organes génitaux associent et combinent leurs effets, sans compter que d'autres organes, le foie, par exemple, peuvent également intervenir. Et l'action utile des préparations thyroïdiennes ne permet pas d'affirmer l'origine exclusivement thyroïdienne de la dystrophie(¹) ». Un certain nombre de faits que nous allons passer en revue appuient cette opinion.

Les obésités infantiles ont, depuis longtemps, frappé les observateurs ; mais la notion de leur origine glandulaire est de date récente et commence avec l'histoire du myxœdème. On rangeait autrefois ces faits dans les obésités « diathésiques » que Bouchard attribuait au ralentissement de la nutrition. Puis on opposa obésités thyroïdiennes et obésités diathésiques. A l'heure actuelle semblable opposition ne peut se défendre. Bien que les inconnues abondent dans la question de l'obésité et qu'il soit impossible d'en écrire la physiologie pathologique, nous croyons qu'obésités diathésique et glandulaire sont destinées à se fondre dans le cadre des syndromes pluriglandulaires, primitifs ou secondaires.

Les obésités infantiles ont été discutées devant le Congrès des Pédiâtres de Langue Française de 1915. Dans le rapport présenté à cet occasion, M. Nathan distingue diverses formes que nous allons résumer, en renvoyant pour les détails aux chapitres consacrés à la pathologie de chaque glande.

1° *L'obésité thyroïdienne*, pratiquement la plus importante, qui se rattache aux formes frustes du myxœdème.

2° *L'obésité hypophysaire*. — Nous n'entrerons pas dans le détail des nombreux cas qui ont été fournis. Il s'agit du syndrome de Babinski-Frölich bien connu en France depuis les observations de Babinski, de Launois et Cléret. Il est dû d'ordinaire à une tumeur hypophysaire qui se traduit, à un moment donné de son évolution, par un syndrome caractéristique (syndrome d'hypertension intracrânienne et hémianopsie bitemporale par compression du chiasma optique). L'obésité manque rarement et elle est souvent monstrueuse. Elle s'associe à l'atrophie génitale. Ce point important est la signature de la nature pluriglandulaire de l'affection. Il a valu au syndrome le nom de syndrome adiposo-génital ;

3° *L'obésité épiphysaire*. — Elle est plus fréquente chez les garçons et se rattache d'ordinaire à une tumeur de l'épiphyse. Ce sont encore les symptômes génitaux qui donnent la note pluriglandulaire. Mais il ne s'agit pas ici d'un défaut de développement des organes génitaux ; tout au contraire, leur développement est exagéré et précoce. On a vu des enfants de

---

1. Hutinel. *Loc. cit.*, p. 58.

Henri Claude et A. Baudouin.

moins de 10 ans dont les organes génitaux avaient la taille de ceux de l'adulte. Par contre, l'obésité est d'ordinaire peu marquée et fait assez souvent défaut ;

4° **L'obésité surrénale** ('). — Presque spéciale au sexe féminin, elle ressemble à la précédente par le développement exagérément précoce des organes génitaux et des caractères sexuels secondaires (bassin, mamelles). C'est le symptôme essentiel et l'obésité proprement dite peut faire défaut. Il s'agit le plus souvent d'une tumeur développée aux dépens de la substance corticale de la surrénale. Citons les cas de Bulloch et Sequeira, de Richards, de French.

Il résulte de ce que nous venons de dire que, dans les diverses formes qui précèdent, l'obésité ne représente qu'un élément du tableau morbide et souvent un des moins importants. Les symptômes génitaux sont d'ordinaire beaucoup plus typiques. Aussi allons-nous retrouver, avec plus de détail, certains de ces syndromes glandulaires (syndrome génito-épiphysaire, syndrome génito-surrénal) à propos de l'évolution pubérale à laquelle nous arrivons.

Les syndromes pluriglandulaires de la période d'évolution pubérale.

Au moment de la puberté, un bouleversement s'opère par l'entrée en jeu des glandes génitales, mais il serait tout à fait erroné de croire que leur rôle est exclusif.

Les glandes génitales, dans le développement et le maintien des caractères du sexe, sont toujours en rapports étroits avec l'état fonctionnel des autres glandes endocrines « lesquelles prêtent leur concours aux hormones génitaux dans l'importante fonction du déterminisme sexuel » suivant l'expression de Pende (') qui dans son Traité d'Endocrinologie a apporté une conception intéressante des variations de l'activité des glandes génitales. Pour cet auteur « le développement et la conservation de la sexualité sont la résultante d'une action harmonique et bien équilibrée d'une chaîne d'hormones dans laquelle la glande génitale joue le rôle essentiel ». Les troubles du développement génital, les arrêts de la crise pubérale ne sont pas liés seulement à l'insuffisance fonctionnelle d'une glande, testicule ou ovaire, mais peuvent résulter aussi de l'insuffisance d'autres glandes : thyroïde, hypophyse, surrénale. Inversement certains auteurs tendent à admettre que les sécrétions de la pinéale et du thymus auraient pour action, dans l'enfance, de faire obstacle à l'action des hormones des glandes génitales et par suite de retarder la puberté.

Le retard de l'évolution pubérale (infantilisme) serait donc, dans cette conception, lié soit à une persistance anormale de l'activité du thymus ou de l'épiphyse, soit à un trouble hypo-fonctionnement, non seulement des glandes génitales, mais aussi de la thyroïde, de l'hypophyse et de la surrénale. Inversement la suppression prématurée de l'action des glandes du premier groupe ou l'activité intempestive des glandes du second expliquerait certains faits de puberté précoce.

1. N. Pende. *Endocrinologia*, 2ᵉ édition, 1921.

Cette conception est assurément schématique, mais c'est un fait que le développement prématuré des caractères sexuels secondaires a été rencontré chez des sujets présentant des signes d'hyperthyroïdie ou d'hyperpituitarisme constitutionnel. La précocité sexuelle morbide a été notée dans certains cas de tumeurs de l'hypophyse, de la corticalité surrénale, dans des cas d'hyperplasie constitutionnelle et héréditaire ou de tumeurs de l'ovaire ou du testicule.

Chez l'adolescent et même chez l'adulte, il faut tenir compte de l'évolution des lésions pour apprécier les troubles fonctionnels génitaux, en se souvenant toujours que la pathologie endocrinienne est sans cesse en évolution et qu'elle doit être observée « dans le temps ». C'est ainsi qu'en cas de compression de l'hypophyse au fond de la selle turcique dans l'hydrocéphalie par épendymite, chez l'adulte, il y a en général une première phase d'hypogénitalisme, chez l'homme du moins : puis par la suite, si la survie se prolonge longtemps, on observe une hypertrophie testiculaire et surrénale qui s'accompagne d'une hyperactivité génitale souvent très accusée, d'une excitation psychique avec irritabilité et même état hypomaniaque. A cette activité compensatrice exagérée peut faire suite un épuisement fonctionnel des glandes, contrôlable par les épreuves biologiques et l'histologie pathologique.

La mise en action de ces synergies glandulaires sous des influences variées, engendre des syndromes pluriglandulaires très nombreux. On en a décrit une infinie variété, mais la plupart de ces types n'ont pas été vérifiés suffisamment par les constatations anatomiques, ou les études physiopathologiques, et il convient donc de se limiter aux syndromes les mieux connus.

Nous allons étudier d'abord les faits de puberté précoce et y envisagerons successivement le syndrome génito-épiphysaire et le syndrome génito-surrénal. Pour rares qu'ils soient, dans leurs formes accentuées tout au moins, ils ont un grand intérêt dogmatique et nous leur consacrerons quelques développements. Nous passerons rapidement sur l'infantilisme, certes beaucoup plus fréquent, mais qui est étudié dans plusieurs chapitres de ce traité. Nous finirons par l'examen sommaire de deux autres syndromes différents de l'infantilisme, mais ayant avec lui des points de contact : le nanisme et le gigantisme.

Syndrome génito-épiphysaire. — Le syndrome épiphysaire a été décrit surtout au moyen des observations de tumeurs dont Pearce Bailey et Smith Ely Jelliffe avaient trouvé 59 observations dans la littérature en 1911. Parmi les plus importants travaux sur cette question il convient de citer surtout les mémoires de Marburg (1908), et de Frankl-Hochwart (1909), en Allemagne, de Raymond et H. Claude, Apert et Porak, Lereboullet, en France. La symptomatologie est assez précise pour qu'actuellement le diagnostic puisse être fait à peu près sûrement pendant la vie. Rappelons qu'elle consiste en phénomènes cérébraux et phénomènes généraux.

Les phénomènes cérébraux sont l'expression de l'hypertension intracranienne. Ce sont des signes de compression par hydrocéphalie : céphalée, vomissements, somnolence, œdème et atrophie papillaire, nystagmus,

Henri Claude et A. Baudouin.

troubles de la motilité oculaire, paralysies des nerfs craniens, symptômes
cérébelleux, syndrome de décérébration, variables suivant les cas.

Les phénomènes généraux sont d'une interprétation plus délicate et ils
peuvent être considérés comme l'expression d'un trouble profond du
métabolisme : ce sont l'*adiposité* et la *précocité du développement sexuel*
(macrogénitosomie précoce).

Des sujets au-dessous de dix ans par exemple, se présentent avec des
testicules, un pénis et des bourses conformés comme ceux d'un adulte, le
développement pileux sur le corps et la face allant de pair avec cette précocité sexuelle, ainsi que l'habitus extérieur du sujet, de même que sa vigueur
musculaire. La taille au contraire n'est pas souvent augmentée. Ces caractères peuvent n'être d'ailleurs qu'ébauchés.

On a également signalé la précocité du développement intellectuel et la
glycosurie. Cet état ne dure guère et en général, le sujet ne tarde pas à se
cachectiser en raison des lésions encéphaliques qui sont à l'origine du
syndrome. On a été conduit aussi à considérer que l'épiphyse jouait un
rôle dans la nutrition, dans les phénomènes de croissance en général, et
qu'il y avait des symptômes d'hyperpinéalisme ou d'hypopinéalisme par
analogie avec les troubles de la fonction hypophysaire. Dans cette conception l'épiphyse aurait dans l'enfance, comme nous l'avons indiqué plus
haut, une action inhibitrice sur les fonctions des diverses glandes endocrines : ses altérations troubleraient considérablement l'équilibre glandulaire.

En réalité le rôle de l'épiphyse paraît être beaucoup plus modeste. D'abord
les recherches histologiques de Krabbe ont montré qu'à la naissance
l'épiphyse ne contient pas encore de cellules différenciées des neuroblastes.
Ce n'est qu'à la fin de la première année qu'apparaissent des éléments
nouveaux, et vers la 8ᵉ ou 9ᵉ année seulement se rencontrent des granulations spécifiques, témoins anatomiques d'une activité physiologique, qui
se montre à son *maximum* vers la 14ᵉ année pour diminuer ensuite graduel-
lement. Ces granulations cellulaires de la période pubérale seraient l'indice
de l'activité sécrétoire de la glande et non de son involution comme on l'a
supposé.

Retenons donc que les caractères histologiques de l'activité glandulaire
de l'épiphyse ne seraient que passagers et répondraient à une période de
quelques années.

On comprend mal dans ces conditions que les altérations de cette glande
chez des sujets souvent très jeunes, atteints bien avant la puberté, puissent
avoir un retentissement si particulier sur l'économie.

Une observation des plus intéressantes de S. Zandren [1921] (¹) nous
apporte des indications sur le rôle de l'épiphyse : il s'agit du cas d'un jeune
garçon, mort à 16 ans et 1/2 qui était bien portant jusqu'à 10 ans. A cette
époque il subit un *arrêt de développement physique et intellectuel*, de sorte
qu'à 16 ans l'aspect était celui d'un infantile, très anémique. A l'autopsie
on constate l'absence complète de glande pinéale; les autres glandes à

. S. Zandren. Contribution à l'étude de la fonction de la glande pinéale. *Acta
medica Scandinavica*, 4 février 1921.

sécrétion interne n'étaient pas altérées, mais les testicules n'avaient pas subi la transformation pubérale.

Cette observation anatomo-clinique, si elle est contrôlée par d'autres faits identiques, a une importance capitale. Elle montre que l'épiphyse joue un rôle actif et synergique de celui des autres glandes dans la *crise pubérale,* mais sa dégénérescence ne se traduit que par l'arrêt du développement. Contrairement à ce qu'on pensait, en s'appuyant sur les observations des tumeurs qu'on a considérées à tort comme réalisant la destruction de la glande, l'absence complète de l'épiphyse n'engendre pas de troubles graves du métabolisme. Cette glande ne joue pas un rôle inhibiteur sur le développement des autres glandes endocrines.

Comment expliquer le syndrome si particulier observé dans les néoplasmes de l'épiphyse?

Il est possible qu'il soit sous la dépendance de deux ordres de faits

1° Dans le cours de leur développement les néoplasmes épiphysaires

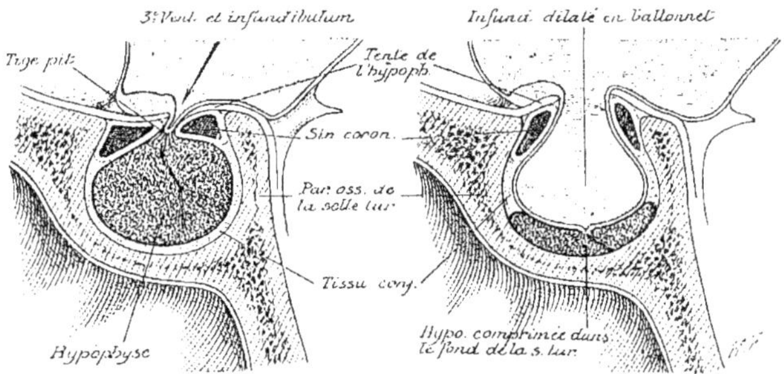

Fig. 1. — Schéma représentant la compression de l'hypophyse par l'infundibulum distendu (CLAUDE).

passent peut-être par une phase de dysfonction, une augmentation ou altération des sécrétions épiphysaires lesquelles auraient pour effet de modifier l'activité des autres glandes endocrines.

2° Il n'est pas douteux que l'hydrocéphalie très prononcée qu'engendrent en général ces tumeurs n'ait pour conséquence des altérations de l'hypophyse. Dans le cas de Raymond et H. Claude l'hypophyse était aplatie dans le fond de la selle turcique, comme c'est le cas souvent dans l'hypertension intracrânienne, sous l'influence de la distension de l'infundibulum du 3° ventricule qui pénètre dans la selle turcique comme un petit ballonnet.

On est en droit de penser que cette compression de l'hypophyse engendre sur un organisme jeune, en pleine période de développement, une série de réactions glandulaires qui traduisent d'abord l'irritation, l'excitation de l'hypophyse, puis la diminution de son activité fonctionnelle. Suivant l'âge du sujet, la période de son développement, l'intensité des lésions de la glande pinéale, on observe dans les tumeurs de l'épiphyse un *syndrome pluriglandulaire* complexe qui est l'expression :

HENRI CLAUDE et A. BAUDOUIN.

a) Des troubles fonctionnels variables de l'épiphyse en rapport avec la lésion dont elle est le siège, et de l'action de ses sécrétions altérées sur les autres glandes endocrines;

b) Des troubles fonctionnels, également variables dans le temps, de l'hypophyse comprimée par le troisième ventricule distendu ;

c) Des troubles fonctionnels provoqués dans l'activité des autres glandes par la dysfonction hypophysaire.

Quant aux phénomènes intellectuels assez curieux quoique inconstants signalés dans le cas de tumeurs de l'épiphyse ils peuvent être en rapport avec le développement anormal du cerveau du sujet, parallèle au développement somatique général exagéré, ou avec les sécrétions des glandes génitales qui ne sont pas sans action sur l'activité psychique.

On voit donc, pour conclure, que le syndrome engendré par les tumeurs épiphysaires est un syndrome pluriglandulaire complexe dont la plupart des éléments sont des éléments d'emprunt et que le rôle du néoplasme, par le mécanisme de l'hypertension intracranienne et des effets secondaires, y apparaît plus important que l'altération épiphysaire elle-même.

Cet exemple montre, une fois de plus, combien est délicate l'interprétation des syndromes pluriglandulaires.

Syndrome génito-surrénal. — Les relations du système cortico-surrénal et des organes génitaux-internes sont très étroites. Certains éléments de ces organes, cellules de la substance corticale de la surrénale, cellules germinatives de l'ovaire et du testicule, dérivent de l'épithélium cœlomique de la face interne du corps de Wolf.

Nous rappellerons surtout les analogies étroites qui existent entre les cellules des follicules de l'ovaire et les cellules de la corticalité surrénale — comme les travaux de Regaud et Policard, Mulon, Cesa-Bianchi, Ciaccio, l'ont démontré. Si l'on suit les diverses phases du développement du corps jaune, on voit que les réactions tinctoriales comme les caractères histologiques des granulations protoplasmiques permettent de rapprocher très justement certaines cellules de l'ovaire des cellules sidérophiles de la surrénale. Les cellules ovariennes comme les cellules surrénales et les cellules interstitielles du testicule ont un protoplasma riche en lipoïdes et en granulations pigmentaires, les cellules dites *lutéiniques* de l'ovaire correspondent parfaitement à la structure de véritables cellules glandulaires endocrines (Prenant).

A côté des cellules folliculaires, une place importante doit être faite aux cellules interstitielles de l'ovaire qui proviennent soit des cellules lutéiniques de la thèque interne du follicule, soit des éléments connectifs transformés du stroma ovarien dont le cytoplasma a élaboré des granulations lutéiniques. Cette glande interstitielle de l'ovaire subit des variations très curieuses suivant l'âge du sujet, de la puberté à la vingtième année, des variations en rapport avec le voisinage de la période menstruelle, la grossesse, et même l'activité de la vie génitale.

Ainsi des analogies très grandes d'origine et de structure existent entre la cellule cortico-surrénale et les cellules folliculaires et interstitielles de l'ovaire.

Des faits expérimentaux ou opératoires ont montré que les cellules corticales de la surrénale s'hypertrophient après ablation des ovaires, de même que l'ablation des tumeurs surrénales a ramené le retour de fonctions menstruelles disparues.

En pathologie, on constate que les tumeurs cortico-surrénales provoquent l'apparition de malformations sexuelles ou de troubles génitaux divers, et que dans certains syndromes pluriglandulaires, il existe des modifications morphologiques dans lesquelles le rôle principal est dévolu aux altérations des glandes génitales et des surrénales.

On peut distinguer, suivant l'importance des manifestations, diverses variétés :

1° Le pseudo-hermaphrodisme surrénal ;

2° Le virilisme surrénal ;

Pseudo-hermaphrodisme surrénal. — Étudiée en 1905 par Bullock et Sequeira, par Guttine, cette dystrophie, dont nous ne pouvons mentionner ici que très brièvement les caractères, a fait l'objet d'un important travail de Gallais (1912).

La nature de la lésion est variable. Sur 20 examens histologiques, on note trois adénomes, cinq hypernéphromes, dix tumeurs malignes. Dans un cas la tumeur est étiquetée sarcome, dans un autre il n'est question que d'hypertrophie simple des capsules. De nouvelles recherches histologiques sont nécessaires pour fixer la constitution de ces tumeurs. Elles sont habituellement bilatérales, parfois développées aux dépens de glandes aberrantes.

Le pseudo-hermaphrodisme se présente avec des caractères différents suivant l'âge du sujet.

Chez de jeunes enfants, on constate une malformation périnéo-vulvaire avec hypospadias et cryptorchidie apparente ; le sexe semble imprécis ; d'autres troubles dystrophiques, nerveux, mentaux, un certain degré de myxœdème ne sont pas rares.

Vient-on à observer l'affection chez un adolescent ou un adulte, on constate que le sujet a, soit les apparences externes d'un homme avec les organes génitaux internes d'une femme, soit la conformation inverse. Le plus souvent les individus ont un pénis bien développé avec hypospadias, un scrotum bien conformé, des poils disposés sur le type masculin, des moustaches et de la barbe, et les instincts sexuels d'un homme. L'autopsie ou une intervention opératoire montre l'existence d'ovaires, de trompes, d'un utérus et d'un vagin plus ou moins développés. De plus, il existe une tumeur lombaire d'origine surrénale unilatérale ou bilatérale, souvent prise pour une vésicule biliaire ou une tumeur du rein, et quelquefois en même temps un gros corps thyroïde, ou une sclérose kystique de cet organe.

Virilisme surrénal ou Hirsutisme (Apert). — Cette variété est beaucoup plus fréquente quoique moins connue au point de vue anatomique. Elle

Henri Claude et A. Baudouin.

29

peut être réalisée par des tumeurs bénignes de la corticalité surrénale des testicules ou des ovaires, l'affection alors a une évolution chronique. Elle peut être aussi causée par des tumeurs malignes, ce qui paraît surtout le cas chez les enfants.

1° Dans l'enfance, le syndrome est caractérisé par le développement physique anormalement rapide. La taille, les organes génitaux externes, l'apparition de poils sur la figure et les diverses parties du corps donnent au sujet les apparences d'un individu beaucoup plus âgé qu'il ne l'est en réalité.

Dans le cas de Duru, l'enfant à 5 ans avait les apparences d'une jeune fille de 14 ans. Walker rapporte qu'une fillette âgée de 7 ans atteignit la taille d'un homme de 20 ans et avait un système pileux aussi développé. Herbert signale même l'hypertrichose chez un bébé de 18 mois !

L'adiposité est fréquente, ou même l'aspect rappelle assez celui du myxœdème (cas de Guinon). La vigueur musculaire est néanmoins très extraordinaire pour l'âge des sujets.

Mais cet état ne se prolonge pas longtemps ; le plus souvent après quelques mois, deux ans au maximum, les malades se cachectisent, ils s'affaiblissent, maigrissent et succombent après avoir présenté des accidents d'origine rénale, cardiaque ou pulmonaire.

Le diagnostic sera difficile, car on pourrait confondre ces cas avec un syndrome adiposo-génital d'origine hypophysaire, et surtout avec le syndrome des tumeurs épiphysaires. Dans ce dernier cas, le développement extraordinaire du sujet au point de vue physique et psychique, l'adipose et surtout l'évolution pubérale précoce, avec hypertrichose, tous ces caractères présentent les plus grandes analogies avec le virilisme surrénal. Toutefois, dans les tumeurs épiphysaires les signes d'hypertension intra-cranienne, contrôlés par la mesure de la pression du liquide céphalo-rachidien, permettent un diagnostic précoce et relativement facile, comme nous l'avons indiqué dans un cas (Raymond et H. Claude).

2° Chez les jeunes filles ou les femmes adultes, le virilisme surrénal se manifeste par l'adipose, l'augmentation de la complexion générale du sujet, la transformation des caractères sexuels secondaires ; les poils se développent d'une façon exubérante sur le type masculin, la moustache, la barbe bien fournies ajoutent encore aux changements des traits et de la physionomie, en même temps que la voix devient plus grave.

Les organes génitaux externes se modifient : les grandes lèvres s'allongent, le clitoris s'hypertrophie, les règles s'espacent, diminuent d'abondance et disparaissent. En même temps on peut observer une certaine pigmentation rappelant la mélanodermie, parfois de la glycosurie, de l'exophtalmie, de la tachycardie. Mais les troubles les plus curieux sont ceux qu'on a constatés du côté de l'humeur, du caractère, de l'activité générale et de l'activité génitale surtout.

Ces faits de virilisme surrénal sont en effet souvent constatés dans les asiles d'aliénés chez des sujets atteints de psychose maniaque dépressive, de débilité mentale avec délire ou de démence précoce. Mais parfois il n'existe pas de troubles mentaux, il est mentionné seulement dans les observations que l'individu est devenu sombre, taciturne ou bien violent, querelleur, ou simplement manifeste une activité excessive, se livre à des travaux de force qu'il n'était pas accoutumé à faire autrefois (hypersthénie musculaire).

Au point de vue génital on signale souvent la frigidité, l'homosexualité, et même dans certains cas de psychoses maniaques dépressives, on a observé que les affinités étaient homosexuelles dans la période de dépression et hétéro-sexuelles dans les périodes d'excitation (Mary O'Malley).

On voit donc que la note pluriglandulaire est donnée par l'obésité, la tachycardie, les phénomènes surrénaux et les troubles génitaux.

L'affection peut rester longtemps stationnaire. Contrairement à ce qui se passe chez l'enfant, ces sujets adultes ainsi transformés, s'ils ne sont pas atteints de tumeurs surrénales à caractère malin, sont fixés dans leur évolution génitale sur le type masculin et leur existence se prolonge pendant de nombreuses années. Parfois la maladie surrénale se complique de tuberculose, d'hémorragie ou de métastase cancéreuse, on voit survenir alors des symptômes de cachexie : amaigrissement, douleurs lombaires, pigmentation asthénie, hypotension, et des complications diverses emportent le malade.

Pathogénie. — Quelle explication peut-on fournir des manifestations d'ordre assez différent observées dans ce syndrome? Le fait qui domine dans les formes les plus accusées, c'est la néoformation d'éléments cellulaires analogues aux cellules lutéiniques mais vraisemblablement métatypiques, soit dans la surrénale, soit dans l'ovaire. Cette néo-formation doit s'accompagner de productions de sécrétions glandulaires anormales qu'on est en droit de considérer comme susceptibles d'exciter les sécrétions des autres glandes dans des conditions nouvelles, de créer un état dysharmonique glandulaire. Il s'agit, en somme, d'une dysfonction primitive des éléments cellulaires lutéiniques. Aux formes moins caractérisées anatomiquement et surtout aux variétés frustes sans lésions anatomiques grossières, la même conception pourrait être étendue par analogie.

N. Pende met en cause plus directement les synergies glandulaires. Il pense que les hormones hypophysaires, surrénaliennes, thyroïdiennes qui interviennent ainsi que les hormones génitales dans la différenciation du sexe n'ont pas une action « sexuellement spécifique », c'est-à-dire une action limitée au caractère du sexe de l'individu à qui la glande appartient. Suivant l'endocrinologiste italien, tandis que les hormones génitales ont une action spécifique de protection et de stimulation pour les caractères du sexe propre, les hormones des autres glandes endocrines ont probablement une action stimulante sur les organes sexuels, égale chez l'homme et chez la femme. Il en résulte que ces hormones pourraient avoir aussi une action stimulante sur les rudiments d'organes du sexe opposé qui peuvent exister chez certains individus de façon à réveiller dans certains cas des affinités hétéro-sexuelles qui sommeilleraient.

La glande fonctionnerait, en somme, avec l'aide équilibrée des autres hormones qui peuvent contribuer seulement à régulariser le développement des caractères sexuels normaux : la glande génitale est-elle déficiente ou le

Henri Claude et A. Baudouin.

stimulus hormonal des autres glandes est-il prévalent, des caractères sexuels anormaux pourront apparaître.

Ainsi s'expliquerait pour Pende l'apparition simultanée de puberté précoce et de caractères hétéro-sexuels, chez des enfants atteints de tumeurs cortico-surrénales, l'apparition chez certaines femmes pendant la grossesse et la puerpéralité, qui troublent à un si haut degré l'équilibre glandulaire, de signes de masculisme, qui ne peuvent être attribués à la déficience de la sécrétion interne ovarienne puisque, dans la grossesse, le tissu interstitiel ovarien est hyperplasié. Ce trouble serait lié plutôt à l'hyperfonction gravidique de la cortico-surrénale, du thyroïde, de l'hypophyse, provoquée par des causes diverses.

Infantilisme. — L'infantilisme est caractérisé par l'absence du développement pubéral, chez des sujets ayant dépassé l'âge normal de la puberté. La structure des organes génitaux reste infantile et les caractères sexuels secondaires ne se développent pas ou se développent mal. On distingue plusieurs formes d'infantilisme : l'infantilisme pur, l'infantilisme myxœdémateux, l'infantilisme hypophysaire. Le premier, dit de Lorain, n'est pas, à notre sens, d'origine glandulaire et nous ne nous y arrêterons pas. L'infantilisme myxœdémateux, dit de Brissaud, est décrit d'une manière détaillée dans un autre chapitre de ce volume. Nous rappellerons qu'il présente des signes d'insuffisance thyroïdienne, moins accentués que dans le myxœdème typique, mais indiscutables. Mais le signe capital, c'est-à-dire l'absence du développement génital, doit être considéré comme un symptôme d'insuffisance des glandes génitales. Il s'agit donc d'un syndrome pluriglandulaire thyro-génital.

Dans l'infantilisme hypophysaire que les études de MM. Souques et Chauvet ont contribué à faire connaître, il s'agit d'un syndrome hypophyso-génital. A la taille exiguë, aux signes d'infantilisme se joignent des signes cliniques et radiologiques de tumeur hypophysaire. Parfois un certain degré d'adiposité se manifeste, ce qui relie ces formes au syndrome adiposo-génital de Frölich, qui se voit de préférence comme nous l'avons dit, chez des sujets plus jeunes.

Nanisme. — Le nanisme ne nous arrêtera pas longuement. Nous relèverons d'abord l'erreur de ceux qui voulaient identifier les deux termes d'infantilisme et de nanisme. D'une part, les infantiles peuvent être de haute taille ; les nains, d'autre part, peuvent être normalement développés au point de vue génital, ce qui est la négation de l'infantilisme. Le seul caractère spécifique du nain, c'est la petitesse de sa taille ; elle peut tenir à bien des causes et l'on a décrit : le nanisme myxœdémateux, le nanisme achondroplasique, le nanisme rachitique, le nanisme pottique, le nanisme anangioplasique, le nanisme simple ou pygméisme, ces deux dernières variétés se rapprochant beaucoup l'une de l'autre. La seule forme qui nous intéresse ici comme d'origine glandulaire est le nanisme myxœdémateux. Encore n'est-ce qu'un syndrome uniglandulaire si les organes génitaux sont normaux ;

---

1. Pour l'étude pathogénique de l'infantilisme, voir plus loin, à propos du syndrome thyro-génito-surrénal, p. **440**.

s'ils sont mal développés, cette forme se confond avec l'infantilisme myxœdémateux que nous avons vu plus haut.

Nous dirons enfin quelques mots d'une forme très rare observée par
Gilford [1] sous le nom de progeria (sénilité précoce) et étudiée par Variot
et Pironneau [2], en 1911, sous le nom de nanisme sénile. Il s'agit d'enfants
ayant l'aspect de vieillards : le corps est maigre, la peau ridée et flétrie, les
cheveux sont rares, les artères dures. Il semble qu'il faille rapporter ces
cas à des lésions surrénales.

Gigantisme. — Pour ce qui est du gigantisme, on en décrit deux grandes
formes ayant entre elles de nombreux points de contact : le gigantisme acromégalique et le gigantisme infantile. On sait combien de discussions se
sont élevées à propos de la pathogénie de ces formes morbides, les uns
n'incriminant que l'hypophyse, les autres accordant le rôle essentiel à
l'insuffisance testiculaire (gigantisme eunuchoïde). D'après Falta [3], le
gigantisme serait un syndrome pluriglandulaire et il évoluerait en plusieurs
phases. Au début, il existerait de l'hyperplasie de tous les parenchymes
glandulaires à laquelle succéderait rapidement un processus dégénératif des
glandes génitales.

Nous avons déjà signalé, dans le précédent chapitre, ces syndromes de
déséquilibre endocrinien, exactement opposés à l'infantilisme, survenant
chez des enfants porteurs de tumeurs de la surrénale ou de l'épiphyse et se
traduisant par un développement exagéré et précoce de l'appareil génital.
Nous n'y reviendrons pas ici.

Les syndromes pluri-glandulaires de l'adulte.

Ce chapitre comprend les faits les plus nombreux et surtout les mieux
étudiés. Ils forment toute une gamme, depuis les syndromes uniglandulaires typiques jusqu'aux syndromes pluriglandulaires les plus caractérisés
et cela conduit naturellement à distinguer plusieurs groupes de faits :
1° Syndromes uniglandulaires avec note pluriglandulaire ; 2° Syndromes
uniglandulaires typiques associés deux à deux ; 3° Syndromes pluriglandulaires proprement dits, sans prédominance d'aucun type uniglandulaire
classique.

1er *Groupe. Syndromes uniglandulaires avec note pluriglandulaire.* — Ces cas ont reçu de MM. Claude et Gougerot le nom de syndromes
pauci-glandulaires. En général, le syndrome pluriglandulaire est *secondaire*,
l'altération d'une glande étant primitive et entraînant, du fait des connexions interglandulaires, le déficit ou l'hyperfonctionnement d'une ou plusieurs autres, avec signes cliniques correspondants. Ces cas sont si fréquents qu'à envisager les choses de ce point de vue il ne resterait guère
de syndromes uniglandulaires purs. Mais on méconnaît souvent, dans le
langage nosologique courant, ces altérations accessoires, pour n'envisager
que la glande essentielle. Soit, par exemple, une femme atteinte de goitre

1. H. Gilford. The disorders of post natal growth and development. London, 1911.
2. Variot et Pironneau. *La Clinique infantile*, 8, 705, 1910.
3. Falta. Die Erkrankungen der Blutdrüsen, 1913, p. 573.

Henri Claude et A. Baudouin.

exophtalmique. Cette affection se complique très souvent, mais non toujours, d'insuffisance ovarienne, traduite par de l'aménorrhée, des bouffées de chaleur. Que cette complication importante survienne ou non, on ne parle toujours que de goitre exophtalmique.

Suivant la prédominance de telle ou telle glande, on peut distinguer :

1° Les syndromes pluriglandulaires à prédominance thyroïdienne. Ils comprennent :

a) les cas de myxœdème avec atrophie testiculaire, se rattachant à l'infantilisme myxœdémateux ;

b) les cas dont nous venons de parler de maladie de Basedow avec insuffisance ovarienne.

2° Les syndromes pluriglandulaires à prédominance hypophysaire. Ils comprennent :

a) les cas de syndrome adiposo-génital de l'adulte ;

b) les cas d'acromégalie avec insuffisance ovarienne ;

c) les cas d'acromégalie avec signes d'hyperfonctionnement surrénal : hypertension artérielle et athérome. Ces derniers faits méritent plus qu'une simple mention. Dès la découverte de l'acromégalie M. P. Marie avait remarqué qu'à l'autopsie de cas typiques, on pouvait trouver, à côté de l'hypertrophie de l'hypophyse, une augmentation de volume d'autres glandes vasculaires. Dans deux autopsies d'acromégales, nous avons rencontré nous-même un fort accroissement de volume non seulement de l'hypophyse, mais des surrénales, de la glande thyroïde et des parathyroïdes. Les ovaires seuls étaient atrophiés. Il semble donc que, dans certains cas au moins, l'acromégalie soit non pas seulement un syndrome d'hyperfonctionnement de l'hypophyse, mais un syndrome *d'hyperfonctionnement pluriglandulaire* les glandes qui hyperfonctionnent étant surtout celles qui excitent le sympathique.

2ᵉ *Groupe. Syndromes uniglandulaires typiques associés deux à deux.* — Dans ces cas, les syndromes uniglandulaires gardent chacun leurs caractères propres et l'analyse clinique les différencie facilement. Tels sont les cas d'association de maladie de Basedow et d'acromégalie, de myxœdème et de tétanie.

5ᵉ *Groupe. Syndromes pluriglandulaires proprement dits.* — C'est le groupe le plus typique au point de vue pluriglandulaire. Il comprend ces cas de dystrophies glandulaires où l'analyse clinique montre que plusieurs glandes sont intéressées sans prédominance marquée pour l'une d'elles. La première place revient au syndrome thyro-testiculo-surrénal décrit en 1907 par MM. Claude et Gougerot.

A. Le syndrome thyro-testiculo-surrénal. Nous commencerons par résumer, d'après eux-mêmes, l'histoire du malade princeps de MM. Claude et Gougerot. « Le malade paraissait tuberculeux depuis de longues années, souffrant de bronchites répétées et d'adénites cervicales, quand survint une néphrite aiguë, d'origine sans doute bacillaire. A la convalescence de cette poussée aiguë apparurent progressivement et rapidement l'abolition des fonctions génitales, la disparition des caractères sexuels secondaires, l'atrophie des testicules et des organes génitaux externes. Ce syndrome indiquait l'insuffisance des testicules. En même temps, on constatait l'asthénie, un état épais du tégument et de la desquamation de l'épiderme, la chute de la barbe, des moustaches, des poils axillaires et pubiens. Le corps thyroïde était atrophié et l'insuffisance thyroïdienne s'imposait. Enfin, dans les derniers mois, survinrent des pigmentations diffuses et un abaissement marqué de la tension artérielle qui traduisait l'atteinte des surrénales. Malgré l'association de la cachexie tuberculeuse, ces syndromes ne faisaient aucun doute; ils semblaient définitifs. Pourtant, il parut se faire, dans les derniers mois, une sorte de retour de l'activité des glandes que traduisit la repousse de quelques poils.

« A l'autopsie et à l'examen histologique, on trouva, non seulement des lésions dégénératives et de l'atrophie des glandes suspectes, mais encore des lésions d'autres organes à sécrétion interne : pituitaire, pancréas, foie et reins. Les lésions étaient marquées, mais la destruction des parenchymes était incomplète, ce qui explique l'espèce de retour observé cliniquement quelques mois avant la mort, notamment la repousse des poils de la barbe. »

Le fond du syndrome est donc constitué par la régression des organes génitaux et des caractères sexuels secondaires chez un sujet adulte et jusque-là normal. Des observations rentrant dans ce type avaient été fournies depuis assez longtemps (cas de Rumpel, 1896; de Coffin, 1897; de Dalché, 1902; de Djemel-Pacha, 1905; de Sainton et Dupré, 1905; de Gandy, 1906; d'Achard et Demanche, 1906; de Brissaud et Bauer, 1907. Mais c'est MM. Claude et Gougerot qui s'attachèrent à mettre en lumière la nature pluriglandulaire du syndrome et qui créèrent le terme. D'assez nombreuses observations confirmatives ont été publiées par Rénon et Delille, Villaret et Sourdel, Fiessinger et Sourdel, Gougerot et Gy, Murri, Falta, etc.... Il en résulte que le type clinique est actuellement bien connu.

Il apparaît en général entre 30 et 40 ans. Chez un sujet jusque-là normal, une sensation d'asthénie se manifeste, l'appétit sexuel diminue, puis disparaît. En même temps des modifications dystrophiques se manifestent; la peau perd ses poils, devient pâle et ridée; les organes génitaux s'atrophient et les caractères sexuels secondaires disparaissent.

Alors le facies est typique. Le visage a une teinte spéciale jaune cireuse. Il est glabre, mais n'a nullement pour cela l'aspect juvénile; tout au contraire, on est frappé par l'aspect vieillot des malades. La peau est ridée et sèche; par places elle est bouffie, infiltrée; cela se manifeste surtout au niveau des joues et des paupières, donnant l'aspect myxœdématiforme. Fréquemment des pigmentations s'observent sur les parties découvertes.

Sur le thorax et l'abdomen, toute production pileuse a disparu; le corps présente un certain degré d'adipose. Parfois les seins sont hypertrophiés, ce qui crée un certain degré de féminisme; plus souvent ils sont atrophiés.

Les organes génitaux frappent par leur aspect infantile; la verge, le scrotum sont extrêmement réduits et glabres, comme ceux d'un enfant. La palpation permet de sentir ces testicules atrophiés, petits, mous, du volume d'une petite olive, ayant parfois perdu leur sensibilité spéciale. Le plus souvent tout instinct génésique est aboli, comme d'ailleurs toute possibilité de le satisfaire.

Henri Claude et A. Baudouin.

Les symptômes généraux vont de pair avec les signes physiques et démontrent combien est réduit chez ces malades le « potentiel vital ». Ils sont asthéniques, apathiques, le moindre effort leur pèse. La pression artérielle est diminuée, la force musculaire de même.

En résumé, des signes génitaux, des signes thyroïdiens (infiltration des téguments, frilosité), des signes surrénaux (asthénie, hypotension, pigmentation) s'associent pour constituer le syndrome. Il peut donc y avoir un certain nombre de formes cliniques, suivant que tel ou tel groupe sera prédominant. Tantôt les signes d'hypothyroïdie sont plus marqués, tantôt ceux d'insuffisance surrénale, mais les symptômes d'insuffisance génitale sont toujours au premier plan et tous ces malades ont un aspect analogue vraiment typique comme le montrent les figures ci-contre.

L'évolution est en général lente et progressive ; les malades succombent à une infection intercurrente, souvent à la tuberculose pulmonaire.

Conception nosologique. — Nous résumerons brièvement les discussions auxquelles ce type clinique a donné lieu. Elles ont de l'importance au point de vue de la conception des syndromes pluriglandulaires.

Nous avons vu que, avant 1907 et après cette date, des cas assez nombreux avaient été publiés. Coffin, Sainton et Dupré parlent de féminisme,

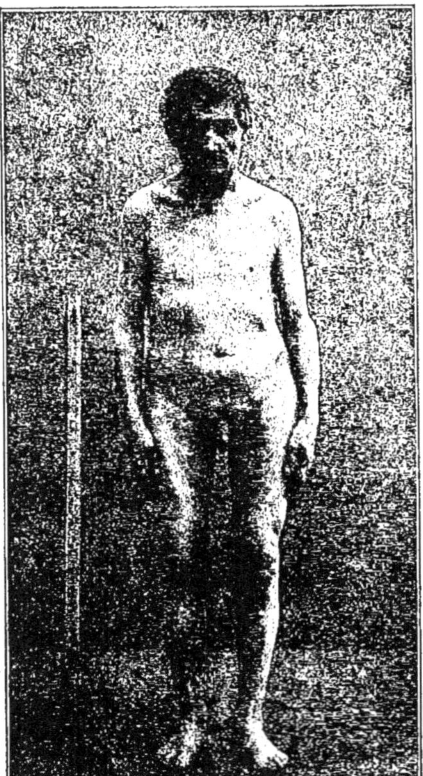

Fig. 2. — Photographie d'ensemble du malade montrant la dystrophie générale, notamment l'absence de poils et l'atrophie des organes génitaux ; taille, 1 m. 45.

Rumpel, Dalché, Djemil-Pacha, de myxœdème ou de pseudo-myxœdème. La dénomination de féminisme ne satisfait guère, même si les seins sont hypertrophiés, en présence d'atrophie génitale et d'absence des caractères sexuels secondaires. L'appellation de myxœdème ne convient pas davantage, car, dans le myxœdème, les caractères purement thyroïdiens sont plus marqués ; il n'y a ni signes surrénaux, ni atrophie génitale.

M. Gandy (¹) avait proposé, pour ses malades, le terme d'infantilisme *réversif*, voulant indiquer par là qu'ils revenaient à l'état infantile, après avoir, dans un stade antérieur, franchi la période pubérale. Ce terme (ou les termes analogues d'infantilisme *régressif* (Apert), d'infantilisme *tardif*) a eu une certaine fortune, il a été notamment adopté par MM. Souques, Gallavardin, Cordier et Rebattu. MM. Claude et Gougerot ont toujours refusé d'accepter pour ces malades le nom d'infantiles. Ils remarquent que ces sujets ont l'aspect, non pas infantile, mais plutôt sénile, vieillot. Pour eux l'infantilisme doit se définir la « *non apparition* des signes sexuels secondaires » et non pas leur *régression*. Pour M. Souques, au contraire, l'infantilisme est caractérisé par « *l'absence* des caractères sexuels secondaires », sans spécifier davantage. On a objecté que c'était là une pure question de mots. Mais les mots ont leur importance; y a-t-il intérêt à faire éclater un cadre naturel et à intégrer sous le même vocable des faits fort différents ?

Féminisme, myxœdème, infantilisme.

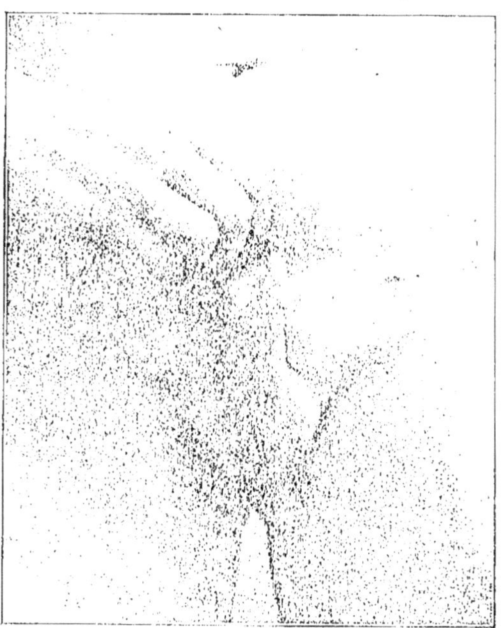

Fig. 5. — Atrophie des organes génitaux externes : absence de poils et scrotum rétracté.

D'autres dénominations encore ont été proposées. MM. Ciauri, Rummo et Ferranini adoptent le nom de gérodermie génito-dystrophique, M. Wiesel celui d'agénitalisme, M. Falta celui d'eunuchoïdisme tardif.

En disant qu'il s'agit d'un syndrome thyro-testiculo-surrénal, MM. Claude et Gougerot expriment ce simple fait *clinique* qu'on relève conjointement des signes thyroïdiens, génitaux et surrénaux. Ils ne cherchent pas à préciser la physiologie pathologique. D'autres auteurs ont voulu aller plus loin et plusieurs tendances se sont produites. Pour M. Souques, l'infantilisme qu'il soit précoce ou « régressif » suppose une lésion testiculaire qui

---

1. Gandy. Myxœdème acquis de l'adulte avec régression sexuelle à l'état prépubère. *Bull. et Mém. de la Soc. méd. des Hôp.*, 25, 1906, p. 1226 et Thèse de Déséglise. L'infantilisme tardif de l'adulte. *Thèse de Paris*, 1907.

Henri Claude et A. Baudouin.

le conditionne et sans laquelle il ne se produira pas. *Pathogéniquement*, c'est un syndrome testiculaire et rien que testiculaire.

Pour M. Gandy, MM. Cordier et Rebattu, au contraire, la cause première

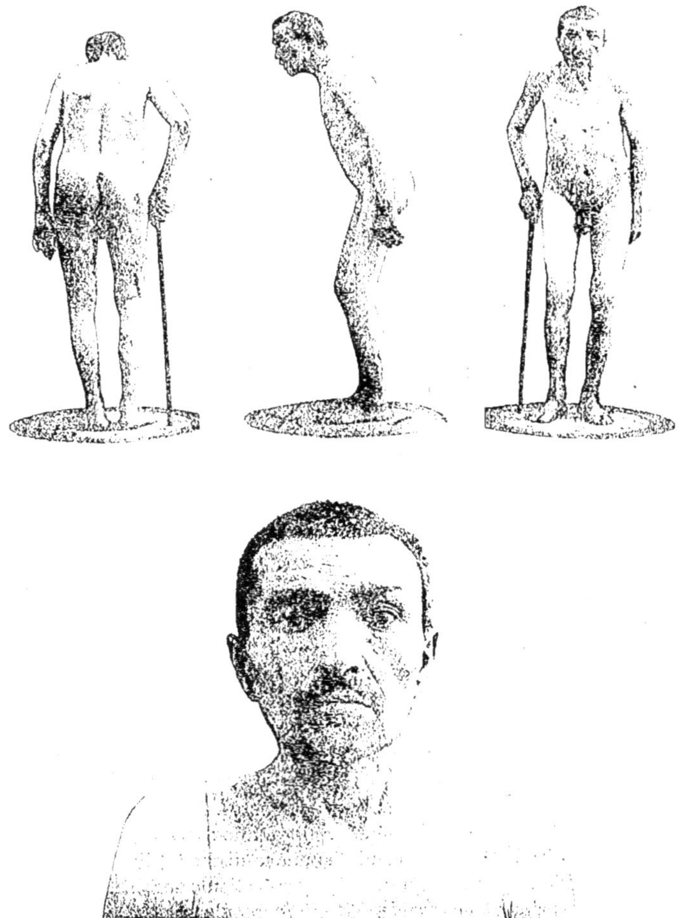

Fig. 4 et 5. — Insuffisance pluriglandulaire thyro-testiculo-surrénale (Gougerot et Gy).

du syndrome serait d'origine thyroïdienne et l'infantilisme régressif serait *pathogéniquement* un syndrome thyroïdien. MM. Lereboullet et Mouzon ont observé un malade chez lequel l'infantilisme tardif serait d'origine hypophysaire. D'ailleurs M. Souques est le premier à admettre que si le syndrome est nécessairement lié à l'insuffisance testiculaire, celle-ci n'est pas toujours primitive et peut être créée par une insuffisance primitive thyroïdienne ou hypophysaire. Ainsi la pathogénie serait à deux degrés. L'insuffisance thyroïdienne crée l'insuffisance testiculaire, qui crée l'infantilisme.

Qu'il soit intéressant d'envisager de la sorte le syndrome pluriglandulaire thyro-testiculaire, c'est-à-dire au point de vue pathogénique, c'est incontestable, mais combien d'hypothèses! Rien de tel dans la conception purement clinique exposée plus haut. On ne se soucie pas de savoir ce qui est primitif ou secondaire; on observe les faits en s'aidant d'une bonne séméiologie, et on nomme l'un après l'autre les éléments qui constituent le syndrome. Cela vaut mieux que de l'entrer de force dans un cadre déjà existant et cela n'empêchera pas, bien entendu, de chercher autant qu'on le pourra à élucider la pathogénie et l'étiologie.

Dans ces dernières années, quelques travaux de l'École Allemande ont cherché à prouver que le syndrome thyro-génito-surrénal était bien pluriglandulaire au sens étroit de syndrome pluriglandulaire primitif. Il serait lié à un processus décrit par Falta (¹) sous le nom de sclérose multiple des glandes vasculaires. Voici comment cet auteur s'exprime : « Sous le nom de sclérose multiple des glandes vasculaires, je désigne un tableau morbide causé par un processus pathologique qui frappe simultanément plusieurs glandes, les amène à un haut degré de sclérose et y provoque par suite des phénomènes d'insuffisance glandulaire. Ce processus est vraisemblablement infectieux, mais on ne peut encore le désigner d'une façon plus précise. La thyroïde, les glandes sexuelles, l'hypophyse et les surrénales sont les glandes les plus atteintes ».

Wiesel (¹) défend une conception analogue sous le nom de diathèse conjonctive des glandes vasculaires et il remarque qu'aux autopsies il est fréquent de trouver de la sclérose hépatique, fait qui avait été antérieurement signalé par Sourdel.

Cette conception est intéressante, mais elle manque de précision. Qu'il y ait de la polysclérose chez ces malades, le plus souvent syphilitiques ou tuberculeux, cela n'a rien qui doive surprendre. A côté de l'élément infectieux quel est le rôle des prédispositions morbides congénitales? Il est bien difficile de le dire. Pour Wiesel ce rôle est important : d'après lui, la sclérose conjonctive est la fin normale de tous les organes congénitalement mal développés.

B. Autres syndromes pluriglandulaires dystrophiques. — A côté du syndrome d'insuffisance thyro-testiculo-surrénal, le premier en date et le chef de file, on a rapporté des observations du même ordre, concernant des malades également porteurs d'altérations dystrophiques.

1° On peut observer chez la femme, quoique beaucoup plus rarement que chez l'homme, des signes cliniques équivalents à ceux du syndrome thyro-testiculo-surrénal. Chez une femme, jusque-là normale, les règles disparaissent, les poils tombent, les seins s'atrophient, l'utérus prend le type infantile. Il s'agit alors d'un syndrome thyro-ovaro-surrénal, qui, avec le précédent, peut former le groupe thyro-génito-surrénal.

1. Falta, Wiesel. *Loc. cit.*

Henri Claude et A. Baudouin.

2° Dans d'autres cas, une note spéciale est donnée par l'adjonction de déformation du type acromégalique aux signes précédents. C'est ainsi que Rénon et Delille ont observé une malade présentant un syndrome thyro-ovaro-hypophysaire et Marañon un homme chez qui existaient les signes d'un syndrome hypophyso-testiculo-surrénal.

C. — Syndromes pluri-glandulaires hypothétiques. — Il convient ici d'être très prudent, aussi nous bornerons-nous à citer, comme pouvant rentrer dans ce groupe : la myasthénie bulbo-spinale, syndrome à prédominance surrénale, la sclérodermie associée à d'autres affections glandulaires (myopathies, myotonie, myatonie), certaines formes de chlorose.

D. Syndromes pluri-glandulaires se traduisant avant tout par des troubles du métabolisme. — Nous avons jusqu'ici eu en vue des syndromes où dominait l'élément dystrophique. On peut en envisager d'autres où le trouble du métabolisme est au premier plan. Tel est le diabète : dans cette affection ce sont les altérations du foie et surtout du pancréas, qui l'emportent : mais il n'est guère de glande vasculaire qui ne puisse être à la base d'altérations du mécanisme glyco-régulateur. On connaît les diabètes hypophysaires, les diabètes surrénaux, les diabètes des basedowiens. Comme il semble établi qu'il ne saurait y avoir de glycémie sans insuffisance du pancréas, ce sont là des faits manifestes de syndrome pluri-glandulaire. Des considérations analogues s'appliquent à certains cas d'hémosidérose (Claude et Sourdel, Falk), accompagnés ou non de glycosurie, et dans lesquels on a relevé la chute des poils et des symptômes d'insuffisance génitale.

On pourrait donc faire rentrer nombre d'affections de la nutrition dans le cadre des syndromes pluriglandulaires. Mais, au point de vue clinique, nous ne voyons guère d'intérêt à le faire, quand il s'agit d'états morbides sur la définition desquels tout le monde s'entend.

Les syndromes pluriglandulaires de la période d'involution sénile.

La période d'involution sénile est le pendant de la période pubérale : elles sont, l'une et l'autre, des périodes critiques. Au moment de la période d'instauration sexuelle les glandes génitales s'éveillent et l'organisme se transforme. Pendant le temps plus ou moins long que dure l'involution sénile, la fonction sexuelle régresse et se supprime et l'économie subit de nouvelles transformations. Nous avons vu plus haut que les glandes génitales, pour assurer l'ensemble du déterminisme sexuel, sont étroitement unies aux autres glandes et que la désharmonie de ce système créait les syndromes anormaux de la puberté. Au moment de l'involution sénile, il y a, pour la même raison, un nouveau changement du régime glandulaire et on peut voir apparaître des syndromes très voisins de ceux qui peuvent se manifester dans les pubertés anormales. Le virilisme génito-surrénal dont nous avons parlé plus haut se manifeste assez fréquemment à la ménopause, surtout dans ses formes frustes. Nous allons en reprendre brièvement l'étude.

Virilisme génito-surrénal de la ménopause. — Ce syndrome peut s'observer aussi chez les vieilles femmes après la ménopause. M. Tuffier a rapporté un cas qui fut caractérisé par l'hypertrophie utérine avec métrorragie simulant un fibrome, l'hypertrichose et la glycosurie. L'opération permit de constater l'atrophie d'un ovaire et l'existence d'une tumeur à cellules lutéiniques dans l'autre. Les capsules surrénales étaient hypertrophiées. La glycosurie disparut après l'intervention chirurgicale. Dans un cas observé par l'un de nous (H. Claude), on ne trouva plus qu'un utérus atrophié, les ovaires n'étaient pas reconnaissables, dans les ligaments larges, une capsule surrénale était seulement extrêmement hypertrophiée. L'examen histologique révéla dans un ligament une petite masse fibreuse, reliquat de l'ovaire atrophié, contenant des éléments cellulaires à type lutéinique provenant de follicules ectasiés.

La maladie revêt à peu près les mêmes caractères que lorsqu'elle frappe un sujet plus jeune, mais la transformation de l'individu est moins choquante. Les vieilles femmes prennent nettement le type masculin avec leur crâne dénudé à calvitie temporo-pariétale, leur obésité flasque, leur asthénie. Parfois le retour imprévu des règles laisse croire à l'existence d'une néoplasie utérine. Il semble que dans cette variété sénile, elle puisse être due simplement à l'atrophie ovarienne ou à une malformation ovarienne à éléments cellulaires du type lutéinique avec hyperplasie surrénalienne sans tumeur à proprement parler.

Ces cas sont intéressants, car ils permettent peut-être de comprendre les formes frustes de virilisme surrénal.

Formes frustes. — On serait tenté de dire que le virilisme dans ses formes frustes est un des caractères de l'involution sénile chez la femme. Chez des femmes adultes dont la ménopause sans raison apparente a été précoce, ou provoquée par la castration, ou même à l'époque de la ménopause normale, on peut voir survenir un syndrome génito-surrénal fruste caractérisé par l'aménorrhée, l'hypertrichose plus ou moins prononcée (joues, lèvres, aréole des seins, région sternale, abdomen, cuisses), l'adipose et la pigmentation à des degrés variables, des modifications de l'humeur, du caractère, de l'activité.

Mais il est aussi des cas moins typiques et plus complexes et des variétés nombreuses peuvent être observées :

a) Les règles diminuent d'importance et deviennent irrégulières pour disparaître aux environs de la trentième année. Il existe de la frigidité ou des inclinations homosexuelles ; les modifications de l'humeur et du caractère prennent un caractère cyclothymique.

b) Les règles persistent, mais une hypertrichose à distribution topographique masculine se développe ; des troubles mentaux périodiques, transitoires, un état mélancolique progressif s'installe, ou bien on observe une asthénie accusée avec hypotension et mélanodermie.

c) Les règles tendent à disparaître entre 20 et 50 ans, l'adiposité se développe rapidement avec ou sans glycosurie, des troubles psycho-névropathiques variables peuvent être constatés.

Dans ces divers types dont d'autres exemples pourraient être cités et qui ne sont pas définis anatomiquement, le syndrome pluriglandulaire est donc

Henri Claude et A. Baudouin.

presque toujours complété par des modifications de l'état psychique, parmi lesquels les plus curieux sont les déviations de l'instinct sexuel. Dans aucun des cas que nous avons observés, il n'existait de tumeurs abdominales ou surrénales appréciables cliniquement. Il en était de même dans les nombreuses observations rapportées par H. Marks et par M. O'Malley.

III. — DIAGNOSTIC

La complexité du sujet a rendu sceptiques, quant à l'existence des syndromes pluriglandulaires, bien des esprits judicieux. Plus que personne nous proclamons la nécessité de faire les plus grandes réserves sur la pathogénie des états pathologiques que nous avons essayé de classer, et nous n'avons cessé dans nos écrits de conseiller la prudence dans l'affirmation de l'origine glandulaire de tel ou tel syndrome. C'est que dans cette branche si vaste de la médecine nous ne rencontrons qu'incertitude en raison des difficultés d'appliquer la méthode anatomoclinique qui a donné de si brillants résultats en neuropathologie. Nous reconnaissons la valeur ses critiques adressées par M. Gley, dans ses remarquables leçons sur les décrétions internes, à certains procédés employés au lit du malade pour explorer les fonctions endocriniennes, en particulier aux injections d'extraits glandulaires. Mais comme les méthodes de la physiologie opératoire sont interdites aux cliniciens, force est bien de chercher ailleurs. Voyons donc ce que peuvent nous apporter, dans les cas complexes que nous étudions, en dehors de la symptomatologie attribuée à chaque perturbation glandulaire, l'étude expérimentale encore grossière qui a été tentée par quelques auteurs. Ces résultats n'ont qu'une valeur relative, mais s'ils sont comparables entre eux, ils peuvent orienter : comme ils ont un certain caractère de constance dans des conditions déterminées, ils peuvent apporter des arguments dont l'importance se dégagera peu à peu de la répétition des observations.

Nous passerons en revue seulement quelques-unes des méthodes qu'on a proposées pour dépister l'hyper ou l'hypofonctionnement d'une glande.

A. *Étude du métabolisme basal.* — Dans ces dernières années les auteurs américains ont consacré de nombreux travaux à la calorimétrie clinique. Ils estiment la quantité de chaleur perdue par unité de surface du tégument, soit directement au moyen de chambres calorimétriques perfectionnées, soit indirectement par l'étude des échanges respiratoires. Quand le sujet examiné est au repos complet, les combustions destinées à entretenir le mouvement et le travail sont éliminées et on mesure ce que l'on appelle le « métabolisme basal ». Normalement il équivaut, à peu près, à la perte de 40 grandes calories par heure et par mètre carré du tégument cutané. Dans certains états glandulaires, en particulier dans les syndromes thyroïdiens, il y a viciation de ce métabolisme. Dans l'insuffisance thyroïdienne, il est diminué : la quantité de chaleur perdue par l'individu se réduit. Dans les états d'hyperthyroïdie, c'est le contraire. Les médecins américains ont transporté ces données du laboratoire dans la pratique et la recherche du métabolisme basal est appliqué couramment par eux pour dépister l'hyperthyroïdie. Ces recherches ne sont qu'à leur début. Il est probable qu'elles apporteront un appoint précieux à l'étude physio-pathologique des syndromes glandulaires.

B. *Épreuve de l'adrénaline.* — L'injection d'adrénaline (1 milligr.) en solution au 1000e détermine chez le sujet normal une accélération tardive et peu marquée du pouls (15 pulsations par minute), la pression systolique est augmentée d'une façon passagère, et après ingestion d'un repas d'épreuve ou de 100 gr. de glycose donne une glycosurie transitoire.

Dans l'hypothyroïdie et surtout le myxœdème, les modifications du pouls et de la pression artérielle sont minimes, la glycosurie provoquée fait défaut (Eppinger, Falta et Rüdinger, Piok et Pinèles).

Dans l'hyperthyroïdie et les états basedowiens l'adrénaline à la même dose provoque au contraire une tachycardie violente et durable, du tremblement, une augmentation de pression de 3-4 centimètres sauf si la tachycardie est trop prononcée. La glycosurie est toujours très forte, mais passagère.

D'ailleurs si l'on provoque expérimentalement l'activité fonctionnelle du corps thyroïde par excitation des nerfs sécrétoires ou si l'on fait ingérer préalablement du corps thyroïde (Oster et Flack, 1910; A. Oswald, 1915; R. Lévy, 1916) on provoque chez les animaux une sensibilité plus grande à l'adrénaline. Gœtsch a fait les premières constatations chez l'homme (1918). Nous avons montré (H. Claude et Mlle Bernard) que, chez des individus en état d'hypothyroïdie, si l'on transforme par l'ingestion du corps thyroïde le type circulatoire et le métabolisme, si en un mot l'on crée une surthyroïdisation, on détermine des réactions après l'ingestion d'adrénaline ou d'extraits hypophysaires analogues à ceux que l'on obtenait chez les basedowiens ou les sujets en état d'hyperthyroïdie.

On a préconisé aussi les applications locales d'adrénaline (Csepaï) : quelques gouttes de solution d'adrénaline au 1000e sur la conjonctive donneraient une pâleur très prolongée dans les cas d'insuffisance surrénale.

C. *Épreuve de l'extrait hypophysaire.* — L'injection de certains extraits d'hypophyse (lobe postérieur), desséchés à sec dans le vide et repris par l'alcool suivant la technique que nous avons indiquée, produit un abaissement de la pression artérielle de 2 à 5 centimètres chez l'individu normal (H. Claude et A. Baudouin, Houssay). Le nombre des pulsations est peu modifié, la glycosurie provoquée après repas d'épreuve est très rare. Dans le basedowisme, le nombre des pulsations est presque toujours diminué : c'est un caractère qui permet de dépister *l'hyperthyroïdie*, même dans les formes frustes : le ralentissement du pouls qui est assez constant peut être de 20 à 40 pulsations. La pression systolique est légèrement abaissée et l'on observe de la glycosurie qui peut aller de 5 à 15 gr. pendant une partie de la journée.

Dans les états d'hypothyroïdie la tension systolique est plus abaissée que normalement, la glycosurie manque habituellement.

Dans l'acromégalie des doses élevées d'extrait hypophysaire ne pro-

Henri Claude et A. Baudouin.

voquent en général ni troubles généraux (pâleur, contractions intestinales), ni trouble cardio-artériel, ni glycosurie.

Dans l'insuffisance surrénale avancée la tension systolique augmente après injection d'extrait hypophysaire et la glycosurie manque. Dans les cas bénins, les réactions se rapprochent de celles du sujet normal.

Enfin pour Falta, Csepaï, Howard, les divers extraits glandulaires dont l'injection cause l'hyperleucocytose chez l'homme normal provoqueraient dans les diverses affections des glandes endocrines et surtout dans l'acromégalie une hypoleucocytose. Nous n'avons pas constaté des faits de cet ordre.

H. Claude (¹) avec A. Baudouin, R. Porak, Routier, R. Piédelièvre et Mlle S. Bernard a depuis 1912 essayé de montrer dans une série de travaux que la méthode dite des tests glandulaires permettait de préciser l'existence de certains troubles endocriniens. Ces recherches délicates ont donné des résultats assez encourageants pour qu'on puisse dire qu'il y a là une voie nouvelle dans laquelle il est indiqué de s'engager afin de faciliter le diagnostic des syndromes pluriglandulaires.

IV. — ÉTIOLOGIE — THÉRAPEUTIQUE

Les causes des syndromes pluriglandulaires sont dans bien des cas encore mal déterminées. D'une manière générale toutefois c'est la tuberculose et la syphilis qui dans leurs formes subaiguës ou chroniques, à évolution lente, sont les facteurs essentiels des lésions, surtout dans les cas d'insuffisance pluriglandulaire. L'influence des intoxications n'est pas douteuse, et à cet égard l'alcoolisme et le saturnisme sont des causes sinon déterminantes, du moins prédisposantes à la sclérose atrophique des glandes vasculaires sanguines. La dégénérescence pigmentaire (H. Claude et Sourdel) et la dégénérescence amyloïde (Chauffard) peuvent déterminer des troubles endocriniens multiples.

Il semble enfin qu'il existe soit une débilité congénitale héréditaire ou acquise, soit une aptitude dès le jeune âge à l'insuffisance du fonctionnement glandulaire, ainsi que cela ressort des travaux de J. Bauer, de Krabbe, de H. Curschmann cités au début de ce chapitre. Cette débilité congénitale pourrait d'ailleurs ne se manifester qu'à la puberté ou à l'âge adulte à l'occasion de circonstances étiologiques de médiocre importance (infections, intoxications, émotions, fatigues). Enfin en dehors de la transmission héréditaire dont P. Vallery-Radot a cité dernièrement encore (1921) des exemples sous la forme de dysthyroïdies familiales, ou de dysfonctions hétéro-glandulaires, il conviendra de rechercher si l'allaitement par une nourrice atteinte de troubles glandulaires ne serait pas l'origine, pour le nouveau-né, d'altérations endocriniennes.

La notion des syndromes pluriglandulaires a été féconde au point de vue thérapeutique. Elle a conduit à l'opothérapie pluriglandulaire que nous avons

1. H. Claude, S. Bernard et R. Piédelièvre. Contribution à l'étude des troubles endocriniens; méthode des tests biologiques. *Paris médical*, 11 sept. 1920.

conseillée, ainsi que Rénon et A. Delille, dès le début de nos travaux. Actuel
lement cette médication pluriglandulaire est entrée dans la pratique bien
qu'il faille reconnaître qu'elle est le plus souvent employée d'une façon
empirique et par tâtonnements en raison de l'insuffisance de nos procédés
de diagnostic permettant de reconnaître la valeur du trouble fonctionnel
des glandes (hyperfonctionnement ou hypofonctionnement) et même de
préciser celles qui sont en cause.

C'est dans les troubles de la menstruation symptomatiques soit de désordres locaux, soit de cause générale (aménorrhée, métrorrhagie) que les thérapeutiques glandulaires les plus contradictoires ont été proposées.

Nous pensons que deux considérations doivent guider la thérapeutique : 1° Associer l'emploi, en ingestion et surtout en injection (infiniment plus active, sauf pour la thyroïde), des glandes qui paraissent en cause ; 2° Renforcer chez les sujets suspects d'hypothyroïdie l'action glandulaire par une surthyroïdisation préalable ou associée.

Enfin il ne faut pas oublier l'importance des actions physiques modificatrices des glandes : cette action sera surtout représentée par les rayons X qui ont donné des résultats très intéressants dans les syndromes où la thyroïde, la glande pituitaire pourraient être considérées comme en état d'hyperplasie avec dysfonction.

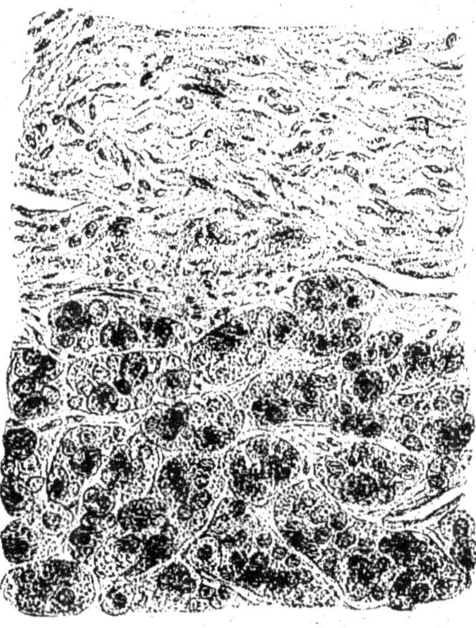

Fig. 6. — Hypophyse dans un cas de cirrhose pigmentaire.

A la partie supérieure de la préparation, le lobe nerveux est sclérosé. Quelques granulations pigmentaires.
Dans le tissu parenchymateux on voit que les cellules claires (acidophiles) sont plus nombreuses que les cellules basophiles, foncées.
L'infiltration pigmentaire est généralisée. Elle est cependant beaucoup plus prononcée dans les cellules acidophiles (d'après Sourdel, *l. c.*).

Il est possible d'autre part que l'emploi de l'électricité ou des agents pharmacodynamiques qui influencent les systèmes sympathiques et parasympathiques aient une influence favorable. De même les sérums contenant des anti-corps spécifiques ou le sang d'animaux préparés (éthyroïdisés, par exemple) pourront être utilisés, parfois concurremment avec des extraits glandulaires.

L'intervention chirurgicale aura ses indications dans les kystes thyroïdiens, dans les cas de tumeurs des organes génitaux internes et parfois de l'hypophyse.

Henri Claude et A. Baudouin.

30

TABLE DES MATIÈRES

DU FASCICULE VIII

TROUBLES DU DÉVELOPPEMENT GÉNÉRAL
par Ph. PAGNIEZ

GIGANTISME 1
  Description clinique 4
  Anatomie pathologique 8
  Prématurations. 11
NANISME 14
  Nanisme osseux 20
  Nanisme myxœdémateux 23
  Nanisme type sénile 25
PERSISTANCE DE LA MORPHOLOGIE INFANTILE CHEZ L'ADULTE. — INFANTILISME. . . . 25
  Étiologie 30
  Pathogénie 35
  Traitement 38
NON-APPARITION OU DISPARITION DES CARACTÈRES SEXUELS SECONDAIRES. — EUNU-
CHISME. — SÉNILISME. — INFANTILISME TARDIF. 39
  Eunuchisme 39
  Sénilisme 42
  Infantilisme tardif. — Infantilisme réversif. 43
  Anatomie pathologique 49
  Pathogénie 50
INVERSION DES CARACTÈRES SEXUELS SECONDAIRES 51
  Féminisme 52
  Virilisme 55

PATHOLOGIE DE L'HYPOPHYSE
I. — NOTIONS FONDAMENTALES. — SYNDROME ADIPOSO-GÉNITAL. DIABÈTES HYPOPHYSAIRES. — TUMEURS
par M. A. SÉZARY.

NOTIONS FONDAMENTALES DE PATHOLOGIE GÉNÉRALE HYPOPHYSAIRE 59
  Anatomie et physiologie médicales 59
  Anatomie pathologique et étiologie générales 61
  Syndromes hypophysaires et opothérapie 62
SYNDROME ADIPOSO-GÉNITAL 63
  Étiologie 63
  Anatomie pathologique. Symptômes 64
  Pathogénie 66
  Diagnostic. Traitement 67
POLYURIE HYPOPHYSAIRE 67
  Nosologie 67
  Étude clinique 69

458   *TABLE DES MATIÈRES.*

Glycosurie hypophysaire 71
   Nosologie 71
   Étude clinique 72
Tumeurs de l'hypophyse 75
   Symptômes 77
   Formes cliniques. Évolution 84
   Diagnostic 85
   Traitement 86

PATHOLOGIE DE L'HYPOPHYSE (*Suite*)
II. — ACROMÉGALIE
par A. SOUQUES et Ch. FOIX

Symptomatologie 89
Évolution. Formes cliniques 98
Diagnostic 99
Anatomie pathologique 100
Étiologie. Pathogénie 103
Traitement 105

PATHOLOGIE DE LA GLANDE PINÉALE
par A. SÉZARY

Tumeurs de la glande pinéale 107
   Étiologie. Symptômes 108
   Évolution. Formes cliniques 112
   Anatomie pathologique 112
   Physiologie pathologique 113
   Diagnostic. Traitement 114

PATHOLOGIE DE LA GLANDE THYROIDE
par E. APERT

Aperçu général sur les troubles morbides de la glande thyroïde 116
   Historique 116
   Étiologie 119
   Dysthyroïdies congénitales 119
   Dysthyroïdies acquises 124
   Anatomie pathologique 128
   Sémiologie 133
   Évolution 143
   Diagnostic 144
   Traitement 144
Goitre endémique ou endémie crétino-goitreuse 148
   Étiologie 148
   Pathogénie. Anatomie pathologique 150
   Évolution et symptomatologie 151
   Traitement 155
Goitre sporadique 156
Cancer du corps thyroïde 156
Congestions thyroïdiennes 159
Thyroïdites et strumites 161
   Évolution. Traitement 165
Tuberculose du corps thyroïde 166
   Pronostic. Traitement 167
Syphilis du corps thyroïde 167

PATHOLOGIE DE LA GLANDE THYROIDE (*Suite*)
MYXOEDÈME

par *A. SOUQUES et Ch. FOIX*

Myxœdème spontané de l'adulte 170
Myxœdème acquis de l'enfant. 174
Myxœdème congénital. Idiotie myxœdémateuse de Bourneville. 174
Myxœdème opératoire 176
Myxœdème endémique ou crétinisme 177
Infantilisme myxœdémateux. 178
Petite insuffisance thyroïdienne 180
Myxœdème associé 181
Diagnostic. 182
Anatomie pathologique. 183
Étiologie 184
Pathogénie 186
Traitement 188

PATHOLOGIE DE LA GLANDE THYROIDE (*Suite*)
GOITRE EXOPHTALMIQUE

MALADIE DE PARRY, DE GRAVES, DE BASEDOW

par *A. SOUQUES*

Symptomatologie 192
Goitre exophtalmique typique 192
  Signes primordiaux 192
  Signes secondaires. 205
  Évolution 209
Goitre exoptalmique fruste. 210
Associations morbides 214
  Diagnostic. 215
  Anatomie pathologique 216
  Étiologie 219
  Pathogénie. 221
  Traitement médical. 230
  Traitement chirurgical 233

PATHOLOGIE DES GLANDES PARATHYROIDES

par *P. HARVIER*

Anatomie. Histologie 236
Physiologie. 239
Pathologie des glandes parathyroïdes. 245
Insuffisance parathyroïdienne et tétanie post-opératoire. 246
Historique. Étiologie 246
Symptômes 247
Traitement. 247
Insuffisance parathyroïdienne et tétanie médicale 248
Relations hypothétiques entre certaines affections et les troubles des fonctions para-
  thyroïdiennes. 253
Lésions des parathyroïdes dans les maladies. 258
Tumeurs des glandes parathyroïdes. 259
Opothérapie parathyroïdienne. 260

486   *TABLE DES MATIÈRES.*

PATHOLOGIE DU THYMUS

par *Louis BORY*

Physiologie et pathologie expérimentale. 264
L'involution du thymus 268
L'hyperplasie du thymus. 273
Anatomie pathologique. 273
Étiologie. Étude clinique. 276
Formes cliniques et diagnostic. 283
Évolution. Pronostic 285
Traitement 287
Les états infectieux du thymus. 288
Les tumeurs du thymus. 290
Les syndromes thymiques et l'opothérapie. 290

PATHOLOGIE DES GLANDES SURRÉNALES

par *O. JOSUÉ et Henri GODLEWSKI*

Introduction. 295
Syndromes surrénaux. 301
A. Syndromes d'hyperfonctionnement (hyperépinéphrie). 301
Le syndrome surréno-vasculaire. 301
Asystolie surrénale. 320
Syndrome cortico-génital. 325
Hyperthyroïdie et hyperépinéphrie 326
B. Syndrome d'hypofonctionnement surrénal (insuffisance surrénale. hypoépi-
néphrie). 327
Insuffisance surrénale sans mélanodermie. 328
Insuffisance surrénale pure. 328
Formes cliniques 332
Anatomie pathologique 332
Étiologie 336
Pathogénie 344
Diagnostic. Traitement 346
Insuffisance surrénale avec mélanodermie. Maladie d'Addison 351
Clinique. 351
Évolution 353
Formes cliniques. Diagnostic. 354
Étiologie et anatomie pathologique. 355
Pathogénie 357
Traitement. 358
Les affections surrénales spécifiques 358
Tuberculose. 358
Syphilis. 361
Parasites 361
Les tumeurs surrénales 362
Opothérapie 365

TROUBLES DES GLANDES GÉNITALES
(TESTICULES ET OVAIRES)
ET DE LEURS GLANDES ANNEXES (PROSTATE, MAMELLE, GLANDE MYOMÉTRIALE)
ENVISAGÉES COMME GLANDES A SÉCRÉTION INTERNE

par É. APERT

Considérations générales. 373

LES GRANDS SYNDROMES ANATOMO-CLINIQUES EN RAPPORT AVEC LES ALTÉRATIONS DES GLANDES GÉNITALES 379
  Syndrome d'insuffisance de la glande génitale. Eunuchisme. 379
    Eunuchisme dans le sexe masculin. 379
    Eunuchisme dans le sexe féminin 394
  Syndromes d'hyperfonctionnement génital. 399
    Puberté précoce et macrogénitosomie 399
    Hyperorchidie. 405
    Hyperovarie. 407
  Syndromes de perversion des sécrétions internes des glandes génitales 409
    Troubles de la fonction pilaire. Hirsutisme. 410
    Hermaphrodisme 412

PROSTATE 416

MAMELLE 417

GLANDE MYOMÉTRIALE 420

CONCLUSIONS GÉNÉRALES 421

SYNDROMES PLURIGLANDULAIRES
par Henri CLAUDE et A. BAUDOUIN

Considérations générales. 427
Description clinique. 431
Diagnostic. 452
Étiologie. Traitement 454

91856. — Imprimerie LAHURE, 9, rue de Fleurus, à Paris. — 1925.